治療方針がみえてくる

犬と猫の腫瘍診療

著 田川道人

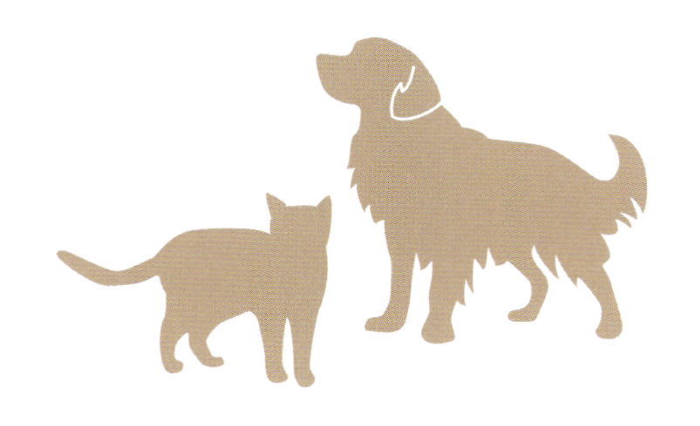

緑書房

まえがき

近年，犬や猫の高齢化が進み，腫瘍性疾患に遭遇する機会はますます増えている。多くの動物とその飼い主が“がん”で苦しむ現代において，腫瘍診療の知識は施設の体制（一次，二次）にかかわらず，すべての臨床獣医師にとって欠かせないものとなっている。

腫瘍によって起こる様々な徴候，検査のタイミング，診断方法，治療の選択肢の提案，さらには予後の見通しなど，腫瘍診療には様々な知識と対応力が求められる。しかし，日頃の診療をこなしながら最新の知識を手に入れようとすることは，非常に難しいことも十分理解できる。さらに，診断や対応の遅れが命にかかわることも多く，治療の過不足によって不必要な診療が行われやすいということも，腫瘍の厄介なところである。分厚い海外の専門書を開いても，診察台の上の症例を前に，何をしてあげればよいのかは簡単には分からず，途方に暮れることも多いのではないだろうか。

本書『治療方針がみえてくる犬と猫の腫瘍診療』は，腫瘍診療に不慣れな獣医師や，これから勉強を始めたいという若手獣医師を対象とし，腫瘍を疑う症例が来院した際に求められる知識を臓器別にまとめている。海外の専門書のように情報を網羅的に扱うのではなく，発生の多い腫瘍を中心に解説した。診察の合間に一読でき，即座に症例へのアプローチを選択し，そして飼い主に治療法と今後の見通しをお伝えできるよう，国内の診療事情に配慮しつつ現実に即した情報を厳選して記載している。特に各章の後半に盛り込んだ「診断・治療のフローチャート」は，一見して診療の流れを把握できるように作成したものであり，まさに“治療方針がみえてくる”のではないだろうか。

腫瘍診療にとって最も大切なことは，飼い主に最新の知見を伝えることでも，予後を延ばすことでもない。“飼い主に寄りそい，患者と飼い主が納得し，後悔しない”診療を提供することこそが，腫瘍診療の目的として不変的なものである。本書をきっかけに，腫瘍診療への興味を深めていただき，多くの動物と飼い主に最適な診療が届けられることを願っている。

本書の執筆にあたっては，緑書房編集部の小島奈皇氏に長きにわたり支援していただいた。また，これまで診療にあたった動物たちと飼い主，そして諸先輩方の存在なくして本書を書きあげることは困難であった。それらすべての出会いと，いつも支えてくれる家族に深く感謝の意を表したい。

2024 年初秋

田川道人

目　次

本書の使い方

本書の 2～15 章は，❶ 概要と，❷ 診断の進め方・治療方針の決め方で構成されます。

❶ 概要では，診療を進める上で知っておくべき事項：発生，好発年齢および性別，臨床徴候，ステージ分類，診断，治療，予後，インフォームの注意点を，腫瘍の発生部位または種類ごとに解説しています。

❷ 診断の進め方・治療方針の決め方では，実際の診療の進め方をフローチャートで示しています。診療の流れに沿って，進める上での注意点，インフォームのポイント，薬剤選択のポイントを併記していますので，診療の合間に要点をすぐに確認することが可能です。

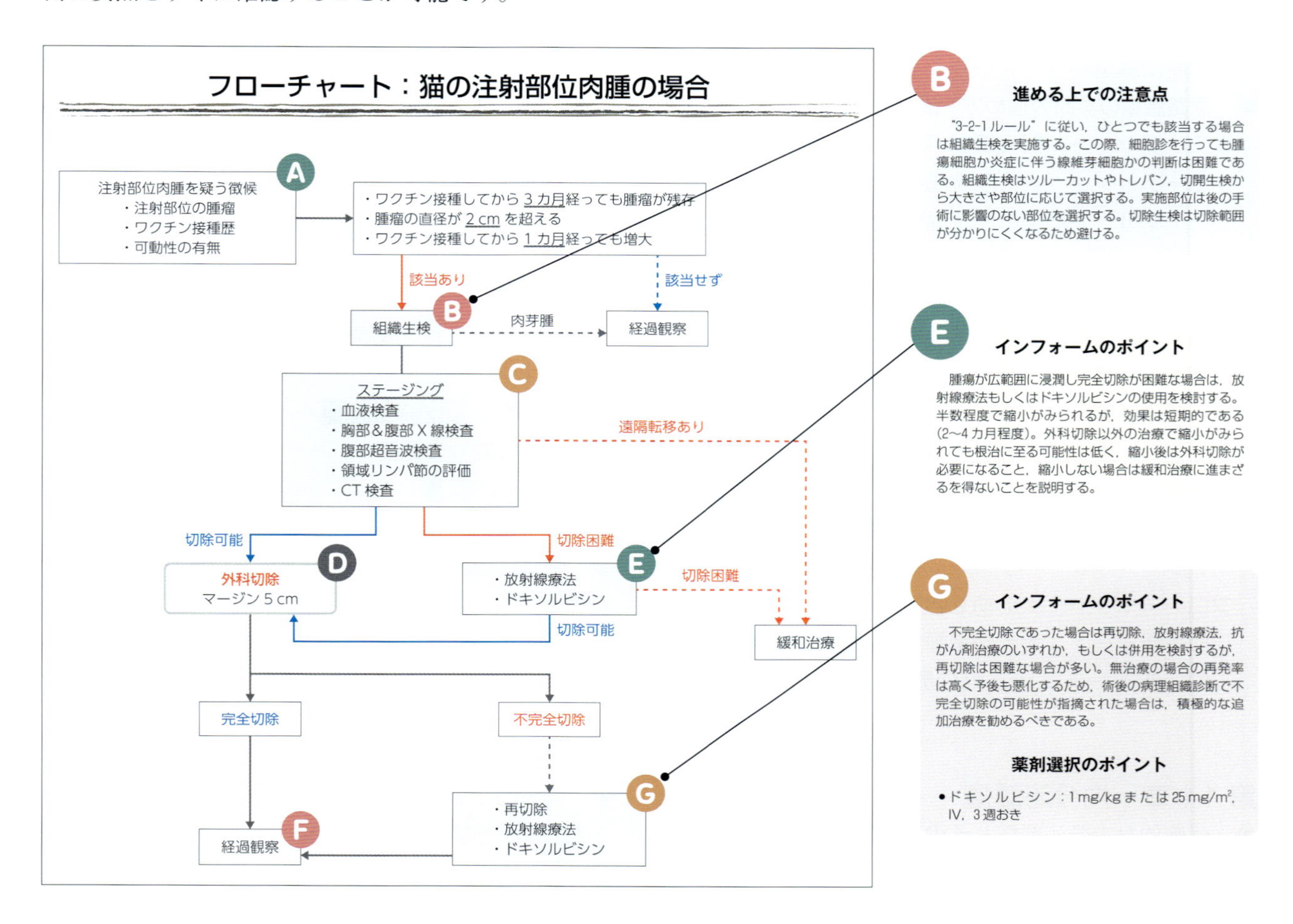

がん治療の効果の基準

CR	complete response	完全奏効。検査上，すべての病変が消失した状態(必ずしも治癒を指すわけではない)。
PR	partial response	部分奏効。腫瘍径が 30% 以上縮小した状態。
PD	progressive disease	進行。腫瘍径が 20% 以上増大した状態。
SD	stable disease	安定。変化がみられない状態(上記以外の状態を指す)。

第１章
総　論

1　総論～腫瘍診療に臨む前に～

腫瘍診療における問診と身体検査
腫瘍に関連する徴候（腫瘍随伴症候群）
腫瘍のステージング
生検方法
代表的な腫瘍治療
治療方針の決定と意思決定支援

1 総論～腫瘍診療に臨む前に～

腫瘍は小動物臨床において遭遇する機会の多い疾患のひとつです。腫瘍は全身の様々な部位に発生するため，腫瘍診療に臨むにあたっては，各腫瘍の特徴，診断手技，様々な治療，さらには合併症や予後まで，多様な知識が求められます。また，悲嘆に暮れる飼い主の心情を汲んだインフォームドコンセントができるかどうかも最適な治療を提供する上で重要となります。

腫瘍診療における問診と身体検査

問診

腫瘍診療に先立ち，以下の内容を確認する。

- 年齢，性別，品種
- 既往歴
- ワクチン接種歴
- 不妊手術実施の有無と時期
- レトロウイルス感染の有無(猫)
- 飼養環境(特に猫)
- 同居動物の有無(特に猫)
- 食事内容　など

腫瘍診療では，患者のすべてを把握する必要があり，患者のバックグラウンドを知らずに診察を行うべきではない。

発生部位に応じた問診と身体検査

腫瘍の発生部位に応じた問診と身体検査は，腫瘍の検出に役立つだけでなく，その後の治療方針にも影響を与えるため極めて重要である。体表腫瘍など肉眼的に明らかな腫瘍の場合，以下の内容を確認する。これらの情報は，腫瘍の浸潤や悪性度を評価する上で有用である。特に，腫瘍が大きくなったり小さくなったりする場合は，肥満細胞腫を疑う重要なポイントとなる。

- 腫瘍が発生したのはいつか
- 増大または縮小傾向はあるか
- 出血や自壊はあるか
- 跛行などの運動障害はあるか　など

身体検査では，以下の内容を詳細に確認する。特に発生部位(皮膚／皮下)は，腫瘍の鑑別を進める上で重要であり，可動性や浸潤状況は切除範囲を決定する上で必ず把握しなければならない。四肢の腫瘍の場合，軟部組織由来のものでは跛行を認めにくいが，骨腫瘍では疼痛により顕著な跛行を呈する。

- 腫瘍の大きさ
- リンパ節腫大の有無
- 発生は皮膚か皮下か
- 可動性の有無
- 底部と皮膚への浸潤状況
- 疼痛の有無　など

鼻腔腫瘍，口腔内腫瘍

鼻腔腫瘍や口腔内腫瘍では，鼻出血の有無，口腔内の異常，流涎や眼脂の有無，糞便の色調(黒色便の有無)などの確認が重要である。特に高齢での鼻出血は，鼻腔腫瘍の可能性を考慮する必要があり，硬口蓋に浸潤し肉眼的に膨隆することもある。また口腔内腫瘍についても，上顎での発生の場合，進行すると鼻腔内に浸潤し鼻出血を起こすことがある。

胸腔内腫瘍

胸腔内腫瘍では，発咳や呼吸状態の変化，また巨大食道症を合併している場合は吐出がみられることがある。特に呼吸状態の悪い症例では，過剰な身体検査により急変することもあり，舌色や状態の変化には絶えず注意する必要がある。

腹腔内腫瘍

腹腔内腫瘍では，腹囲膨満に注意する。消化管腫瘍では嘔吐，下痢などの消化器徴候に加え，消化管出血の有無を確認する。脾臓や肝臓の腫瘍が過去に破裂している場合，一過性の元気消失や虚脱を繰り返し認めることもある。

また，泌尿器腫瘍では血尿の有無を確認する。前立腺腫瘍では，血尿のほかに便の扁平化や排便痛，大腸性下痢を認めることがある。同様に，肛門腫瘍でも腰下リンパ節に転移を起こすと排便困難となることがあり，それら腫瘍では直腸検査を行い，原発腫瘍の触診と骨盤腔内のリンパ節腫大の有無を必ず確認する。

内分泌腫瘍

内分泌組織由来の腫瘍では，産生されるホルモンにより様々な徴候を呈する。副腎腫瘍では多飲多尿や脱毛，特に褐色細胞腫では虚脱の有無を確認する。またインスリノーマでは，低血糖徴候(震え，虚弱など)や性格の変化(攻撃性の増大)を認めることがある。甲状腺腫瘍ではホルモン産生の有無により徴候が異なり，低下する場合は元気消失や低体温，脱毛などを認め，亢進する場合は多食，体重減少などを認める。

乳腺腫瘍

乳腺腫瘍では，不妊手術の有無と，実施した時期，腫瘍と発情の関係性について確認する。底部への固着は垂直マージンの設定に重要であるため，丁寧に触診を行い確認する。

飼い主の希望に関する問診

飼い主が治療に対して何を期待しているのか，または何を目的としているのかを聞き出すことは，極めて重要である。すでに末期的な状況であるにもかかわらず，手術で治ることを期待している場合や，積極的な治療が可能な状況であるが，あくまで疼痛の緩和を目的としている場合など，飼い主が希望(期待)していることを理解せずに診療を始めるべきではない。飼い主の意向を踏まえ，現実的にそれが可能なのか(患者の体力や予想される予後，獣医師の技量)，患者と飼い主にとって望ましい治療なのか(費用，通院頻度，自宅でのケアが可能かどうかなど)を十分に検討する。

腫瘍に関連する徴候(腫瘍随伴症候群)

腫瘍では，原発腫瘍や転移病変から離れた部位で，または全身的に様々な徴候を示すことがある。このような，腫瘍の産生する物質や免疫異常によって引き起こされる病態を腫瘍随伴症候群と呼ぶ。腫瘍随伴症候群を知ることで，潜在的な腫瘍の検出も可能である。

また，腫瘍随伴症候群の併発は予後不良因子となる場合が多く，全身性の徴候によって，一般状態の悪化を来すこともある。代表的な腫瘍随伴症候群について，以下に記載する。

血液学的異常

貧血

多くの腫瘍は，局所での炎症や出血に伴い貧血を引き起こす。炎症性サイトカインが関与する場合は通常，非再生性であり，出血や免疫介在性の破壊が起こる場合は再生性となる。セルトリ細胞腫では，エストロジェンの過剰により汎血球減少症がみられることがある。貧血の原因によりその対応が異なるため，再生性／非再生性を含め正確な病態評価が必要である。

多血

腎臓腫瘍がエリスロポエチンを産生することで多血がみられる(特に猫の腎細胞癌)。一方，エリスロポエチン非産生性の腎臓腫瘍であっても，周囲の正常腎臓組織が低酸素環境に陥ることで，エリスロポエチン産生が亢進し，多血になることがある(特に犬の腎臓型リンパ腫)。また，エリスロポエチンを異所性に産生する腫瘍が報告されている(盲腸の平滑筋肉腫，頸椎の神経鞘腫など)[1,2]。

白血球増加

肺腫瘍や腎臓腫瘍では好中球増加，リンパ腫や肥満細胞腫では好酸球増加がみられることがある。

過粘稠度症候群

腫瘍化した形質細胞，またはBリンパ球が免疫グロブリンを過剰に産生することで，血液の粘稠度が増し，神経徴候や視覚障害，血小板機能低下による出血傾向などを認める（犬の多発性骨髄腫，猫の骨髄腫関連疾患など）。p.300，「犬と猫の形質細胞腫瘍〜多発性骨髄腫・骨髄腫関連疾患〜」も参照されたい。

高カルシウム血症

腫瘍に関連した高カルシウム血症は，様々な機序により発生する。

> **高カルシウム血症の要因**
> - パラソルモン：上皮小体腫瘍で産生される。
> - 副甲状腺ホルモン関連蛋白（PTHrP）：腫瘍が産生するパラソルモンに類似した蛋白。肛門嚢アポクリン腺癌やリンパ腫，その他の腫瘍（肺癌，鼻腔腺癌，乳腺癌，甲状腺癌，胸腺腫など）で産生亢進がみられる。
> - 活性型ビタミン D_3：リンパ腫などで産生が亢進する。
> - 広範囲の骨破壊：多発性骨髄腫でみられる。

低血糖

インスリン産生腫瘍（インスリノーマ）や，大型の腫瘍（肝細胞癌，平滑筋腫，平滑筋肉腫など）でみられる。空腹時に振戦，発作などを認め，糖の投与により徴候は一時的に消失する。

高血糖

グルカゴノーマ，猫の下垂体腫瘍（先端巨大症）などでみられる。

重症筋無力症

胸腺腫に関連することが多い。胸腺上皮に発現する分子が，自己抗体（抗アセチルコリン受容体抗体など）産生を引き起こし，受容体が破壊されることで発症すると考えられている。

肥大性骨症

主に肺腫瘍などの胸腔内腫瘍でみられるが，腹腔内腫瘍や非腫瘍性疾患でもみられる。四肢に腫脹と疼痛を呈し，四肢端の長骨（特に中手骨，中足骨）に断崖状の骨増生を認める。

内分泌異常

甲状腺機能亢進症

猫の甲状腺腫瘍で一般的である。犬の甲状腺癌では，10〜20％程度でしか亢進症はみられない。チロキシン（T4）の産生過剰により，活動性の増加，高体温，パンティング，体重減少などを認める。

甲状腺機能低下症

犬の甲状腺腫瘍の30〜40％でみられる。活動性の低下，低体温，体重増加，脱毛などを認める。

副腎皮質機能亢進症

下垂体腫瘍，または副腎皮質腫瘍（腺癌／腺腫）でみられる。多食，多飲多尿，腹囲膨満，両側対称性脱毛などを認め，猫ではコーン症候群と呼ばれる（p.207，「原発性アルドステロン症」を参照）。

性ホルモン失調

精巣腫瘍（特にセルトリ細胞腫）では，エストロジェンの産生が亢進し，雌性化（乳房腫脹，脱毛など）を認める。

高血圧

副腎の褐色細胞腫や傍神経節のパラガングリオーマでみられる。間欠的なカテコラミン産生により，発作や震え，虚弱を認める。

先端巨大症

猫の下垂体腫瘍でみられる。成長ホルモンによりインスリン様成長因子（IGF-1）の産生亢進が起き，糖尿病，頭囲の拡大，下顎の突出，舌や内臓の肥大を認める。

ゾリンジャー・エリソン症候群

主に，膵臓のガストリノーマよりガストリンが産生され，胃酸過多により難治性の消化器徴候（嘔吐，下痢）を呈する。

抗利尿ホルモン不適合分泌症候群（SIADH）

通常，下垂体後葉で産生されるバソプレシンが異所性に産生され，低浸透圧性低ナトリウム血症を生じ，嗜眠，食欲不振，筋収縮，虚脱，昏睡などを示す。脳底部の組織球肉腫などで報告されている[3]。

皮膚疾患

> - 剥離性皮膚炎：猫の胸腺腫
> - 壊死性遊走性紅斑：グルカゴノーマ

- 腫瘍随伴性脱毛症：猫の膵臓癌，胆管癌など
- 両側対称性脱毛：性ホルモン過剰(精巣腫瘍，卵巣腫瘍)，副腎皮質機能亢進症(副腎皮質腫瘍)など

腫瘍のステージング

多くの腫瘍は，WHO のステージングシステム(TNM 分類)により分類されている。一部の腫瘍では TNM 分類に加え，臨床ステージが設定されており，予後との関連が示されている。TNM 分類は，「T：原発腫瘍」「N：領域リンパ節」「M：遠隔転移」を個別に評価するものであり，正確なステージングを行うことは治療方針と予後の決定に重要である(図 1)。各腫瘍のステージ分類の詳細については，各章を参照されたい。

TNM の評価

T：原発腫瘍

原発腫瘍の評価は，触診，画像検査，細胞診，組織生検によって行う。触診は極めて重要な評価項目であり，腫瘍の大きさ，硬さ，底部との固着，紅斑や潰瘍，疼痛の有無，周囲臓器との関係性を確認する。画像検査は X 線検査，超音波検査，CT 検査，MRI 検査などを組みあわせることで，腫瘍の存在診断と，周囲血管などの重要な構造との位置関係，骨浸潤の有無を確認する。病変の位置によっては，内視鏡や気管支鏡，膀胱鏡が適応となる場合もある。腫瘍の確定診断は，細胞診または組織生検によって決定されるが，小型の腫瘍では切除生検により，診断的治療を行う場合もある(詳細は後述)。

N：領域リンパ節

領域リンパ節の評価は，触診，画像検査，細胞診，組織生検により行う。体表リンパ節については，触診にて腫大の有無と大きさ，固着の有無を確認し，深部のリンパ節については，画像検査で評価を行う(図 2)。

口腔内腫瘍など，感染を伴いやすい部位のリンパ節は，転移がなくとも炎症により腫大しやすい。また，正常な大きさであっても転移が成立している場合もあり，最終的な評価には細胞診もしくは組織学的な評価が必要である。

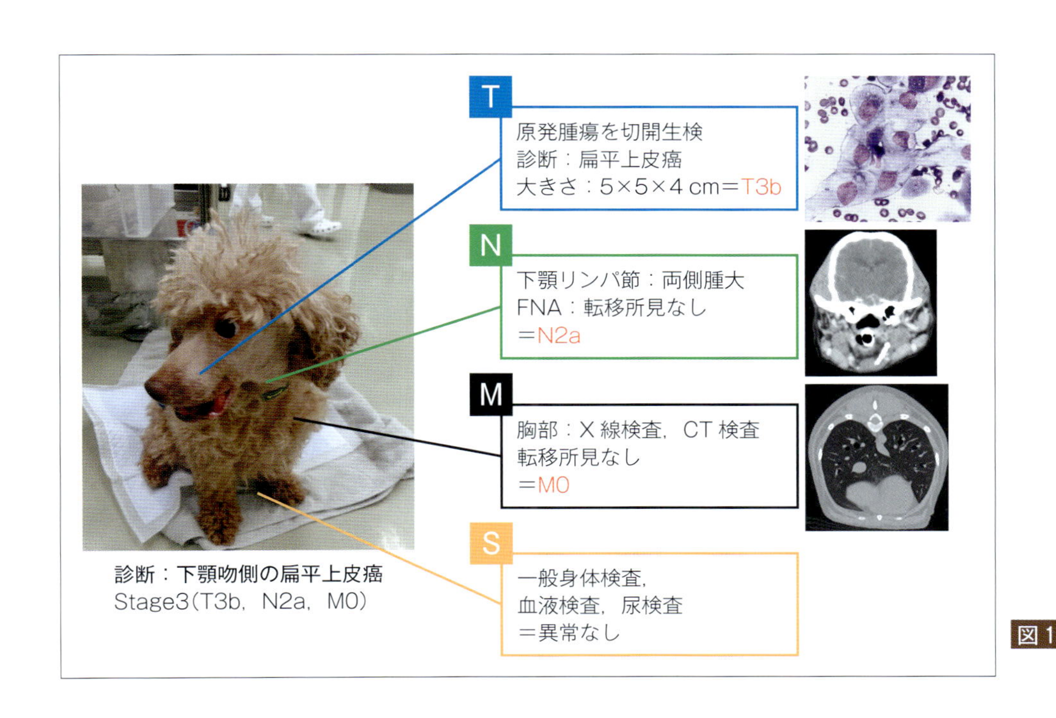

図 1　TNM 分類に基づいた腫瘍診断

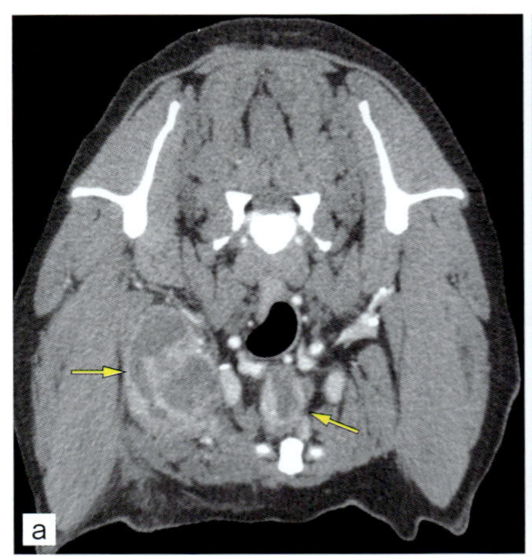

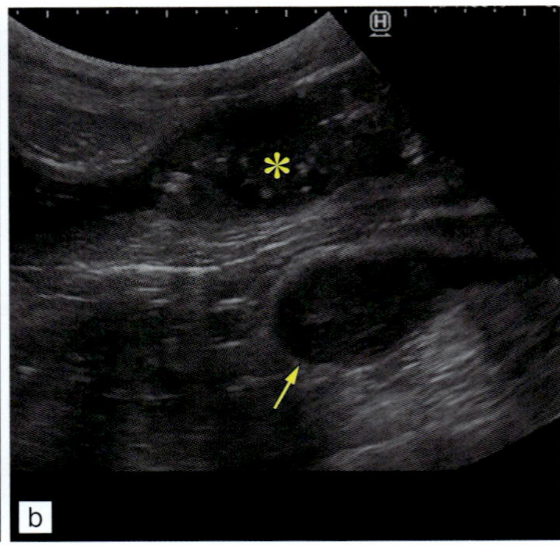

図2 深部のリンパ節の画像検査所見

a：CT検査画像。浅頚および胸骨リンパ節の腫大を認める（矢印）。
b：尿道の移行上皮癌（＊）症例の超音波検査画像。内腸骨リンパ節の腫大を認める（矢印）。

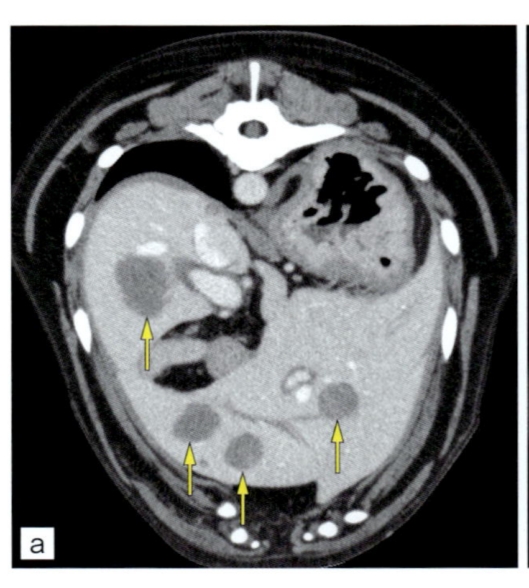

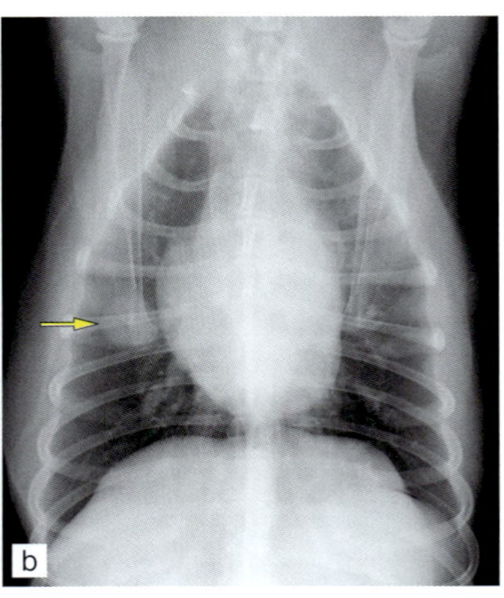

図3 遠隔転移病変の画像検査

a：CT検査画像。多発性の肝転移を認める（矢印）。
b：X線検査画像。肺転移を認める（矢印）。

M：遠隔転移

遠隔転移は，主に画像検査と細胞診，組織生検によって評価する。代表的な遠隔転移部位は肺，腹腔内臓器（肝臓，脾臓など）であり（図3），腫瘍によっては骨や皮膚，脳などにも転移を形成することがある。転移が限局し数が限られている場合は，原発腫瘍と同時に切除し，組織学的に転移の評価を行う場合もある。一方で，多発性に病変が形成されているなど明らかに転移を疑うケースでは，画像検査のみで判断することも多い。

S：全身状態の評価

腫瘍患者は高齢であることが多く，様々な基礎疾患を有している。また，腫瘍および基礎疾患に関連し一般状態が悪化している症例も多いため，身体検査，血液検査，尿検査，画像検査などによって全身状態を評価した上で，治療方針を決定すべきである。

身体検査

確認すべき事項

- 体重とボディ・コンディション・スコア（BCS）
- 心拍数と心雑音
- 呼吸数と呼吸音
- 呼吸状態
- 意識レベル
- 脱水の有無と程度
- 可視粘膜とCRT
- 血圧　など

血液検査

確認すべき事項

- 貧血の有無と性状
- 白血球数と百分比

- 血小板数
- 血液凝固能
- 血中蛋白(TP，Alb，Glob)
- 血糖値
- 肝機能，腎機能
- 高カルシウム血症の有無　など

尿検査

確認すべき事項

- 尿比重
- pH
- 潜血
- 尿蛋白
- 尿糖
- ケトン体
- 膀胱炎や結石の有無　など

画像検査

胸部，腹部X線検査，心臓超音波検査，腹部超音波検査を行い，異常所見の有無を評価する。

生検方法

腫瘍の診断は細胞学的な評価(細胞診)，または組織学的な評価(組織生検)によって決定される。両者のメリットとデメリットをよく理解した上で，実施の可否と手技を選択する必要がある。

生検を実施する前に，実施の必要性と，安全に実施可能かどうかを検討する。細胞診は侵襲性が低く，広く実施可能であるが，組織生検については侵襲性が高く，組織診断を得ることで治療方針や予後判定に影響を与える場合にのみ実施すべきである。詳細は各章を参照されたいが，多発する乳腺腫瘍や骨破壊の顕著な骨肉腫，破裂リスクのある脾臓腫瘍などで，術前に組織生検を行うメリットはない。

また，侵襲性の高い生検を実施する場合は，必ず実施前に血小板数の確認，血液凝固能検査を行い，止血機能に問題がないかを確認する。体表腫瘍では出血のリスクは低く，問題なく実施できる場合が多いが，腹腔内臓器(肝臓，脾臓，腎臓など)や胸腔内腫瘍では，出血のリスクが高い。そのため，出血リスクの高い臓器に対し細胞診を行う際は，超音波ガイドを用いて血管を避ける，実施後に止血を確認する，状況によっては不動化を行うなどの注意が必要である。組織生検も同様であり，体表腫瘍に対する生検は安全に実施できるが，腹腔内および胸腔内腫瘍に対し生検を行う場合(手術困難な胸腺腫や肝臓腫瘍の確定診断など)は，必ず不動化を行い，大出血に対応できる場合にのみ実施すべきである。

なお，細胞診やTru-Cut® 生検，切開生検を行う場合は，生検を行った経路を記録しておき，手術の際に同時に切除する必要がある。生検後に二次診療施設に紹介を行う場合は，生検方法と具体的な採取部位についても報告すべきである。

細胞診

細胞1つひとつの評価が可能であり，異型性を評価することで良悪の判定を行う。組織診断とは異なり，組織構造の異常や底部浸潤などは評価できないため，過小診断につながる可能性があることに留意する。

リンパ腫などの独立円形細胞腫瘍は，細胞診で診断が可能である。固形腫瘍においても，悪性度を判定することでその後の手術マージンや対応を検討することが可能となる。侵襲性が低く，麻酔も不要であり，診断までの時間も短い(院内で診断可能)。

なお，診断に迷う場合は専門医に診断を依頼することも可能であるが，正確な診断を得るためには，送付する塗抹標本に十分量の細胞が得られていることを確認する。診断に不適切な塗抹標本を送付しても，時間と費用が無駄になるだけである。

手技

症例の大きさや腫瘍の発生部位に応じ，23～25G針を用いて穿刺を行う(図4)。リンパ腫などの独立円

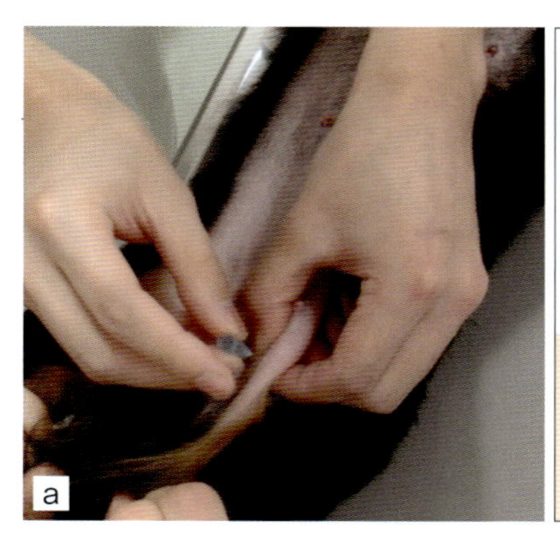

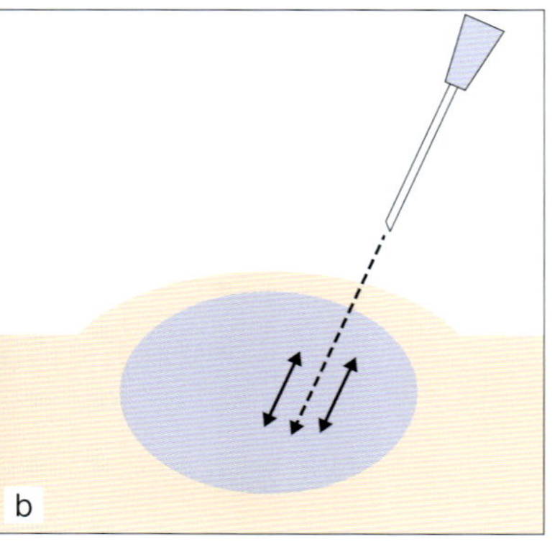

図4　細胞診の手技
腫瘤をしっかりと把持し，注射針を用いて穿刺を行う(a)。注射針は一定の角度を保ち，上下に穿刺を繰り返す(b)。

形細胞腫瘍では，細胞が得られやすく吸引は必要ない(むしろ陰圧が細胞の破壊につながる)。平滑筋腫などの間葉系腫瘍や線維化した腫瘍では細胞が得られにくく，その場合は吸引をかけた細胞診が必要となる。腹腔内臓器などの血流の豊富な臓器を穿刺する場合は，吸引すると血液混入の多い塗抹となり評価が難しくなるため，まずは吸引せずに採取し，細胞が得られない場合に吸引を行うとよい。

実施後は圧迫止血を行い，穿刺部位からの完全な止血を確認する。甲状腺など体表から触知可能な腫瘍では，強めに圧迫して血流を遮断することで，血液混入を避けることが可能である。

組織生検

細胞異型に加え，組織構造の異常を評価可能であり，腫瘍診断のゴールドスタンダードである。得られる組織量が少ないと，その後の拡大切除した組織と診断が異なる場合があり，生検を行う場合は可能な範囲で組織量を確保する必要がある。

種類と特徴

腫瘍の部位と大きさに応じ，Tru-Cut® 生検やトレパン生検，切開生検，切除生検，ストロー生検などを選択する。皮下の腫瘍や体腔内腫瘍に対する生検には，Tru-Cut® 生検が適している(図5a)。トレパン生検は皮膚〜皮下の腫瘍に適しており，腫瘍の大きさにあわせ，生検トレパンの大きさを選択する(図5b)。切開生検は，大型の腫瘍に対し，メスや鋏で腫瘍の一部を切除する方法である(図5c)。出血が著しい場合は電気メスなどで止血を行う必要がある。切除生検は，小型で良性挙動が予想される腫瘍に対し実施され，正常組織を含むかたちで，治療を兼ねて一括で腫瘍を切除する。ストロー生検は，鼻腔腫瘍の生検に利用される(図5d，e)。そのほか，病変部位に応じ，内視鏡や腹腔鏡，膀胱鏡，気管支鏡などを用いた生検が利用されている。

生検時の注意

いずれの場合も全身麻酔もしくは不動化が必要であり，麻酔および出血リスクを評価した上で実施する。実施後は圧迫や縫合を行い，完全な止血を確認する。さらに，得られた組織検体のスタンプ標本を作製し，腫瘍組織が確実に採取されているかどうかを確認してから終了する。得られた組織検体は，ホルマリン固定を行い，病理検査機関へと送付する。

なお，臨床情報に乏しい依頼書は誤診を生む可能性があるため，病理検査の依頼書には，これまでの経過や臨床所見，腫瘍の発生部位，大きさ，生検方法などを丁寧に記載する必要がある。

骨髄生検

白血病の診断，血液腫瘍の骨髄浸潤や，固形腫瘍の骨髄内転移を評価することができる。骨髄生検には，ジャムシディ骨髄生検針(BD 骨髄生検針，日本ベクトン・ディッキンソン㈱，11〜13 G)，またはイリノイ™ 骨髄針(日本ベクトン・ディッキンソン㈱，15〜18 G)を用いる。小型犬では，上腕骨骨頭部(図6a)もしくは大腿骨転子窩(図6b)，大型犬では上腕骨もしくは大腿骨に加え，腸骨稜より穿刺を行う。なお，穿刺時は全身麻酔が必要である。

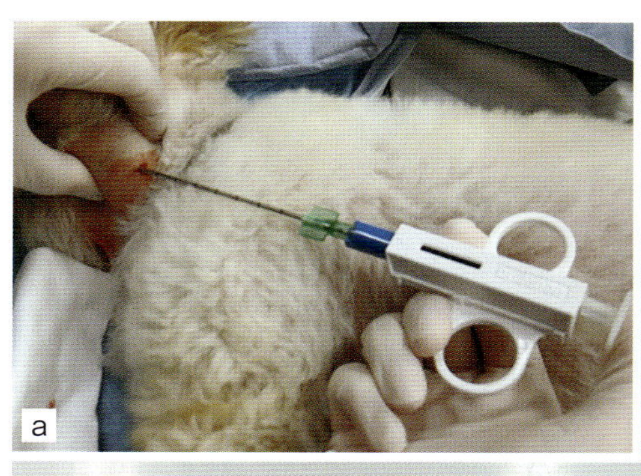
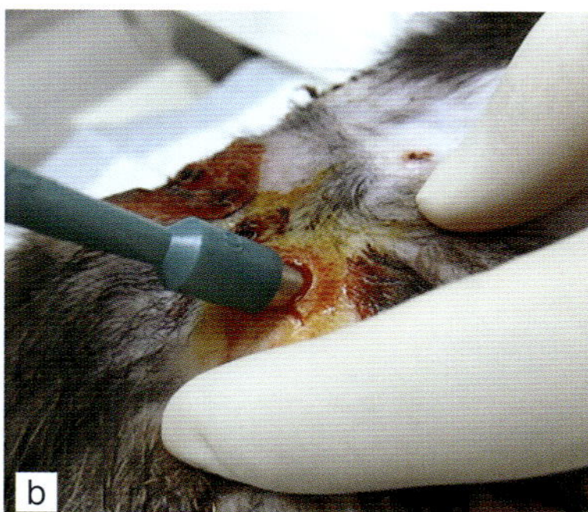
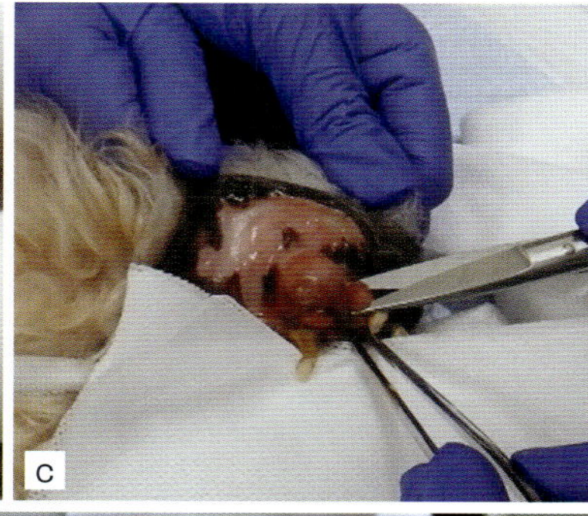
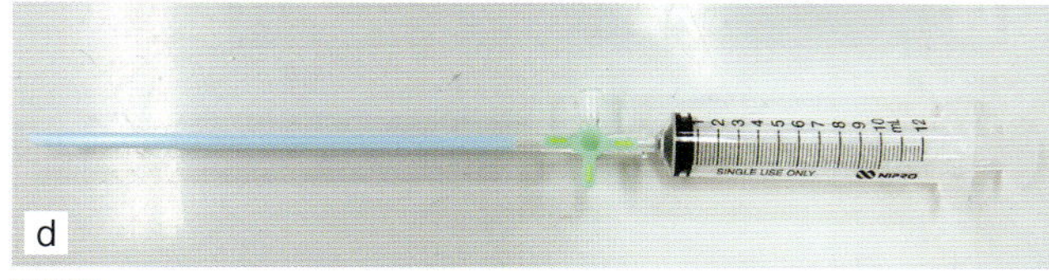

図5　組織生検の種類

a：Tru-Cut® 生検。体表腫瘤や体腔内腫瘍の生検に適している。
b：トレパン生検。皮膚～皮下の腫瘍の生検に適している。
c：切開生検。腫瘍の一部をメスや鋏で切除する。
d，e：ストロー生検。鼻腔腫瘍の生検に用いる。

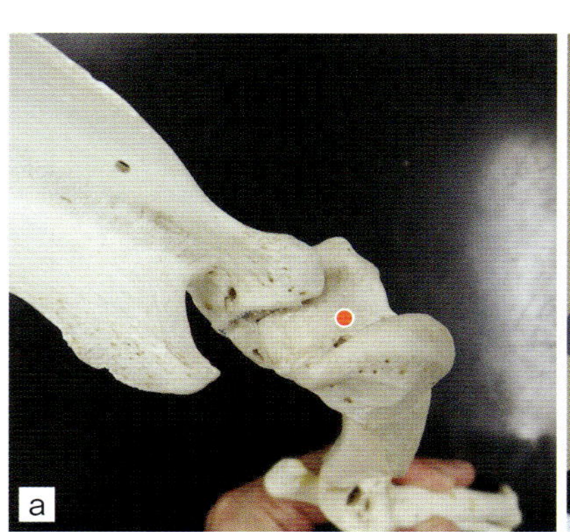
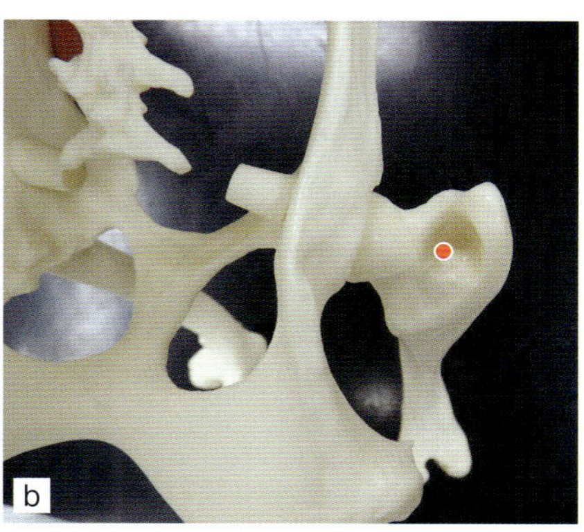

図6　骨髄生検針の穿刺部位（●）

a：上腕骨骨頭部（図の右側が頭側）。
b：大腿骨転子窩（図の上側が頭側）。

手技

骨髄針の先端を骨膜に当て，髄腔内に刺入する。髄腔内に針が正しく入っているかどうかは，穿刺を行っている肢を稼働させると，針が入っている場合には針が肢と一緒に動くことで確認できる。刺入が確認されたら，骨髄針のスタイレットを抜去し，シリンジで骨髄液を吸引する（図7a）。この際に，過度に吸引圧をかけると血液混入が多くなり，きれいな塗抹を作製しづらくなるため注意する。骨髄液をスライドガラスに滴下し，骨髄小片が確認できる場合は，塗抹を作製し即座に風乾する（図7b）。骨髄細胞が十分採取されているかどうか，簡易染色などで即座に確認する。吸引時に何も吸引できない場合は，針が髄腔内に位置していないか，線維化などによってドライタップ（骨髄液が引けない状態）となっている可能性がある。なお，白血病の診断など特殊染色が必要となる場合は，少なくとも未染色の塗抹を8枚程度用意する必要がある。

骨髄の組織学的な評価が必要な場合（白血病細胞の免疫染色，腫瘍転移の正確な評価，線維化の評価など）は，コア生検もあわせて行う。骨髄針を後退させ，方向を変えて深く刺入し，ある程度刺入できたら回転させながら抜去する。骨髄針の先端からスタイレットを挿入し，骨髄組織が得られているかどうか確認する（図8）。

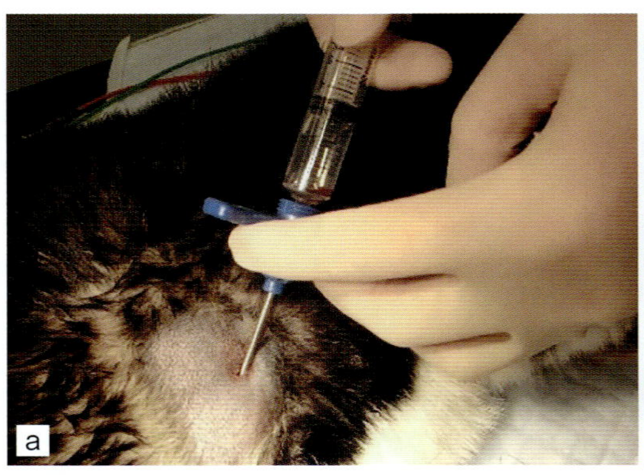

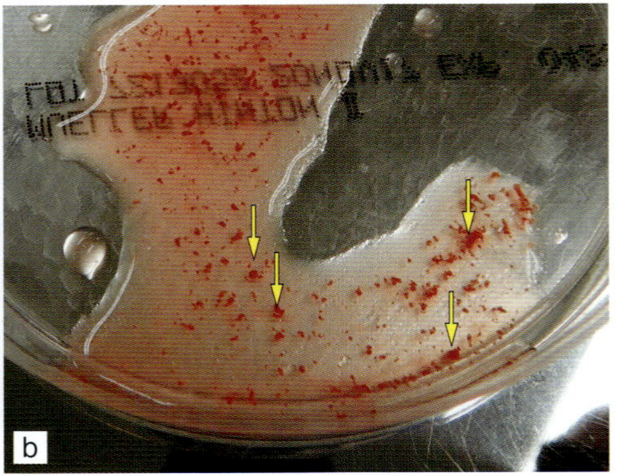

図7　骨髄生検の手技

a：骨髄針の刺入が確認できたら，スタイレットを抜去しシリンジで骨髄液を吸引する。
b：骨髄液をシャーレに出した状態。多数の骨髄小片が確認できる（矢印）。

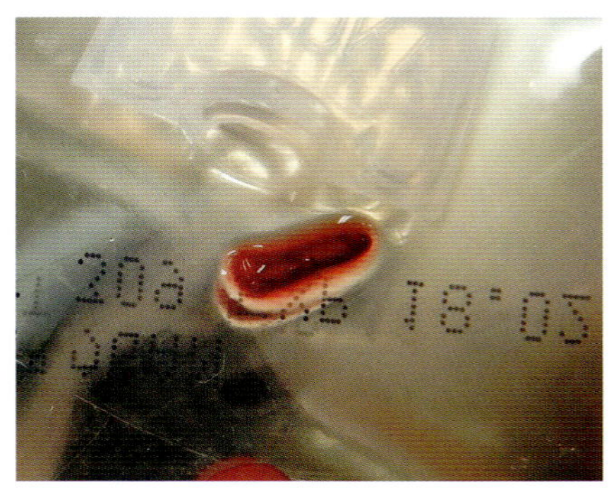

図8　骨髄コア生検

採取された骨髄組織。

代表的な腫瘍治療

外科療法，放射線療法，化学療法を組み合わせ，治療を行うことを集学的治療と呼び，現在の腫瘍治療の標準的な考えとなっている。良性腫瘍では各々の治療法単独での根治も可能だが，悪性腫瘍の場合は，これらの治療を組み合わせることで最大限の効果を得ることが可能となる。また，医学領域では，がんの診断と同時に緩和ケアを並行して行うことが推奨されており，生活の質（QOL）向上のみならず，予後の改善にも寄与する場合があるため，獣医療においても診断時から積極的に緩和ケアを取り入れるべきである。

外科療法

腫瘍を手術により一括で切除する方法である。腫瘍が局所に限局しており，転移率の低い腫瘍の場合，1回の治療で根治に至る可能性が最も高い（表1）。浸潤性の高い腫瘍では，一定の切除マージンを確保する必要があり（マージン範囲は腫瘍の種類によるため，各章を参照されたい），解剖学的に完全切除が困難な場合は，外科療法単独での治癒は困難である。

外科療法は，根治的手術（乳腺腫瘍に対する片側乳腺切除，口腔内腫瘍に対する顎骨切除など），緩和的手術（骨肉腫に対する断脚術，遠隔転移を伴う症例の疼痛緩和を目的とした原発腫瘍の切除など），そして診断を目的とした外科生検（小型の皮膚腫瘍に対する切除生検，消化管腫瘤の切開生検など）などに分けられる。

根治的手術

すべての腫瘍細胞を一括で切除し，治癒を目指す手術。腫瘍が限局し，遠隔転移がない（もしくは転移率が低い）腫瘍に対して行われる。悪性腫瘍の場合，十分な切除マージンが必要であり（例：軟部組織肉腫では水平方向に3 cm，垂直方向に筋膜1枚の確保が必

表1 外科療法のメリットとデメリット

メリット	デメリット
●最も即効性があり，腫瘍の減容積効果も高い ●1回の治療で完結する ●費用が比較的安価	●解剖学的な機能欠損が生じる場合がある（断脚，顎骨切除など） ●侵襲性，疼痛が強い ●全身麻酔が必要

表2 放射線療法のメリットとデメリット

メリット	デメリット
●解剖学的な機能の温存が可能 ●外科介入が困難な部位でも治療可能 ●効果発現が比較的早く，腫瘍の減容積効果も高い	●頻回の全身麻酔が必要 ●放射線障害を伴う ●費用が高価 ●実施できる施設が限られる

要），ある程度の機能欠損が生じる可能性がある。

偽被膜（腫瘍組織による圧迫層）内で摘出することを辺縁部切除と呼び，再発リスクが高いことから避けるべきである。また，領域リンパ節の切除は転移評価に役立ち，転移の有無にかかわらず予後が改善する腫瘍もある（例：肥満細胞腫）。

緩和的切除

疼痛や圧迫によるQOL低下を改善する目的で行う手術や，減容積を行い，その後の追加治療の効果を高める目的で行う手術がある。前者は，骨肉腫に対する疼痛緩和を目的とした断脚術，穿孔した消化管腫瘍の切除，脳腫瘍の減圧手術，尿路閉塞時の尿路変更術などが挙げられる。後者は，放射線や抗がん剤治療前の減容積手術などがある。目的はあくまで緩和であるため，重要な機能欠損を生じる手術は行うべきではなく，切除マージンも十分量を確保する必要はない。

放射線療法

電離放射線（獣医療で利用されるものはX線，電子線が多い）を外部から照射し，がんを治療する（表2）。リンパ系腫瘍や生殖器腫瘍など，放射線感受性が高い腫瘍では根治的な治療が可能である。しかし通常は，切除が困難な大型の腫瘍の減容積，完全切除が困難な腫瘍（神経系，鼻腔腫瘍など）の治療，不完全切除時の再発予防（四肢の軟部組織肉腫や肥満細胞腫など）を目的として選択される（図9）。疼痛緩和を目的とした緩和的な放射線療法もある（腫瘍の骨転移など）が，腫瘍進行は抑制できない場合が多い。

作用機序

照射された放射線が腫瘍細胞のDNAを直接または間接的に損傷することで，細胞死を引き起こす（直接作用または間接作用）。直接作用は放射線が直接DNA鎖を損傷するものであり，間接作用では放射線が生体内で水分子を励起し，フリーラジカルを生成することでDNAに障害を与える。獣医療で用いられる放射線療法は，間接作用が主体となる。

分割照射の理論

放射線の治療効果は総線量に依存する。そのため，腫瘍に限定して高い線量を照射することができれば，最大の治療効果を得ることが可能である。しかし実際は，周囲正常組織の耐用線量に依存した分割照射が行われる。1回線量が大きくなるほど，不可逆的な障害である晩発障害のリスクが高まるため，1回線量を下げた寡分割照射が最も理想的な照射プロトコルといえる。

分割照射は，以下の理論的な背景（分割照射の4R）により行われている。

①正常細胞の回復（Recovery）

時間経過により回復可能な損傷を亜致死損傷と呼ぶ。分割照射により1回線量が下がると，正常細胞は亜致死損傷から回復することが可能となる。腫瘍細胞のDNA修復機能は正常細胞と比較し低下していることから，短期間に分割照射を行うことで，抗腫瘍効果を高めることができる。

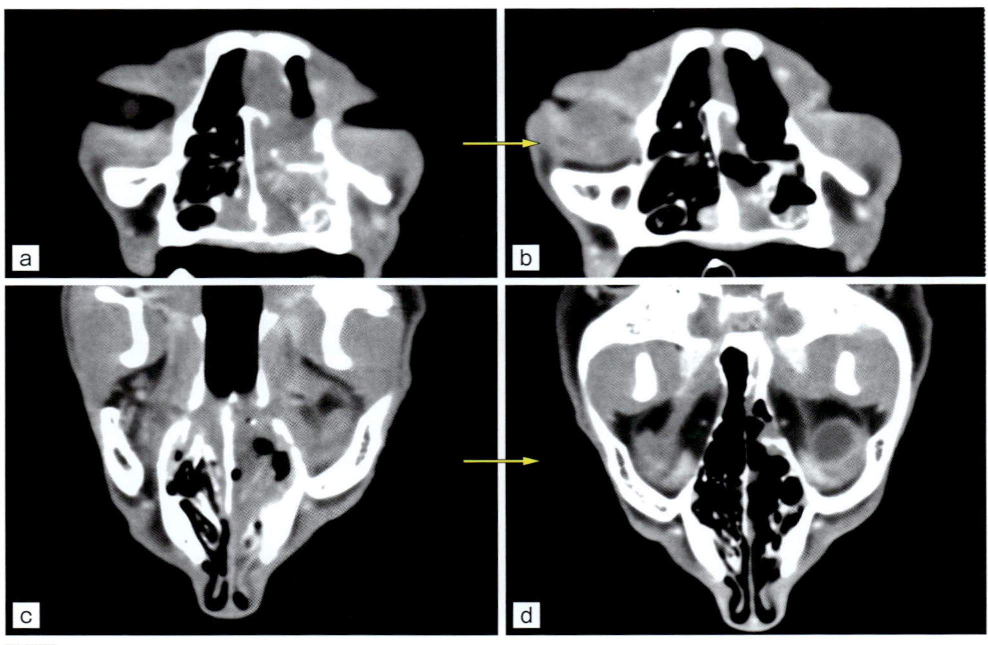

図9　放射線療法を行った鼻腔腺癌の症例(猫)

a, c：治療前, b, d：治療終了後3カ月のCT検査所見(a, b：横断面, c, d：背断面)。
左鼻腔内にみられる不透過性陰影は治療後に大きく縮小している。

②再酸素化(Reoxygenation)

組織中の酸素濃度が高いほど, フリーラジカルの発生が増加するとされている。腫瘍は辺縁から血液供給を受けるため, 中心部ほど低酸素状態であり, 放射線療法の効果が得られにくい。分割照射により辺縁から死滅していき, 中心部へと酸素化が進むと考えられている。

③再増殖(Repopulation)

治療により, 細胞周期がG2(分裂準備期)～M期(分裂期)で停止し, その後再度分裂を開始することを再増殖と呼ぶ。

④再分布(Redistribution)

分割照射により, 放射線抵抗性をもつS期(DNA合成期)後半の細胞が残存し, 放射線感受性が高いG2～M期に移行することを再分布と呼ぶ。

放射線療法の目的と適応

放射線療法の照射プロトコルは, 患者の状態や腫瘍の種類, 予後を踏まえた上で決定する。

①寡分割照射

根治を目的とし, 1回線量を2～4 Gy程度, 照射回数を15～20回とし, 総線量50～60 Gyを目指す治療法。治療スケジュールは毎日～1日おき(3～5回／週)であり, 費用は高額となりやすい。総線量が高いため急性障害が起きやすく, ある程度の副作用は許容しなければならない。適応となる例としては, 脳腫瘍, 鼻腔腫瘍, 軟部組織肉腫の再発予防などが挙げられる。

②低分割照射

主に緩和的な効果を期待した治療法であり, 1回線量を6.5～8 Gy, 照射回数を4～5回とし, 総線量26～32 Gyを目安とする。治療は週1回で行われる場合が多く, 費用は寡分割照射と比較すると安価である。1回線量が高いため晩発障害のリスクが高く, 長期予後が期待できない場合や, 頻回の麻酔が困難な症例に適応される。適応となる例としては, 手術困難な口腔内腫瘍の減容積, 骨転移に対する疼痛緩和などが挙げられる。

③ SRT, SRS

近年の放射線治療機器の進歩により, 高い精度で腫瘍組織に放射線を照射することが可能となった。正常組織を避けた照射により1回線量を高めることが可能であり, 1回で大線量を処方する定位手術的照射(SRS)や, 数回に分割する定位放射線療法(SRT)が実施されている。

表3 放射線障害の分類

	急性障害	晩発障害
発生時期	治療中～終了後数カ月以内	終了後半年～数年以内
特徴	● 細胞増殖の盛んな臓器で起きやすい ● 総線量に影響される	● 細胞増殖の遅い臓器で起きやすい ● 1 回線量に影響される
徴候	脱毛，皮膚炎，粘膜炎，眼瞼炎，結膜炎，咽頭炎，肺炎，食道炎，直腸炎など	皮膚の線維化，潰瘍，拘縮，白色被毛，骨壊死，白内障，食道狭窄，神経障害，心筋の線維化，肺線維症など

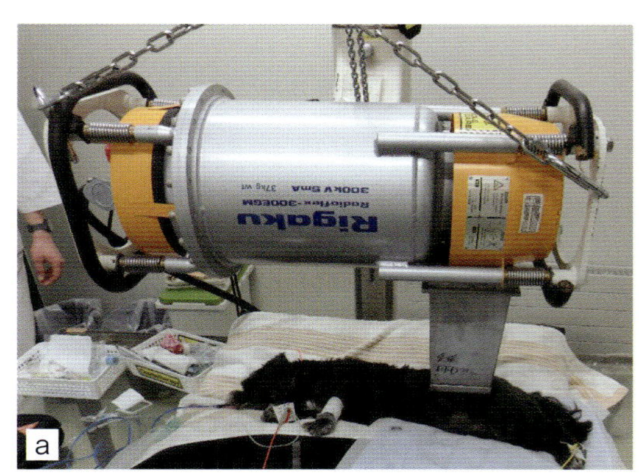

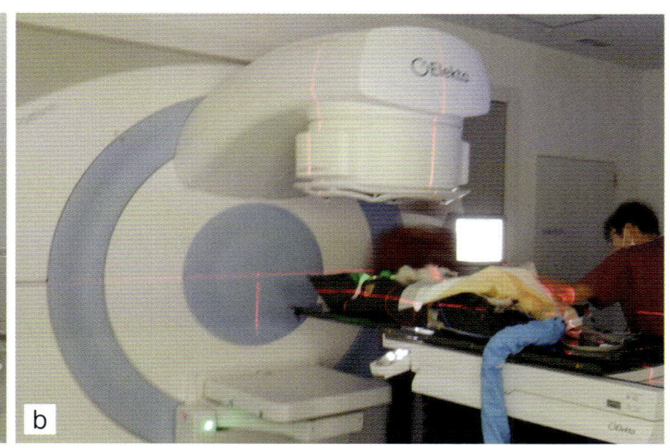

図10 放射線治療機器

a：オルソボルテージ，b：リニアック。

放射線障害

放射線障害には，確定的影響(ある線量以上被ばくすると必ず起こる障害：脱毛，皮膚炎，骨壊死など)と，確率的影響(線量の増加に比例して発生率が増加する障害：発癌，遺伝的影響など)がある。また，発生様式により，急性障害と晩発障害に分けられる(表3)。

放射線治療機器による違い

現在，国内で動物に利用されている放射線治療機器は，常電圧X線発生装置(低エネルギー放射線治療器，オルソボルテージ，図10a)と，直線加速器(高エネルギー放射線治療器，リニアック，図10b)である。オルソボルテージでは，最大吸収線量が皮膚表層となり，皮膚炎や粘膜炎が生じやすい(図11)。また軟部組織よりも骨にX線が吸収されるため，骨壊死などの晩発障害リスクもある。一方，リニアックでは，高エネルギーのX線が発生するため，皮膚表面から一定の深さでX線が最も高く吸収される(ビルドアップ効果)。そのため，体腔内や骨に囲まれた病変に対しても効果を発揮しやすい。

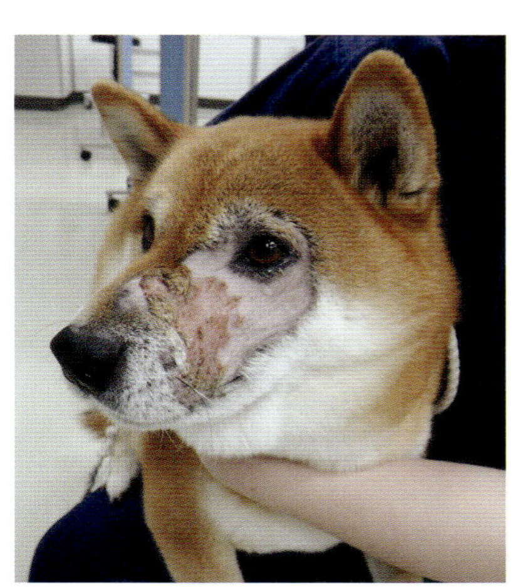

図11 オルソボルテージによる放射線障害

鼻腔腫瘍に対して放射線治療を行ったところ，脱毛と皮膚炎が発生した。

また，照射口部を変化させることで放射線に強度を付け，重要臓器を避けた治療プロトコルを設計することも可能である。ただし，リニアックであっても皮膚障害などの放射線障害が必発する。腫瘍に対し，正確に十分な線量を照射可能であれば，いずれの治療装置を利用しても治療効果の差は少ない。

表4 化学療法のメリットとデメリット

メリット	デメリット
●全身の治療が可能 ●特殊な設備や複数の人員が不要 ●費用が安価	●減容積効果が緩やか ●治療が複数回必要 ●全身性の副作用が発現する

表5 抗がん剤の分類と代表的な薬剤

分類		代表的な薬剤	
細胞周期非特異的	アルキル化剤	●シクロホスファミド ●クロラムブシル ●メルファラン ●ロムスチン	●ニムスチン ●ダカルバジン ●プロカルバジン ●ストレプトゾシン
	白金製剤	●シスプラチン	●カルボプラチン
	抗腫瘍抗生物質	●ドキソルビシン ●エピルビシン ●アクチノマイシンD	●ミトキサントロン ●ブレオマイシン
細胞周期特異的	ビンカアルカロイド	●ビンクリスチン ●ビンブラスチン ●ビノレルビン	●パクリタキセル ●エトポシド
	代謝拮抗剤	●メトトレキサート ●シトシンアラビノシド(シタラビン)	●5-FU(フルオロウラシル) ●ゲムシタビン
低分子化合薬		●イマチニブ ●マシチニブ	●トセラニブ ●ラパチニブ
その他		●L-アスパラギナーゼ	

化学療法

血液腫瘍の根治を目指した治療，および固形腫瘍の転移・再発抑制，肉眼病変の縮小効果を期待し行われる薬物療法である。シクロホスファミドやドキソルビシンなどの古典的な殺細胞薬から，近年ではトセラニブやラパチニブなどの低分子化合薬が利用されている。ほかの療法と異なり全身性の副作用が起こりやすく，実施の際は一般状態が比較的安定していることが望ましい(表4)。

作用機序

薬物によって異なるが，多くの殺細胞薬は細胞のDNA合成を阻害することで作用を発揮する。そのため，血液腫瘍のように分裂速度の速い腫瘍や，固形腫瘍を減容積し増殖が盛んになったタイミングで治療効果が高く，肉眼病変に対しての使用ではほとんど効果がない。細胞周期に特異性のある薬剤(ビンカアルカロイド，代謝拮抗剤など)と，非特異的に増殖を阻害する薬剤(アルキル化剤，白金製剤，抗腫瘍抗生物質など)があり，様々な細胞周期に作用するよう複数の薬剤を組み合わせた治療法もある(CHOP療法が代表的)。

また，低分子化合薬は，細胞内の増殖にかかわる蛋白質に結合し，増殖シグナルを阻害することで抗腫瘍効果を発揮するものが多い。イマチニブは主にKIT蛋白を標的とするチロシンキナーゼ阻害薬であり，トセラニブは複数の受容体(KIT，血小板由来増殖因子受容体〔PDGFR〕，血管内皮増殖因子受容体-2〔VEGFR-2〕など)を標的とするマルチキナーゼ阻害薬である(表5)。

化学療法の目的と適応

多くの抗がん剤治療は緩和を目的として行われる。根治的な効果が得られることはまれであり，多くは腫瘍の縮小や再発・転移期間の延長によって，生存期間の延長が得られる場合に実施される。

①根治的抗がん剤治療

リンパ系腫瘍などの血液腫瘍に対しては，根治を目指した積極的な抗がん剤治療が行われる。この治療目

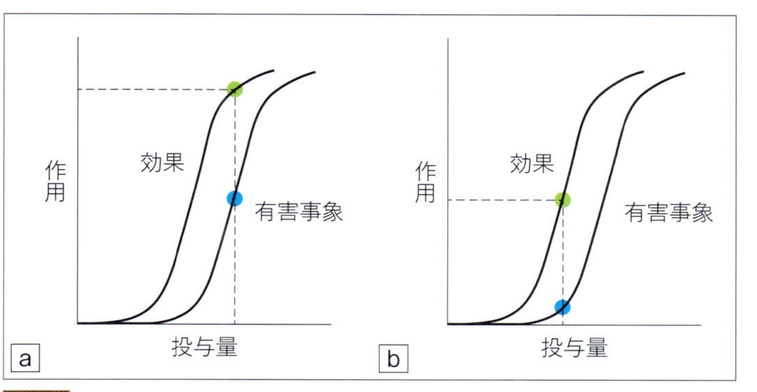

図 12　抗がん剤の治療効果と有害事象の関係

抗がん剤は治療域が狭く，効果を高めると有害事象も増加する(a)。投与量の減量は治療効果も著しく低下させる(b)。

的においては，ある程度の有害事象の発生とQOLの低下を許容する必要がある。ただし，現状の獣医療において，血液腫瘍が根治に至る可能性は低い。例えば，リンパ腫で長期生存に至るのは，犬で10％程度，猫で20〜30％程度である[4〜6]。

②緩和的抗がん剤治療

骨肉腫などの微小転移や，血管肉腫の転移性病変に対し，無進行期間の延長やQOLの改善を目的として実施される。予後が限定的な症例に対し実施されるため，その場合は強い有害事象やQOLの低下は許容されない。

③術前抗がん剤治療

肉眼病変に対し，外科手術が可能となる大きさまで抗がん剤で縮小させる治療法である。肥満細胞腫や血管肉腫，猫の注射部位肉腫などで行われる。縮小効果が得られない場合もあるため，ある程度明確に縮小が予想される場合にのみ実施すべきである。

④その他の使用法

放射線療法の増感剤としての使用や，抗がん剤の腫瘍内投与，播種性の腫瘍(中皮腫，卵巣腫瘍など)に対する体腔内投与などがある。

化学療法の有害事象

抗がん剤は治療域の狭い薬剤であり，薬理効果を高めると有害事象の発生も増加する。逆にいうと，有害事象を全く生じない薬用量では抗腫瘍効果も著しく低下する(図 12)。抗がん剤の主な作用は細胞分裂の阻害であり，有害事象は細胞分裂が盛んな細胞および臓器(BAGと表現される，以下の①〜③)に発現しやすい。

表 6　抗がん剤投与後に好中球最下点が起こるタイミング

薬剤	最下点
ドキソルビシン	7日前後
シクロホスファミド	5〜10日
ビンクリスチン	5〜7日
ビンブラスチン	5〜7日
カルボプラチン	犬：14日前後 猫：7〜21日
ロムスチン	犬：4〜10日 猫：7〜28日
ミトキサントロン	10日前後
シトシンアラビノシド	5〜7日

① Bone marrow suppression (骨髄抑制)

骨髄中の造血幹細胞は絶えず細胞分裂を行っており，最も影響を受けやすい。血液細胞の末梢血液中での寿命は，好中球で数時間，血小板で数日，赤血球で数カ月となっており，好中球，次いで血小板が影響を受けやすい。薬剤により好中球の最下点が起こる時期が異なり，その発生時期をもとに投与間隔を決定する場合が多い(表 6)。

② Alopecia (脱毛)

動物の被毛は多くが休止期であり，人と比較し影響は軽微である。トリミング犬種では脱毛が目立つ場合があり，猫ではひげが抜けることが多い。

③ Gastrointestinal toxicity (消化器毒性)

腸粘膜の粘膜上皮が影響を受け，下痢や嘔吐を発現する。薬剤によるが，投与後3〜4日目に胃腸障害を認める場合が多い。

表 7　VCOG-CTCAE による抗がん剤の有害事象グレード分類

項目	Grade1	Grade2	Grade3	Grade4
好中球	LLN～1,500/μL	1,000～1,499/μL	500～999/μL	<500/μL
PCV	犬：LLN～30% 猫：LLN～25%	犬：<20～30% 猫：<20～25%	犬：<15～20% 猫：<15～20%	犬：<15% 猫：<15%
血小板	LLN～10×10⁴/μL	5～9.9×10⁴/μL	2.5～4.9×10⁴/μL	<2.5×10⁴/μL
元気	軽度低下。通常生活が可能。	通常生活に影響あり。食事，排泄の移動は可能。	通常生活が重度に制限。食事，排泄の移動が困難。	強制給餌，排泄の補助が必要。
食欲	食事内容の工夫が必要。	3 日以内の食欲低下。体重減少なし（10%未満）。	4 日以上の食欲低下。体重減少あり（≧10%）。要入院。	5 日以上の食欲廃絶。生命の危機。
嘔吐	3 回／日未満。治療は不要。	3～10 回／日。要治療。 2 日以内に回復。	3 日以上継続。要入院。	生命の危機。
下痢	治療のいらない軟便。	3～6 回／日。要治療。2 日以内に回復。	6 回／日以上。2 日以上の入院が必要。	生命の危機。

各有害事象による死亡＝Grade5 とする。LLN：正常範囲下限。
（文献 7 をもとに作成）

各有害事象については，VCOG-CTCAE と呼ばれるグループによって，グレード分類が行われている。有害事象の程度を比較する上で重要な指標であり，抗がん剤治療中は投与ごとに有害事象のグレードを記録する（表 7）。

薬剤特異的な有害事象

心毒性

ドキソルビシンに特徴的な有害事象であり，犬では累積投与量の上限を 180 mg/m² 程度とし，これを超えて投与する場合は心筋障害の発現に注意が必要である。心毒性が発現した場合の予後は不良であり，重度の心疾患を有している症例での使用は避ける。類似薬であるミトキサントロン，エピルビシンは心毒性が低い。

無菌性出血性膀胱炎

シクロホスファミドに特異的な有害事象であり，代謝産物のアクロレインが膀胱内に貯留することで粘膜障害を起こす。著しい膀胱粘膜の肥厚を認め，頻尿，血尿，排尿痛を呈する。発症予防として，シクロホスファミド投与時にフロセミドを同時投与する，水和を行う，排尿を促す等の処置を行う。発症時は投薬を中止し，NSAIDs，抗菌薬などでの治療を行う。発症後はクロラムブシル（20 mg/m²，PO）を代替薬として使用する。

神経毒性

ビンクリスチンでは末梢神経障害が問題となる場合があり，前庭障害や消化管の運動性低下がみられることがある。一過性に治まる場合がほとんどだが，特に猫では便秘が問題となりやすく，十分な水和や消化管運動改善薬の併用により重症化を防ぐ必要がある。

血管外漏出

抗がん剤を静脈内投与する際に皮下に漏出させることを“血管外漏出”と呼び，重度の炎症反応を引き起こす。獣医療において特に問題となる薬剤は，ドキソルビシン，ビンクリスチンであり，これらは壊死起因性抗がん剤に分類される（その他の薬剤については表 8 に記載する）。

漏出を防ぐポイントとして，①確実に刺入された留置針を使用する，②投与前に血液の逆流を複数回確認する，③留置針の入った肢を過度に屈曲させない，④シリンジポンプなど漏出が即座に判断できない投与法は用いない，などが挙げられる。

漏出時の基本的な対応はどの薬剤でも同一であり，①投与を直ちに中止し漏出した液体を可能な限り吸引する，②漏出部位を定期的に冷却する（冷罨法），③ステロイド外用薬の塗布，④組織壊死が予想される部位のデブリードメントなどがある。アントラサイクリン系の抗がん剤（ドキソルビシン，エピルビシン，ミトキサントロンなど）については，漏出から 6 時間以内

表8 抗がん剤と漏出時の反応性

分類	薬剤	
壊死起因性抗がん剤	●ドキソルビシン ●エピルビシン ●アクチノマイシンD ●ミトキサントロン	●ビンクリスチン ●ビンブラスチン ●ビノレルビン ●パクリタキセル　など
炎症性抗がん剤	●シクロホスファミド ●ダカルバジン ●ストレプトゾシン ●シスプラチン	●カルボプラチン ●エトポシド ●5-FU　など
非壊死性抗がん剤	●ブレオマイシン ●メトトレキサート	●シトシンアラビノシド ●L-アスパラギナーゼ　など

であればデキスラゾキサンの使用を検討する。

アナフィラキシー反応

L-アスパラギナーゼは組み換え蛋白製剤であり，アレルギー反応を起こしやすい。その他の薬剤では，ドキソルビシンも注意が必要である。L-アスパラギナーゼを投与する場合は，投与30分前にH_1ブロッカーとH_2ブロッカーの投与を行う。

使用禁忌

猫に対して致死性の有害事象が生じる薬剤が知られており，シスプラチンは肺毒性，5-FUは神経毒性により，猫での使用は禁忌である。

有害事象への対応

抗がん剤治療で最も問題となる有害事象は骨髄抑制と消化管障害である。

骨髄抑制

骨髄抑制による血球減少は，抗がん剤投与間隔の指標にもなっており，以下の場合は投与を延期する。

好中球数

- ドキソルビシン，シクロホスファミド，ビンクリスチンなど：1,500/μLを下回る場合
- カルボプラチン，ロムスチン，ニムスチンなど：3,000/μLを下回る場合

血小板数

- 75,000/μLを下回る場合

好中球数が750/μLを下回る場合は，予防的に抗菌薬を使用する。好中球数が低下し，発熱を伴う場合は緊急の対応が必要となる（発熱性好中球減少症：FN）。FNを疑う場合は入院管理が推奨され，静脈内点滴と広域抗菌薬の静脈内投与が必要となる。発熱が改善し，好中球数が上昇に転じた場合は退院可能である。

消化管障害

消化管障害に対しては，軽度のものであれば経過観察か対症療法を行う。嘔吐に対してはマロピタント，モサプリド，胃粘膜保護剤などを使用する。下痢に対しては整腸剤，止瀉剤などを状況に応じ使用する。消化管障害は抗がん剤投与の3〜4日後に発現することが多く，消化管障害を好中球数の最下点である抗がん剤投与5〜7日後まで長引かせないよう，早期に対応する必要がある。

抗がん剤の安全な取り扱い

抗がん剤は細胞毒性が強く，それ自体が発癌性および催奇形性を有している。薬剤の調剤および投与時に生じるエアロゾルや薬液の飛散により，医療従事者が抗がん剤に曝露し健康被害が生じることが知られており，職業性曝露と呼ばれている。人医療では，薬剤の調剤は安全キャビネットなど排気機能の備わった設備を使用して行われ，マスク，ガウン，グローブ，ゴーグルといった個人防護具の着用，閉鎖システムの利用といった曝露対策が講じられている。抗がん剤の取り扱いが粗略であると，院内が高度に抗がん剤に汚染されるため，抗がん剤を取り扱う獣医師は常に曝露対策を講じ，スタッフの安全に配慮しなければならない（図13）。特に，妊娠中または妊娠を希望しているスタッフに対しては，抗がん剤の取り扱いを制限すべきである。

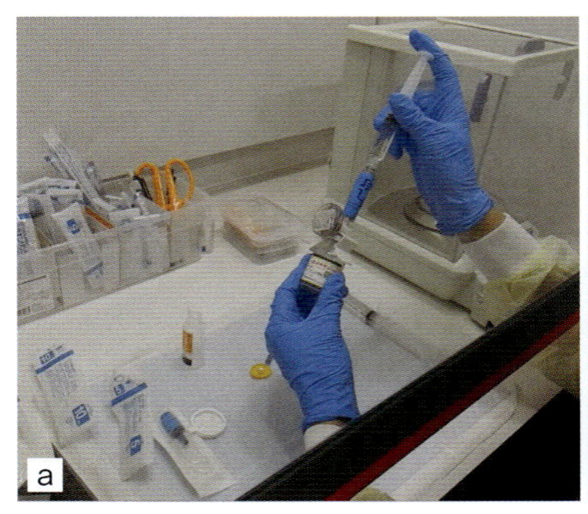

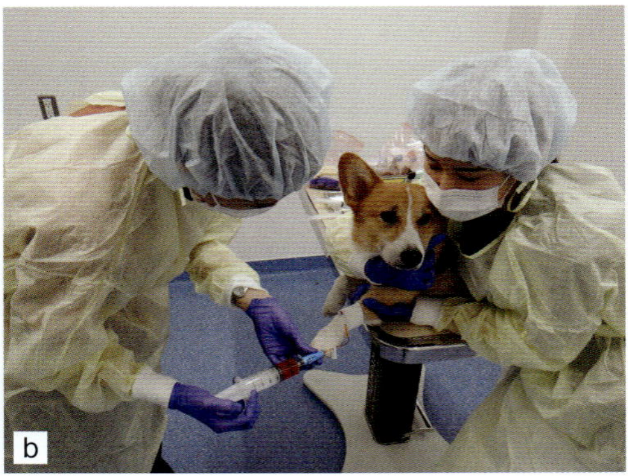

図13 抗がん剤の適切な取り扱い

a：閉鎖システムを使用した抗がん剤の調剤の様子。調剤は，個人防護具を着用し，安全キャビネット内で行う必要がある。

b：抗がん剤の投与の様子。個人防護具を着用し，専用エリア内で閉鎖システムを使用して投与を行う。

内服の抗がん剤を処方し自宅で投与してもらう場合には，飼い主に抗がん剤の適切な取り扱いを伝える。密封できる容器を使用し子供が触れることのない場所に保管すること，投与時にはグローブなど防護具を着用することを指導する。また，投与経路にかかわらず動物の排泄物から抗がん剤が排泄されるため，排泄物の処理時にもグローブなど防護具を着用するよう促す。

緩和治療

がんに関連する疼痛や苦痛，食欲不振に対するケアであり，患者のQOL向上を目指した治療である。がんを根治させることが困難な症例や，飼い主が積極的な治療を希望されない症例に対し実施される。近年では，飼い主の治療に対する不安やペットロスに対するグリーフへの配慮も求められている。

疼痛管理

がん性疼痛とはがん患者のすべての痛みのことであり，がんそのものによる痛み(腫瘍浸潤や転移に伴う疼痛)，がん治療に伴う痛み(術後の疼痛，抗がん剤や放射線療法の副作用)，がんに関連した痛み(浮腫，褥瘡など)などがある。がん性疼痛に対しては，WHOの三段階鎮痛ラダーに基づいた鎮痛薬の選択が推奨されている(図14)。

NSAIDs

がん性疼痛に対する第一選択。多くのNSAIDsはシクロオキシゲナーゼ(COX) -1およびCOX-2を阻害する。COX-2は炎症で誘導され，COX-1は血小板，消化管，腎臓などに恒常的に発現しており，COX-2選択性の高い薬剤を選択した方が副作用は少ない。また犬の上皮系腫瘍ではCOX-2を発現しているものが多く，抗腫瘍効果も期待できる。ピロキシカム，メロキシカム，フィロコキシブなどから，錠型や価格，副作用などを加味し選択する。

- ピロキシカム：0.3 mg/kg，PO，sid～eod
- メロキシカム
  - —犬：0.1 mg/kg，PO，sid
  - —猫：0.05 mg/kg，PO，sid
- フィロコキシブ
  - —犬：5 mg/kg，PO，sid
- ロベナコキシブ：1 mg/kg，PO，sid

オピオイド

鎮痛作用にかかわるオピオイド受容体に作用し，強い鎮痛作用を表す薬剤であり，鎮痛作用に有効限界がある弱オピオイド(トラマドール，ブプレノルフィンなど)と，有効限界のない強オピオイド(モルヒネ，フェンタニルなど)に分けられる。弱オピオイドは軽度～中程度の痛み，強オピオイドは腫瘍の骨転移など中程度～重度の痛みに対し用いられる。

- トラマドール：2～4 mg/kg，PO，bid
- ブプレノルフィン：5～15 μg/kg，SC or 経直腸投与(坐薬)，bid～tid
- フェンタニル：2～5 μg/kg，経皮投与(貼付)，3～7日程度で交換

ステロイド

鎮痛作用は軽度だが，食欲増進作用や悪心の抑制など使用するメリットは大きい。リンパ系腫瘍などでは

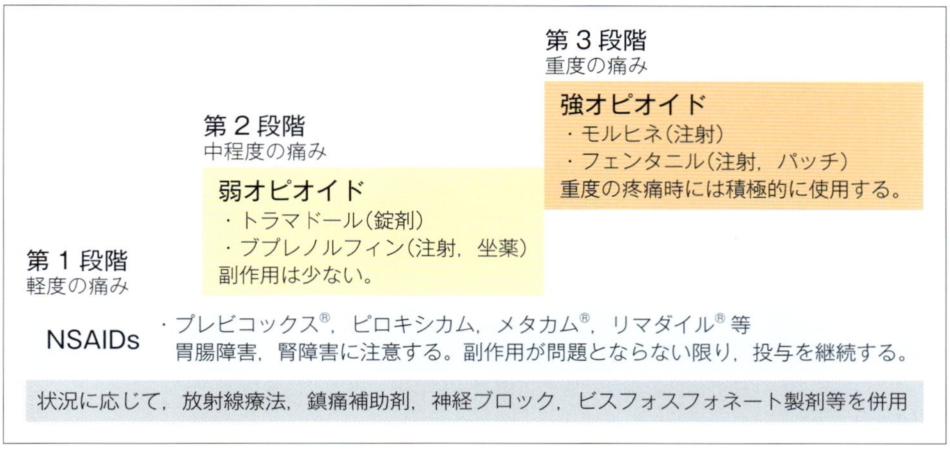

第3段階
重度の痛み

強オピオイド
・モルヒネ(注射)
・フェンタニル(注射，パッチ)
重度の疼痛時には積極的に使用する。

第2段階
中程度の痛み

弱オピオイド
・トラマドール(錠剤)
・ブプレノルフィン(注射，坐薬)
副作用は少ない。

第1段階
軽度の痛み

NSAIDs
・プレビコックス®，ピロキシカム，メタカム®，リマダイル®等
胃腸障害，腎障害に注意する。副作用が問題とならない限り，投与を継続する。

状況に応じて，放射線療法，鎮痛補助剤，神経ブロック，ビスフォスフォネート製剤等を併用

図14 WHOの三段階鎮痛ラダー

NSAIDsを基本とし，痛みの程度に応じてオピオイドを追加する。
(文献8をもとに作成)

抗腫瘍効果も期待できる。免疫抑制作用や糖尿病の発症リスクがあるため，高用量を長期間使用することは避ける。

- プレドニゾロン：0.5〜1 mg/kg，PO or SC，sid〜eod

放射線療法

原発性骨腫瘍，腫瘍の骨転移などに起因する疼痛の緩和を目的として実施される。8 Gyの単回照射でも十分な効果が得られることが多く，効果は数週間持続する。しかし残念ながら抗腫瘍効果は限定的であり，骨破壊は進行するため，運動量増加による病的骨折に注意する必要がある。

ビスフォスフォネート製剤

破骨細胞に働きかけて骨破壊を抑制する。骨破壊による疼痛や腫瘍随伴性の高カルシウム血症に対し，用いられる。腎毒性があるため腎機能低下時は慎重に投与する。

- ゾレドロン酸：0.1〜0.2 mg/kgを生理食塩水または5%ブドウ糖液にて希釈し，15分以上かけてIV，3〜4週おき

食欲不振に対するアプローチ

がん患者は，がん細胞が産生する炎症性サイトカインにより代謝が変化し，さらに物理的，精神的影響なども加わり，食欲不振，体重減少(特に骨格筋量の低下)，倦怠感などを呈する。この状態を“がん性悪液質”と呼び，治療反応の低下や副作用の増強などを来し，患者のQOLと予後に悪影響をもたらす。医学領域では，体重減少を伴わない早期のがん患者であっても，食欲不振や代謝異常がみられる状態を“前悪液質”と定義し，栄養学的なアプローチが必要とされている(図15)。

がんの栄養学

がん細胞は糖を取りこみ，嫌気的な解糖によって乳酸を産生し，エネルギー産生を行う。そのため常に大量のエネルギーが必要であり，炎症性サイトカインなどの作用により正常細胞に対しインスリン抵抗性を生むことで，正常細胞の糖の利用を低下させている。これにより，正常細胞は筋肉や脂肪を分解し糖新生を行う必要があり，悪液質へと陥っていく。

よって，がん患者の理想的な食事は低炭水化物，高蛋白，高脂肪である。また脂肪に関しては，ω-3脂肪酸ががんの成長と転移を抑制することが知られており，ω-3／ω-6の比率を高めた食事が理想である。がん患者におけるエネルギー要求量については，健常動物に必要とされるエネルギー以上の栄養は必要ないと考えられている。そのため削痩のみられる症例に対しては，「安静時エネルギー要求量(RER)×1.1」程度の給与を目標に食事量を設定する。

安静時エネルギー要求量(RER)
- RER (kcal/day)＝70×体重(kg)$^{0.75}$ もしくは，
- RER (kcal/day)＝30×体重(kg)＋70

集学的な早期介入（薬物，運動，栄養，心理療法など）が必要

緩和治療が主体

正常 → 前悪液質 → 悪液質 → 不応性悪液質 → 死

前悪液質
- 体重減少 5%以下
- 食欲不振
- 代謝異常

悪液質
- 体重減少 5%以上
- サルコペニア
- 食事量の減少
- 全身性の炎症反応

不応性悪液質
- 異化亢進状態
- PS 不良
- 抗がん治療に不応
- 余命 3 カ月以下

図 15　医学におけるがん性悪液質のステージ分類と対応

パフォーマンス・ステータス（PS）とは，全身状態の指標のひとつで，患者の日常生活の制限の程度を示す。
（文献 9 をもとに作成）

表 9　獣医療で用いられる食欲増進作用のある薬剤

薬剤	作用	用量
メトクロプラミド	消化管運動亢進，制吐作用	犬猫：0.2〜0.4 mg/kg，PO，tid
シクロヘプタジン	抗ヒスタミン，抗セロトニン	猫：1〜2 mg/head，PO，sid〜bid
ジアゼパム	抗不安，GABA 受容体作動薬	猫：0.05〜0.2 mg/kg，IV，単回投与
ミルタザピン※	セロトニン作動性抗うつ薬	猫：15 mg 錠を 1/8 錠，PO，eod〜4 日に 1 回
カプロモレリン	グレリン受容体作動薬	犬猫：3 mg/kg，PO，sid
プレドニゾロン	ステロイド作用	犬猫：0.5〜1 mg/kg，PO，sid〜bid

※軟膏製剤もあり（輸入薬：mirataz©）

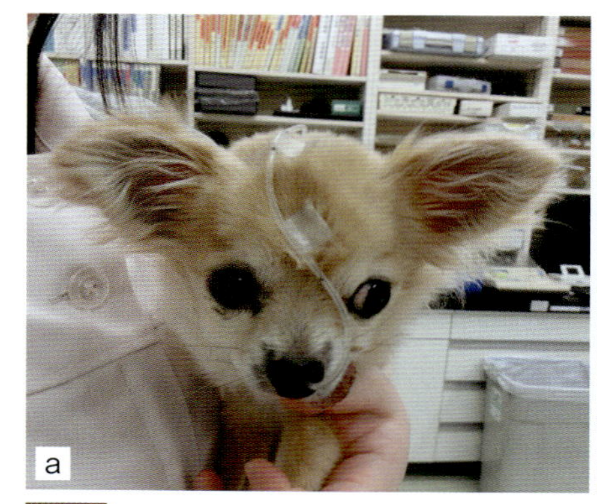

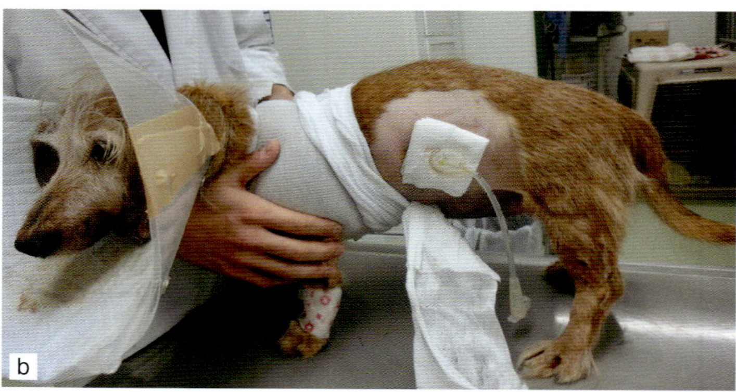

図 16　経管栄養

a：経鼻食道チューブを設置した症例，b：胃瘻チューブを設置した症例。

食欲不振に対する薬物療法

食欲不振を示す症例に対しては，薬物療法を開始する前に愛護的なケアの実践を心掛ける。手から給餌する，フードを軽く温める，少量を口に入れて食べ物を認識させる，フードの形状を変えるなどの工夫によってフードを食べ始めてくれることも多い。それでも摂取量が不十分な場合や RER を満たせない場合は，薬物療法を検討する（表 9）。

経管栄養

経口的な栄養摂取が困難もしくは不十分の場合は，経管栄養を考慮する。最も簡易的な方法は経鼻食道チューブであり，無麻酔で容易に設置が可能である（図 16a）。より多量の給餌，また長期的な栄養管理が必要な場合は，食道チューブや胃瘻チューブの設置を考慮する（図 16b，表 10）。消化管機能が著しく低下している症例に対しては，末梢静脈栄養もしくは中

表 10 各経管栄養の特徴

種類	メリット	デメリット
経鼻食道チューブ	●設置が容易 ●全身麻酔は不要(点鼻麻酔のみ)	●チューブの径が細い(太くて 8 Fr 程度) ●嘔吐で抜けやすい ●設置は 2 週間程度
食道チューブ	●チューブの径が太い ●数カ月程度設置可能	●全身麻酔が必要 ●嘔吐で抜けることがある ●設置部に感染リスクがある
胃瘻チューブ	●チューブの径が太い ●永続的に設置可能	●全身麻酔が必要 ●内視鏡または手術での設置が必要 ●腹膜炎を起こすことがある

心静脈栄養を考慮するが，長期的な管理は難しい。経管栄養の提案は体重減少がある程度発現した段階で早めに行う方が，飼い主は受け入れやすい場合が多い。重度に削痩した状態での設置は，感染リスクや胃腸への負担増加など症例への負担も大きく，飼い主も望まないケースが多い。

治療方針の決定と意思決定支援

現状の獣医療において，最も生存期間を延長させる治療法がすべての患者にとって最善の治療とは限らない。治療方針の決定には患者，飼い主，そして我々獣医師側の要因が関与するため(表 11)，それらを十分理解した上で，現実的な提案を行う必要がある。患者にとって最も治療効果の高い選択肢を提示したとしても，患者がそれを受けいれることができなければ，その効果を得ることはできない。

最終的に治療の方針を決定するのは飼い主であるが，飼い主は検査方法，診断，治療の選択など，多くの場面で決断に迫られる。しかし残念ながら，我々獣医師側に，飼い主が疾患と治療についてのすべてを理解できるほどの情報を提供できる時間的余裕がない場合がほとんどであり，飼い主は断片的な情報をもとに，短時間で意思決定をせざるを得ないこととなる。このとき，適切な選択肢を提示すること，それぞれの選択肢に対するメリット，デメリットを提供し理解を促進すること，決定に周囲の意見や情報収集が必要な場合はその場で決断を迫るのではなく，後日改めて連絡するよう段取りをするなどのサポートを行う。飼い主の価値観や尊厳に十分配慮したコミュニケーションが必要であり，決して自分の価値観で意思決定を誘導したり，説得したりすることがあってはならない(図 17)。

また，飼い主は，我々獣医師の言葉をストレートに理解しているわけではない。専門用語や分かりにくい表現は可能な限り避け，具体的に，意味する内容を分かりやすい言葉で伝えなければならない。例えば，「この子は高齢で麻酔リスクが高いです」と言われても，具体的にどんなリスクがあるのか飼い主には伝わっていない。「この子は高齢なので，若い子とくらべて心機能や腎機能が低いかもしれません。そのため

表 11 治療方針の決定にかかわる要因

立場	治療にかかわる制約
患者	●腫瘍の種類，良悪，進行度 ●腫瘍の特性(浸潤性，転移性) ●年齢，基礎疾患，性格
飼い主	●疾患と治療に対する理解度 ●経済力 ●通院と看護の制限 ●治療や患者に対する価値観
獣医師	●治療の習熟度 ●施設の制限 ●紹介可能施設との連携 ●スタッフのバックアップ体制 ●飼い主とのコミュニケーション能力

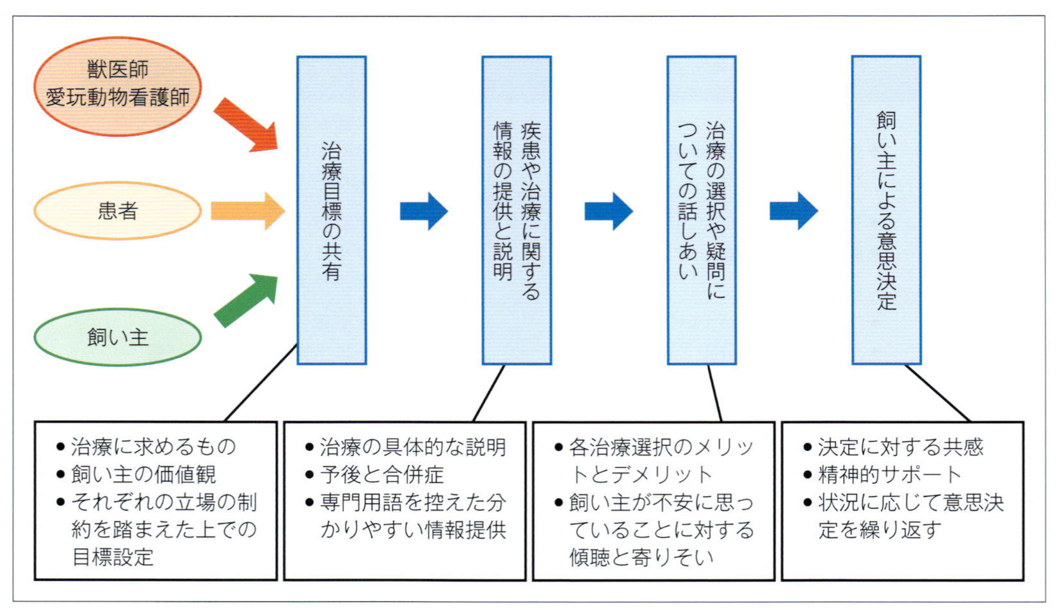

図 17　意思決定支援のプロセス
（文献 10 をもとに作成）

麻酔をかけることで血圧が下がったり，場合によっては麻酔がきっかけで亡くなったりすることがあるかもしれません」などと，具体的に表現する必要がある。

そして，患者と飼い主の声に耳を傾け，意思決定に寄りそう姿勢を示すことが大切である。飼い主は，頭の中では「正解」と呼べる選択をしなければならないと分かっていても，様々な制約があり選択できないことがある。そのような場合であっても，決して突き放すことなく，飼い主の選択した決定に従い，適切な助言や場合によっては激励を与え，共に見据えたゴール（予後）に向かうことが重要である。

参考文献

1. Sato K, Hikasa Y, Morita T, et al. Secondary erythrocytosis associated with high plasma erythropoietin concentrations in a dog with cecal leiomyosarcoma. J Am Vet Med Assoc. 2002; 220(4): 486-490, 464.
2. Yamauchi A, Ohta T, Okada T, et al. Secondary erythrocytosis associated with schwannoma in a dog. J Vet Med Sci. 2004; 66(12): 1605-1608.
3. Barrot AC, Bédard A, Dunn M. Syndrome of inappropriate antidiuretic hormone secretion in a dog with a histiocytic sarcoma. Can Vet J. 2017; 58(7): 713-715.
4. Best MP, Straw RC, Gumpel E, et al. Long-term remission and survival in dogs with high-grade, B cell lymphoma treated with chemotherapy with or without sequential low-dose rate half-body irradiation. J Vet Intern Med. 2023; 37(6): 2368-2374.
5. Jeglum KA, Whereat A, Young K. Chemotherapy of lymphoma in 75 cats. J Am Vet Med Assoc. 1987; 190(2): 174-178.
6. Mooney SC, Hayes AA, MacEwen EG, et al. Treatment and prognostic factors in lymphoma in cats: 103 cases (1977-1981). J Am Vet Med Assoc. 1989; 194(5): 696-702.
7. LeBlanc AK, Atherton M, Bentley RT, et al. Veterinary cooperative oncology group-common terminology criteria for adverse events (VCOG-CTCAE v2) following investigational therapy in dogs and cats. Vet Comp Oncol. 2021; 19(2): 311-352.
8. World Health Organization. WHO guidelines for the pharmacological and radiotherapeutic management of cancer pain in adults and adolescents. 2018.
9. Fearon K, Strasser F, Anker SD, et al. Definition and classification of cancer cachexia: an international consensus. Lancet Oncol. 2011; 12(5): 489-495.
10. 厚生労働省 社会・援護局，障害保健福祉部 精神・障害保健課．医療に関する「意思決定支援」との関係について．厚生労働省．https://www.mhlw.go.jp/content/12601000/000932592.pdf，参照 2024-9

第 2 章
体表腫瘍

1 代表的な体表腫瘍とその概要

犬と猫の体表腫瘍
犬の軟部組織肉腫
猫の注射部位肉腫
犬の乳腺腫瘍
猫の乳腺腫瘍

2 体表腫瘍の診断の進め方・治療方針の決め方

フローチャート：体表腫瘍の場合
フローチャート：犬の軟部組織肉腫の場合
フローチャート：猫の注射部位肉腫の場合
フローチャート：犬の乳腺腫瘍の場合
フローチャート：猫の乳腺腫瘍の場合

1 代表的な体表腫瘍とその概要

体表に発生する腫瘍は様々であり，発生する部位，由来する起源（上皮系，間葉系，独立円形細胞など）や良悪によっても治療方針は異なります。多くの腫瘍は外科切除単独で根治が可能ですが，一部の悪性度の高い乳腺腫瘍や軟部組織肉腫などでは，術前の治療方針の決定や術後の対応など，適切な判断が求められます。

なお，肥満細胞腫についてはp.252，「肥満細胞腫」を，肛門の腫瘍についてはp.132，「肛門腫瘍」を参照してください。

犬と猫の体表腫瘍

発生

皮膚および皮下腫瘍は，犬では最も多く認められる腫瘍であり，そのうち悪性腫瘍は30〜40％程度[1]である。猫では血液腫瘍に次いで多く認められ，悪性腫瘍は65％を超える[2]。犬と猫に発生する体表腫瘍の種類は表1を参照。発生率の高いものについては表2を参照されたい[2〜4]。

なお，犬の肢端（特に爪床）の病変に関しては半数が腫瘍であり，そのうち20％が良性腫瘍（多くがケラトアカントーマ），80％が悪性腫瘍である[5]。悪性腫瘍で最も多いのは扁平上皮癌（図1a）であり，次いで悪性黒色腫（図1b），軟部組織肉腫，肥満細胞腫などが発生する[5]。

年齢，性別

多くの体表腫瘍は10〜11歳齢に好発する。組織球腫（図2）は若齢犬で発生し，1歳齢以下の犬の皮膚腫瘍のうち86％が組織球腫であったとされる[6]。なお，皮膚腫瘍の発生に性差は知られていない。

臨床徴候

皮膚腫瘍（皮脂腺腫，肥満細胞腫，組織球腫など）の場合は，飼い主が腫瘤に気付いて来院することが多いが，皮下の腫瘍（脂肪腫，軟部組織肉腫など）では，ある程度の大きさになるまで気付かれないことが多い。良性腫瘍の場合，増大は緩やかであり臨床的に問題になることは少ないが，耳道内や眼瞼に発生した場合は感染の誘因となったり（図3），トリミングの際に支障

表1 犬と猫の体表腫瘍

上皮系腫瘍	
●上皮腫瘍	●汗腺腫瘍
—基底細胞癌	—アポクリン腺腫
—乳頭腫	—アポクリン腺癌
—扁平上皮癌	●肝様腺（肛門周囲腺）腫瘍
●毛包腫瘍	—肝様腺腫
—毛芽腫	—肝様腺上皮腫
—毛包上皮腫	—肝様腺癌
—漏斗部角化棘細胞腫	●上皮腫瘍 NOS
●脂腺腫瘍	—腺癌（NOS）
—皮脂腺腫	—転移性癌
—皮脂腺上皮腫	
—皮脂腺癌	
間葉系腫瘍	
●良性軟部組織腫瘍	—肉腫 NOS
—線維腫	●血管腫瘍
—脂肪腫	—血管腫
—粘液腫	—リンパ管腫
●軟部組織肉腫	—血管肉腫
—線維肉腫	—リンパ管肉腫
—血管外膜細胞腫	●筋骨格腫瘍
（血管周皮腫）	—平滑筋腫
—末梢神経鞘腫	—平滑筋肉腫
—脂肪肉腫	—横紋筋肉腫
—粘液肉腫	—骨肉腫
メラニン産生腫瘍	
●メラノーマ	●メラノサイトーマ
血液腫瘍	
●肥満細胞腫	●組織球腫瘍
●形質細胞腫	—組織球腫
●リンパ腫	—組織球症※
	—組織球肉腫
その他	
●メルケル細胞癌	●軟骨線維腫
●血腫	

※：反応性疾患

表2　犬と猫に発生の多い皮膚腫瘍

	腫瘍	発生率
犬	肥満細胞腫	23%
	脂肪腫	14%
	軟部組織肉腫	8%
	組織球腫	5%
	皮脂腺腫	5%
	肛門周囲腺腫	5%
	メラニン産生腫瘍	4%

	腫瘍	発生率
猫	基底細胞腫	26%
	肥満細胞腫	21%
	扁平上皮癌	15%
	線維肉腫	15%
	皮脂腺腫	4%
	線維腫	3%
	アポクリン腺癌	3%

（文献 2～4 をもとに作成）

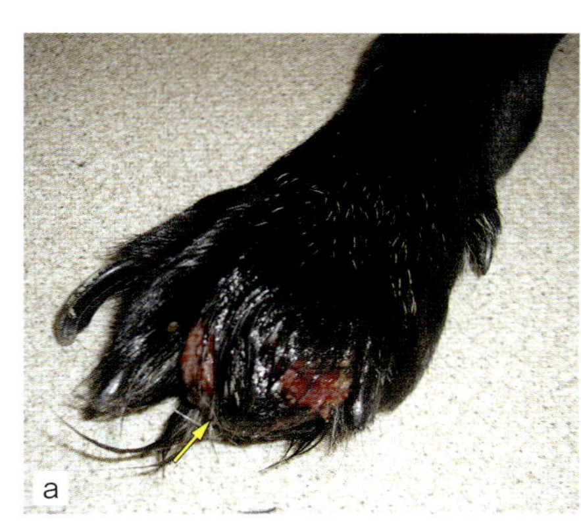

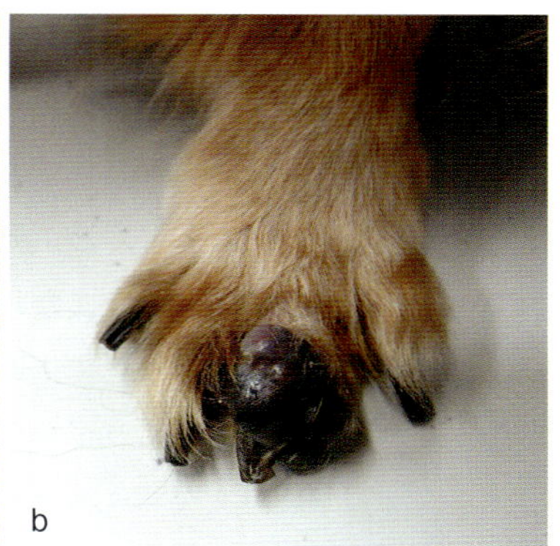

図1　肢端に発生した皮膚腫瘍の肉眼所見
a：第三指に発生した扁平上皮癌（矢印）。
b：第四指に発生した悪性黒色腫。

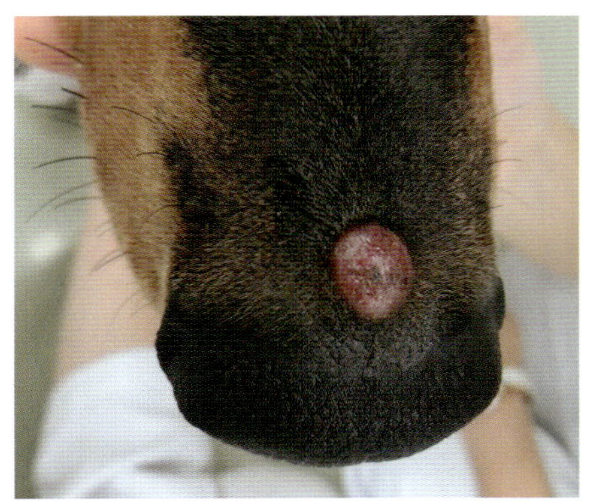

図2　鼻梁に発生した皮膚組織球腫
腫瘤は赤色に膨隆しイチゴ様と表現される。

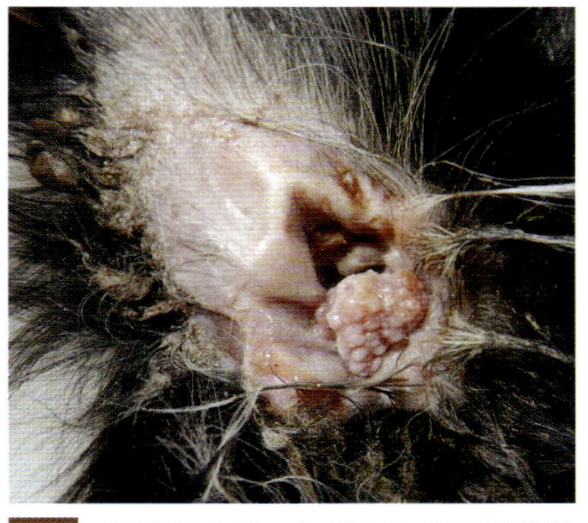

図3　耳道の入り口に発生した耳垢腺腫
挙動は良性だが外耳炎の増悪因子となる。

を来したりする場合があり，審美的な観点からも切除が必要になる場合がある。また通常は単発性に発生するが，一部の独立円形細胞腫瘍や反応性疾患では多発性に発生することがある（図4）。

四肢や肢端に発生した場合

四肢の腫瘍で患肢を挙上させることはまれであり，疼痛により跛行を認める場合は骨に関連した病変（骨肉腫，皮膚腫瘍の骨浸潤など）であることがほとんどである。肢端，特に爪床に発生する腫瘍の多くは骨に

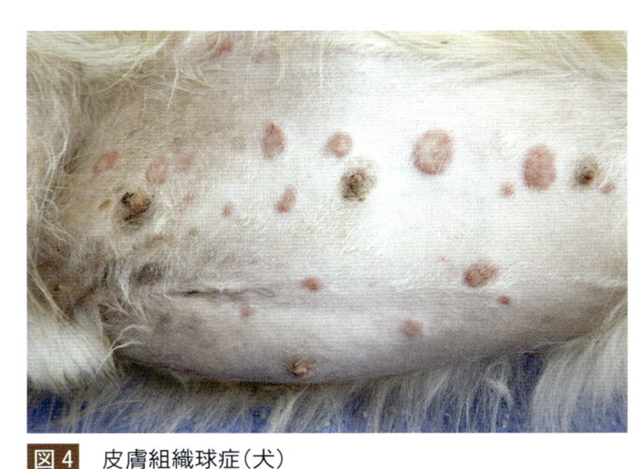

図4　皮膚組織球症（犬）
大小様々な大きさの皮膚腫瘤が多発している。

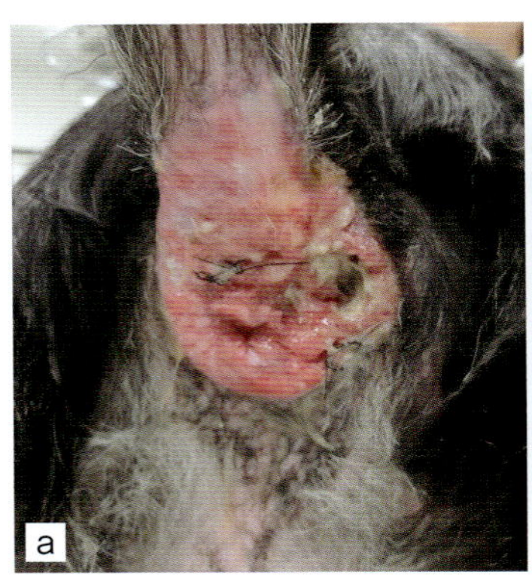

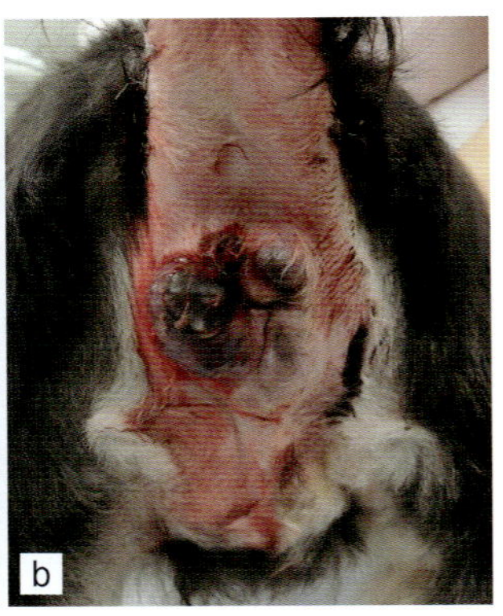

図5　肛門腫瘍の肉眼所見

a：肛門に発生した扁平上皮癌。
b：肛門に発生した血管肉腫。

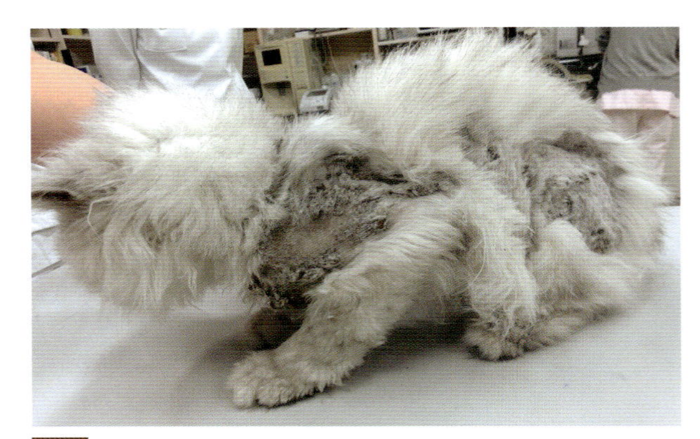

図6　多中心性表皮内扁平上皮癌（ボーエン病）の猫の外貌

苔癬化と色素沈着，痂皮形成を伴う皮膚病変が多発する。

浸潤するため，軟部組織の腫大とともに跛行を呈する（図1を参照）。

肛門に発生した場合

肛門の腫瘍では，しぶりや排便困難，排便時の疼痛，出血がみられることがある（図5）。

猫で発生した場合

高齢猫では多中心性表皮内扁平上皮癌（ボーエン病）がまれに発生し，皮膚に複数の痂疲や潰瘍が形成されることから，難治性の皮膚炎と誤診されることがある（図6）。また以前より，白色被毛の猫が紫外線に曝露することで，耳介や頭部に扁平上皮癌を発症することが知られている[7]。

ステージ分類

転移率は腫瘍により様々である。ステージ分類については，WHOのTNM分類が使用されている（表3）。

診断

早期の段階であれば腫瘍の発生起源により肉眼像が異なるが，進行すると自壊や壊死によって肉眼所見での判断は難しくなる（図6，7）。細胞診は可能な範囲で実施すべきであり，組織診断との一致率も高い[9]。細胞診により良悪の判断や，切除範囲および切除の必要性を判断することが可能である（図8）。細胞診で診

表3　犬と猫の体表腫瘍のTNM分類（一部改変）

	T：原発腫瘍	N：領域リンパ節	M：遠隔転移
所見と評価	Tis：Tumor in situ（上皮内癌）	0：転移なし	0：遠隔転移なし
	0：腫瘍なし	1：同側リンパ節が可動性に腫大 ―a：腫瘍細胞を含まない ―b：腫瘍細胞を含む	1：遠隔転移あり
	1：原発腫瘍が<2 cm	2：対側 or 両側リンパ節が可動性に腫大 ―a：腫瘍細胞を含まない ―b：腫瘍細胞を含む	
	2：原発腫瘍が2～5 cm	3：リンパ節が固着	
	3：原発腫瘍が>5 cm or 皮下に浸潤		
	4：筋膜，骨などに浸潤		

（文献8をもとに作成）

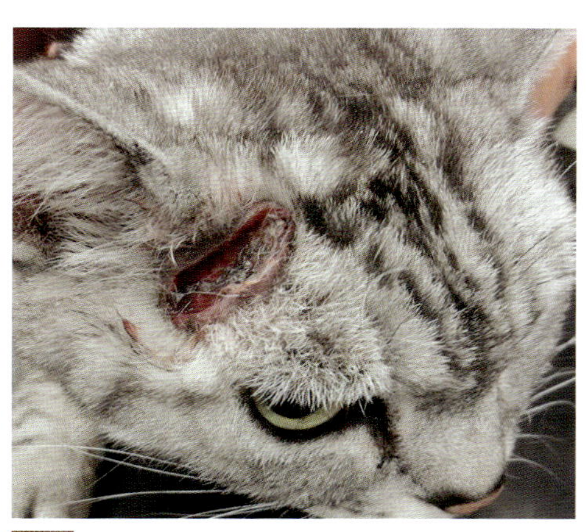

図7 頭部に発生したアポクリン腺癌の外貌

断がつかない場合や，ボーエン病のような潰瘍病変に対しては，組織生検もしくは切除生検を検討する。

治療

良性腫瘍であれば，辺縁部切除で根治が可能である。悪性腫瘍や良悪の中間病変（皮脂腺上皮腫，肛門周囲腺上皮腫など）ではマージンを確保した切除が必要となる。

頭部・耳介

頭部や耳介はマージンの確保が難しく，皮弁形成など閉創のテクニックが必要となる（図9）。眼瞼腫瘍に

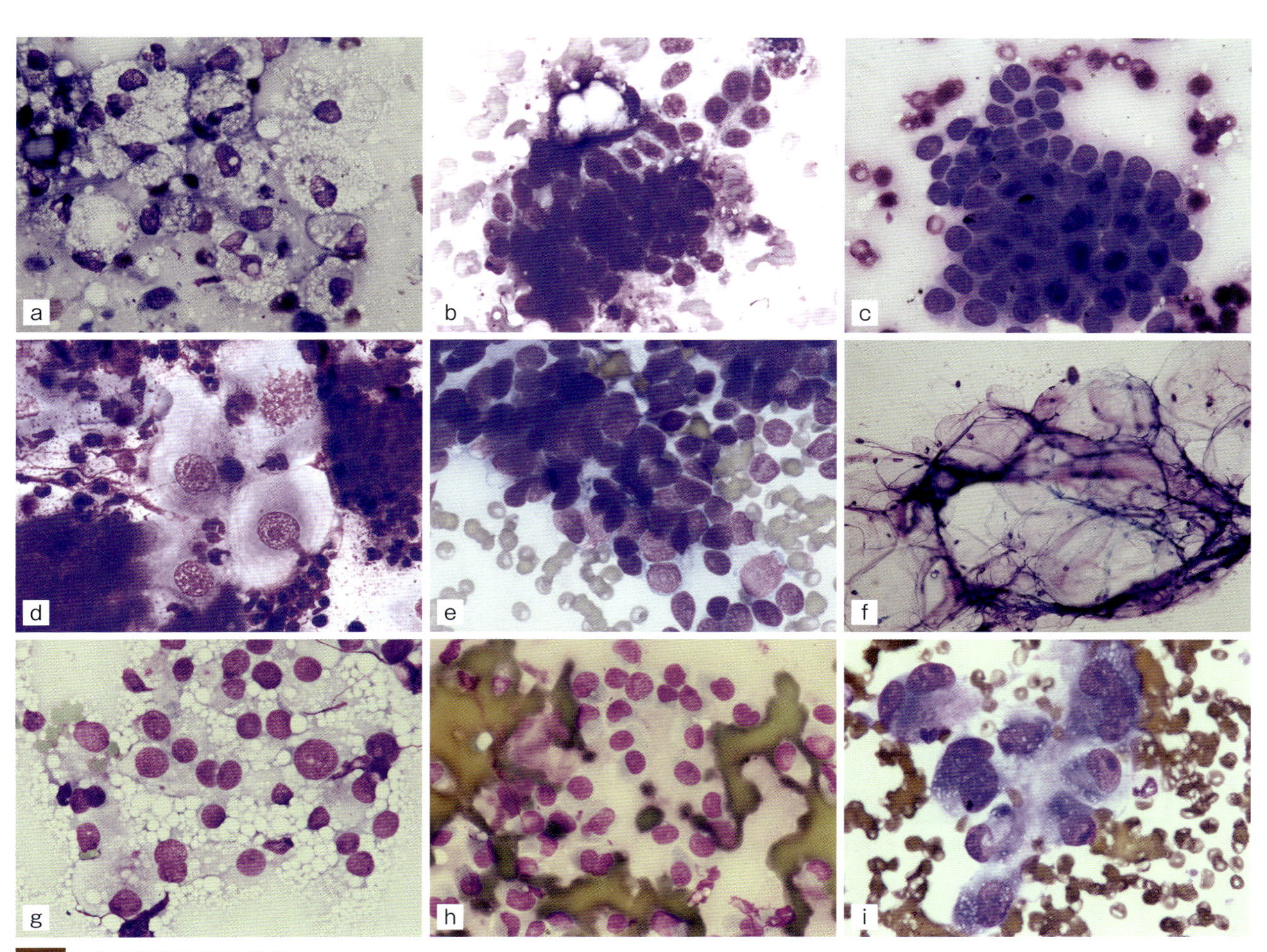

図8 体表腫瘍の細胞診像

a：皮脂腺腫の細胞診像。異型性の低い細胞が採取され，細胞質内には多数の空胞がみられる。
b：皮脂腺癌の細胞診像。N/C 比の高い上皮細胞が塊状に採取され，皮脂腺腫細胞（a）の特徴はみられない。
c：毛芽腫の細胞診像。均一な類円形の核を有する上皮細胞がシート状に採取される。
d：扁平上皮癌の細胞診像。炎症細胞の中に，大型の核を有する広い細胞質の扁平上皮が散在性に採取される。
e：アポクリン腺癌の細胞診像。N/C 比の高い大型の上皮細胞が集塊状に採取される。
f：脂肪腫の細胞診像。大量の脂肪を含有するため膨化しており，核は著しく小さい。
g：脂肪肉腫の細胞診像。大型の核を有する紡錘形細胞が散在性に採取され，大小の脂肪滴が細胞内外にみられる。
h：血管腫の細胞診像。小型の短紡錘形～円形の細胞が多量に採取される。
i：血管肉腫の細胞診像。大型の短紡錘形細胞が散在性に採取され，大型核，核の大小不同，大型の核小体，好塩基性細胞質など異型性の強い所見がみられる。

（次ページへ続く）

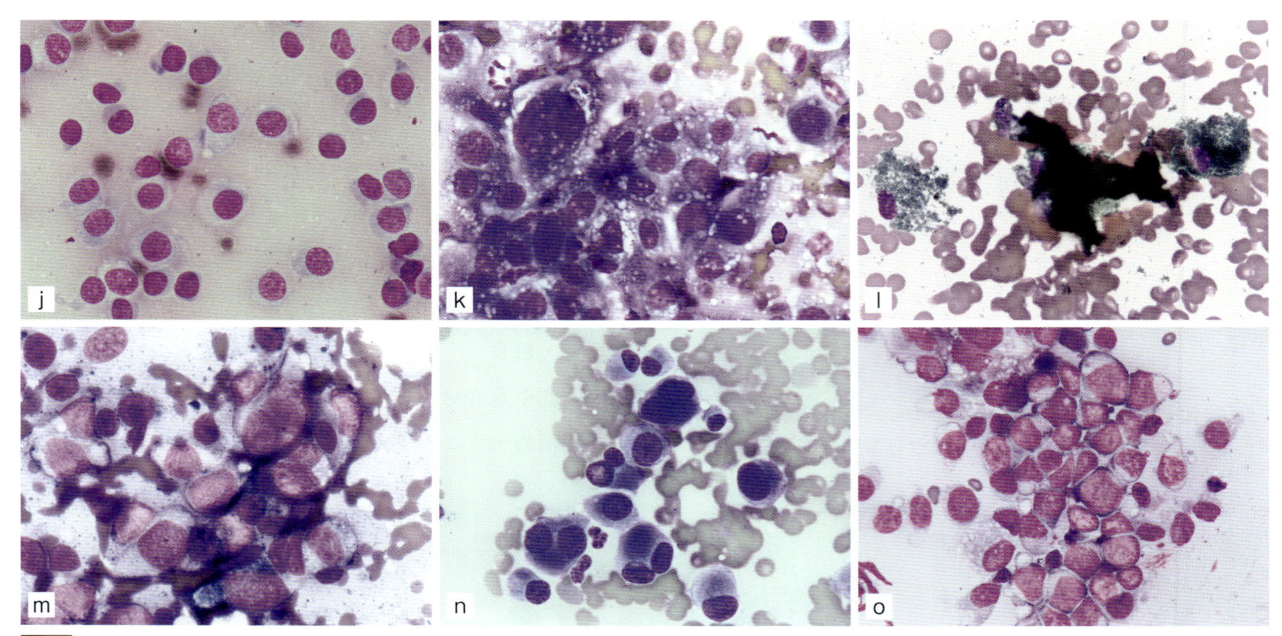

図8　体表腫瘍の細胞診像（つづき）

j：組織球腫の細胞診像。小型の円形細胞が多量に採取される。核クロマチンは繊細であり，細胞質は淡明。
k：組織球肉腫の細胞診像。大小様々な大きさの円形細胞が採取され，クロマチン凝集や大型核，核の大小不同など強い異型性がみられる。また細胞質内に空胞が目立つ。
l：メラノサイトーマの細胞診像。細胞質内に顕著に黒色顆粒を含有し，核は小さく異型性はみられない。
m：メラノーマの細胞診像。大型の短紡錘形～円形の細胞が採取され，一部の細胞質には黒色の顆粒がみられる。
n：皮膚形質細胞腫の細胞診像。大小様々な大きさの円形細胞が採取され，二核の細胞や核の大小不同が目立つ。また核は偏在し，細胞質の好塩基性が強い。
o：皮膚型リンパ腫の細胞診像。中～大型のリンパ芽球がみられる。

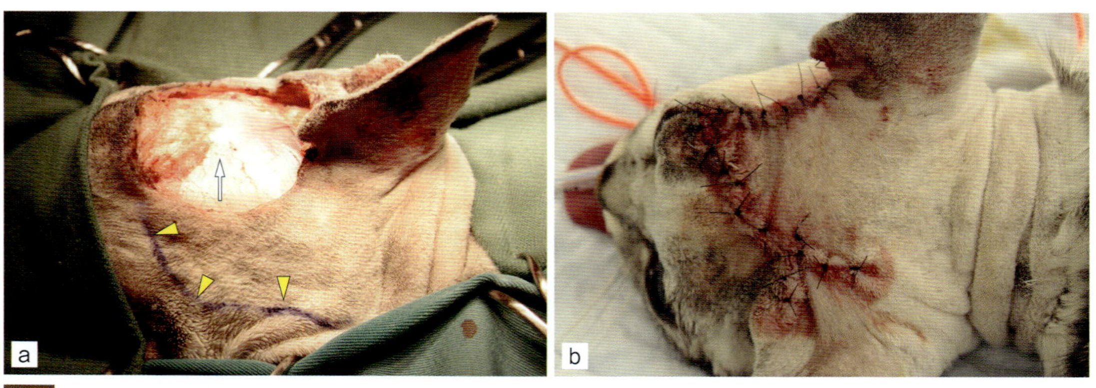

図9　頭部腫瘍の切除後と皮弁を利用した閉創

a：閉創前，b：閉創後。
図7と同症例。矢頭で示した切開線で切開し，矢印方向に回転し縫合している。

ついては楔形に切開することで，眼瞼機能を維持可能である。また，耳介で発生した腫瘍（図10）では耳介切除もしくは耳介の形成が必要となり，耳道に発生した腫瘍では浸潤範囲に応じて垂直耳道切除などが必要となる。

鼻鏡

鼻鏡の扁平上皮癌では，鼻鏡の広範囲な切除と鼻腔形成が必要となる（図11）。犬の鼻鏡の扁平上皮癌は，放射線療法では再発率が高い（再発率：外科切除33％ vs 放射線療法90％）[10]。猫でも外科切除が有効であり（生存期間594日），放射線療法も反応性が高い（全例CR，生存期間902日）[11, 12]。

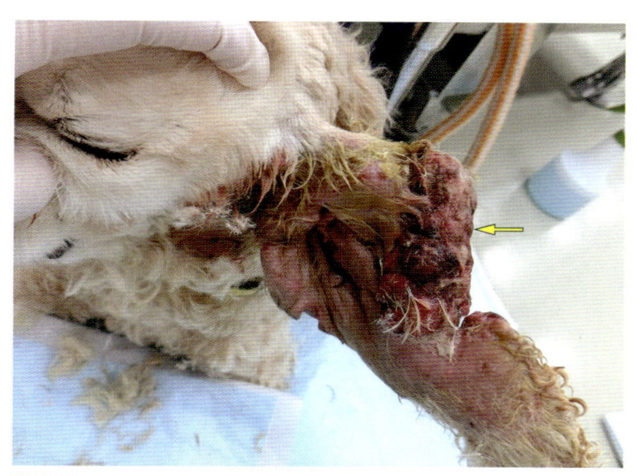

図10　耳介に発生した皮脂腺癌(矢印)

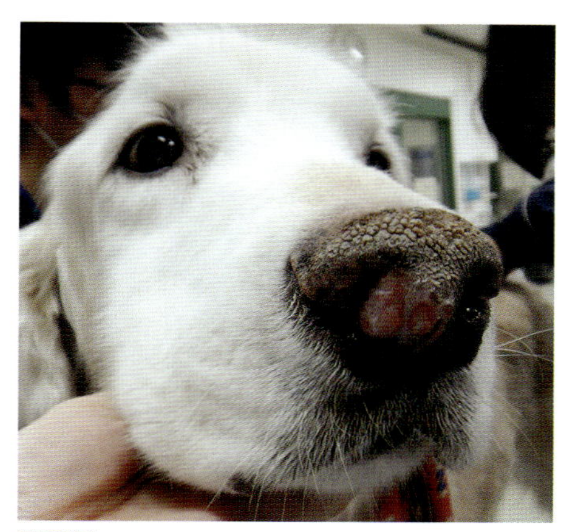

図11　鼻鏡に発生した扁平上皮癌

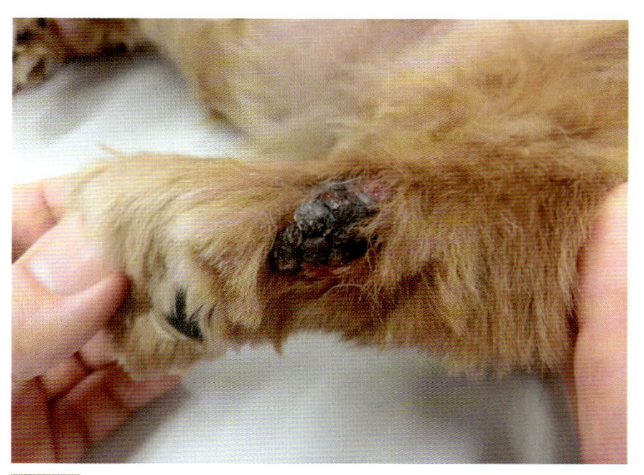

図12　四肢遠位に発生した皮脂腺腫

体幹部

体幹部に発生した場合は，十分なマージンが確保できる。

四肢・指端

四肢に発生した腫瘍は，ある程度近位であればマージンも確保しやすく閉創も容易である。また，体幹部の回転皮弁も利用しやすい。一方，遠位で発生した腫瘍(図12)はマージン確保が困難であり，良性腫瘍の場合は辺縁部切除と二期癒合での治癒を目指すこともあるが，悪性腫瘍の場合は断脚も含めた検討が必要となる。指端で発生した腫瘍は断指で対応可能であり，X線検査等で骨破壊がみられた場合は，病変部位より近位側の骨も含めた切除を行う。

尾・肛門

尾で発生した腫瘍は，マージン確保と閉創が困難となりやすいため断尾となる場合が多い。尾を一部残して切除を行う場合は，術後に自傷行為により再度の閉創や根部からの断尾が必要になることがある。肛門で発生した腫瘍では肛門括約筋の温存が重要であり，全周の1/2を超える切除は便失禁を起こすため注意が必要である。詳細はp.132,「肛門腫瘍」を参照。

予後

悪性腫瘍であっても，転移がみられなければ多くが予後良好である。

犬の肢端の扁平上皮癌

- 爪床での発生は，ほかの肢端での発生と比較し予後がよい(1年生存率：爪床での発生95% vs ほかの肢端での発生60%)[13]。

犬の悪性黒色腫[13~15]

- 肢端での発生：生存期間12カ月，1年生存率42%，2年生存率13%
- 皮膚での発生：生存期間1,363日，術後の転移率21.8%

インフォームの注意点

多くの体表腫瘍は緩徐な経過を辿るため，様子をみることがほとんどである。ただし，その中にも早期の対応が必要となる悪性腫瘍が隠れているため，可能な範囲で細胞診等を行い，先の見通しを早い段階で飼い主に示すことが重要となる。特に，顔面や四肢での発生は，良性腫瘍であっても大型化すると術創の閉鎖が困難となるため，注意が必要である。また，肉眼所見からある程度腫瘍の種類を判断できるため，発生した腫瘍の起源を意識した診察を心がけてほしい。

犬の軟部組織肉腫

軟部組織肉腫とは，犬の皮下～結合組織に発生する間葉系悪性腫瘍の総称であり，共通した挙動（緩やかな成長，強い局所浸潤性，低い転移率）を示す腫瘍を包括した診断名である。どの組織型（表4）であっても基本的な対応に違いはない。

発生

犬の皮膚および皮下腫瘍の9～15％を占め，そのうち60％以上が四肢に（図13a），35％が体幹部に（図13b），5％が頭頚部に発生する[16, 17]。

年齢，性別

中高齢（10～11歳齢）に好発し，性差は知られていない。ラブラドール・レトリーバー，ブル・テリアなどの大型犬に多い[16, 17]。

臨床徴候

体幹部～四肢の皮下に可動性の腫瘤が触知されるが，多くの場合は無徴候である。大型化すると皮膚が自壊し出血を伴うことがあるが，跛行を呈することはまれである。悪性度が高いものは増大速度が速く，底部への固着も強い。

ステージ分類

軟部組織肉腫の転移率は0～41％と幅広く，組織グレードや核分裂指数に応じて転移率が上昇する（表5，6）。主な転移部位は領域リンパ節と肺である[16]。領域リンパ節の腫大を認める場合は，細胞診を行い転移の有無を評価する。

表4　犬の軟部組織肉腫に分類される組織診断名

軟部組織肉腫に分類される腫瘍	軟部組織肉腫に分類されない腫瘍
● 線維肉腫 ● 脂肪肉腫 ● 粘液肉腫 ● 末梢神経鞘腫 ● 血管外膜細胞腫（血管周皮腫） ● 多型肉腫（悪性線維性組織球腫） ● 未分化肉腫	● 平滑筋肉腫 ● 横紋筋肉腫 ● 血管肉腫 ● 組織球肉腫 ● 骨外性骨肉腫 ● 軟骨肉腫 ● 滑膜肉腫 ● リンパ管肉腫

（文献16をもとに作成）

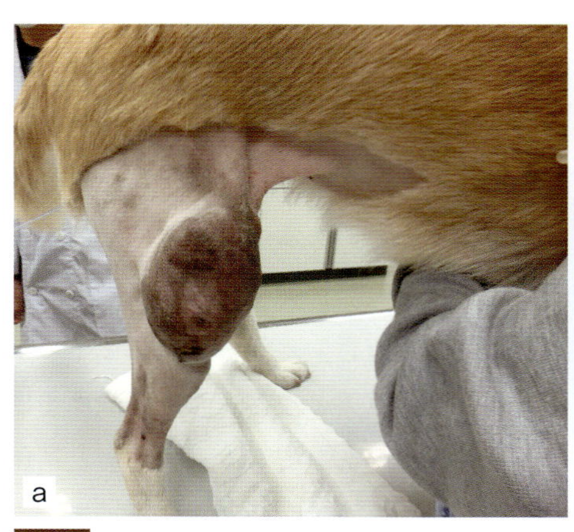
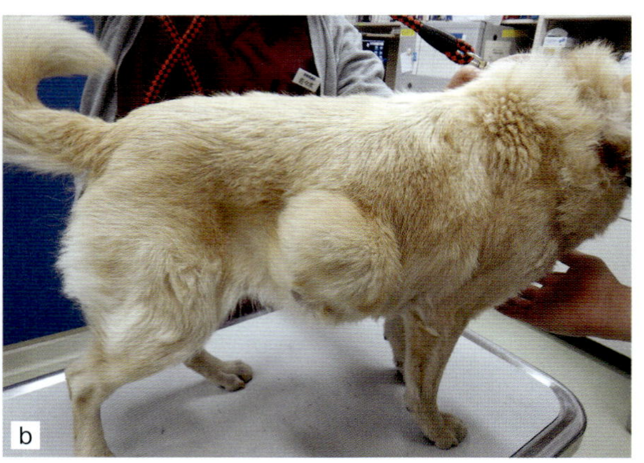

図13　軟部組織肉腫の肉眼所見

a：後肢に発生した軟部組織肉腫。
b：体幹部に発生した軟部組織肉腫。

表5 軟部組織肉腫の組織グレード分類

分化度	
スコア1	正常な間葉系組織に類似
スコア2	特定の組織型への分化
スコア3	未分化肉腫
核分裂指数(/10 HPF)	
スコア1	0〜9
スコア2	10〜19
スコア3	>19
壊死	
スコア0	なし
スコア1	≦50%
スコア2	>50%
組織グレード(各項目のスコアの合計)	
Grade1	≦3
Grade2	4〜5
Grade3	≧6

報告により，スコアリングの点数などが一部異なる。
(文献18をもとに作成)

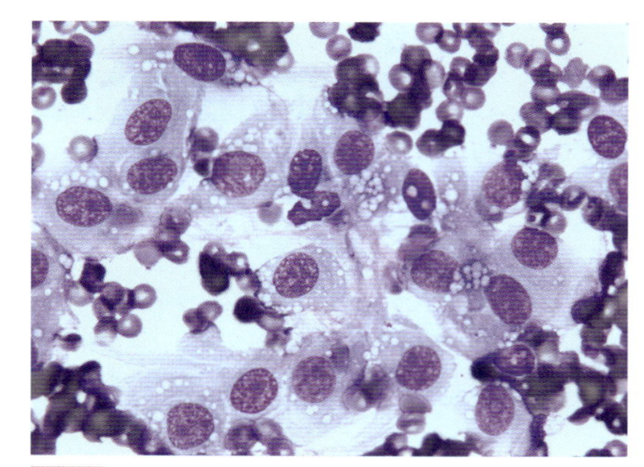

図14 軟部組織肉腫(血管外膜細胞腫)の細胞診像
短紡錘形の細胞が多量に採取される。

表6 軟部組織肉腫におけるグレード別転移率と再発率

組織グレード	転移率	再発率※
Grade1	7〜13%	7%
Grade2	7〜27%	34%
Grade3	22〜44%	75%

※：辺縁部切除(マージン1mm未満または露出)での再発率。
完全切除での再発率は5%未満である[19]。
(文献18，19をもとに作成)

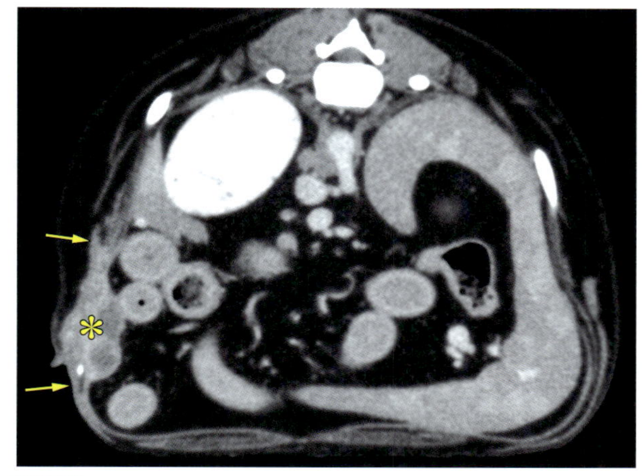

図15 体幹部に発生した軟部組織肉腫のCT画像
腫瘍本体(＊)と周囲への浸潤(矢印)が観察される。

診断

細胞診

細胞診は，高い精度で軟部組織肉腫を診断可能であり(組織診断との一致率：90%)，血管外膜細胞腫(血管周皮腫)では多くの短紡錘形細胞が採取されるため診断に迷うことは少ない[9](図14)。ほかの組織型では細胞が採取されにくいことが多く，また細胞所見から組織型を判断することは難しい。

組織生検

細胞診で判断が難しい場合は組織生検を行うが，生検検体と術後の病理組織診断における組織グレードの一致率は6割程度であるため，生検結果からグレードを判断することは危険である[20]。細胞診で組織グレードを判断することも難しい[21]。生検はTru-Cut®生検，パンチ生検，楔状生検などにより行うが，いずれの方法であっても手術に影響する部位での生検は避けるべきである。また，切除生検も，マージンを確保できないため行うべきではない。

画像検査

画像検査は切除範囲を決定する上で重要であり，特にCT検査は病変の伸展を詳細に評価可能である(図15)。また，CT検査は術前の転移の評価にも有用である。

治療

治療の第一選択は，マージンを確保した外科切除である。

表7 切除マージンと術後対応による再発率の違い

切除マージンと術後対応	再発率	参考文献
完全切除	＜5〜10%	19，23
不完全切除	33%	23
不完全切除＋再切除	15%	24
不完全切除＋放射線療法	20%	25，26
不完全切除＋メトロノーム化学療法	20%	27

表8 再発と関連する予後因子

予後因子	ハザード比
四肢遠位での発生 vs そのほかの部位での発生	5.75
Grade2 vs Grade1	2.67
Grade3 vs Grade1	11.34
壊死＞50% vs 壊死なし	10.70
マージン＜1 mm vs ＞1 mm	4.10
術後の追加治療あり vs なし	4.89※
その他：潰瘍形成，四肢遠位での発生は再発と強く関連。	

※：「術後の追加治療あり」の方が「なし」よりも高いのは，追加治療が必要となった症例が不完全切除であったためと考えられる。

（文献30をもとに作成）

外科療法

ほとんどの軟部組織肉腫は低グレードであり，局所療法のみで長期生存が可能である。水平マージン2〜3 cm，垂直マージン筋膜1枚を確保する。術前の挙動（増大傾向）から高悪性度が示唆されるものについては，マージンをさらに広く確保する必要がある。不完全切除例に対する対応と再発率については表7を参照されたい。

- 外科切除単独：生存期間1,416日，再発率15%，腫瘍関連死33%[22]
- 完全切除：再発率＜5%〜10%[19, 23]
- 不完全切除：再発率33%[23]
- 不完全切除例に対する再切除：再発率15%[24]

放射線療法

不完全切除例に対する再発予防としての使用が報告されており，再発率は20%前後，生存期間は1,082〜2,270日である[16, 25, 26]。

表9 生存期間と関連する予後因子

予後因子	ハザード比
潰瘍形成 vs 潰瘍なし	3.98
Grade3 vs Grade1	20.98
壊死＞50% vs 壊死なし	6.81
その他：潰瘍形成，Grade3，壊死＞50%，分裂指数の増加は生存期間と強く関連。	

（文献30をもとに作成）

内科療法

高悪性度の軟部組織肉腫に対し，術後補助療法としてドキソルビシンの使用が報告されているが，再発率と生存期間に対し明らかな効果は得られていない[26, 28]。また，不完全切除例に対するメトロノーム化学療法（低用量シクロホスファミド＋ピロキシカム）の使用は，再発を低下させる可能性がある（再発率20%前後）[27]。

予後

直径＜5 cm，組織グレードが1〜2，固着なし，遠隔転移なし，完全切除が予後最良である[29]。リンパ節転移が予後因子であるかどうかは評価されていない。ほかの予後因子は表8，9を参照。

核分裂指数[22]

- ＜10/10 HPF：生存期間1,444日
- 10〜20/10 HPF：生存期間532日
- ＞20/10 HPF：生存期間236日

インフォームの注意点

軟部組織肉腫の多くは高分化であり，外科切除単独で良好な予後を得ることができる。問題となるのは，四肢や肛門付近などの切除マージンが十分確保できな

い部位の場合や，悪性度が高い場合である。前述のとおり細胞診や組織生検で正確なグレードを判断することは難しいため，潰瘍形成や増大速度といった臨床所見から悪性度を想定し，対応を検討する。

猫の注射部位肉腫

以前は“ワクチン接種部位肉腫”の名称で呼ばれていたが，ワクチン以外であっても抗菌薬などの注射接種による炎症反応が誘因となり，線維肉腫などの悪性腫瘍が形成されることから，現在は注射部位肉腫と呼ばれている。

発生

猫にワクチンを接種した際，一定の割合で強い炎症反応が誘起される。ワクチン接種により0.52％で発熱や接種部位の炎症反応が起こり，そのうち35～40頭に1頭が注射部位肉腫に移行すると考えられている[31]。これまで，ワクチンのアジュバントとして使用されているアルミニウムが原因とされていたが，ワクチン以外にも長期作用型ステロイド，ペニシリン，メロキシカムなど様々な注射薬で発生することが分かっている[32]。ほとんどの組織型は線維肉腫であり，そのほかまれに骨肉腫，軟骨肉腫，粘液肉腫，横紋筋肉腫，リンパ腫などが発生する[33]。

年齢，性別

ワクチン接種後4カ月～3年で発症するとされ，発症年齢の中央値は9.6歳齢だが，1～18歳齢まで幅広く発生する[32, 33]。性差や好発品種はない。

臨床徴候

注射部位に関連した位置(頚背部，大腿など)の皮下～筋間に硬結した腫瘤が触知され，固着している場合が多い(図16)。注射部位肉腫かどうかを判断するには，過去のワクチン接種歴や接種部位について確認することが重要である。

ステージ分類

転移率は10～28％であり，主な転移部位は肺，領域リンパ節，腹腔内臓器(肝臓，脾臓，腎臓，消化管)[31]。

診断

注射部位に腫瘤が確認された際には，注射後の炎症反応との鑑別が重要となる(図17a)。特にワクチン接種後は強い炎症反応が起き，肉芽腫が形成され細胞診での鑑別が困難となる(図17b)。生検を行うかどうかは，“3-2-1ルール”に従って判断する(表10)。生検はTru-Cut®生検，パンチ生検，楔状生検などにより行う。切除生検は，注射部位肉腫と診断された後に広範囲の再切除が必要となるため避けるべきである。

画像検査は切除範囲を決定する上で重要であり，特にCT検査は病変の伸展を詳細に評価することができる。また，CT検査は術前の転移の評価にも有用である。

治療

治療の第一選択は，マージンを確保した外科切除である。

外科療法

完全切除が可能であれば，予後は良好である。水平マージンは最低3 cm，通常は5 cm必要であり，垂直マージンは筋膜2枚(筋層1枚)を確保し，状況により底部の骨切除も併用する。頚背部での発生では，肩甲骨の一部や胸椎棘突起の切除の併用が必要となり，大腿部であれば断脚が必要となる場合がある。

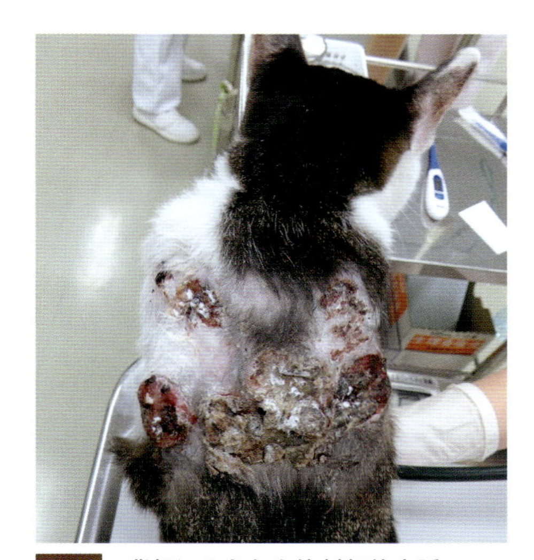

図16　背部にみられた注射部位肉腫
同部位へのワクチン接種歴があった。

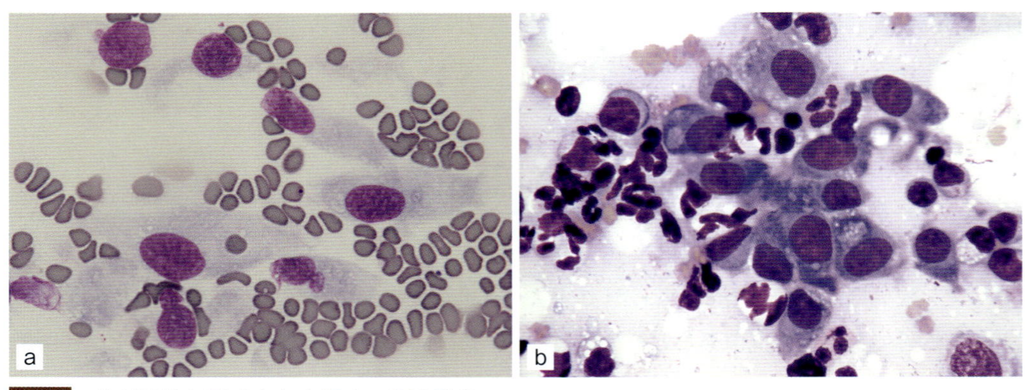

図 17　注射部位に形成された腫瘤の細胞診像

a：注射部位肉腫の細胞診像。大型の紡錘形細胞が散在性に採取される。
b：注射部位に形成された肉芽腫病変の細胞診像。大型の紡錘形細胞は線維芽細胞である。

表 10　注射部位肉腫の“3-2-1 ルール”

- ワクチンを接種してから 3 カ月経っても腫瘤が残存している。
- 腫瘤の直径が 2 cm を超える。
- ワクチンを接種してから 1 カ月経っても増大傾向がある。

上記にひとつでも該当する場合は，生検を考慮する。
（文献 32 をもとに作成）

- 外科切除単独：生存期間 901 日，再発率 14%，術後の転移率 20%[34]
- 完全切除：再発率 14～22%
- 不完全切除：再発率 58～69%

放射線療法

不完全切除例や肉眼病変に対する使用が報告されている。

- 生存期間：顕微鏡病変では 30 カ月に対し，肉眼病変では 7～10 カ月[35, 36]
- 肉眼病変に対する反応率：53 %（CR12 %，PR41%）[35]

内科療法

術後および肉眼病変に対する抗がん剤の使用（ドキソルビシン，エピルビシン，ロムスチンなど）が報告されている（表 11）。

不完全切除例に対する使用

- 放射線療法を実施後にドキソルビシンを 5 回投与：投与群は非投与群と比較し，無病期間が延長（投与群：15.4 カ月 vs 非投与群：5.7 カ月）[37]
※生存期間に有意差はなし。
- リポソーム化ドキソルビシンもしくはドキソルビシンを 5 回投与：投与群は非投与群と比較し，無病期間が延長（投与群：388 日 vs 非投与群：93 日）[38]

外科切除の前後に使用

- 外科切除の前後に 2 回ずつドキソルビシンを投与：投与群と非投与群で再発率，転移率，無病期間，生存率すべてにおいて有意差なし[39]
- 外科切除の前後に 3 回ずつエピルビシンを投与：80 % の症例が 1,000 日以上生存（対照群なし）[40]

肉眼病変に対する使用

- ドキソルビシンとシクロホスファミドを使用：反応率 50 %（全例 PR），反応期間 125 日，反応群の生存期間 242 日[41]
- リポソーム化ドキソルビシンもしくはドキソルビシンを使用：反応率は 39 %（CR15 %，PR24%），反応期間 84 日（薬剤間での有意差なし）[38]
- ロムスチンを使用：反応率 25 %（CR4 %，PR21%），反応期間 60.5 日，生存期間 82.5 日[42]
- トセラニブを使用：縮小は得られず[43]

予後

再発の有無

表 11　猫の注射部位肉腫に対する抗がん剤治療

適応	抗がん剤	成績	対照群	参考文献
不完全切除	ドキソルビシン	無病期間 13～15 カ月	3～6 カ月	37，38
術前＋術後	ドキソルビシン	● 再発率 40% ● 転移率 12%	● 再発率 35% ● 転移率 10%	39
	エピルビシン	80%が長期生存	—	40
肉眼病変	ドキソルビシン ±シクロホスファミド	● 反応率 39～50% ● 反応期間 3～4 カ月	—	38，41
	ロムスチン	● 反応率 25% ● 反応期間 2 カ月	—	42
	トセラニブ	● 反応率 0%（SD7%）	—	43

● なし：生存期間 1,098～1,461 日

● あり：生存期間 365～499 日[34, 44]

転移の有無

● なし：生存期間 929～1,528 日

● あり：生存期間 165～388 日[34, 44]

切除手術を受けた施設

● 紹介先動物病院：再発までの期間 274 日

● かかりつけ動物病院：再発までの期間 66 日[45]

インフォームの注意点

猫の注射部位肉腫は様々な注射薬に関連するとはいえ，やはりワクチン接種に関連して発生することが多く，疑わしい部位に腫瘤形成がみられた際は飼い主への慎重なインフォームが必要となる。犬の軟部組織肉腫と比較し，浸潤性が強く悪性度が高いものが多いことから，より広範囲の外科切除が必要となり，侵襲性の高い手技となることを丁寧に説明すべきである。

犬の乳腺腫瘍

犬の乳腺腫瘍は良性挙動が多く，悪性であっても外科切除で根治に至る例がほとんどである。近年は早期の不妊手術が浸透し，遭遇する機会の減った腫瘍であるが，多発する場合など対応に苦慮する場合もある。

発生

未避妊雌に最も多く発生する腫瘍であり，犬の腫瘍の 14%，未避妊雌犬の腫瘍の 42%を占める[46]。犬の乳腺腫瘍の 50%が悪性腫瘍であり，さらにその半数が真の悪性（再発，転移を起こしやすい）とされる（50：50 ルール）[47]。ただしこのデータは二次診療施設のものであり，実際はデータより良性腫瘍の発生が多いと思われる。

性ホルモンと乳腺腫瘍の発生に関連が知られている。乳腺腫瘍にはエストロジェンおよびプロジェステロンレセプターが発現しており，特に良性腫瘍ほど強い発現がみられる。早期の不妊手術により発生率が低下し，初回発情前の手術で発生率は 0.5%，2 回目の発情前の手術で 8%，その後の手術の場合は 26%となる。そのほかには性ホルモン製剤による治療歴，遺伝的要因，食事などが発生リスク上昇と関連している[46]。

年齢，性別

発生は 9～11 歳齢に多い。良性腫瘍は悪性腫瘍と比較し若齢で発生しやすく，悪性腫瘍が 5 歳齢以下に発生することはまれである[47]。トイ・プードル，コッカー・スパニエル，イングリッシュ・セター，ポインター，ジャーマン・シェパード・ドッグ，マルチーズ，ヨークシャー・テリア，ダックスフンドなどで発生率が高い[46]。

臨床徴候

多くの症例は無徴候であり，偶発的に乳腺部の皮下腫瘤が発見される（図 18）。良性のものでは数年単位で大きさが変化しないこともある。増大速度や悪性度によっては，大型化したり自壊や疼痛を伴うことがある。またリンパ節転移や骨転移がある場合は，リンパ

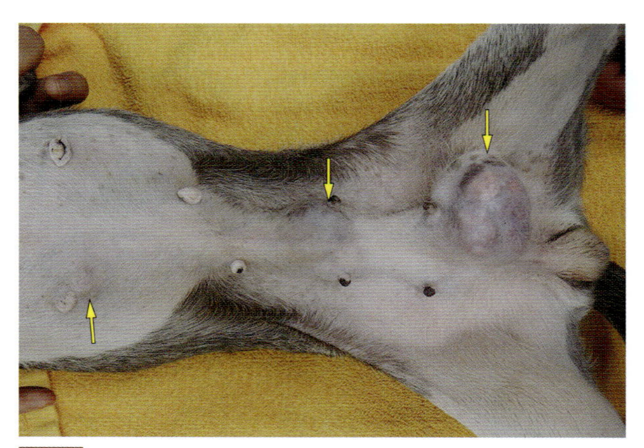

図18　乳腺腫瘍の肉眼所見
多発してみられることもある(矢印)。

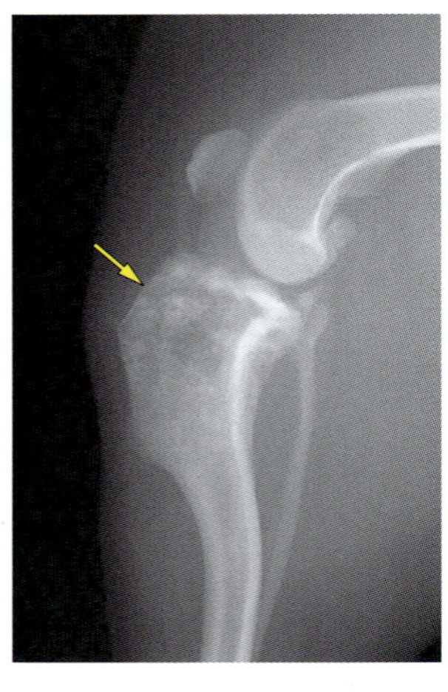

図19　乳腺癌の症例でみられた骨転移
本症例の主訴は跛行であった。脛骨近位に骨破壊を認める(矢印)。

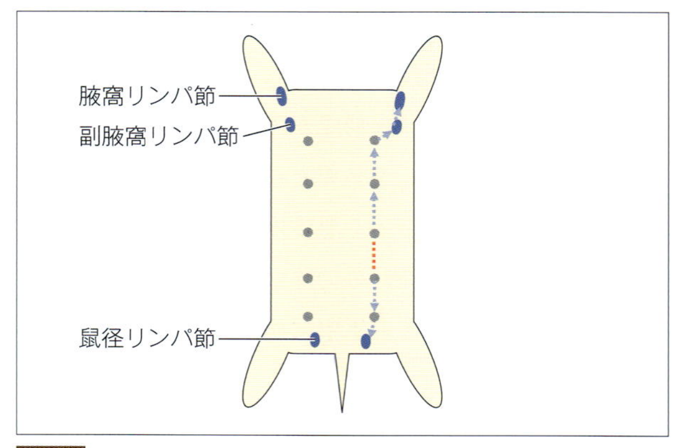

図20　犬の乳腺部のリンパ管の走行と領域リンパ節のイメージ図
第3乳腺と第4乳腺のあいだには，不定形のリンパ管が存在することがある(赤線)。

浮腫や跛行を認めることがある(図19)。なお，乳腺腫瘍の60%以上の症例で腫瘍は多発性に認められる[46]。

ステージ分類

乳腺由来悪性腫瘍の転移率は，領域リンパ節で22〜30%，肺で8〜17%であり，そのほかに腹腔内臓器(肝臓，脾臓，腎臓など)，骨，脳転移などがみられる[47〜50]。なお，炎症性乳癌では80〜100%で転移を認め[51, 52]，ほかの乳腺腫瘍とは挙動が異なることに注意が必要である。

領域リンパ節については腫瘍の発生部位に応じた評価が必要である。頭側乳腺(第1〜3乳腺)の場合は腋窩リンパ節，副腋窩リンパ節のほか，胸骨リンパ節の評価も必要となる。また尾側乳腺(第4〜5乳腺)の場合は，浅鼠径リンパ節，腰下リンパ節群の評価が必要である。第3乳腺は第4乳腺とリンパ管がつながっていることがあり，尾側のリンパ節領域も評価を行う必要がある(図20)。

ステージ分類については，WHOのTNM分類および修正ステージ分類が使用されている(表12)。

診断

血液検査

乳腺腫瘍に特異的な血液検査所見はなく，年齢に応じた変化がみられる。乳腺癌では，副甲状腺ホルモン関連蛋白(PTHrP)に関連した高カルシウム血症がみられることがある。また炎症性乳癌では，血小板減少や凝固異常を伴うことが多い。

細胞診

細胞診は発生した腫瘍が乳腺上皮由来のものか，そのほか対応の異なる腫瘍(肥満細胞腫，形質細胞腫，骨肉腫など)かを鑑別する上で重要であり，可能であれば確認されたすべての腫瘍で行うことが望ましい(図21)。ただし，数mm程度の腫瘍が多発しているような場合は，一括で切除した方が合理的である。細胞診の問題として，犬の乳腺腫瘍ではひとつの腫瘍内に良性と悪性の領域が混在する場合があることや，良性の腺腫と悪性度の低い乳腺癌の鑑別が難しいことが挙げられ，細胞診のみで良悪を判定するべきではない(図22a〜e)。また腫大したリンパ節がある場合は，細胞診で転移の評価を行うことが可能である(図22f)。

組織生検

小型の低悪性度腫瘍であれば，切除生検によって根治に至る場合もある。ある程度の大きさがあればTru-Cut® 生検などを実施できるが，細胞診で高悪性

表 12　犬の乳腺腫瘍の TNM 分類と修正ステージ分類

	T：原発腫瘍	N：領域リンパ節	M：遠隔転移
所見と評価	1：原発腫瘍が 3 cm 未満 —a：固着なし —b：皮膚固着あり —c：筋層固着あり	0：転移なし	0：遠隔転移なし
	2：原発腫瘍が 3〜5 cm —a：固着なし —b：皮膚固着あり —c：筋層固着あり	1：片側リンパ節転移あり —a：固着なし —b：固着あり	1：遠隔転移あり
	3：原発腫瘍が 5 cm を超える —a：固着なし —b：皮膚固着あり —c：筋層固着あり	2：両側リンパ節転移あり —a：固着なし —b：固着あり	
	4：炎症性乳癌 —a：固着なし —b：皮膚固着あり —c：筋層固着あり		

Stage	TNM 分類		
	T	N	M
Stage1	1	0	0
Stage2	2	0	0
Stage3	3	0	0
Stage4	any（1a〜4c）	1or2	0
Stage5	any（1a〜4c）	any（0〜2b）	1

（文献 8，50 をもとに作成）

度腫瘍が疑われる場合は，拡大切除を検討し組織生検は行わない場合もある。炎症性乳癌を疑う場合は，外科切除の可否の判定のためにもトレパンなどで診断を確定してから方針を決定する。

画像検査

画像検査は転移と術前の状態評価を目的として実施し，特に胸骨リンパ節や腰下リンパ節の評価を X 線検査，超音波検査により行う。CT 検査ではより詳細に転移を評価できるため，高悪性度腫瘍が疑われる場合は実施を検討する。

＋α：炎症性乳癌

犬の乳腺腫瘍の 7.6％で発生する，極めて悪性度の高い乳腺癌。原発性と，以前からあった乳腺癌が炎症性乳癌に変化する続発性に分けられる。乳腺に熱感や腫れ，浮腫を認め著しい疼痛を伴う（図 23）。組織学的に周囲のリンパ管に顕著な腫瘍塞栓を認め，浸潤性も強く，外科切除は癒合不全や早期再発が起きやすいことから適応とならない場合が多い（図 24）。疼痛緩和を主眼とした放射線療法や緩和的な外科切除，NSAIDs の使用を検討する。

治療

高度の遠隔転移を認める症例を除き，第一選択は外科切除である。遠隔転移があるとしても自壊や疼痛によりQOL の低下が認められる症例に対しては，緩和的な切除を行うことがある。

外科療法

良性腫瘍，および悪性腫瘍の半数は，外科切除単独で予後良好である。外科切除の方法として，腫瘤のみを切除する腫瘤切除，単一乳腺のみを切除する乳腺切除，第 1〜3 または第 4〜5 乳腺を一括で切除する領域乳腺切除および片側乳腺切除がある。切除範囲は，腫瘍の発生状況（単発か多発か，発生部位など），予想される悪性度（増大速度，大きさ，細胞診所見など），症例の一般状態（年齢，合併症など）を加味して決定する（図 25）。腫瘤切除は良性腫瘍のみでの適応となるが，悪性腫瘍においても切除範囲（乳腺切除〜片側乳腺切除）と生存率に大きな差はないことが報告されている[53]。また，片側乳腺切除は同側乳腺での再発を予防することができるが，癒合不全などの合併症が起きやすい[54]。どの切除範囲であっても不完全切除は予後悪化因子であるため，安易に切除範囲を狭めるべきではない[55]。

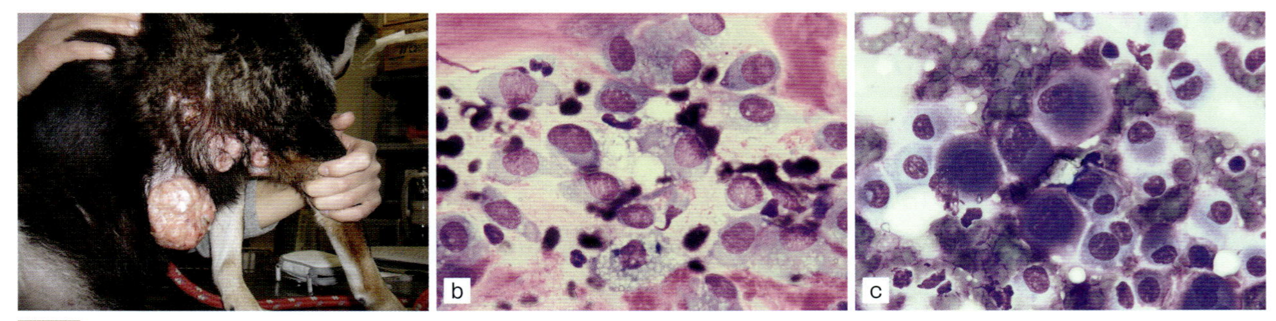

図 21　乳腺に発生した乳腺腫瘍以外の腫瘍

a：乳腺に発生した肥満細胞腫。当初は皮下腫瘤であったが経過とともに皮膚病変へ進展した。
b：乳腺部に発生した骨肉腫。ピンク色の類骨産生を伴う紡錘形細胞が採取される。
c：乳腺部に発生した形質細胞腫。好塩基性の強い細胞質をもつ円形細胞が採取される。

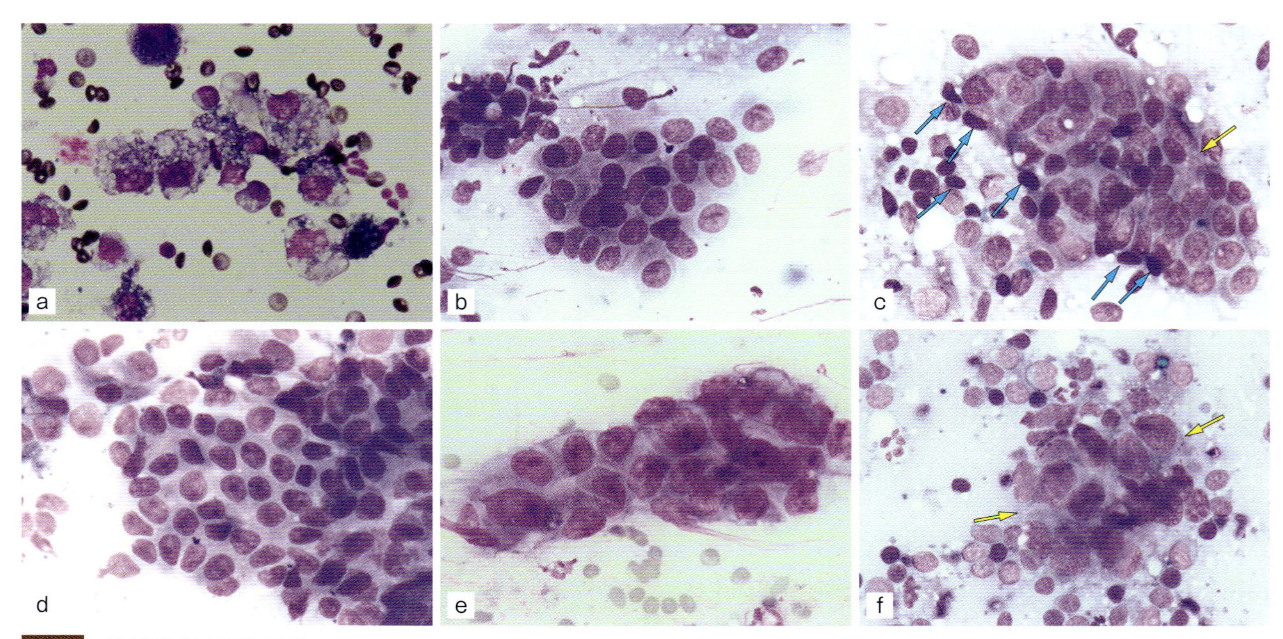

図 22　乳腺腫瘍の細胞診像

a：乳腺腫瘤から得られた泡沫細胞。大小様々な空胞が細胞質に充満し，マクロファージとの鑑別は困難である。乳腺炎や腫瘍壊死でみられることがある。
b：乳腺腺腫の細胞診像。異型性の低い均一な細胞がシート状に採取される。
c：乳腺複合腺腫の細胞診像。異型性の低い上皮細胞の集塊(黄矢印)と筋上皮(青矢印)の増加がみられる。
d：低悪性度乳腺癌の細胞診像。やや異型性のある上皮細胞集塊が採取されているが，腺腫(b，c)との鑑別は難しい。
e：高悪性度乳腺癌の細胞診像。細胞は大型で N/C 比も高く，核小体も明瞭に観察される。
f：乳腺癌のリンパ節転移。リンパ球を背景に大型の上皮細胞が集塊を形成している(矢印)。

リンパ節転移は重要な予後因子であるため，頭側乳腺での発生では副腋窩リンパ節，腋窩リンパ節，尾側乳腺での発生では浅鼠径リンパ節を同時切除する。高悪性度が疑われる腫瘍の場合，水平マージンは 2 cm，垂直マージンは筋膜 1 枚の確保が必要となる。なお症例が未避妊の場合は，卵巣・子宮疾患の予防，新規腫瘍の発生リスクの低下，生存期間の延長効果が得られるため，可能であれば同時に不妊手術を実施する[46, 53]。

内科療法

術後抗がん剤は，転移の抑制や生存期間の延長を目的に使用される。犬の乳腺腫瘍の多くは外科切除のみで根治に至るため，適応は予後不良因子を加味し慎重に判断する。これまでドキソルビシン，カルボプラチン，ミトキサントロン，5-FU，ドセタキセル，ゲムシタビンなどの使用が報告されているが，有効性が示されているものは限られており，症例数の少なさやプロトコルの違いから統一した見解は得られていない。

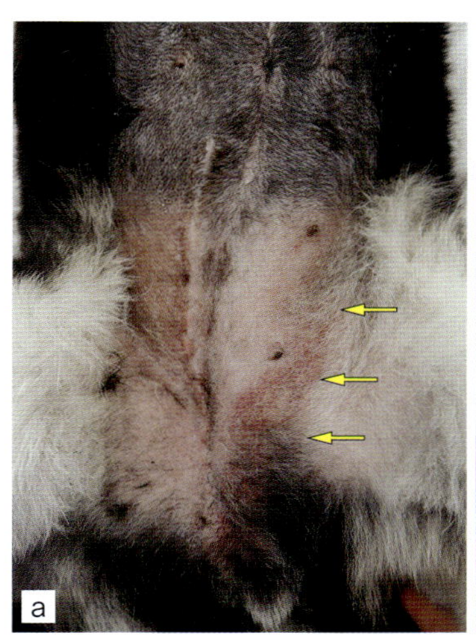
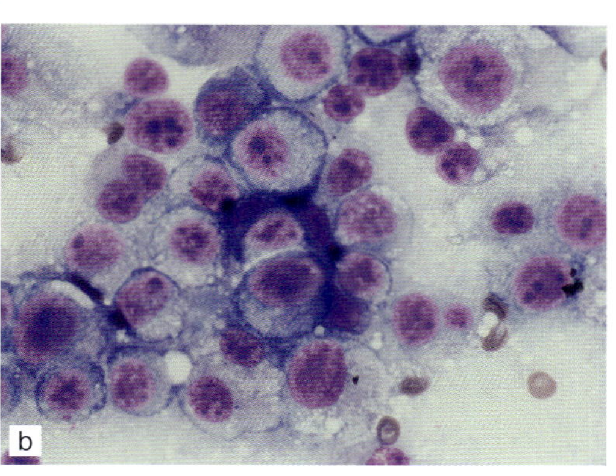

図 23 炎症性乳癌が疑われた症例
a：第 4～5 乳腺部に板状に腫瘤が広がり(矢印)，熱感と発赤を呈していた。
b：細胞診像。細胞は異型性が強く接着性が失われ，あたかも円形細胞腫瘍のようにみえる。

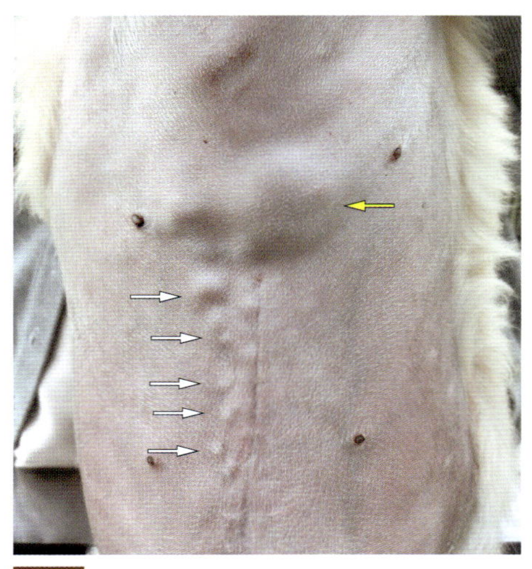

図 24 病理組織学的に炎症性乳癌が疑われた症例
乳腺腫瘤切除後，早期に再発し(黄矢印)，リンパ管に沿った微小な結節も散見される(白矢印)。

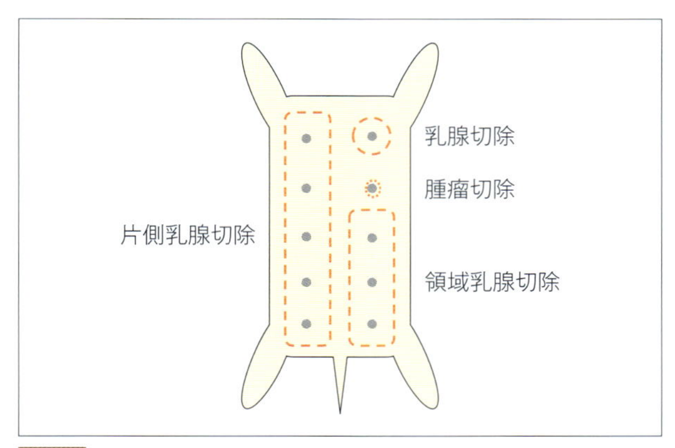

図 25 乳腺腫瘍の切除範囲のイメージ図

また術後の NSAIDs 使用により，生存期間が有意に延長するとの報告がある(フィロコキシブ：中央値に達せず vs 外科切除単独：生存期間 12 カ月)[56]。

犬の乳腺腫瘍における抗がん剤の適応

- 大きさが 3 cm を超える
- リンパ管浸潤／リンパ節転移がある
- 組織グレードが高い(grade3)
- 骨肉腫
- 炎症性乳癌

術後の抗がん剤使用により，生存期間の延長または延長傾向を認めるとの報告が多く存在する。

生存期間の比較(術後)

- 参考文献 57：カルボプラチン 390～570 日 vs 外科切除単独 63 日
- 参考文献 58：カルボプラチン ± サリドマイド 303～664 日 vs 外科切除単独 113 日
- 参考文献 59：5-FU＋シクロホスファミド 24 カ月 vs 外科切除単独 6 カ月

一方で，術後抗がん剤の効果に対して否定的な報告も多い。

生存期間の比較(術後)

- 参考文献 55：抗がん剤あり(ドキソルビシン，ミトキサントロンなど) 228 日 vs 外科切除単独 194 日
- 参考文献 56：ミトキサントロン 18 カ月 vs 外科切除単独 12 カ月

表 13　犬の乳腺腫瘍の病理組織学的な予後因子

項目		1 年生存率	2 年生存率	局所再発率	遠隔転移率
組織型	●複合型乳腺癌 ●管状乳腺癌	97%	87%	13%	11%
	●退形成型乳腺癌 ●癌肉腫	0%	0%	42%	92%
Grade	1～2	84%	71%	11%	21%
	3	27%	0%	32%	87%
リンパ管浸潤	なし	84%	69%	13%	25%
	あり	19%	0%	31%	88%

（文献 66 をもとに作成）

- 参考文献 60：ドキソルビシン 231 日 vs 外科切除単独 390 日
- 参考文献 61：ゲムシタビン 200 日 vs 外科切除単独 212 日

遠隔転移のある症例に対し，原発病変の切除後にカルボプラチンと，サリドマイドまたはメトロノーム化学療法（低用量シクロホスファミド＋フィロコキシブ）を用いると，生存期間の延長が得られるとの報告もある[62]。また，遠隔転移のある症例において，トセラニブの反応率は 40%（すべて PR），臨床的有用率 80%[63]。

生存期間の比較[62]（遠隔転移時）

- 外科切除単独±カルボプラチン 148～150 日 vs カルボプラチン＋サリドマイドまたはメトロノーム化学療法 376～463 日

炎症性乳癌に対しては，NSAIDs や放射線療法併用の有効性が報告されている（NSAIDs±放射線療法：生存期間 80～185 日 vs 無治療：生存期間 24 日）[52, 64, 65]。

予後

病理組織学的な評価として，退形成型乳腺癌，癌肉腫，グレード 3，リンパ管浸潤ありは予後不良である（表 13）[66]。また臨床的な評価としては，年齢（>9 歳齢），大きさ（5 cm 以上），ステージ 4～5，リンパ節転移ありは予後不良である（表 14）[48, 53]。

表 14　犬の乳腺腫瘍の臨床的な予後因子

項目		生存期間	1 年生存率
年齢	≦9 歳齢	1,460 日	77%
	>9 歳齢	365 日	48%
Stage	1～3	730 日	61%
	4～5	365 日	43%
潰瘍	なし	730 日	64%
	あり	365 日	39%

（文献 48，53 をもとに作成）

インフォームの注意点

犬の乳腺腫瘍は悪性腫瘍であっても多くが良性経過を辿るため，早期の摘出が可能であれば根治に至る場合がほとんどである。ただし，組織学的に悪性度が高いものやリンパ管浸潤を認めるもの，臨床的に炎症性乳癌と判断されるものは予後が悪く，早期に再発や転移を認める。そのため術前の細胞診での評価や，潰瘍の有無，リンパ節転移の有無などにより悪性度を事前に把握しておくことが重要である。

猫の乳腺腫瘍

猫の乳腺腫瘍は 8 割が乳腺癌であり，挙動も悪いことから早期発見が何よりも重要である。乳腺に腫瘤を認めた場合は早急な対応が求められるが，外科切除以外に有効な治療は限られる。

発生

猫に多く発生し，雌猫の腫瘍の17%が乳腺腫瘍である。猫の乳腺腫瘍は80%が悪性腫瘍であり（80：20ルール），そのほとんどが腺癌である[67]。雄においてもまれではあるが，乳腺腫瘍が発生する[68]。

犬と同様，性ホルモンと乳腺腫瘍の発生に関連が知られており，早期の不妊手術は乳腺腫瘍の発生率を低下させる。不妊手術の実施時期に応じ，6カ月齢以下で9%，7～12カ月齢で14%，13～24カ月齢で89%に低減する。なお，24カ月齢以降での実施では，乳腺腫瘍の発生率は低下しない[69]。プロジェステロン製剤による内科療法は，良性，悪性ともに乳腺腫瘍の発生リスクを上昇させることが知られている[70]。

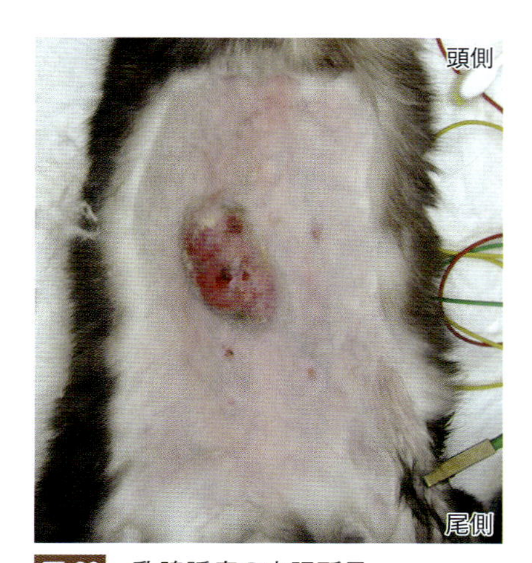

図26　乳腺腫瘍の肉眼所見
乳腺腫瘍の浸潤により皮膚は自壊している。

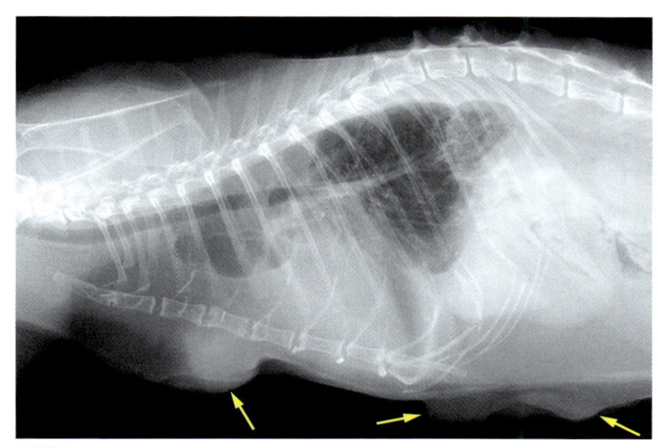

図27　癌性胸膜炎を伴う乳腺癌の猫のX線検査所見
多発する皮下腫瘤（矢印）とともに胸水貯留がみられる。

年齢，性別

発生は10～12歳齢に多く，高齢ほど悪性腫瘍の発生が増加する[67]。シャム猫および短毛猫での発生が多いとされる[70]。

臨床徴候

多くの症例は無徴候であり，偶発的に乳腺部の皮下腫瘤が発見されたり，自壊した腫瘤が確認される（図26）。猫の乳腺腫瘍は60%の症例で多発性に発生する[71]。また高率に転移を認め，来院時に肺転移や癌性胸膜炎を認める場合も多く，その場合は呼吸促迫や発咳，元気消失，食欲低下を示すことがある（図27）。

＋α：線維腺腫様過形成

線維腺腫様過形成とは，未避妊の若齢猫にみられる，複数の乳腺が著しく腫大する良性疾患である（図28）。まれに，高齢猫や避妊雌，雄でも発生する。不妊手術により退縮する場合が多いが，反応しない場合はアグレプリストンの使用を検討する。

ステージ分類

乳腺癌の転移率は高く，50～90%で転移が形成される（領域リンパ節83%，肺83%，肝臓25%，胸膜22%）[67]。領域リンパ節は腋窩リンパ節，副腋窩リンパ節，浅鼠径リンパ節であるが，30%の症例で胸骨リンパ節においても転移が報告されている[71]。ステージ分類についてはWHOのTNM分類をもとにした修正ステージ分類が使用されている（表15）[71]。

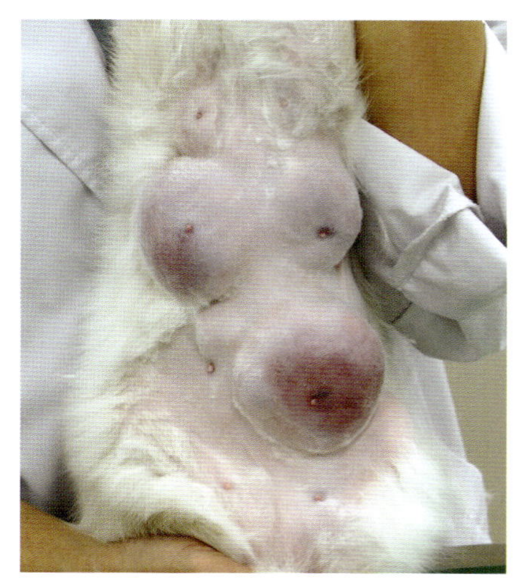

図28　猫の線維腺腫様過形成
両側乳腺に発赤を伴う大型の腫瘤が形成されている。本症例では不妊手術を行った後，腫瘤は退縮した。
（岡山理科大学獣医学部　前田憲孝先生のご厚意による）

表 15　猫の乳腺腫瘍の修正ステージ分類

臨床ステージ	TNM 分類		
	T：原発腫瘍	N：領域リンパ節	M：遠隔転移
Stage1	1（原発腫瘍＜2 cm）	0（転移なし）	0（遠隔転移なし）
Stage2	2（原発腫瘍 2～3 cm）	0（転移なし）	0（遠隔転移なし）
Stage3	3（原発腫瘍＞3 cm）	0～1（転移なし or あり）	0（遠隔転移なし）
	1～2（原発腫瘍≦3 cm）	1（転移あり）	
Stage4	any（T1～3）	any（N0～1）	1（遠隔転移あり）

（文献 71 をもとに作成）

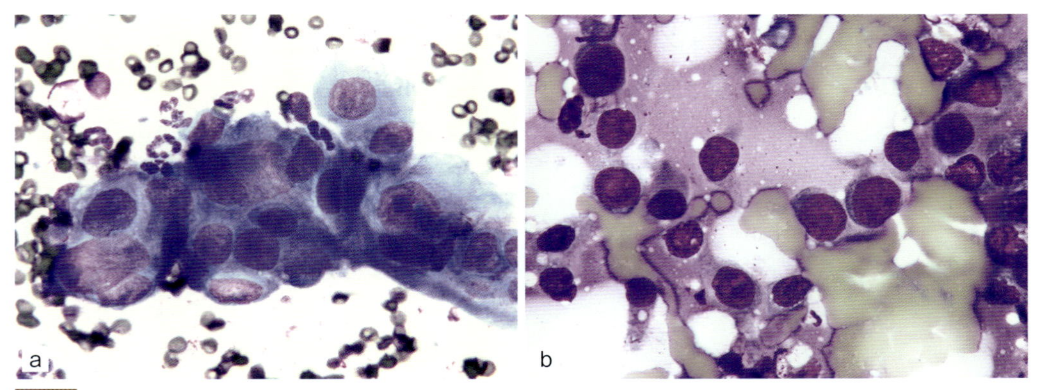

図 29　乳腺癌の細胞診像

a：高度の異型性を伴う上皮細胞が集塊状に採取される。
b：より悪性度の高い乳腺癌の細胞診像。腫瘍細胞は細胞接着を失い散在性に採取される。

診断

血液検査

乳腺腫瘍に特異的な血液検査所見はなく，年齢に応じた変化がみられる。

細胞診，組織生検

細胞診は乳腺腫瘍の診断において重要であり，犬と異なり悪性度の高い腫瘍の発生が多いため，診断は容易である。乳腺癌では大型核や核の大小不同，細胞の重層化，高い N/C 比，明瞭な核小体など多くの異型性所見をもつ上皮細胞集塊がみられる（図 29a）。悪性度の極めて高い乳腺癌では，細胞接着を失いばらばらになって採取されることもある（図 29b）。肺転移や胸膜播種に伴って癌性胸膜炎を呈することも多く，その場合は胸水中に異型性の強い上皮細胞集塊が散見される。乳腺癌の場合は細胞診にて判断が可能であるため，組織生検は行わない場合が多い。

画像検査

画像検査は転移の確認と術前の状態評価を目的として実施し，特に胸骨リンパ節や腰下リンパ節の評価をX線検査，超音波検査により行う。乳腺癌では初診時や経過中に肺転移を認めることも多いが，治療方針および予後判定に大きく影響するため，見落としは絶対に避けなければならない。CT 検査はより詳細に転移を評価できるため，高悪性度腫瘍が疑われる場合は実施を検討する。

治療

転移を認めない場合，治療の第一選択は外科切除である。リンパ節転移を認める場合の予後は悪いが，QOL 維持を目的とした緩和的な切除を行うことがある。遠隔転移を有する場合の予後は極めて不良であるため，外科的介入は行うべきではない。

外科療法

切除範囲は犬と同様で，両側乳腺切除，片側乳腺切除，領域切除（第1～2乳腺切除または第3～4乳腺切除），腫瘤切除があり（図30），切除方法と予後に関連なしとする報告もある[72]。両側乳腺切除が最も推奨されるが，一括での両側乳腺切除は合併症も増加する（表16）[73,74]。そのため，片側の腫瘍であれば片側乳腺切除，両側に発生した場合は両側乳腺切除の実施を検討し，不慣れな場合は段階的な両側乳腺切除を行う。切除範囲と生存期間の関係を以下に示す[73,75]。

- 両側乳腺切除：生存期間 917～1,140 日
- 片側乳腺切除：生存期間 348～473 日
- 領域乳腺切除：生存期間 428 日

なお，切除時は副腋窩リンパ節，腋窩リンパ節，浅鼠径リンパ節を一括で同時切除する。切除方法とマージンの評価に関連はないが，腫瘍が大きいほど不完全切除になりやすい（不完全切除率：腫瘍径≦2 cm で 40％ vs ＞2 cm で 60％）[76]。猫において，不妊手術の同時実施が乳腺腫瘍の予後に与える影響は不明である[71]。

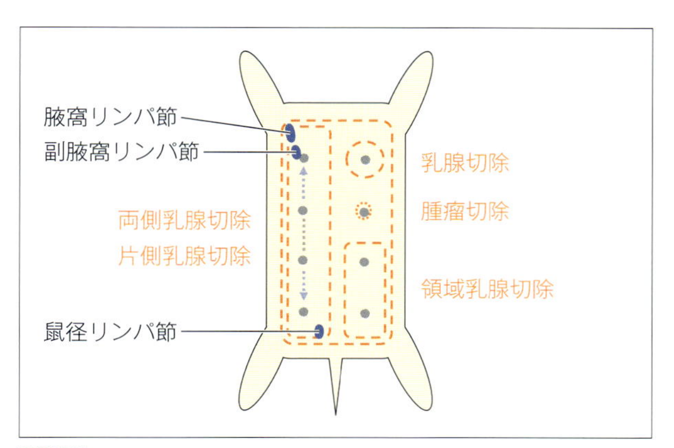

図30　猫の乳腺腫瘍の切除範囲と領域リンパ節のイメージ図

内科療法

抗がん剤治療について，肉眼病変に対する使用および術後の使用が報告されているが，明確に有効性が示された報告は存在しない。そのため適応は予後不良因子を加味し，慎重に判断する。

猫の乳腺腫瘍における抗がん剤の適応

- 大きさが 2 cm を超える
- リンパ管浸潤／リンパ節転移あり
- 組織グレードが高い（grade2～3）

以下に，報告にある抗がん剤治療をまとめる。

肉眼病変に対する使用

- ドキソルビシン＋シクロホスファミド：反応率50％（全例 PR），生存期間 90 日（反応あり：生存期間 150 日，反応なし：生存期間 75 日）[77]

術後残存病変に対する使用（対照群なし）[75,78,79]

- ドキソルビシン±メロキシカム：生存期間 448～460 日
- ミトキサントロン：生存期間 480 日

術後残存病変に対する使用（対照群あり）[72,80,81]

- ドキソルビシン単剤
  —外科切除単独：生存期間 338 日
  —外科切除＋ドキソルビシン：生存期間 421 日
- ドキソルビシン＋シクロホスファミド
  —外科切除単独：生存期間 1,406 日
  —外科切除＋抗がん剤：生存期間 848 日
- カルボプラチン
  —外科切除単独：生存期間 387 日
  —外科切除＋カルボプラチン：生存期間 428 日
- メトロノーム化学療法（低用量シクロホスファミド＋メロキシカム）

表16　猫乳腺腫瘍における切除範囲と合併症率の違い

切除範囲	合併症率	主な合併症
片側乳腺切除	19.7%	術創の感染，裂開，漿液貯留
段階的両側乳腺切除	23.1～35.7%	術創の感染，裂開，漿液貯留
一括での両側乳腺切除	38.3～40.6%	術創の感染，裂開，漿液貯留，腹壁ヘルニア，呼吸困難

（文献 73，74 をもとに作成）

表 17　猫の乳腺腫瘍の主な予後因子

項目		生存期間
ステージ	Stage1	24〜29 カ月
	Stage2	12.5〜13 カ月
	Stage3	6〜9 カ月
	Stage4	1 カ月
腫瘍径	<2 cm	12〜54 カ月
	2〜3 cm	6.8〜24 カ月
	>3 cm	4〜6 カ月
リンパ節転移	なし	13 カ月
	あり	5 カ月

項目		生存期間
転移部位	リンパ節	37 カ月
	肺	6 カ月
	胸膜	4 カ月
組織グレード	Grade1	36 カ月
	Grade2	18 カ月
	Grade3	6 カ月

(文献 67，75 をもとに作成)

—外科切除単独：生存期間 338 日
—外科切除＋メトロノーム化学療法：生存期間 430 日
※なお，いずれも対照群との有意差は認められていない。

遠隔転移を認める症例に対する内科療法については，抗がん剤(ドキソルビシンまたはカルボプラチン)，メトロノーム化学療法(低用量シクロホスファミドまたはクロラムブシル)，トセラニブの使用が報告されている[82]。それぞれの生存期間は，抗がん剤 58 日，メトロノーム化学療法 75 日，トセラニブ 63 日であり，各群間で有意差は認められていない。

予後

病理組織学的な評価(組織型)と予後の関係はよく分かっていないが，未分化癌の予後は不良である[75]。組織グレード，リンパ節転移，遠隔転移，ステージ，腫瘍サイズは，予後と強く相関する(表 17)。

インフォームの注意点

猫の乳腺腫瘍はほとんどが悪性であり，診断時にすでに転移がみられることもしばしばである。リンパ節転移があるだけでかなり予後が悪くなるため，できるだけ早期に発見し治療することが唯一の予後改善策である。外科切除に進む際は切除範囲と合併症に加え，臨床ステージや病理学的な評価を踏まえた予後の見通しを伝える必要がある。診断時すでに予後不良と診断される場合は，飼い主に丁寧に状況を伝えるとともに，できうる緩和ケアと最終的には安楽死も考慮する必要があることを，飼い主の心情に配慮しながら説明する。

参考文献

1. Schmidt JM, North SM, Freeman KP, et al. Canine paediatric oncology: retrospective assessment of 9522 tumours in dogs up to 12 months (1993-2008). Vet Comp Oncol. 2010; 8(4): 283-292.
2. Fox LE. Feline cutaneous and subcutaneous neoplasms. Vet Clin North Am Small Anim Pract. 1995; 25(4): 961-979.
3. Kok MK, Chambers JK, Tsuboi M, et al. Retrospective study of canine cutaneous tumors in Japan, 2008-2017. J Vet Med Sci. 2019 24; 81(8): 1133-1143.
4. Martins AL, Canadas-Sousa A, Mesquita JR, et al. Retrospective study of canine cutaneous tumors submitted to a diagnostic pathology laboratory in Northern Portugal (2014-2020). Canine Med Genet. 2022; 9(1): 2.
5. Grassinger JM, Floren A, Müller T, et al. Digital lesions in dogs: a statistical breed analysis of 2912 cases. Vet Sci. 2021; 8(7): 136.
6. Kim D, Dobromylskyj MJ, O'Neill D, et al. Skin masses in dogs under one year of age. J Small Anim Pract. 2022; 63(1): 10-15.

7. Murphy S. Cutaneous squamous cell carcinoma in the cat: current understanding and treatment approaches. J Feline Med Surg. 2013; 15(5): 401-407.

8. Owen LN. TNM Classification of Tumours in Domestic Animals. World Health Organization, 1980.

9. Ghisleni G, Roccabianca P, Ceruti R, et al. Correlation between fine-needle aspiration cytology and histopathology in the evaluation of cutaneous and subcutaneous masses from dogs and cats. Vet Clin Pathol. 2006; 35(1): 24-30.

10. Thomson M. Squamous cell carcinoma of the nasal planum in cats and dogs. Clin Tech Small Anim Pract. 2007; 22(2): 42-45.

11. Lana SE, Ogilvie GK, Withrow SJ, et al. Feline cutaneous squamous cell carcinoma of the nasal planum and the pinnae: 61 cases. J Am Anim Hosp Assoc. 1997; 33(4): 329-332.

12. Gasymova E, Meier V, Guscetti F, et al. Retrospective clinical study on outcome in cats with nasal planum squamous cell carcinoma treated with an accelerated radiation protocol. BMC Vet Res. 2017; 13(1): 86.

13. Marino DJ, Matthiesen DT, Stefanacci JD, et al. Evaluation of dogs with digit masses: 117 cases (1981-1991). J Am Vet Med Assoc. 1995; 207(6): 726-728.

14. Schultheiss PC. Histologic features and clinical outcomes of melanomas of lip, haired skin, and nail bed locations of dogs. J Vet Diagn Invest. 2006; 18(4): 422-425.

15. Laver T, Feldhaeusser BR, Robat CS, et al. Post-surgical outcome and prognostic factors in canine malignant melanomas of the haired skin: 87 cases (2003-2015). Can Vet J. 2018; 59(9): 981-987.

16. Bray JP. Soft tissue sarcoma in the dog - part 1: a current review. J Small Anim Pract. 2016; 57(10): 510-519.

17. Torrigiani F, Pierini A, Lowe R, et al. Soft tissue sarcoma in dogs: a treatment review and a novel approach using electrochemotherapy in a case series. Vet Comp Oncol. 2019; 17(3): 234-241.

18. Dennis MM, McSporran KD, Bacon NJ, et al. Prognostic factors for cutaneous and subcutaneous soft tissue sarcomas in dogs. Vet Pathol. 2011; 48(1): 73-84.

19. McSporran KD. Histologic grade predicts recurrence for marginally excised canine subcutaneous soft tissue sarcomas. Vet Pathol. 2009; 46(5): 928-933.

20. Perry JA, Culp WT, Dailey DD, et al. Diagnostic accuracy of pre-treatment biopsy for grading soft tissue sarcomas in dogs. Vet Comp Oncol. 2014; 12(2): 106-113.

21. Sanchez-Redondo S, Hare CHZ, Constantino-Casas F, et al. Correlation between cytologic features and histologic grades in cutaneous and subcutaneous soft tissue sarcomas in dogs-A pilot study. Vet Clin Pathol. 2021; 50(2): 236-239.

22. Kuntz CA, Dernell WS, Powers BE, et al. Prognostic factors for surgical treatment of soft-tissue sarcomas in dogs: 75 cases (1986-1996). J Am Vet Med Assoc. 1997; 211(9): 1147-1151.

23. Milovancev M, Tuohy JL, Townsend KL, et al. Influence of surgical margin completeness on risk of local tumour recurrence in canine cutaneous and subcutaneous soft tissue sarcoma: a systematic review and meta-analysis. Vet Comp Oncol. 2019; 17(3): 354-364.

24. Bacon NJ, Dernell WS, Ehrhart N, et al. Evaluation of primary re-excision after recent inadequate resection of soft tissue sarcomas in dogs: 41 cases (1999-2004). J Am Vet Med Assoc. 2007; 230(4): 548-554.

25. McKnight JA, Mauldin GN, McEntee MC, et al. Radiation treatment for incompletely resected soft-tissue sarcomas in dogs. J Am Vet Med Assoc. 2000; 217(2): 205-210.

26. Crownshaw AH, McEntee MC, Nolan MW, et al. Evaluation of variables associated with outcomes in 41 dogs with incompletely excised high-grade soft tissue sarcomas treated with definitive-intent radiation therapy with or without chemotherapy. J Am Vet Med Assoc. 2020; 256(7): 783-791.

27. Elmslie RE, Glawe P, Dow SW. Metronomic therapy with cyclophosphamide and piroxicam effectively delays tumor recurrence in dogs with incompletely resected soft tissue sarcomas. J Vet Intern Med. 2008; 22(6): 1373-1379.

28. Selting KA, Powers BE, Thompson LJ, et al. Outcome of dogs with high-grade soft tissue sarcomas treated with and without adjuvant doxorubicin chemotherapy: 39 cases (1996-2004). J Am Vet Med Assoc. 2005; 227(9): 1442-1448.

29. Ehrhart N. Soft-tissue sarcomas in dogs: a review. J Am Anim Hosp Assoc. 2005; 41(4): 241-246.

30. Chiti LE, Ferrari R, Boracchi P, et al. Prognostic impact of clinical, haematological, and histopathological variables in 102 canine cutaneous perivascular wall tumours. Vet Comp Oncol. 2021; 19(2): 275-283.

31. Hartmann K, Egberink H, Möstl K, et al. Feline injection-site sarcoma and other adverse reactions to vaccination in cats. Viruses. 2023; 15(8): 1708.

32. Hartmann K, Day MJ, Thiry E, et al. Feline injection-site sarcoma: ABCD guidelines on prevention and management. J Feline Med Surg. 2015; 17(7): 606-613.

33. Shaw SC, Kent MS, Gordon IK, et al. Temporal changes in characteristics of injection-site sarcomas in cats: 392 cases (1990-2006). J Am Vet Med Assoc. 2009; 234(3): 376-380.

34. Phelps HA, Kuntz CA, Milner RJ, et al. Radical excision with five-centimeter margins for treatment of feline injection-site sarcomas: 91 cases (1998-2002). J Am Vet Med Assoc. 2011; 239(1): 97-106.

35. Eckstein C, Guscetti F, Roos M, et al. A retrospective analysis of radiation therapy for the treatment of feline vaccine-associated sarcoma. Vet Comp Oncol. 2009; 7(1): 54-68.

36. Nolan MW, Griffin LR, Custis JT, et al. Stereotactic body radiation therapy for treatment of injection-site sarcomas in cats: 11 cases (2008-2012). J Am Vet Med Assoc. 2013; 243(4): 526-531.

37. Hahn KA, Endicott MM, King GK, et al. Evaluation of radiotherapy alone or in combination with doxorubicin chemotherapy for the treatment of cats with incompletely excised soft tissue sarcomas: 71 cases (1989-1999). J Am Vet Med Assoc. 2007; 231(5): 742-745.

38. Poirier VJ, Thamm DH, Kurzman ID, et al. Liposome-encapsulated doxorubicin (Doxil) and doxorubicin in the treatment of vaccine-associated sarcoma in cats. J Vet Intern Med. 2002; 16(6): 726-731.

39. Martano M, Morello E, Ughetto M, et al. Surgery alone versus surgery and doxorubicin for the treatment of feline injection-site sarcomas: a report on 69 cases. Vet J. 2005; 170(1): 84-90.

40. Bray J, Polton G. Neoadjuvant and adjuvant chemotherapy combined with anatomical resection of feline injection-site sarcoma: results in 21 cats. Vet Comp Oncol. 2016; 14(2): 147-160.

41. Barber LG, Sørenmo KU, Cronin KL, et al. Combined doxorubicin and cyclophosphamide chemotherapy for nonresectable feline fibrosarcoma. J Am Anim Hosp Assoc. 2000; 36(5): 416-421.

42. Saba CF, Vail DM, Thamm DH. Phase II clinical evaluation of lomustine chemotherapy for feline vaccine-associated sarcoma. Vet Comp Oncol. 2012; 10(4): 283-291.

43. Holtermann N, Kiupel M, Hirschberger J. The tyrosine kinase inhibitor toceranib in feline injection site sarcoma: efficacy and side effects. Vet Comp Oncol. 2017; 15(2): 632-640.

44. Romanelli G, Marconato L, Olivero D, et al. Analysis of prognostic factors associated with injection-site sarcomas in cats: 57 cases (2001-2007). J Am Vet Med Assoc. 2008; 232(8): 1193-1199.

45. Hershey AE, Sorenmo KU, Hendrick MJ, et al. Prognosis for presumed feline vaccine-associated sarcoma after excision: 61 cases (1986-1996). J Am Vet Med Assoc. 2000; 216(1): 58-61.

46. Sorenmo K. Canine mammary gland tumors. Vet Clin North Am Small Anim Pract. 2003; 33(3): 573-596.

47. Sleeckx N, de Rooster H, Veldhuis Kroeze EJ, et al. Canine mammary tumours, an overview. Reprod Domest Anim. 2011; 46(6): 1112-1131.

48. Soares EDS, Valente FL, Rocha CC, et al. Prognostic factors for cancer-specific survival and disease-free interval of dogs with mammary carcinomas. Vet Med Int. 2023; 2023: 6890707.

49. de Souza MCC, Flecher MC, Arrais FM, et al. Comparison of surgical resection of axillary lymph nodes in dogs with mammary gland tumors with or without sentinel lymph node visualization with patent blue dye. Front Vet Sci. 2023; 10: 1149315.

50. Gundim LF, de Araújo CP, Blanca WT, et al. Clinical staging in bitches with mammary tumors: Influence of type and histological grade. Can J Vet Res. 2016; 80(4): 318-322.

51. Peña L, Perez-Alenza MD, Rodriguez-Bertos A, et al. Canine inflammatory mammary carcinoma: histopathology, immunohistochemistry and clinical implications of 21 cases. Breast Cancer Res Treat. 2003; 78(2): 141-148.

52. Rossi F, Sabattini S, Vascellari M, et al. The impact of toceranib, piroxicam and thalidomide with or without hypofractionated radiation therapy on clinical outcome in dogs with inflammatory mammary carcinoma. Vet Comp Oncol. 2018; 16(4): 497-504.

53. Chang SC, Chang CC, Chang TJ, et al. Prognostic factors associated with survival two years after surgery in dogs with malignant mammary tumors: 79 cases (1998-2002). J Am Vet Med Assoc. 2005; 227(10): 1625-1629.

54. Horta RS, Figueiredo MS, Lavalle GE, et al. Surgical stress and postoperative complications related to regional and radical mastectomy in dogs. Acta Vet Scand. 2015; 57(1): 34.

55. Tran CM, Moore AS, Frimberger AE. Surgical treatment of mammary carcinomas in dogs with or without postoperative chemotherapy. Vet Comp Oncol. 2016; 14(3): 252-262.

56. Arenas C, Peña L, Granados-Soler JL, et al. Adjuvant therapy for highly malignant canine mammary tumours: cox-2 inhibitor versus chemotherapy: a case-control prospective study. Vet Rec. 2016; 179(5): 125.

57. Lavalle GE, De Campos CB, Bertagnolli AC, et al. Canine malignant mammary gland neoplasms with advanced clinical staging treated with carboplatin and cyclooxygenase inhibitors. In Vivo. 2012; 26(3): 375-379.

58. Nunes FC, Damasceno KA, de Campos CB, et al. Mixed tumors of the canine mammary glands: Evaluation of prognostic factors, treatment, and overall survival. Vet Anim Sci. 2018; 7: 100039.

59. Karayannopoulou M, Kaldrymidou E, Constantinidis TC, et al. Adjuvant post-operative chemotherapy in bitches with mammary cancer. J Vet Med A Physiol Pathol Clin Med. 2001; 48(2): 85-96.

60. Simon D, Schoenrock D, Baumgärtner W, et al. Postoperative adjuvant treatment of invasive malignant mammary gland tumors in dogs with doxorubicin and docetaxel. J Vet Intern Med. 2006; 20(5): 1184-1190.

61. Marconato L, Lorenzo RM, Abramo F, et al. Adjuvant gemcitabine after surgical removal of aggressive malignant mammary tumours in dogs. Vet Comp Oncol. 2008; 6(2): 90-101.

62. DE Campos CB, Lavalle GE, Monteiro LN, et al. Adjuvant Thalidomide and Metronomic Chemotherapy for the Treatment of Canine Malignant Mammary Gland Neoplasms. In Vivo. 2018; 32(6): 1659-1666.

63. Phase I dose-escalating study of SU11654, a small molecule receptor tyrosine kinase inhibitor, in dogs with spontaneous malignancies. Clin Cancer Res. 2003; 9(7): 2755-2768.

64. Marconato L, Romanelli G, Stefanello D, et al. Prognostic factors for dogs with mammary inflammatory carcinoma: 43 cases (2003-2008). J Am Vet Med Assoc. 2009; 235(8): 967-972.

65. de M Souza CH, Toledo-Piza E, Amorin R, et al. Inflammatory mammary carcinoma in 12 dogs: clinical features, cyclooxygenase-2 expression, and response to piroxicam treatment. Can Vet J. 2009; 50(5): 506-510.

66. Rasotto R, Berlato D, Goldschmidt MH, et al. Prognostic Significance of Canine Mammary Tumor Histologic Subtypes: An Observational Cohort Study of 229 Cases. Vet Pathol. 2017; 54(4): 571-578.

67. Zappulli V, Rasotto R, Caliari D, et al. Prognostic evaluation of feline mammary carcinomas: a review of the literature. Vet Pathol. 2015; 52(1): 46-60.

68. Skorupski KA, Overley B, Shofer FS, et al. Clinical characteristics of mammary carcinoma in male cats. J Vet Intern Med. 2005; 19(1): 52-55.

69. Overley B, Shofer FS, Goldschmidt MH, et al. Association between ovarihysterectomy and feline mammary carcinoma. J Vet Intern Med. 2005; 19(4): 560-563.

70. Misdorp W, Romijn A, Hart AA. Feline mammary tumors: a case-control study of hormonal factors. Anticancer Res. 1991; 11(5): 1793-1797.

71. Morris J. Mammary tumours in the cat: size matters, so early intervention saves lives. J Feline Med Surg. 2013; 15(5): 391-400.

72. Petrucci GN, Henriques J, Lobo L, et al. Adjuvant doxorubicin vs metronomic cyclophosphamide and meloxicam vs surgery alone for cats with mammary carcinomas: a retrospective study of 137 cases. Vet Comp Oncol. 2021; 19(4): 714-723.

73. Gemignani F, Mayhew PD, Giuffrida MA, et al. Association of surgical approach with complication rate, progression-free survival time, and disease-specific survival time in cats with mammary adenocarcinoma: 107 cases (1991-2014). J Am Vet Med Assoc. 2018; 252(11): 1393-1402.

74. Wood CJ, Chu ML, Selmic LE, et al. Effect of perioperative desmopressin in cats with mammary carcinoma treated with bilateral mastectomy. Vet Comp Oncol. 2021; 19(4): 724-734.

75. Novosad CA, Bergman PJ, O'Brien MG, et al. Retrospective evaluation of adjunctive doxorubicin for the treatment of feline mammary gland adenocarcinoma: 67 cases. J Am Anim Hosp Assoc. 2006; 42(2): 110-120.

76. Chocteau F, Boulay MM, Besnard F, et al. Proposal for a histological staging system of mammary carcinomas in dogs and cats. part 2: feline mammary carcinomas. Front Vet Sci. 2019; 6: 387.

77. Mauldin GN, Matus RE, Patnaik AK, et al. Efficacy and toxicity of doxorubicin and cyclophosphamide used in the treatment of selected malignant tumors in 23 cats. J Vet Intern Med. 1988; 2(2): 60-65.

78. Borrego JF, Cartagena JC, Engel J. Treatment of feline mammary tumours using chemotherapy, surgery and a COX-2 inhibitor drug (meloxicam): a retrospective study of 23 cases (2002-2007)'. Vet Comp Oncol. 2009; 7(4): 213-221.

79. Cunha SC, Corgozinho KB, Souza HJ, et al. Adjuvant chemotherapy with mitoxantrone for cats with mammary carcinomas treated with radical mastectomy. J Feline Med Surg. 2015; 17(12): 1000-1004.

80. McNeill CJ, Sorenmo KU, Shofer FS, et al. Evaluation of adjuvant doxorubicin-based chemotherapy for the treatment of feline mammary carcinoma. J Vet Intern Med. 2009; 23(1): 123-129.

81. De Campos CB, Nunes FC, Lavalle GE, et al. Use of surgery and carboplatin in feline malignant mammary gland neoplasms with advanced clinical staging. In Vivo. 2014; 28(5): 863-866.

82. Petrucci G, Henriques J, Gregório H, et al. Metastatic feline mammary cancer: prognostic factors, outcome and comparison of different treatment modalities - a retrospective multicentre study. J Feline Med Surg. 2021; 23(6): 549-556.

83. Seixas F, Palmeira C, Pires MA, et al. Grade is an independent prognostic factor for feline mammary carcinomas: a clinicopathological and survival analysis. Vet J. 2011; 187(1): 65-71.

84. Mills SW, Musil KM, Davies JL, et al. Prognostic value of histologic grading for feline mammary carcinoma: a retrospective survival analysis. Vet Pathol. 2015; 52(2): 238-249.

2 体表腫瘍の診断の進め方・治療方針の決め方

フローチャート：体表腫瘍の場合

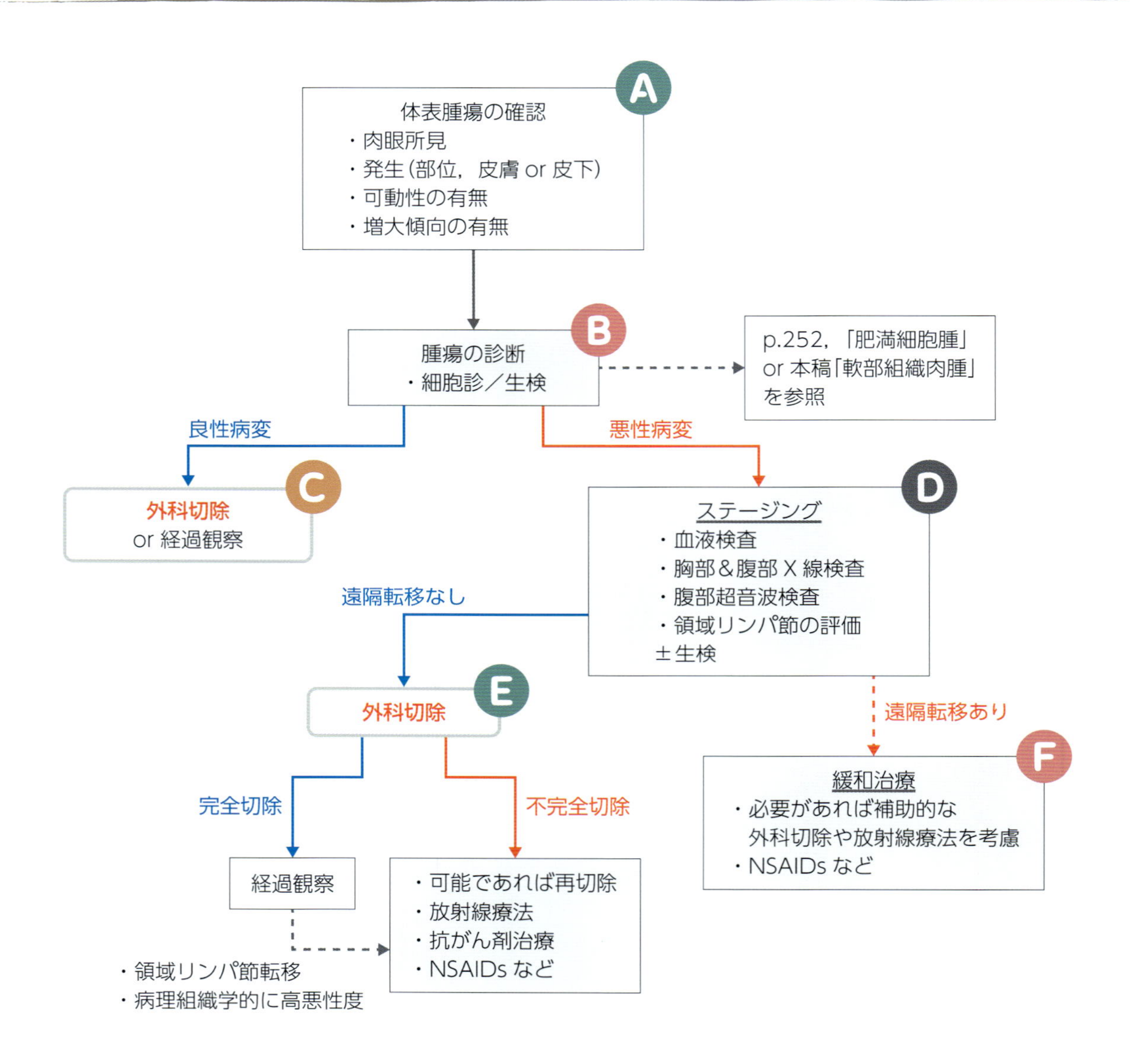

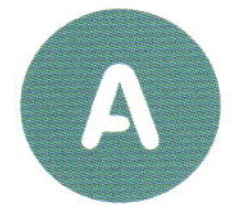

進める上での注意点

体表腫瘍は肉眼所見からある程度発生起源を予測できるため，皮膚から発生しているのか，皮下に発生しているのか，また脱毛の仕方などに注意して評価を行う（図 31 を参照）。可動性や増大傾向の有無は悪性度を判断する上で重要な所見であるため，身体検査や問診を徹底して行うべきである。

進める上での注意点

体表腫瘍を認めた場合は，積極的に細胞診を実施する。特に肥満細胞腫や軟部組織肉腫は，通常の体表腫瘍とは対応が異なるため確実に除外する。十分な細胞が採取されない場合や評価に迷う場合は，組織生検を行い診断を確定させる。この際，大型の腫瘍であれば組織の一部を採取し，後の外科切除に影響しない部位での採材を心がける。一方，小型の腫瘍であれば，マージンを確保した切除生検を行ってもよい。

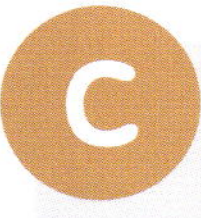

進める上での注意点

検査の結果，良性腫瘍が強く疑われる場合は，経過観察を行うか局所での切除を行う。マージンは最小でも問題ない場合が多いが，再発を防ぐためには完全切除が求められる。症例が高齢であったり，腫瘍が小型で臨床的に問題にならないようであれば，経過観察や凍結療法を行ってもよい。

進める上での注意点

ステージングには麻酔リスクの評価も兼ねた血液検査，X 線検査，腹部超音波検査を実施する。腫瘍の発生部位に応じた領域リンパ節の評価として，触診と可能であれば細胞診を実施し，転移の有無を確認する。

診断が細胞診のみの場合，確実を期すためこの段階で腫瘍の組織生検を行ってもよい。腫瘍が大型で，浸潤や転移の具体的な評価が必要な場合は CT 検査を追加する。

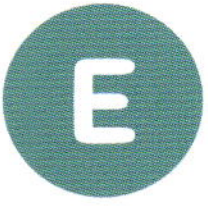

進める上での注意点

明らかな遠隔転移を認めない場合は，十分なマージンを確保した外科切除を実施する。その結果，完全切除が達成された場合は経過観察で問題ない。領域リンパ節転移を認める場合や病理組織学的に脈管浸潤や多数の分裂像などを認め高悪性度が示唆される場合は，術後抗がん剤を考慮してもよいかもしれない。

不完全切除の場合は，可能であれば再切除を行うが，困難な場合は補助的な放射線療法や抗がん剤治療を考慮する。

インフォームのポイント

腫瘍の種類にもよるが，腫瘍が取りきれた場合，通常は根治的と考えられるため経過観察で問題ない。ただし高悪性度の場合や不完全切除の場合は，再発と転移の可能性について言及し，追加治療を検討する。また，体表腫瘍の術後放射線療法や抗がん剤治療に関するエビデンスは少なく，実際にどの程度有効であるかは不明であるため，実施するかどうかは飼い主にメリットとデメリットを伝えた上で慎重に判断する。

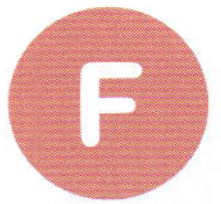

進める上での注意点

遠隔転移を認める場合，通常は予後不良であり，積極的な外科切除は適応外である。原発腫瘍の自壊や疼痛により QOL が低下している場合は緩和的な外科切除や放射線療法を実施してもよいが，予後が改善するわけではないことを飼い主に伝える必要がある。また緩和的な治療として NSAIDs の投与や，腫瘍が自壊している場合は洗浄や抗菌薬の使用を検討する。

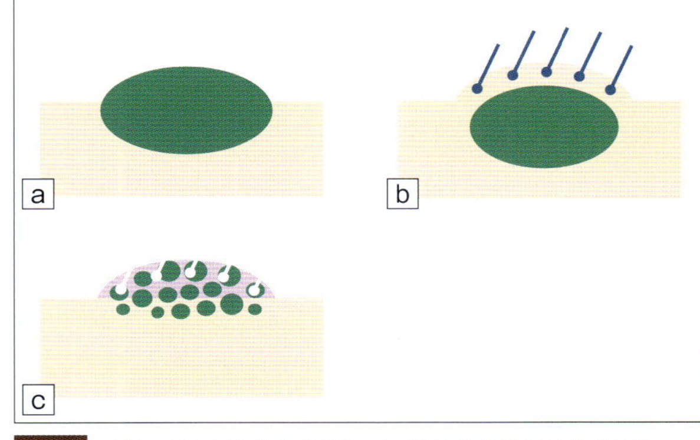

図 31 肉眼所見から予想できる体表腫瘍の発生起源

a：表皮での発生。扁平上皮癌やアポクリン腺癌など。
b：皮下での発生。表層の場合は毛芽腫やメラニン産生腫瘍など。深部の場合は軟部組織肉腫，脂肪腫など。
c：独立円形細胞腫瘍。腫瘍浸潤によって皮膚が膨隆し毛根の痕跡が確認できる場合が多い。

フローチャート：犬の軟部組織肉腫の場合

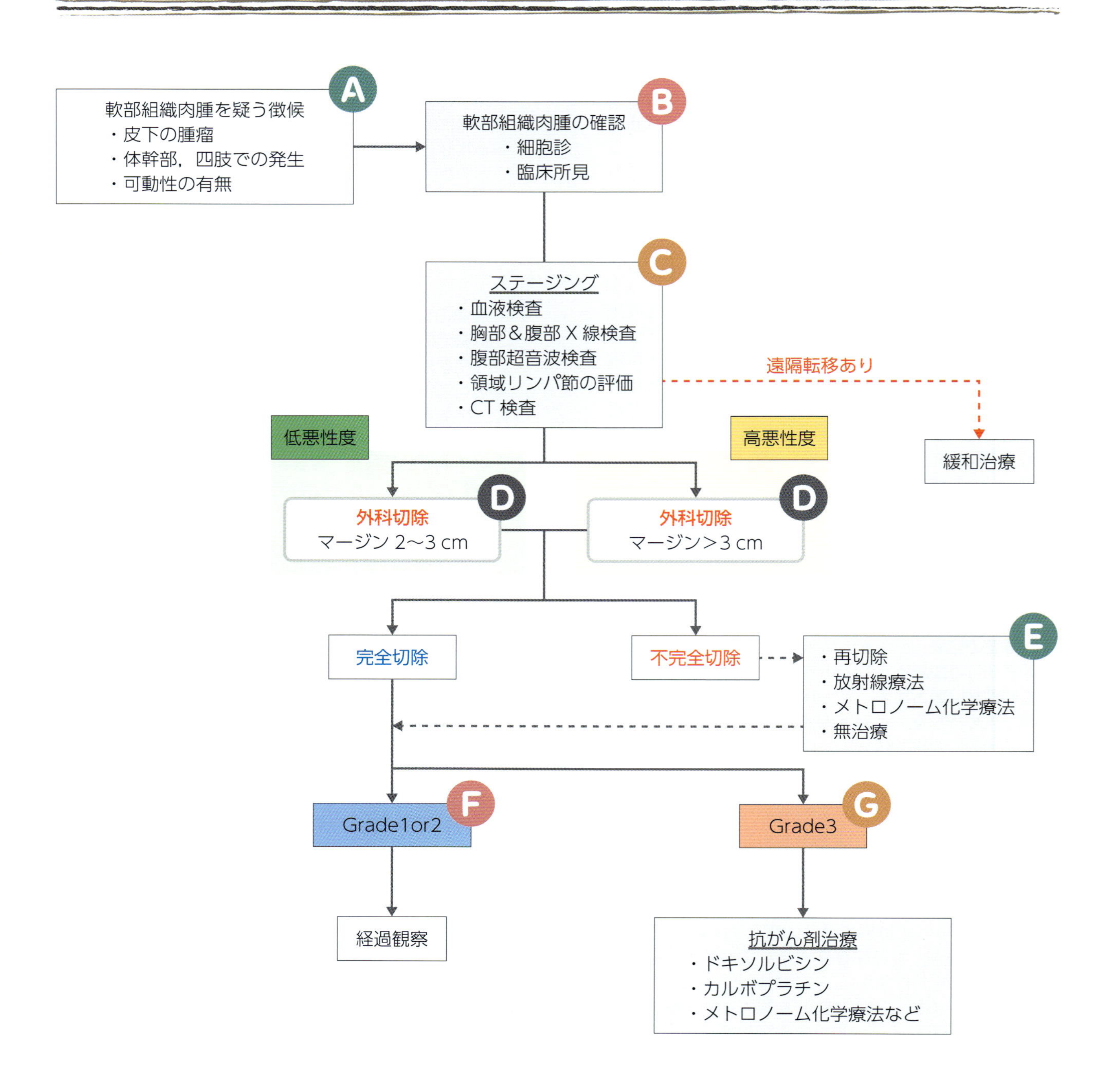

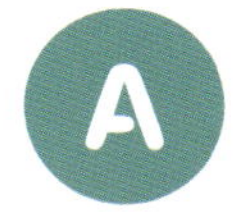

進める上での注意点

軟部組織肉腫は，体幹部や四肢の皮下に軟性の腫瘤を形成する。発生部位，底部の状況，皮膚の固着や可動性の有無は，外科切除の可否や切除範囲，予後を判定する上で重要な所見であるため，触診により詳細に評価する。

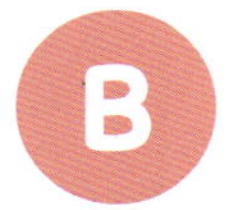

進める上での注意点

軟部組織肉腫のうち，血管外膜細胞腫（血管周皮腫）は細胞が採取されやすく，細胞診でも容易に診断が可能である。組織グレードは治療方針と予後の判定において重要であるが，組織生検の結果と術後の病理組織学検査の結果の一致率が低いため，細胞診のみの評価で十分な場合が多い。増大速度や潰瘍の有無は悪性度と強く関連しているため，細胞診所見と臨床所見を踏まえた上で悪性度を判断する。

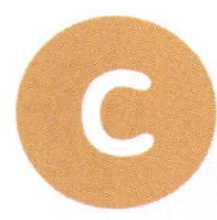

進める上での注意点

ステージングには麻酔リスクの評価も兼ねた血液検査，X 線検査，腹部超音波検査を実施する。腫瘍の発生部位に応じた領域リンパ節の評価としては，触診と可能であれば細胞診を実施し，転移の有無を確認する。基本的にはリンパ節と肺を中心に評価するが，進行するとまれに内部臓器にも転移が形成されることがある。

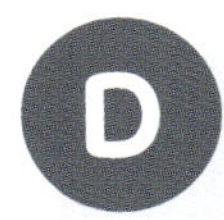

進める上での注意点

臨床的に低悪性度が疑われる場合，切除マージンは2〜3 cm で対応する。一方，高悪性度を疑う場合は3 cm 以上を確保する必要がある。底部マージンはいずれも筋膜 1 枚で切除を行う。

CT 検査は腫瘍の伸展を詳細に評価することができる。初発の小型の軟部組織肉腫であれば必ずしも実施する必要はないが，再発症例や固着の強い腫瘍で切除範囲を評価する際には必須となる。

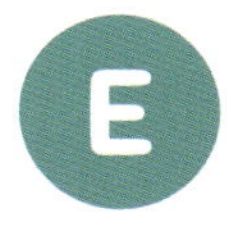

インフォームのポイント

不完全切除となった場合は 3 割程度の症例で再発する可能性があり，追加治療を行うことでそのリスクを軽減できる。大切なことは，無治療でも悪性度が低い腫瘍であれば必ずしも再発するわけではないこと，再切除や放射線療法など積極的な追加治療を行っても再発をゼロにすることはできないこと，この 2 点を飼い主に伝えることである。その上で，腫瘍自体の悪性度も加味しながらどのような追加治療を行っていくか決定する必要がある。

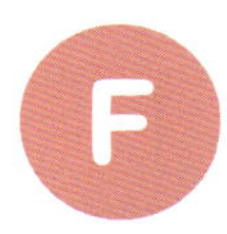

進める上での注意点

悪性度が低い軟部組織肉腫に関しては，術後の追加治療の必要性は低い。そのため完全切除が達成された grade1〜2 の軟部組織肉腫の術後は，定期的な経過観察のみで問題ない。術後 1 カ月，3 カ月，6 カ月，9 カ月，12 カ月程度まで検診を行い，再発の有無と転移の評価を行う。

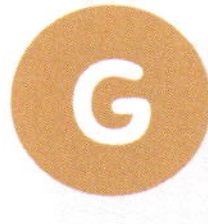

進める上での注意点

組織学的な悪性度が高い場合やリンパ節転移を伴う軟部組織肉腫に対しては，術後補助療法を検討する。ただし有効性が示された報告はなく，どの程度効果が見込めるかは不明である。

薬剤選択のポイント

- ドキソルビシン：25〜30 mg/m^2，IV，3 週おき
- カルボプラチン：250〜300 mg/m^2，IV，3 週おき
- シクロホスファミド：15 mg/m^2，PO，sid〜eod

フローチャート：猫の注射部位肉腫の場合

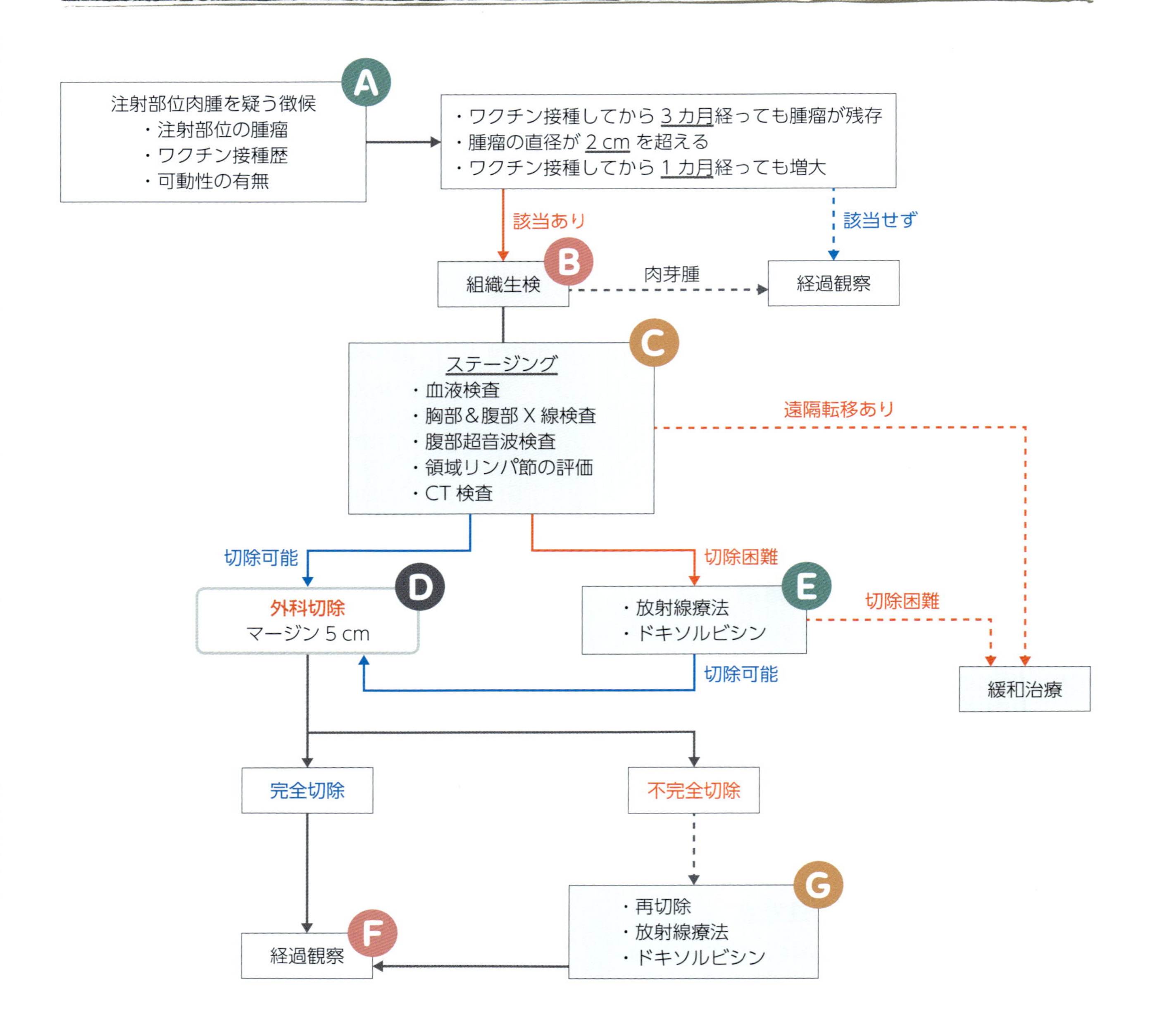

進める上での注意点

猫の注射部位肉腫は，ワクチンや注射を投与する部位（肩甲骨間，後肢，尾など）の皮下に硬結な腫瘤が形成される。触診のみで腫瘍か注射反応による肉芽腫かを判断することは困難であり，“3-2-1ルール”に従って組織生検に進むべきか評価を行う。

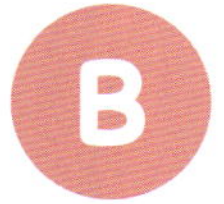

進める上での注意点

“3-2-1ルール”に従い，ひとつでも該当する場合は組織生検を実施する。この際，細胞診を行っても腫瘍細胞か炎症に伴う線維芽細胞かの判断は困難である。組織生検はTru-Cut® やトレパン，切開生検から大きさや部位に応じて選択する。実施部位は後の手術に影響のない部位を選択し，切除生検は原発腫瘍の位置が分かりにくくなるため避ける。

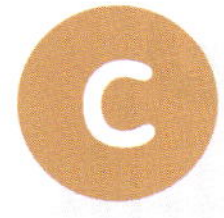

進める上での注意点

ステージングには麻酔リスクの評価も兼ねた血液検査，X線検査，腹部超音波検査を実施する。腫瘍の発生部位に応じた領域リンパ節の評価としては，触診と可能であれば細胞診を実施し，転移の有無を確認する。断脚や断尾によって完全切除が可能な症例においてはCT検査を行う必要性は低いが，肩甲骨間に発生した場合は，事前にCT検査を実施し切除範囲の検討を行う。

進める上での注意点

水平マージンは最低でも3 cm，可能な部位では5 cmを確保し，垂直マージンは筋膜2枚が推奨される。肩甲骨間での発生の場合は，浸潤の程度に応じ肩甲骨の一部や胸椎棘突起の切除が必要となる場合がある。完全切除が得られるかどうかは予後に強く影響するため，肩甲骨間での発生時は専門医への相談を考慮する。

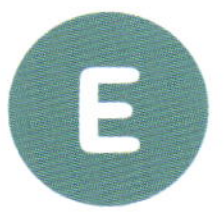

インフォームのポイント

腫瘍が広範囲に浸潤し完全切除が困難な場合は，放射線療法もしくはドキソルビシンの使用を検討する。半数程度で縮小がみられるが，効果は短期的である（2～4カ月程度）。外科切除以外の治療で縮小がみられても根治に至る可能性は低く，縮小後は外科切除が必要になること，縮小しない場合は緩和治療に進まざるを得ないことを説明する。

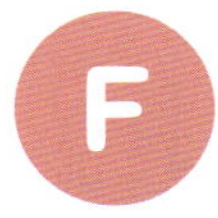

進める上での注意点

注射部位肉腫の完全切除例に対する術後補助療法の有効性は不明であり，術後は定期的な経過観察を行う。術後1カ月，3カ月，6カ月，9カ月，12カ月程度まで検診を行い，再発の有無と転移の評価を行う。

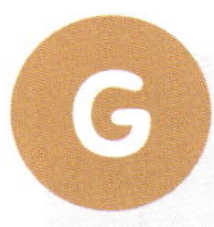

インフォームのポイント

不完全切除であった場合は再切除，放射線療法，抗がん剤治療のいずれか，もしくは併用を検討するが，再切除は困難な場合が多い。無治療の場合の再発率は高く予後も悪化するため，術後の病理組織診断で不完全切除の可能性が指摘された場合は，積極的な追加治療を勧めるべきである。

薬剤選択のポイント

- ドキソルビシン：1 mg/kgまたは25 mg/m^2，IV，3週おき

フローチャート：犬の乳腺腫瘍の場合

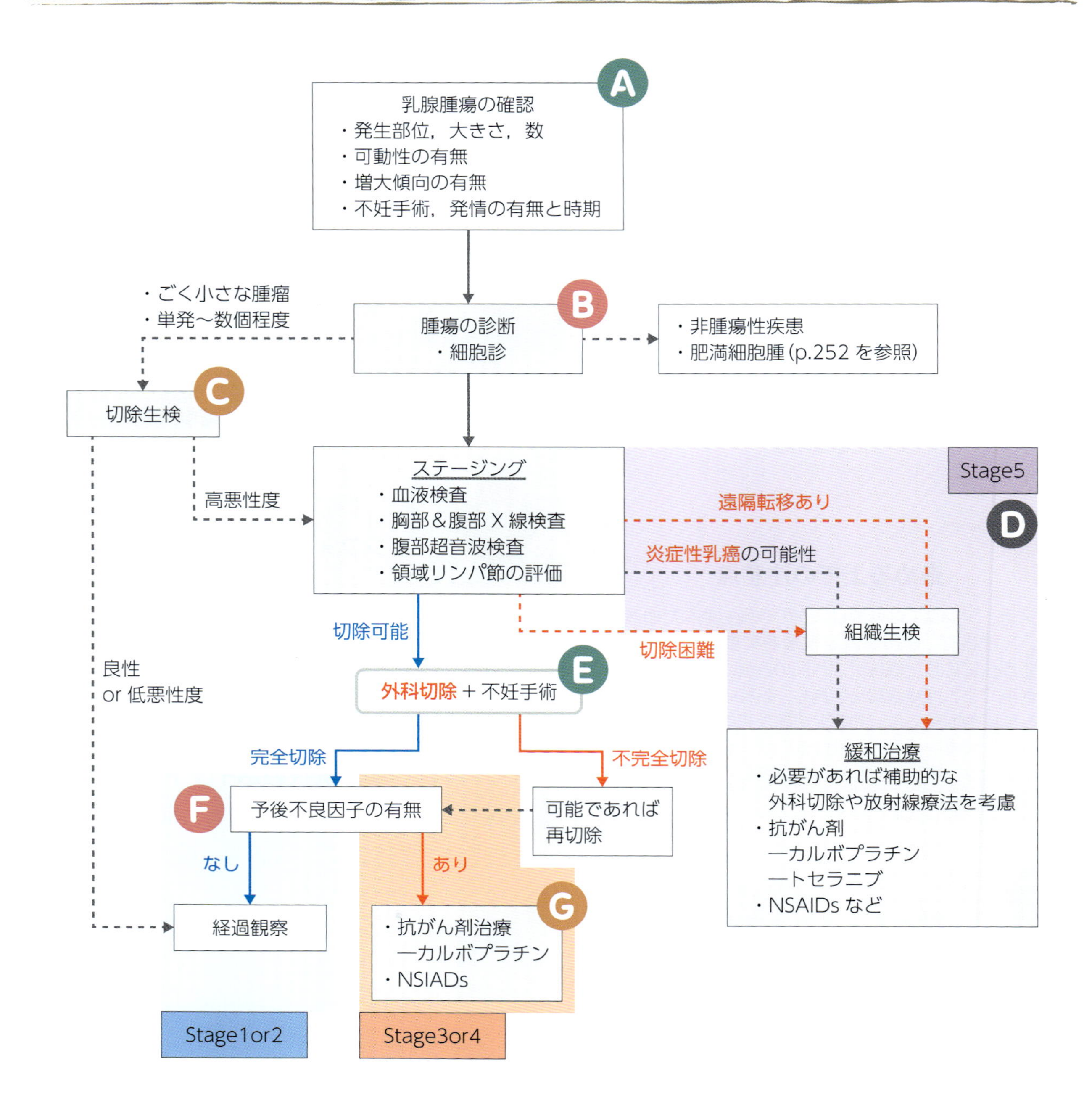

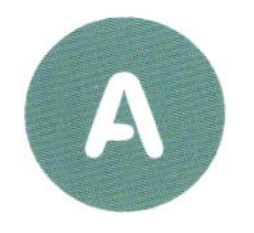

進める上での注意点

犬の乳腺腫瘍は発生部位に応じた対応が必要となる。すべての乳腺を確認し，発生部位と大きさを正確に記録する。可動性や増大傾向の有無は，悪性度の評価や切除範囲の設定において重要である。また不妊手術の有無やいつ実施したかを確認し，未避妊の場合は発情と腫瘍発生の関係性を問診で確認する。

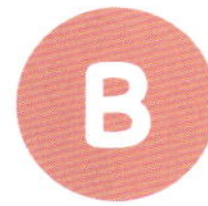

進める上での注意点

犬の乳腺癌は細胞異型が低いものが多く，細胞診で良悪の判定をすることは難しい。そのため細胞診では肥満細胞腫や形質細胞腫などの円形細胞腫瘍の除外と，骨肉腫や高悪性度乳腺癌などの悪性度の高い組織型でないかどうかを確認する意味合いが強い。

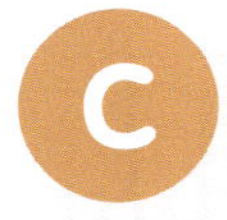

進める上での注意点

大きさが 1 cm に満たず，増大傾向もみられない乳腺腫瘍に対しては，最小のマージンで切除生検を行ってもほとんどの場合は問題ない。患者が高齢である場合や飼い主の同意が得られる場合は，治療を兼ねた生検を検討する。もし病理組織学的に高悪性度であった場合は，ステージングを行い追加の乳腺切除を検討すればよい。

進める上での注意点

ステージングにより遠隔転移が確認された場合や炎症性乳癌が疑われる場合，原発腫瘍に対し生検を実施し診断を確定させるとともに，緩和治療を検討する。原発腫瘍が自壊し疼痛が著しい場合は緩和的な外科切除を検討するが，炎症性乳癌を疑う場合，外科切除を行うかどうかは慎重に判断する。

遠隔転移症例に対し積極的に治療を行う場合は，カルボプラチン，トセラニブ，メトロノーム化学療法などを検討する。炎症性乳癌の場合は緩和的な放射線療法や NSAIDs を使用し，QOL の維持に努める。

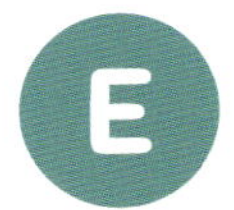

進める上での注意点

明らかな遠隔転移を認めない場合は外科切除を実施する。切除範囲と予後に関連はないため，患者の年齢や発生部位，増大傾向，細胞診所見，リンパ節の状況などを加味し切除範囲を決定する。片側に多発し，今後も発情に関連した発生が見込まれる場合は片側乳腺切除，悪性度が高い単発腫瘍では片側もしくは領域リンパ節を含めた領域乳腺切除を検討する。悪性度の低い単発の乳腺腫瘍の場合は，腫瘤切除でも問題ない。両側乳腺切除が必要な場合は片側乳腺切除を実施後，3～4 週間後に反対側の切除を行うことになるため，悪性度が高い腫瘍がある側を優先して実施する。

不妊手術を行っていない患者については，今後新たな乳腺腫瘍の発生や卵巣・子宮疾患の予防が期待できるため，可能であれば同時に実施する。

インフォームのポイント

切除範囲については，広範囲に切除できるほどその後の再発リスクを低減できる可能性があるが，癒合不全などの合併症も増加するため，症例の年齢や腫瘍の予想される悪性度を考慮した上で決定する必要があり，飼い主にメリットとデメリットを伝えた上で判断する。

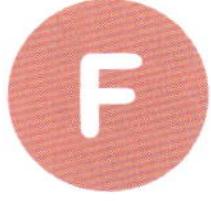

進める上での注意点

大きさが 3 cm 未満で，リンパ管浸潤またはリンパ節転移を認めず，組織グレードが低い(grade1 または 2)場合は，無治療経過観察で問題ない。大きさが 3～5 cm の場合(stage3)については予後が悪いとする報告と，stage1 または 2 と大きく変わらないとする報告があり，術後抗がん剤は必ずしも必要ではない。そのため大きさ以外に予後不良因子がないようであれば，抗がん剤の使用は慎重に検討する必要がある。

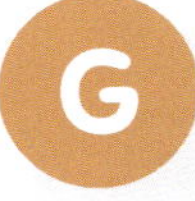

進める上での注意点

大きさが 3 cm を超え，リンパ管浸潤またはリンパ節転移を認め，組織グレードが高い(grade3)場合や，組織学的に骨肉腫や炎症性乳癌の可能性を指摘された場合は，抗がん剤の使用を検討する。有効性が報告されているものはカルボプラチン，5-FU＋シクロホスファミド，フィロコキシブなどがあるが，どの薬剤が優れているかは不明であり使い慣れたものを選択する。どの報告も症例数が少なく，本当に有効かどうかはさらなる研究が必要である。

薬剤選択のポイント

- カルボプラチン：250～300 mg/m^2，IV，3 週おき
- 5-FU：150 mg/m^2，IV
  ＋シクロホスファミド：100 mg/m^2，IV

※毎週投与×4 回。2 剤を同日に投与する。

- フィロコキシブ：5 mg/kg，PO，sid

フローチャート：猫の乳腺腫瘍の場合

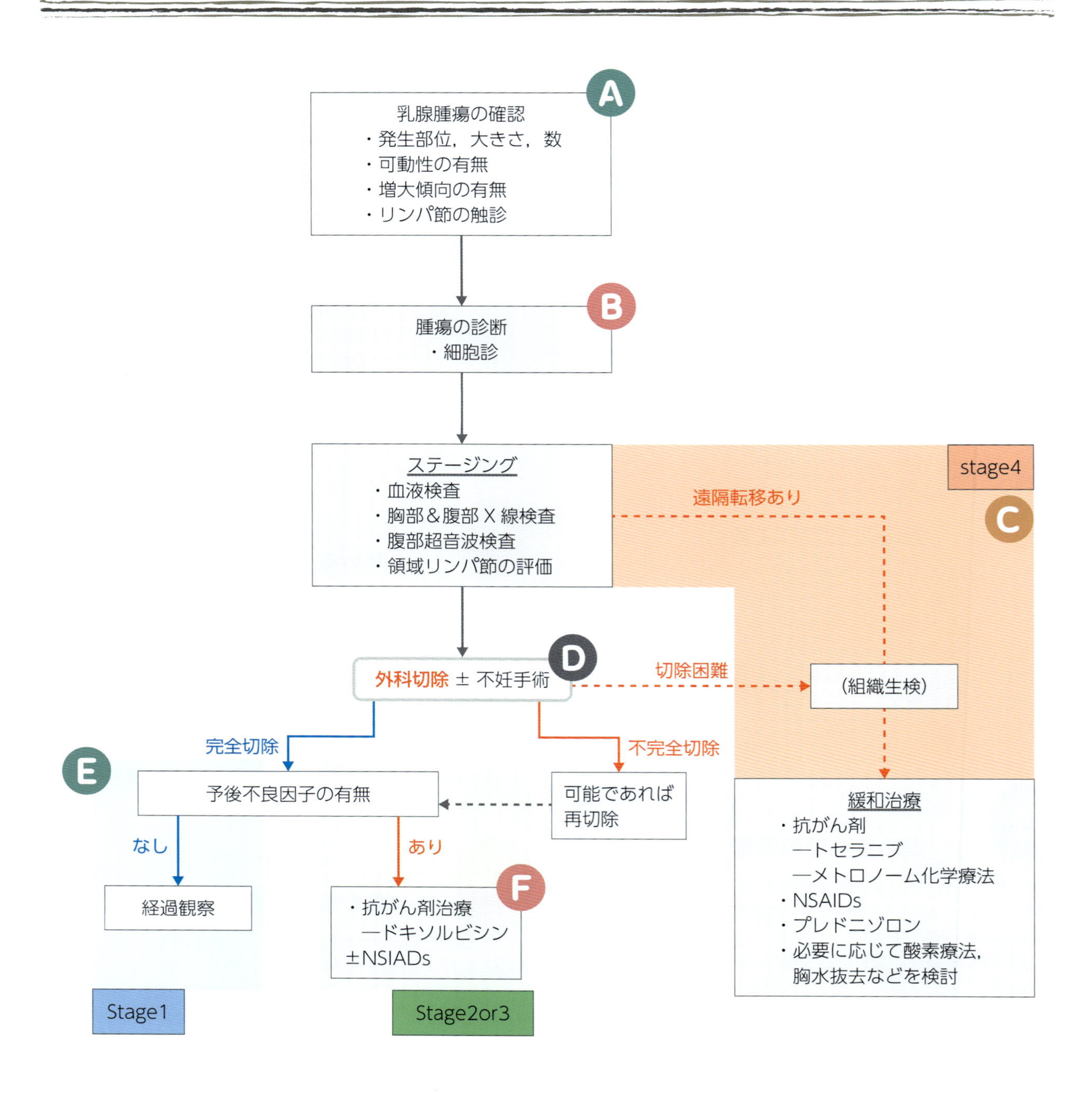

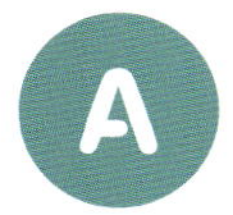

進める上での注意点

猫の乳腺腫瘍はほとんどが悪性の腺癌であり，多発することも多い。乳腺部にしこりを見つけた場合，経過観察などとはせず，早期に対応を検討すべきである。可動性や増大傾向の有無は，悪性度の評価や切除範囲の設定において重要であり，診断時に領域リンパ節の腫大を認めることも多いため入念に触診を行う。

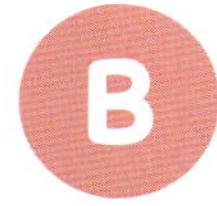

進める上での注意点

猫の乳腺癌は細胞異型が強く，診断に迷うことは少ない。乳腺癌以外には乳腺過形成がまれにみられることから，念のため細胞診で確認を行う。肥満細胞腫や腺腫の発生は極めてまれである。

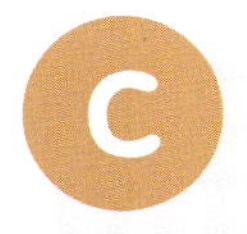

進める上での注意点

ステージングにより遠隔転移が確認された場合は予後不良であり，犬のように緩和的な外科切除などを実施している時間的猶予はない。そのため細胞診で明らかに乳腺癌が疑われる場合，組織生検を実施する必要性は低い。有効性を示す明確なエビデンスはないが，トセラニブやメトロノーム化学療法を選択してもよい。

インフォームのポイント

遠隔転移，特に重度の肺転移や癌性胸膜炎を認める場合の予後は極めて不良であり，数日〜数週間単位で死亡する可能性もある。状況を正確に伝え，残された時間をどのように過ごすか，飼い主の心情に配慮したインフォームが必要となる。予後不良であっても，酸素療法や胸水抜去などの処置を飼い主が希望する場合は，少しでも症例が楽になるような緩和治療を提案すべきである。

薬剤選択のポイント

- トセラニブ：2.5 mg/kg，PO，週3回(月・水・金曜日に投与など)
- シクロホスファミド：15 mg/m^2，PO，sid
- クロラムブシル：2 mg/cat，PO，eod

進める上での注意点

明らかな遠隔転移を認めない場合は，外科切除を実施する。最も予後を改善する切除範囲は両側乳腺切除であるが，一括での両側乳腺切除は術後の合併症率が高いため，不慣れな場合は段階的に切除を行うか専門医への紹介を検討する。侵襲性の強い手術を選択するかどうか，症例の年齢や予後不良因子の有無も踏まえた上で，切除範囲を決定する。

猫では不妊手術がその後の予後に与える影響は不明であり，長期予後が見込める場合は実施を検討するが，腫瘍が3 cmを超えるような場合やリンパ節転移を認める場合はその限りでない。

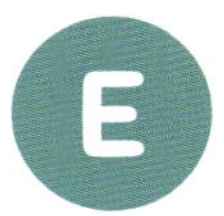

進める上での注意点

大きさが2 cm未満で，リンパ管浸潤またはリンパ節転移を認めず，組織グレードが低い(grade1)場合に積極的に抗がん剤を実施する根拠はなく，無治療経過観察で問題ない。

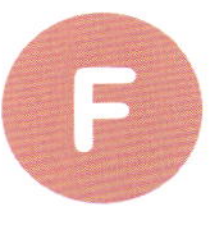

進める上での注意点

大きさが2 cmを超え，リンパ管浸潤またはリンパ節転移を認め，組織グレードが高い(grade2または3)場合，抗がん剤の使用を検討する。ただし明確な有効性が示されたものはなく，実施するかどうかは症例の年齢や腎機能，飼い主の考えなどを踏まえた上で検討する。

薬剤選択のポイント

- ドキソルビシン：1 mg/kgまたは25 mg/m^2，IV，3週おき

第 3 章
鼻腔腫瘍

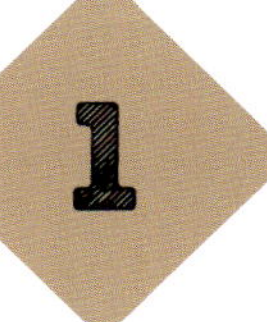

代表的な鼻腔腫瘍とその概要

犬の鼻腔腫瘍

猫の鼻腔腫瘍

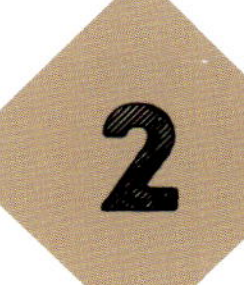

鼻腔腫瘍の診断の進め方・治療方針の決め方

フローチャート：リンパ腫以外の鼻腔腫瘍の場合

フローチャート：鼻腔型リンパ腫の場合

1 代表的な鼻腔腫瘍とその概要

鼻腔腫瘍は，鼻炎などの非腫瘍性疾患との鑑別が非常に重要となる腫瘍です。治療においては放射線療法が柱となりますので，二次診療施設との連携が欠かせません。どの組織型であっても，早期に治療を開始できれば長期間生存できる可能性が高いため，適切なタイミングでの紹介と丁寧なインフォームを心がけましょう。

犬の鼻腔腫瘍

犬の鼻腔腫瘍では，腺癌が最も一般的な組織型である。そのほか，移行癌，肉腫(軟骨肉腫，骨肉腫，線維肉腫など)，嗅神経芽細胞腫，リンパ腫，ポリープなどが発生するが，鼻腔型リンパ腫は極めてまれである。また，リンパ腫以外の悪性腫瘍において，臨床所見や治療の進め方はあまり変わらないため，ここではリンパ腫以外の組織型についてまとめて記載する。

発生

全腫瘍の1%程度。

年齢

10歳齢前後。

品種

中～大型犬に好発し，長頭種に多いとされる。

臨床徴候

鼻腔腫瘍では，いずれの組織型であってもおおむね共通した臨床徴候を認める。病変の分布と進行程度により，片側性または両側性の鼻汁，鼻出血，鼻閉音，いびき，くしゃみ，流涙などがみられる。進行すると，顔面変形や眼球の突出，硬口蓋の膨隆，神経徴候が認められる(図1)。

ステージ分類

局所浸潤性は強いが，進行してもリンパ節転移および肺転移が起こることはまれである。そのため臨床ステージ分類は，TNM分類と鼻腔領域の浸潤性をもとに分類されたものが使用されている(表1，2)。ステージングの際は，原発部位の評価のほか，転移はまれではあるが領域リンパ節および肺野の評価も行う。

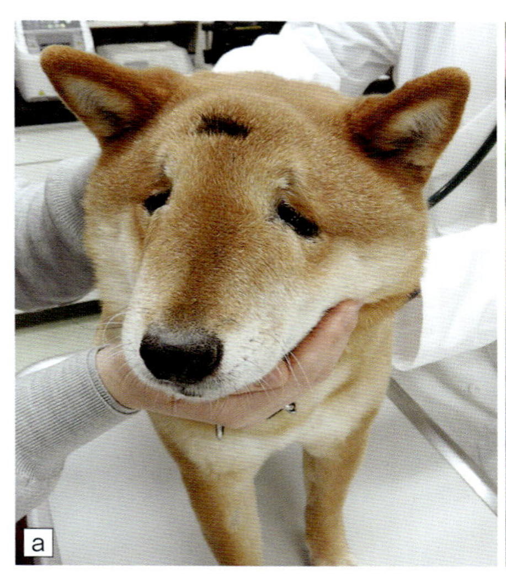

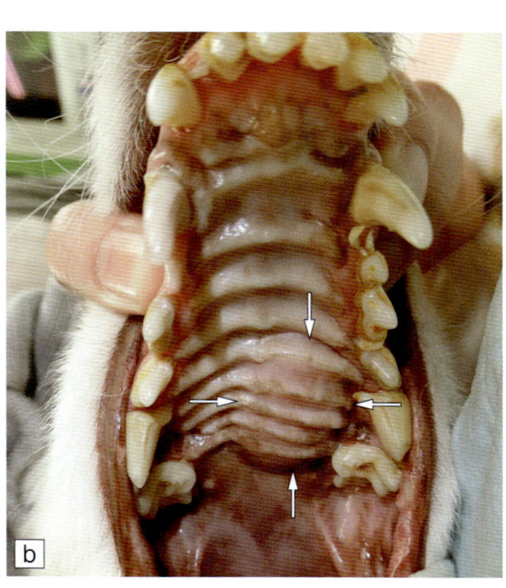

図1 鼻腔腫瘍でみられる徴候

a：鼻腔腫瘍が皮下に浸潤し，顔面が変形している。
b：鼻腔腫瘍が上顎骨を破壊，硬口蓋の粘膜下に浸潤し，膨隆している(矢印)。

表1 鼻腔腫瘍の TNM 分類(WHO 分類)

	T：原発腫瘍	N：領域リンパ節	M：遠隔転移
所見と評価	0：腫瘍はみられない	0：転移なし	0：遠隔転移なし
	1：片側性 or 骨破壊なし	1：片側性の可動性リンパ節腫大 ―a：腫瘍細胞なし ―b：腫瘍細胞あり	1：遠隔転移あり
	2：両側性 and/or 骨破壊あり	2：対側 or 両側の可動性リンパ節腫大 ―a：腫瘍細胞なし ―b：腫瘍細胞あり	
	3：周囲組織への浸潤あり	3：固着したリンパ節	

(文献 1 をもとに作成)

表2 鼻腔腫瘍の Adams 修正ステージ分類

Stage1	骨浸潤を伴わない片側性の腫瘍
Stage2	骨浸潤あり(眼窩，皮下などへの浸潤なし)
Stage3	眼窩，鼻咽頭，皮下などへの浸潤あり
Stage4	篩板の破壊あり

(文献 2 をもとに作成)

診断

原発腫瘍の大きさや浸潤の程度は，頭部 X 線検査にてある程度は把握可能である。病変部は不透過性が亢進し，鼻炎などの非腫瘍性疾患と比較すると鼻甲介構造は消失している場合が多い。正確な評価には CT 検査が必須であり，骨破壊の有無，眼窩，皮下，脳への浸潤を詳細に観察することができる。図 2 に画像検査の所見を示す。

組織診断は，慢性鼻炎や真菌性鼻炎，異物などほかの鼻腔内疾患との鑑別に極めて有用である。組織生検は，鼻孔からのストロー生検，もしくは生検鉗子を挿入して実施する。生検を行う前には，必ず血液凝固能検査にて異常がないことを確認し，CT 検査などで病変部位を把握しておく。両眼の内眼角を結ぶ線を越えて生検鉗子などを挿入すると，篩板や脳実質を損傷するおそれがあるため注意が必要である(図 3)。

なお，鼻汁や鼻腔内に挿入した綿棒を材料として細胞診を行っても腫瘍細胞が得られることは少なく，誤診につながりやすい。鼻骨を破壊し皮下への浸潤がある場合には，経皮的な針生検が可能である。

“細胞診で独立円形細胞が採取されたためリンパ腫を疑っている”との相談を受けることがあるが，前述のとおり犬の鼻腔型リンパ腫は極めてまれである。ほとんどが，組織診断により未分化癌や嗅神経芽細胞腫と診断されるため，細胞診だけでの診断は避けるべきである(図 4)。

治療

いずれのステージにおいても，鼻腔腫瘍の治療における第一選択は放射線療法である。放射線療法の実施が困難な場合，外科的な掻把や焼灼，化学療法が検討される。

放射線療法

照射プロトコルや用いる放射線治療器の種類によって効果は異なるが，高エネルギー放射線治療器を用いた寡分割照射が最も効果的である。

寡分割照射

- リニアックなどの高エネルギー放射線治療器(メガボルテージ)：生存期間 11～19 カ月[3～5]
- 低エネルギー放射線治療器(オルソボルテージ)：生存期間 8～11 カ月程度[6,7]

低分割照射

- 生存期間 5～10 カ月[8,9]

外科療法

鼻骨切開による腫瘍切除や，外鼻孔から鉗子などを挿入して腫瘍を切除する方法があるが，適応は限られ，多くで早期に再発がみられる。その生存期間は 6～7 カ月であるが[10,11]，無治療での生存期間(95 日)[12]と比較すればある程度の延命効果は得られる可能性がある。

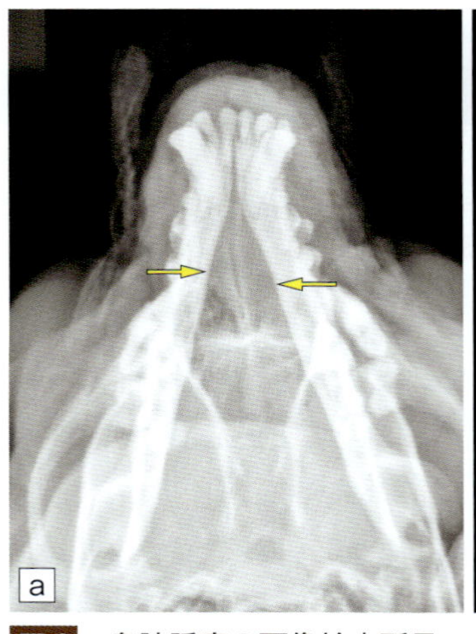

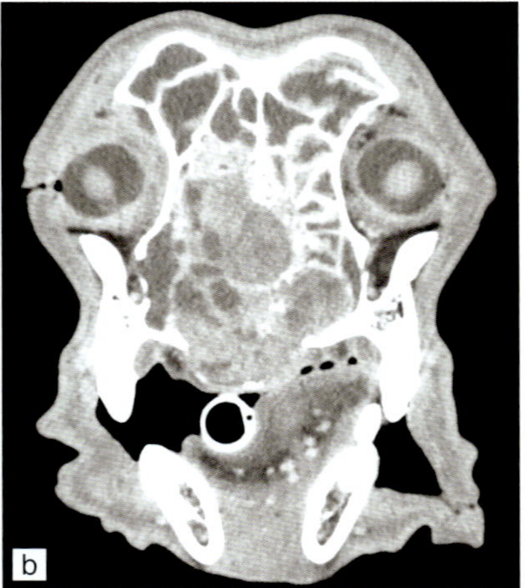

図2　鼻腔腫瘍の画像検査所見

a：頭部Ｘ線検査画像。矢印の領域の不透過性が亢進しており，鼻中隔が変位している。鼻甲介構造が消失していることにも注目してほしい。

b：頭部造影CT検査画像。鼻汁の貯留，鼻甲介構造の破壊，上顎骨の破壊と粘膜下への浸潤が詳細に評価できる。

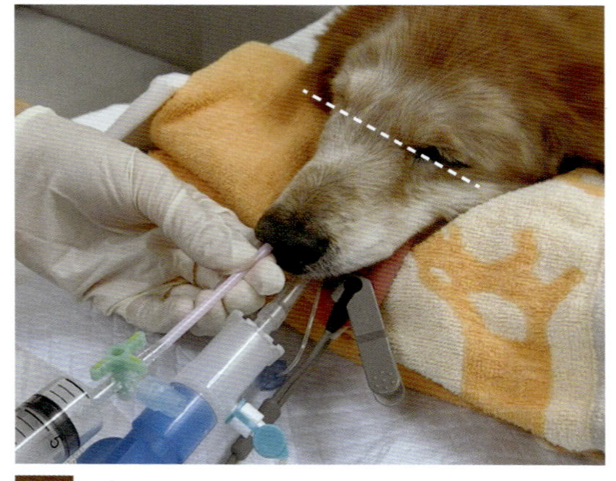

図3　鼻腔腫瘍のストロー生検

外鼻孔から生検用のストローを挿入している。内眼角を結んだ線（破線）を越えて生検鉗子などを挿入しないよう注意する。

化学療法

いくつかのプロトコルが報告されているが，症例数が少なく効果はよく分かっていない。

- シスプラチン：反応率27%，生存期間140日[13]
- ドキソルビシン＋カルボプラチン＋ピロキシカム：反応率75%，生存期間210〜234日[14, 15]
- トセラニブ：反応率22%，臨床徴候の改善72%，生存期間139〜298日[16, 17]

その他

腺癌では高率にシクロオキシゲナーゼ2（COX-2）を発現していることから[18]，COX-2阻害薬が徴候の緩和に有効だと考えられている。

予後

腺癌と肉腫で予後は大きく変わらない。腺癌（生存期間12カ月）と比較し，扁平上皮癌，未分化癌（生存期間6カ月）は予後が悪い[19]。

また，Stage4（篩板の破壊あり：生存期間6.6カ月），リンパ節転移，遠隔転移がある場合は予後が悪化する場合が多い（遠隔転移あり：生存期間3カ月）[20, 21]。

インフォームの注意点

初期の鼻腔腫瘍は，抗菌薬やステロイド薬などに一過性に反応して臨床徴候が改善するため，鼻炎と誤診されやすい。対症療法への反応が悪い場合や，高齢で片側性の鼻腔病変，鼻出血，顔面の変形などを認める場合は，できるだけ早期に二次診療施設への紹介を検討する。鼻腔腫瘍の診断には基本的に全身麻酔が必要となるため，麻酔が安全にかけられるかどうか，紹介前に全身状態を評価しておくことが望ましい。

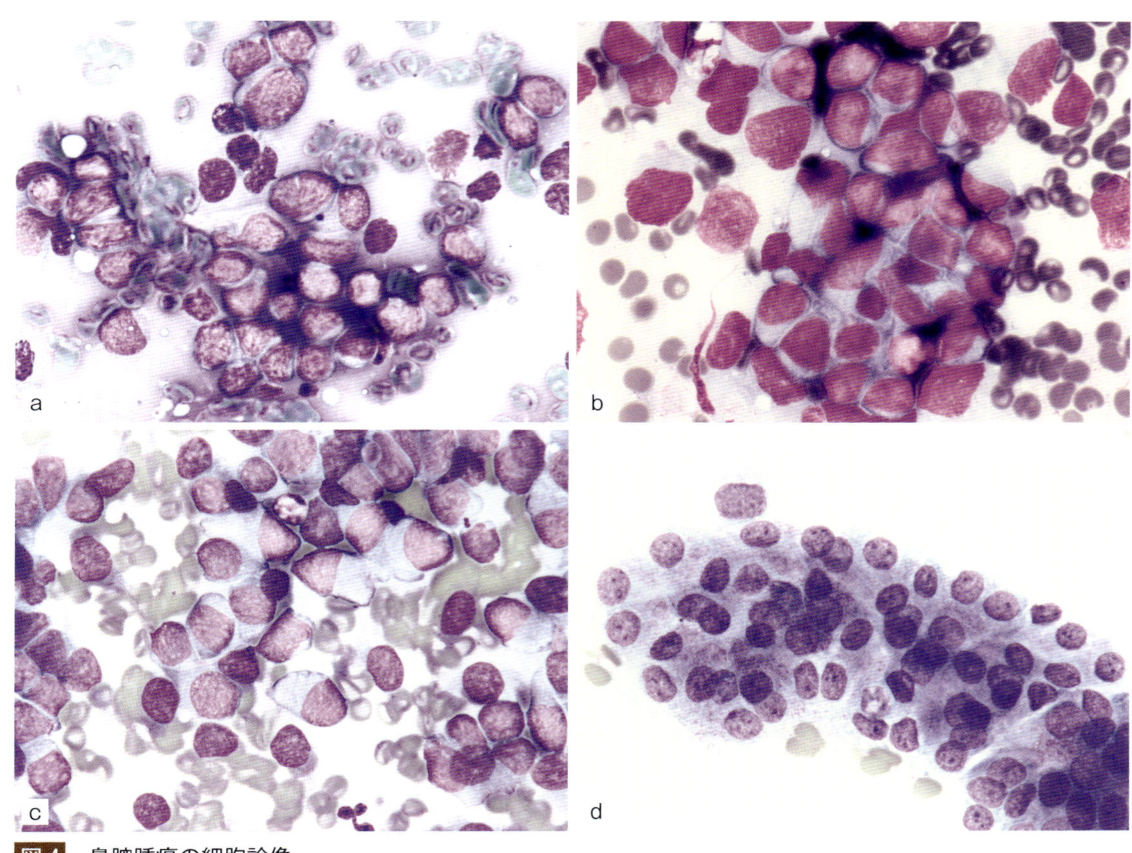

図4 鼻腔腫瘍の細胞診像

a：鼻腔型リンパ腫，b：嗅神経芽細胞腫，c：未分化癌，d：鼻腔腺癌。
a，b，cは，いずれも独立円形細胞様であり，細胞診のみでの鑑別は困難である。

猫の鼻腔腫瘍

猫の鼻腔腫瘍はほとんどが悪性腫瘍であり，リンパ腫の発生が最も多く，次いで腺癌が発生する。猫では慢性鼻炎も多く認められることから鼻腔内疾患に遭遇する機会は多いが，その鑑別には画像検査と組織生検が必要となる。

鼻腔型リンパ腫

発生

鼻腔腫瘍の1/3〜1/2がリンパ腫。多くは猫白血病ウイルス（FeLV）と猫免疫不全ウイルス（FIV）ともに陰性である。

年齢

9〜10歳齢。

品種

シャム猫および雄での発生が多い。

臨床徴候

鼻汁，鼻出血，くしゃみ，いびき，喘鳴，顔面変形（図5）などがみられる。前述の「犬の鼻腔腫瘍」も参照。

ステージ分類

通常は鼻腔内に限局するが，20〜30％の症例で周囲組織への浸潤や，領域リンパ節への転移，遠隔転移（主に腎臓）を認める。リンパ腫のステージ分類の詳細は，p.287，「猫のリンパ腫」を参照。

診断

図6に画像検査，図7に細胞診の所見を示す。詳細は，前述の「犬の鼻腔腫瘍」を参照されたい。

鼻骨の破壊がある場合は，経皮的な針生検（FNA）により診断可能であるが，鼻汁や正常な鼻粘膜の混入，正常なリンパ球の混入により正確な診断が困難な場合も多い。遠隔転移がみられる場合は，その部位の

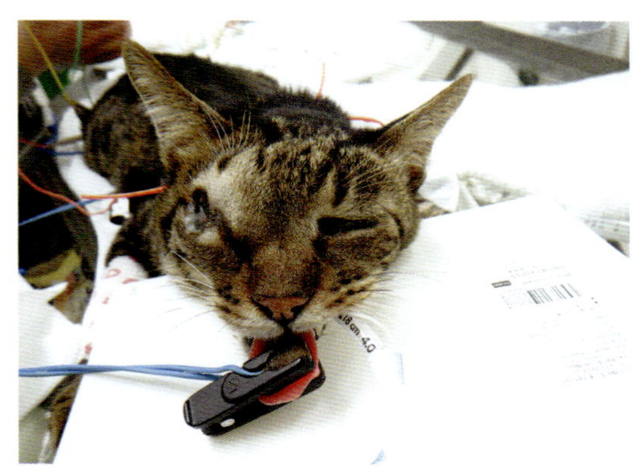

図5　鼻腔腫瘍による顔面の変形

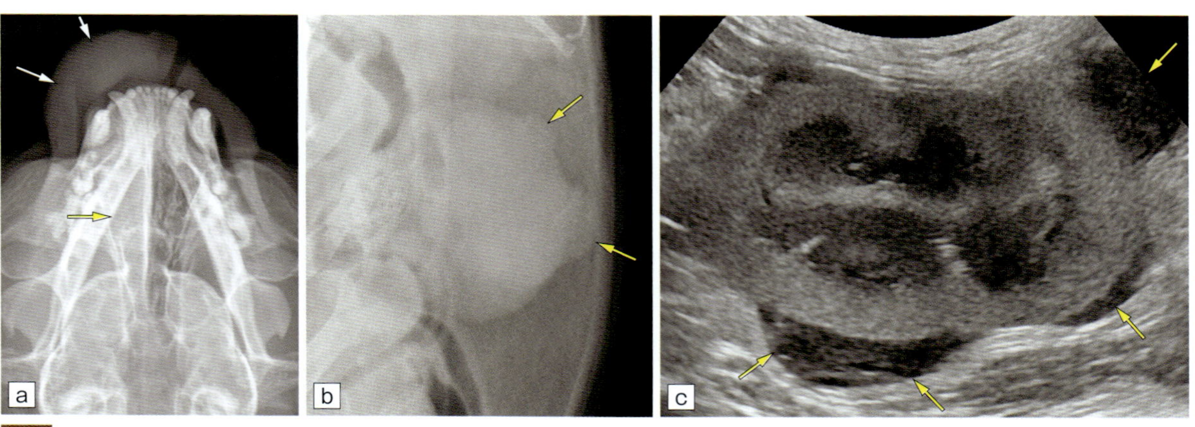

図6　鼻腔腫瘍の画像検査所見

a：頭部Ｘ線検査画像。黄矢印の領域の不透過性が亢進している。鼻甲介構造の消失や皮下への浸潤（白矢印）がみられる。
b：鼻腔型リンパ腫症例の腹部Ｘ線検査画像。腎臓辺縁に膨隆がみられる（矢印）。
c：bと同症例。超音波検査では腎臓の被膜下に低エコー源性の腫瘍浸潤がみられる（矢印）。

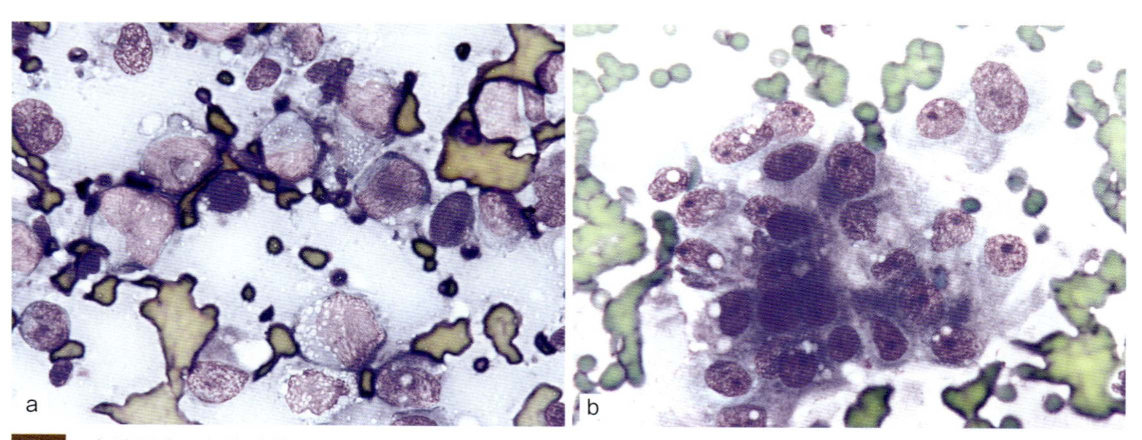

図7　鼻腔腫瘍の細胞診像

a：リンパ腫，b：鼻腔腺癌。

細胞診により確定診断が可能である（図6b，c）。

治療

リンパ腫は放射線感受性が高く，鼻腔に限局している場合は放射線療法が第一選択となる。

放射線療法

- 反応率70～90%，生存期間1.5～3年[22, 23]
- 放射線療法が困難である場合や，遠隔転移がみられる場合は化学療法を行う。

CHOPまたはCOP
- 反応率70～90%，生存期間80～320日[22~24]
- CRに至った症例の生存期間は749日[24]。

プレドニゾロン
- 緩和的であり，生存期間の延長効果は得られない場合が多い。

予後

放射線療法を行う場合，総線量が32 Gyを下回ると予後が悪化する[22]。いずれの治療においてもCRに至るかどうかが重要であり，CRに至らない場合の生存期間は2～6カ月程度である[22, 25]。

篩板の破壊や脳浸潤は，予後不良因子である可能性が報告されている（生存期間3～4カ月）[26]。

インフォームの注意点

猫の鼻腔型リンパ腫では慢性鼻炎との鑑別が重要となるが，両疾患ともステロイド薬に対し良好な反応がみられるため，診断が遅れることも多い。高齢猫の鼻腔内疾患を疑う場合は，できるだけ早期に二次診療施設への紹介を検討し，ステロイド薬は可能な範囲で減量，もしくは休薬するのが望ましい。

長期生存が見込めるため積極的に治療を進める必要があるが，診断時にすでに転移が認められる場合や，経過中に転移が生じることも多く，その場合の予後はかなり厳しいことを伝える必要がある。

鼻腔腺癌

発生

全腫瘍の1～8%で発生。多くは腺癌であり肉腫はまれである。

年齢

高齢。

品種

特定の好発傾向はみられない。

臨床徴候

鼻汁，鼻出血，くしゃみ，いびき，喘鳴，顔面変形などがみられる。前述の「犬の鼻腔腫瘍」も参照。

ステージ分類

ほとんどが鼻腔内に限局し，転移がみられることはまれである。ステージ分類は，前述の「犬の鼻腔腫瘍」を参照。

診断

前述の「犬の鼻腔腫瘍」，および猫の「鼻腔型リンパ腫」を参照。

治療

放射線療法が第一選択であり，外科療法や化学療法の効果は不明である。

- 寡分割照射：生存期間15～27カ月[27, 28]
- 低分割照射：生存期間11～14カ月[27, 29]

予後

Stage4（篩板の破壊あり），顔面変形がみられる症例は予後が悪く，生存期間はそれぞれ3カ月，2カ月である[29]。また，鼻出血がみられる症例は鼻出血がない症例より予後がよく，生存期間はそれぞれ27カ月，10カ月である[28]。

インフォームの注意点

放射線療法が実施可能であれば比較的長期の生存が見込めるが，高齢での発生が多いため，麻酔に耐えられるかなど全身状態の評価に留意する必要がある。

また顔面の変形が著しい場合は，放射線療法が奏効することで鼻腔の露出や口鼻瘻などが生じ，顔面が崩壊してしまうことがあるので，その可能性を伝えておくべきである。

参考文献

1. Owen LN. TNM Classification of Tumours in Domestic Animals. World Health Organization, 1980.
2. Adams WM, Kleiter MM, Thrall DE, et al. Prognostic significance of tumor histology and computed tomographic staging for radiation treatment response of canine nasal tumors. Vet Radiol Ultrasound. 2009; 50(3): 330-335.
3. Sones E, Smith A, Schleis S, et al. Survival times for canine intranasal sarcomas treated with radiation therapy: 86 cases (1996-2011). Vet Radiol Ultrasound. 2013; 54(2): 194-201.

4. Adams WM, Bjorling DE, McAnulty JE, et al. Outcome of accelerated radiotherapy alone or accelerated radiotherapy followed by exenteration of the nasal cavity in dogs with intranasal neoplasia: 53 cases (1990-2002). J Am Vet Med Assoc. 2005; 227(6): 936-941.

5. Lawrence JA, Forrest LJ, Turek MM, et al. Proof of principle of ocular sparing in dogs with sinonasal tumors treated with intensity-modulated radiation therapy. Vet Radiol Ultrasound. 2010; 51(5): 561-570.

6. Northrup NC, Etue SM, Ruslander DM, et al. Retrospective study of orthovoltage radiation therapy for nasal tumors in 42 dogs. J Vet Intern Med. 2001; 15(3): 183-189.

7. Iseri T, Horikirizono H, Abe M, et al. Outcomes of megavoltage radiotherapy for canine intranasal tumors and its relationship to clinical stages. Open Vet J. 2022; 12(3): 383-390.

8. Gieger T, Rassnick K, Siegel S, et al. Palliation of clinical signs in 48 dogs with nasal carcinomas treated with coarse-fraction radiation therapy. J Am Anim Hosp Assoc. 2008; 44(3): 116-123.

9. Buchholz J, Hagen R, Leo C, et al. 3D conformal radiation therapy for palliative treatment of canine nasal tumors. Vet Radiol Ultrasound. 2009; 50(6): 679-683.

10. Laing EJ, Binnington AG. Surgical therapy of canine nasal tumors: A retrospective study (1982-1986). Can Vet J. 1988; 29(10): 809-813.

11. Holmberg DL, Fries C, Cockshutt J, et al. Ventral rhinotomy in the dog and cat. Vet Surg. 1989; 18(6): 446-449.

12. Rassnick KM, Goldkamp CE, Erb HN, et al. Evaluation of factors associated with survival in dogs with untreated nasal carcinomas: 139 cases (1993-2003). J Am Vet Med Assoc. 2006; 229(3): 401-406.

13. Hahn KA, Knapp DW, Richardson RC, et al. Clinical response of nasal adenocarcinoma to cisplatin chemotherapy in 11 dogs. J Am Vet Med Assoc. 1992; 200(3): 355-357.

14. Langova V, Mutsaers AJ, Phillips B, et al. Treatment of eight dogs with nasal tumours with alternating doses of doxorubicin and carboplatin in conjunction with oral piroxicam. Aust Vet J. 2004; 82(11): 676-680.

15. Woodruff MJ, Heading KL, Bennett P. Canine intranasal tumours treated with alternating carboplatin and doxorubin in conjunction with oral piroxicam: 29 cases. Vet Comp Oncol. 2019; 17(1): 42-48.

16. Merino-Gutierrez V, Borrego JF, Puig J, et al. Treatment of advanced-stage canine nasal carcinomas with toceranib phosphate: 23 cases (2015-2020). J Small Anim Pract. 2021; 62(10): 881-885.

17. Ehling TJ, Klein MK, Smith L, et al. A prospective, multi-centre, Veterinary Radiation Therapy Oncology Group study reveals potential efficacy of toceranib phosphate (Palladia) as a primary or adjuvant agent in the treatment of canine nasal carcinoma. Vet Comp Oncol. 2022; 20(1): 293-303.

18. Belshaw Z, Constantio-Casas F, Brearley MJ, et al. COX-2 expression and outcome in canine nasal carcinomas treated with hypofractionated radiotherapy. Vet Comp Oncol. 2011; 9(2): 141-148.

19. Adams WM, Withrow SJ, Walshaw R, et al. Radiotherapy of malignant nasal tumors in 67 dogs. J Am Vet Med Assoc. 1987; 191(3): 311-315.

20. Kondo Y, Matsunaga S, Mochizuki M, et al. Prognosis of canine patients with nasal tumors according to modified clinical stages based on computed tomography: a retrospective study. J Vet Med Sci. 2008; 70(3): 207-212.

21. Henry CJ, Brewer WG Jr, Tyler JW, et al. Survival in dogs with nasal adenocarcinoma: 64 cases (1981-1995). J Vet Intern Med. 1998; 12(6): 436-439.

22. Haney SM, Beaver L, Turrel J, et al. Survival analysis of 97 cats with nasal lymphoma: a multi-institutional retrospective study (1986-2006). J Vet Intern Med. 2009; 23(2): 287-294.

23. Nakazawa M, Tomiyasu H, Suzuki K, et al. Efficacy of chemotherapy and palliative hypofractionated radiotherapy for cats with nasal lymphoma. J Vet Med Sci. 2021; 83(3): 456-460.

24. Taylor SS, Goodfellow MR, Browne WJ, et al. Feline extranodal lymphoma: response to chemotherapy and survival in 110 cats. J Small Anim Pract. 2009; 50(11): 584-592.

25. Meier VS, Beatrice L, Turek M, et al. Outcome and failure patterns of localized sinonasal lymphoma in cats treated with first-line single-modality radiation therapy: A retrospective study. Vet Comp Oncol. 2019; 17(4): 528-536.

26. Reczynska AI, LaRue SM, Boss MK, et al. Outcome of stereotactic body radiation for treatment of nasal and nasopharyngeal lymphoma in 32 cats. J Vet Intern Med. 2022; 36(2): 733-742.

27. Yoshikawa H, Gieger TL, Saba CF, et al. Retrospective evaluation of intranasal carcinomas in cats treated with external-beam radiotherapy: 42 cases. J Vet Intern Med. 2021; 35(2): 1018-1030.

28. Stiborova K, Meier VS, Takada M, et al. Definitive-intent radiotherapy for sinonasal carcinoma in cats: A multicenter retrospective assessment. Vet Comp Oncol. 2020; 18(4): 626-633.

29. Giuliano A, Dobson J. Clinical response and survival time of cats with carcinoma of the nasal cavity treated with palliative coarse fractionated radiotherapy. J Feline Med Surg. 2020; 22(10): 922-927.

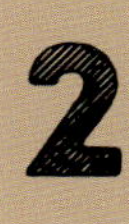

鼻腔腫瘍の診断の進め方・治療方針の決め方

フローチャート：リンパ腫以外の鼻腔腫瘍の場合

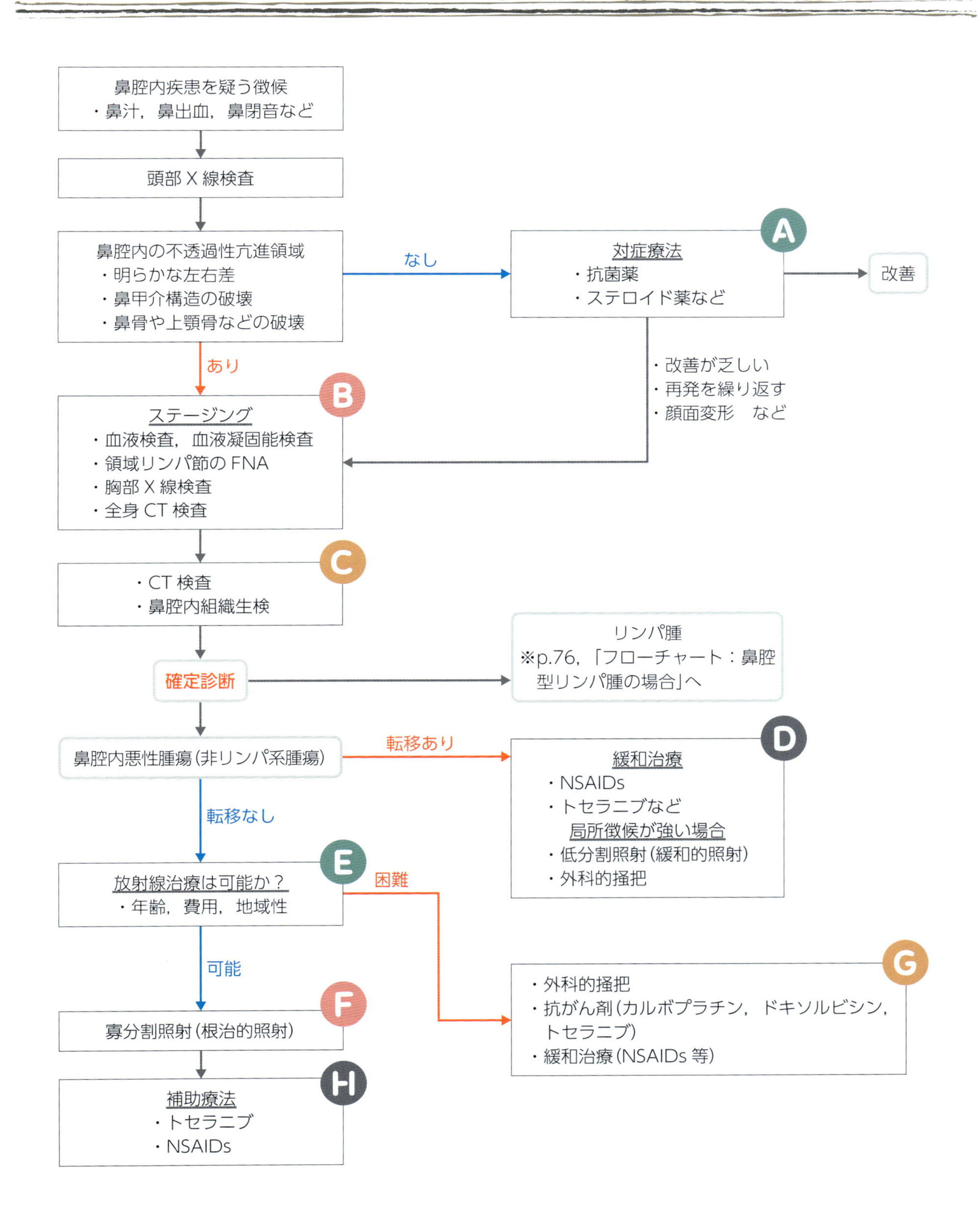

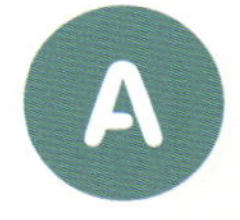

インフォームのポイント

鼻腔腫瘍は，対症療法によって一過性に改善がみられる場合が多い。そのため腫瘍の存在がマスクされてしまい，診断が遅れるケースが散見される。高齢動物において，特に鼻出血を認める場合は，臨床徴候が改善したとしても鼻腔腫瘍が隠れている可能性を伝えておく。

進める上での注意点

軽度の鼻炎であれば，1〜2週間程度で明らかな改善がみられることが多い。一方，改善が乏しい場合や再発がみられる場合は，使用薬剤の変更などは検討せず，画像検査や組織生検などの追加検査を検討する。

薬剤選択のポイント

鼻汁がみられる場合は薬剤感受性試験を実施し，適切な抗菌薬の選択を心がける。実施が困難な場合は，セファレキシン15〜20 mg/kg，PO，bid，アモキシシリン15〜20 mg/kg，PO，bidなどを選択する。経口投与が困難な場合は，セフォベシンナトリウム8 mg/kg，SCなどを使用する。

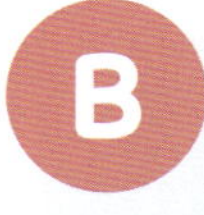

進める上での注意点

鼻腔腫瘍の場合，領域リンパ節は内側咽頭後リンパ節や下顎リンパ節となる。下顎リンパ節は触診で確認することができるが，内側咽頭後リンパ節についてはCT検査や超音波検査などでの評価が必要である。また炎症性に腫大することも多いため，異常がみられる場合は必ず細胞診を行い，正確な診断に努める。

鼻腔腫瘍では胸部転移を認めることはまれであるが，心疾患やほかの胸腔内疾患の見落としを防ぐためにも，必ず胸部X線検査もしくはCT検査での評価を行う。

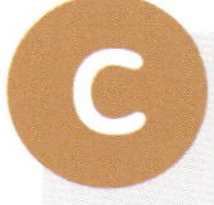

インフォームのポイント

二次診療施設でCT検査および組織生検を実施する場合，5〜10万円程度かかる場合が多い。基本的に麻酔が必須であるため，事前に麻酔に関するインフォームと全身状態の評価が必要となる。

進める上での注意点

NSAIDs，トセラニブともに劇的な治療効果は望めないため，鼻閉に伴う臨床徴候の改善を図る場合は，緩和放射線治療もしくは外科的掻把を考慮する。

薬剤選択のポイント

腎機能低下がある場合は，NSAIDsの使用と薬用量に注意が必要である。どのNSAIDsがよいかは不明であり，錠型や使用感で選択してかまわない。

犬

- ピロキシカム：0.3 mg/kg，PO，sid〜eod
- フィロコキシブ：5 mg/kg，PO，sid　など

猫

- ピロキシカム：0.3 mg/kg，PO，eod
- メロキシカム：0.05 mg/kg，PO，sid　など

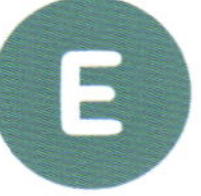

インフォームのポイント

治療方針は各施設によるが，寡分割照射が最も治療効果が高い一方，費用も高額となる。

また，遠方で通院が困難な場合，2週間程度入院して治療を行うこともある。近年は短期間（1日〜数日）に高線量を処方する照射方法を行う施設もあるため，通院頻度や期間については事前に問い合わせたほうがよい。

どのような治療機器，照射方法であっても，放射線障害（脱毛，皮膚炎，粘膜炎など，図8）は必発であるが，生命に影響するような副作用はまれである。

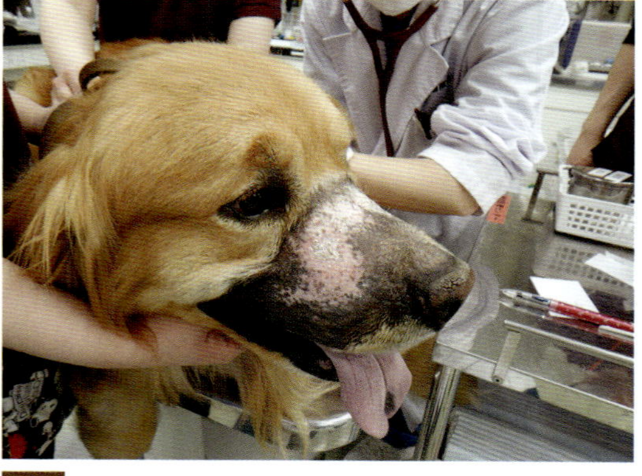

図8　放射線障害に伴う外貌の変化

照射部位に一致して，脱毛と色素沈着，皮膚炎が認められる。

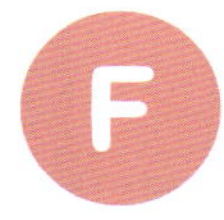

進める上での注意点

寡分割照射は 2～3 週間程度で治療が終了するものの，全身麻酔のための絶食により体重減少がみられることがある。また，低分割照射の場合は，治療期間が 4～5 週間と長いため，そのあいだに体調不良を訴えることも多い。下痢や嘔吐など放射線治療とは関連のない徴候の場合，一般的な対症療法を行って問題ない。

G

インフォームのポイント

基本的には放射線療法が第一選択であり，外科的掻把，抗がん剤などによる治療は十分な治療効果が見込めない可能性が高い。特に外科的掻把は術者の慣れが必要であり，また，高度に進行した状態(stage3～4)では延命効果は限定的である。抗がん剤に関しては，残念ながら報告にあるほどの縮小効果はみられないことが多い。

進める上での注意点

鼻腔内は血流が豊富であり，外科的掻把を行うと重度の出血が起きる可能性がある。また鼻腔内の構造が大きく破綻するため，その後の感染に注意が必要である。

猫では外鼻孔が狭く，鉗子などによる外科的な掻把は現実的に難しいことが多い。なお，猫の鼻腔腫瘍において，外科的掻把，抗がん剤の有効性は不明である。

薬剤選択のポイント

カルボプラチン，ドキソルビシン，ピロキシカムの組み合わせによる治療が報告されている。重度の心疾患がある場合は，ドキソルビシンの使用を避ける。抗がん剤治療の具体例を，図 9 に示す。

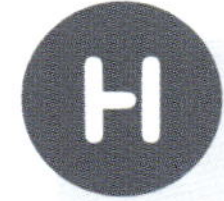

薬剤選択のポイント

腺癌などの上皮性腫瘍では，放射線療法終了後の追加治療としてトセラニブの投与が推奨される。再発までの期間が延長する場合が多いが，長期の投与が必要となるため定期的な副作用のチェックが必要となる。費用面や副作用によりトセラニブを希望されない場合は NSAIDs を使用する。

- トセラニブ：2.8～3.2 mg/kg，PO，週 3 回(月・水・金曜日に投与など)
- NSAIDs：前述の「D」を参照。

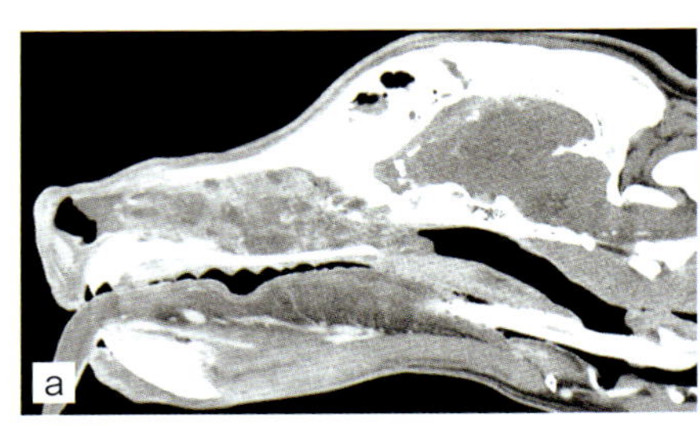

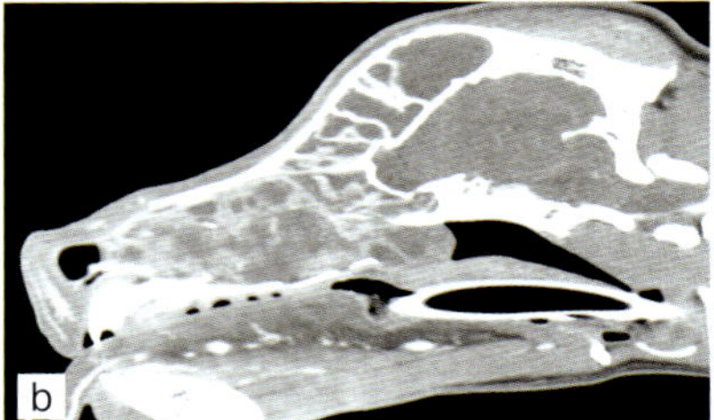

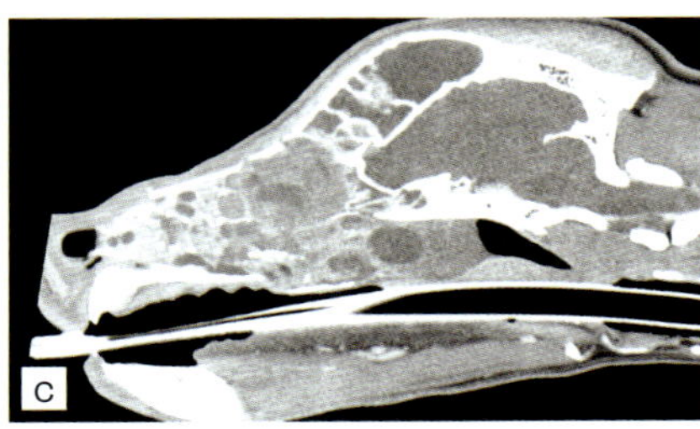

図 9 鼻腔内の軟骨肉腫と診断された症例の治療経過

ゴールデン・レトリーバー，3 歳齢。両側鼻腔内に占拠性病変を認め，組織生検の結果，軟骨肉腫と診断された。寡分割照射を行ったものの病変は不変であり，抗がん剤治療を実施した。Woodruff らの報告[13,14]をもとに，3 週ごとに CCDCCD (C：カルボプラチン 250～300 mg/m^2，IV，D：ドキソルビシン 25～30 mg/m^2，IV)の順で抗がん剤治療を実施(ピロキシカム 0.3 mg/kg，sid も併用)。残念ながらいずれの治療においても明らかな効果はみられず，6 回目の抗がん剤投与後に終了となった。その後はかかりつけ病院にて，シクロホスファミドを用いたメトロノーム化学療法を実施したが，第 495 病日に死亡した(カルボプラチン初回投与から 397 日，メトロノーム化学療法開始から 259 日)。なお，本症例は大型犬であり，費用の問題からトセラニブは使用しなかった。
a：診断時(第 1 病日)，b：カルボプラチン 2 回投与後(第 146 病日)，c：抗がん剤治療終了後(第 232 病日)。経過とともに病変が徐々に増大していることが分かる。

フローチャート：鼻腔型リンパ腫の場合

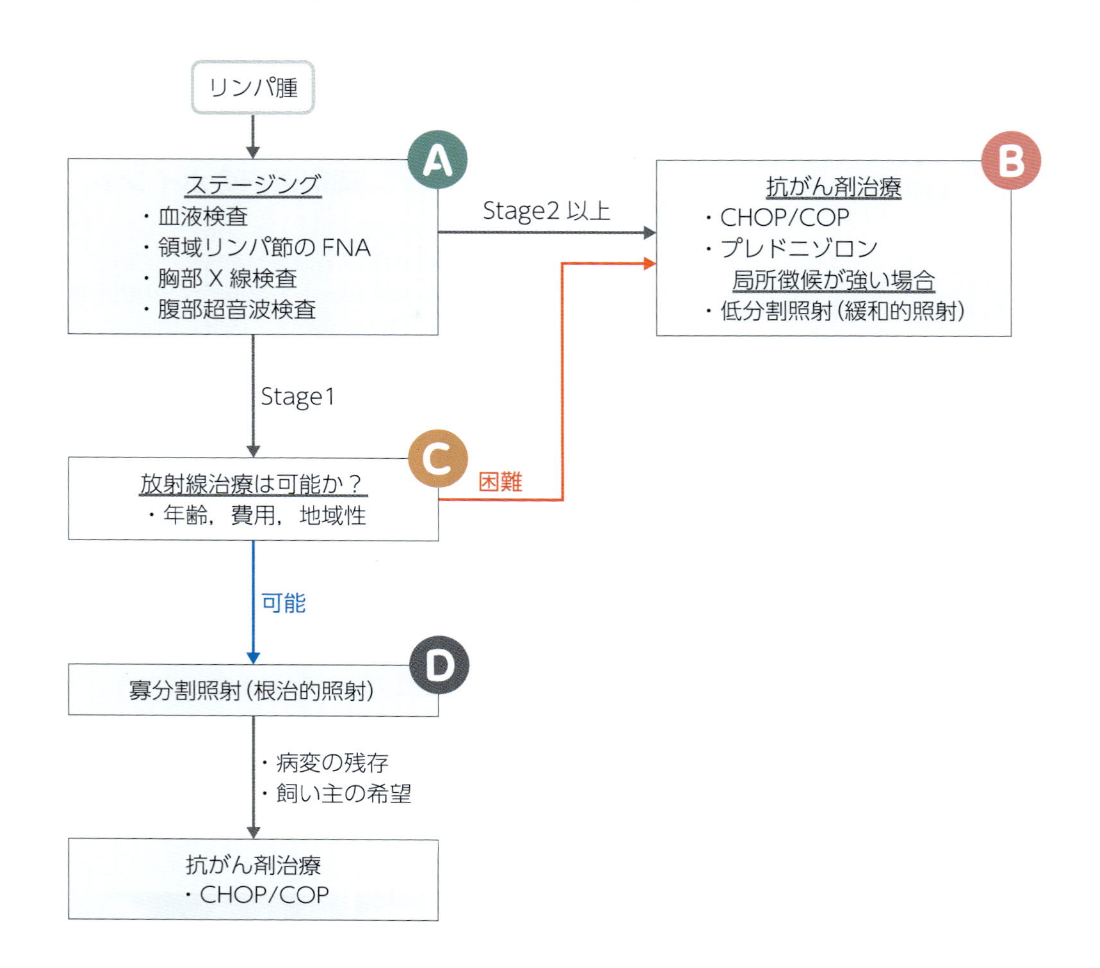

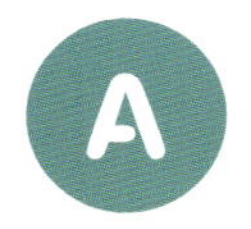

進める上での注意点

猫の鼻腔型リンパ腫は鼻腔内に限局する場合が多いが，診断時に腹部臓器(特に腎臓)に転移を認めることがあるため，ステージングの際は必ず腹部の評価も行う。領域リンパ節や腹部臓器への転移が疑われる場合は，必ず細胞診を行い評価する。

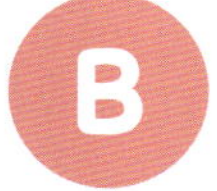

進める上での注意点

抗がん剤の選択は，ほかのリンパ腫と大きく変わらないため，p.287,「猫のリンパ腫」を参照されたい。鼻腔の閉塞に伴う臨床徴候が強い場合は，緩和的な放射線療法が徴候の改善に有効なことがある。

薬剤選択のポイント

猫の鼻腔型リンパ腫における CHOP と COP の治療成績に大きな差はみられないため，使い慣れた治療法を選択する。

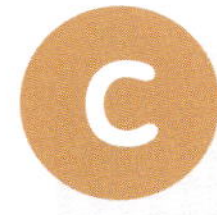

インフォームのポイント

限局した猫の鼻腔型リンパ腫では放射線療法が第一選択であり，長期の生存が期待できる。ただし，抗がん剤の効果がみられない症例では，放射線療法を行っても効果が乏しいことが多く，逆も然りである。

進める上での注意点

放射線療法終了後に抗がん剤治療を行うことで生存期間が延長するかどうかは不明であるが，少なくとも病変が残存している場合は実施すべきである。

第 4 章
眼の腫瘍

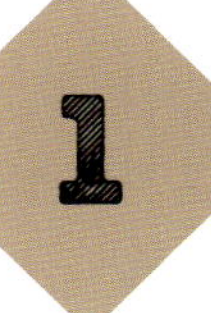

代表的な眼の腫瘍とその概要

犬と猫の眼瞼腫瘍

犬と猫の眼球腫瘍

1 代表的な眼の腫瘍とその概要

眼の腫瘍は，主に眼瞼の腫瘍と眼球（眼球結膜／強膜，虹彩／毛様帯）の腫瘍に大別されます。眼瞼腫瘍では眼球の機能温存と眼瞼の再建が問題となりやすく，眼球腫瘍では基本的に眼球摘出が第一選択となります。いずれにおいても眼球機能の温存を希望する場合は，眼科専門医との連携が必要です。

犬と猫の眼瞼腫瘍

犬では眼瞼腫瘍が発生しやすく，良性腫瘍の発生が多い。一方，猫での眼瞼腫瘍の発生はまれであるが，悪性腫瘍の発生が多い。大型化すると眼瞼形成が困難となるため，早期の診断と治療が望まれる。

発生

犬

犬の眼瞼腫瘍は，マイボーム腺腫が44～60％，悪性黒色腫が18～21％，乳頭腫が10～17％で発生する[1]。そのほかには組織球腫，肥満細胞腫，腺癌，基底細胞癌，扁平上皮癌，線維腫，線維肉腫，血管腫，血管肉腫，リンパ腫などが発生する[1]（図1）。第三眼瞼に限ると85％が腺癌で，14％が腺腫，1％が扁平上皮癌である[2]。

猫

猫の眼瞼腫瘍はまれであり，皮膚腫瘍の3.6％程度である。眼瞼腫瘍の65％が扁平上皮癌であり（図2），そのほかには腺癌，腺腫，肥満細胞腫，基底細胞癌，線維腫，線維肉腫，血管腫，血管肉腫，悪性黒

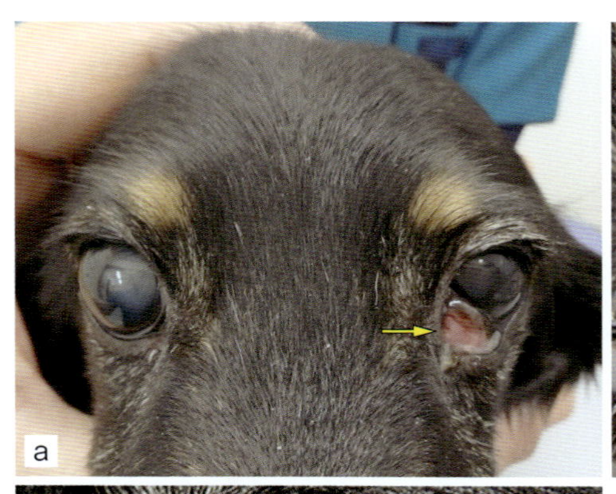

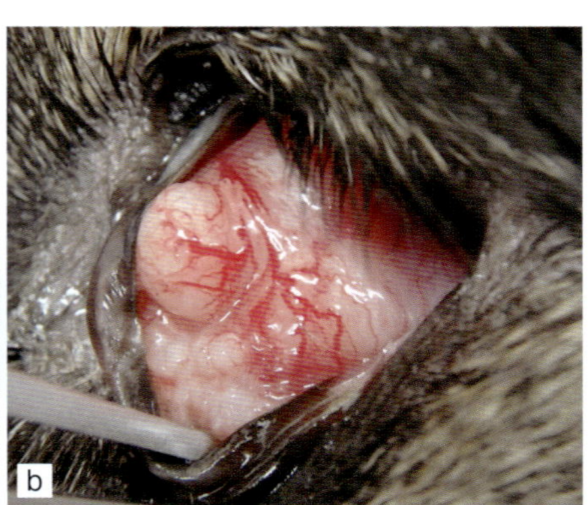

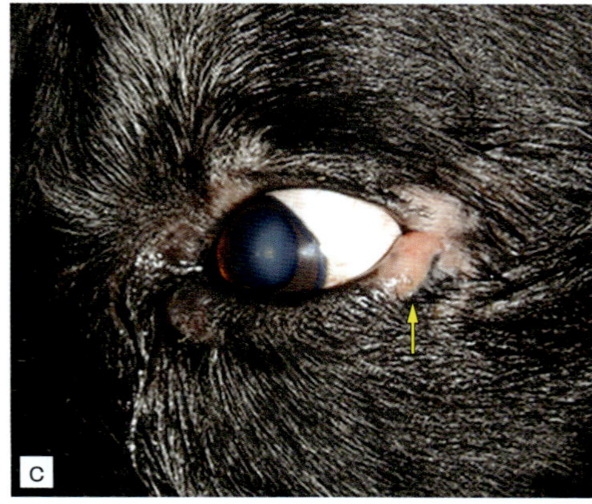

図1　眼瞼腫瘍の肉眼所見（犬）

a，b：第三眼瞼に発生した腺癌の肉眼所見。
a：左眼の瞬膜の突出（矢印）と眼球の変位がみられる。
c：眼瞼に病変を形成した皮膚型リンパ腫の肉眼所見。眼瞼に脱毛を伴う肥厚部位がみられる（矢印）。

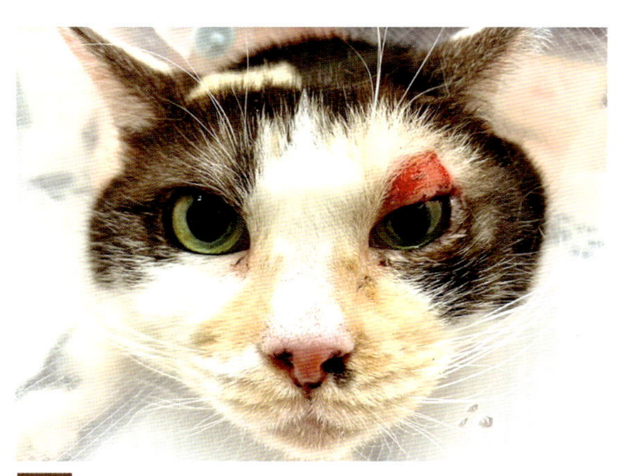

図2 猫の眼瞼の扁平上皮癌の肉眼所見
左の上眼瞼に肥厚とびらんがみられた。
(むらかみ犬猫病院　村上圭先生のご厚意による)

色腫，まれではあるが，猫拘束性眼窩筋線維芽細胞性肉腫(feline restrictive orbital myofibroblastic sarcoma：FROMS)などが発生する[1]。第三眼瞼に限ると83%が腺癌で，17%が扁平上皮癌である[2]。

年齢，品種

犬

犬では組織球腫を除き，高齢で発生する(平均8～9歳齢)。ボクサー，コリー系，ワイマラナー，コッカー・スパニエル，ビーグル，シベリアン・ハスキー，イングリッシュ・セターなどで好発する[3,4]。

猫

猫では10歳齢以上での発生が多い。特に白色被毛の猫で眼瞼の扁平上皮癌が発生しやすい[1]。

臨床徴候

発生部位によって，流涙，眼脂，羞明などを認める。腫瘍が角膜損傷の要因となることもあるが，小型の腫瘍では無徴候であることが多い。

ステージ分類

犬の眼瞼腫瘍は良性挙動を取るものが多く，転移が問題となることは少ない。一方，猫の眼瞼腫瘍は悪性度が高い。第三眼瞼腫瘍での転移率は，犬では11%，猫では40%とされる[2]。ステージ分類は，皮膚のWHOステージ分類が使用される(p.32，「犬と猫の体表腫瘍」表3を参照)。

診断

眼瞼腫瘍の診断は，切除生検によって行う場合が多い。腫瘍が大型の場合は，細胞診や組織生検を行ってもよいが，細胞診の診断精度は低い(50%程度)[5,6]。

治療

治療の第一選択は外科切除である。小型の腫瘍に関しては，診断を兼ね，楔形に切除生検が行われる場合が多い。小型で良性腫瘍を疑う場合，マージンは1～2 mm程度で十分であり，眼瞼の形成も問題になりにくい。大型のものや悪性腫瘍の可能性が高い場合は，切除範囲が広くなる。一般的に，欠損が眼瞼の長さの1/3に及ぶ場合は，眼瞼の形成術が必要となる。半円フラップ法や口唇を利用した皮弁形成など複数の手技があり，詳細は成書を参照されたい。

また，腫瘍が小型(5 mm程度)で良性腫瘍を疑う場合は，凍結療法やレーザー焼灼も可能である。凍結療法に関しては，再発率において外科切除との差はみられていない[4]。

予後

完全切除ができれば予後は良好である。大型で浸潤性の強い腫瘍については再発リスクが高く，拡大切除が必要となる。FROMSは，両側の眼窩や口腔内に浸潤し，予後が悪い(生存期間9カ月)[7]。

インフォームの注意点

眼瞼腫瘍は流涙や眼脂の原因となり，審美的な観点からも問題となりやすい腫瘍である。臨床的に良性と判断できる場合，緊急性は低いが，大型化すると眼瞼の形成が困難となり，眼球の温存が困難となる可能性があるため，増大傾向がみられる場合は早期の外科切除が望ましいことを伝える。

犬と猫の眼球腫瘍

犬猫ともに，眼球(結膜，角膜，ブドウ膜など)の腫瘍はまれである。良性挙動を取るものが多いものの，緑内障やブドウ膜炎，視覚障害により生活の質(QOL)が低下することがある。

発生

犬

犬の眼球腫瘍としては，黒色腫，悪性黒色腫(図3)，毛様帯腺腫，腺癌，リンパ腫などが発生する[8]。

猫

猫の眼球腫瘍は，多くが悪性黒色腫である。また，過去の眼球損傷により，眼内肉腫が発生することがある[9]。

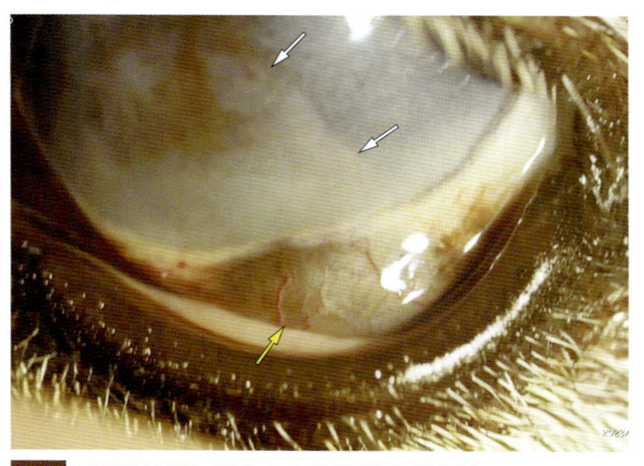

図3　眼球結膜に発生した悪性黒色腫(犬)
結膜に，膨隆する黒色の腫瘤が確認され(黄矢印)，前眼房にも腫瘤がみえる(白矢印)。

年齢，品種

犬

犬の眼球の黒色腫は二峰性に発生し，4歳齢以下のものは進行性であり，8歳齢以上でみられるものは増殖が緩やかである。ジャーマン・シェパード・ドッグ，レトリーバー系，ロットワイラー，コッカー・スパニエルなどで好発する。ケアーン・テリアにおいて，遺伝的な眼球メラノーシスの発生が知られており，2.6%で黒色腫もしくは悪性黒色腫に移行する[10]。

猫

猫のメラノサイト関連腫瘍の好発年齢は11歳齢である[10]。

臨床徴候

眼内の腫瘍を早期に発見することは難しく，ある程度の大きさになり，緑内障やブドウ膜炎，前眼房出血を呈することで発見されることが多い。

猫の虹彩に発生する黒色腫(猫び漫性虹彩メラノーマ)は，虹彩の色素沈着(虹彩メラノーシス)から始まり徐々に虹彩表面が膨隆し，黒色腫，さらには悪性黒色腫へと移行する(図4，5)。

ステージ分類

犬の眼球の悪性黒色腫は比較的転移しにくく，結膜

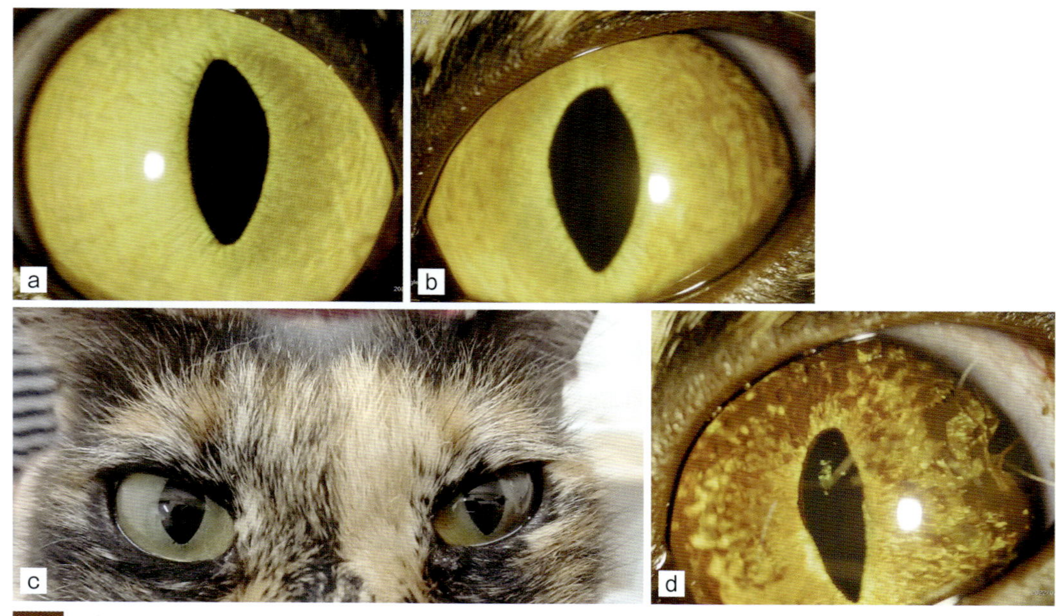

図4　猫び漫性虹彩メラノーマの外貌と経過
a：初診時の右眼，b：初診時の左眼，c：初診時の外貌，d：初診から2年経過後の左眼。
初診時に左眼の虹彩に軽度の色素沈着を認め，虹彩メラノーシスと診断した(b)。徐々に範囲が拡大し，膨隆を認めたため(d)，初診から2年後に眼球摘出を行った。病理組織学的に，び慢性虹彩メラノーマと診断された。

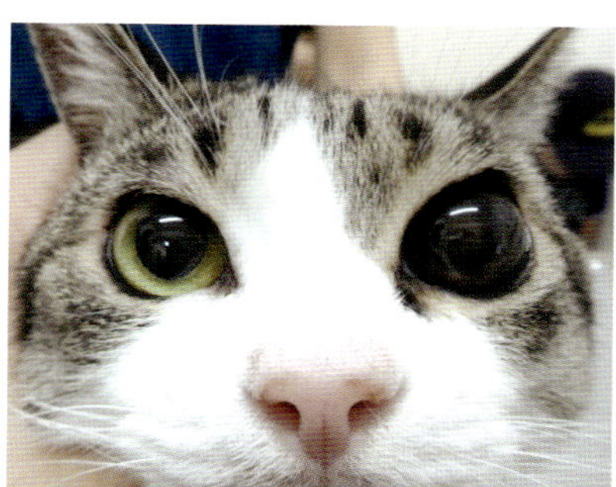

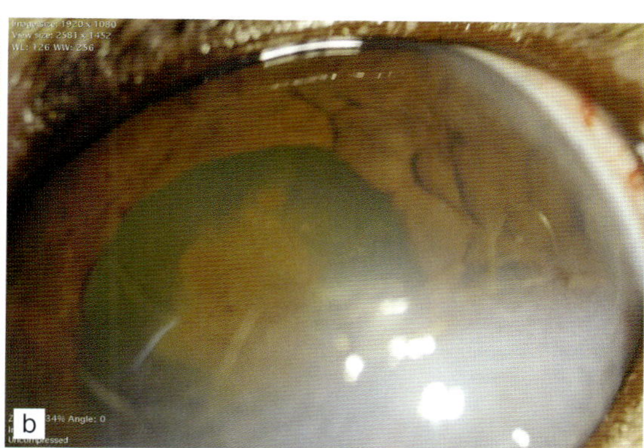

図 5　猫び漫性虹彩メラノーマの外貌（進行例）

a：左眼は緑内障を呈し，牛眼となっている。
b：虹彩表面は腫瘤で完全に置換されており膨隆が目立つ。病理組織学的に，猫び慢性虹彩メラノーマと診断された。

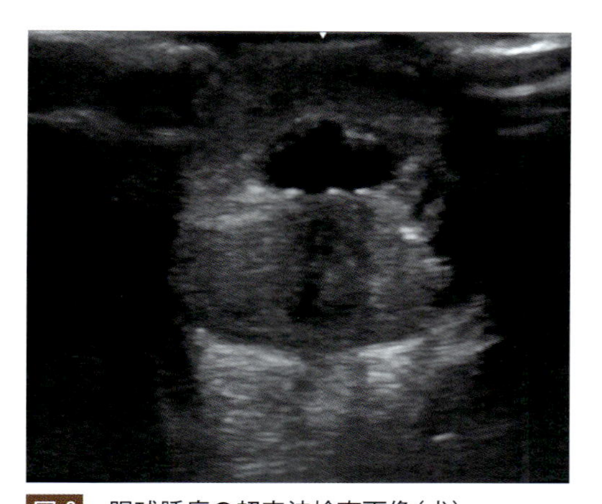

図 6　眼球腫瘍の超音波検査画像（犬）

図 3 と同症例。眼球構造が腫瘍で置換され，眼球内に腫瘍が充満している。

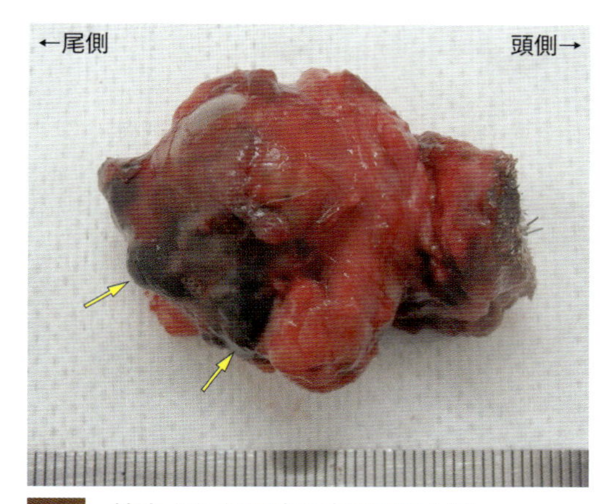

図 7　摘出された眼球の肉眼所見（犬）

図 3 と同症例。腫瘍が結膜を超え，眼球外に浸潤している（矢印）。

発生の悪性黒色腫では 17％でリンパ節や肺への転移がみられる[10]。また，ブドウ膜の黒色腫の転移率は 4～6％である[10]。一方，猫の虹彩にみられる黒色腫は挙動が悪く，転移率は 20～63％[10] であり転移は領域リンパ節，肺，腹腔内臓器にみられる。

診断

一般的な眼科検査を実施し，腫瘍の有無を確認する。眼の腫瘍に対し，術前に組織生検や細胞診を実施することは少ない。病変の評価には超音波検査が有用であり，腫瘍の大きさや眼内構造の確認が可能である（図 6）。通常は，眼球摘出により診断と治療を同時に行うことが多いが，飼い主が眼球機能の温存を希望する場合は，早急に眼科専門医への紹介を検討する。

治療

治療の第一選択は外科切除であり，通常は眼球摘出が行われる（図 7）。眼球腫瘍は眼内構造を破壊することで視覚障害を起こすほか，難治性の緑内障，ブドウ膜炎の原因となり，著しい QOL の低下を伴うため，良悪にかかわらず眼球摘出が選択される場合が多い。

予後

犬

犬の眼球腫瘍は，完全切除できれば予後は良好である。腫瘍が眼球外に浸潤している場合は，再発リスクが高い（犬の結膜の悪性黒色腫：再発率 55％）[10]。

猫

猫の眼球の悪性黒色腫は進行するほど予後が悪く，虹彩全体～眼球全体に広がった場合の予後は不良である（5 年生存率：15％）[11]。

インフォームの注意点

眼球腫瘍は前眼房に発生し，肉眼的に確認できる場合は比較的早期に発見できることもあるが，多くはブドウ膜炎や緑内障と診断され，その後に進行した状態で発見される。眼球摘出は飼い主にとって辛い選択であるが，痛みや苦痛を取りのぞける唯一の処置であることを理解してもらう必要がある。

また，猫の虹彩メラノーシスは，腫瘍化してしまうと転移率も高くなるため，虹彩色の変化がみられる症例に対しては，定期的な観察を行い，色素沈着の拡大や膨隆を認めた際は早期の診断と治療が必要となる。

参考文献

1. Aquino SM. Management of eyelid neoplasms in the dog and cat. Clin Tech Small Anim Pract. 2007; 22(2): 46-54.
2. Dees DD, Schobert CS, Dubielzig RR, et al. Third eyelid gland neoplasms of dogs and cats: a retrospective histopathologic study of 145 cases. Vet Ophthalmol. 2016; 19(2): 138-143.
3. Krehbiel JD, Langham RF. Eyelid neoplasms of dogs. Am J Vet Res. 1975; 36(1): 115-119.
4. Roberts SM, Severin GA, Lavach JD. Prevalence and treatment of palpebral neoplasms in the dog: 200 cases (1975-1983). J Am Vet Med Assoc. 1986; 189(10): 1355-1359.
5. Flaherty EH, Robinson NA, Pizzirani S, et al. Evaluation of cytology and histopathology for the diagnosis of canine orbital neoplasia: 112 cases (2004-2019) and review of the literature. Vet Ophthalmol. 2020; 23(2): 259-268.
6. Isaza D, Robinson NA, Pizzirani S, et al. Evaluation of cytology and histopathology for the diagnosis of feline orbital neoplasia: 81 cases (2004-2019) and review of the literature. Vet Ophthalmol. 2020; 23(4): 682-689.
7. Bell CM, Schwarz T, Dubielzig RR. Diagnostic features of feline restrictive orbital myofibroblastic sarcoma. Vet Pathol. 2011; 48(3): 742-750.
8. Labelle AL, Labelle P. Canine ocular neoplasia: a review. Vet Ophthalmol. 2013; 16 Suppl 1: 3-14.
9. Dubielzig RR. Ocular neoplasia in small animals. Vet Clin North Am Small Anim Pract. 1990; 20(3): 837-848.
10. Wang AL, Kern T. Melanocytic ophthalmic neoplasms of the domestic veterinary species: a review. Top Companion Anim Med. 2015; 30(4): 148-157.
11. Kalishman JB, Chappell R, Flood LA, et al. A matched observational study of survival in cats with enucleation due to diffuse iris melanoma. Vet Ophthalmol. 1998; 1(1): 25-29.

第 5 章
口腔内腫瘍

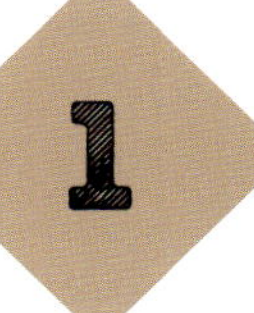

代表的な口腔内腫瘍とその概要

犬の口腔内腫瘍
猫の扁平上皮癌

2

口腔内腫瘍の診断の進め方・治療方針の決め方

フローチャート：犬の口腔内腫瘍の場合
フローチャート：猫の口腔内腫瘍の場合

1 代表的な口腔内腫瘍とその概要

口腔内には様々な腫瘍が発生しますが，観察が難しく，来院時にはすでに進行していることも多くあります。また，早々に転移するものや，浸潤性が強く早期であっても拡大切除が必要なものなど，腫瘍の種類により対応は様々です。初期対応を誤ると取り返しのつかない事態に陥ることもしばしばあり，注意が必要です。

犬の口腔内腫瘍

口腔内には良悪様々な腫瘍が発生するが，初期対応を行う上では，それぞれの腫瘍の特徴を理解することが重要である（表 1）[1-3]。

悪性黒色腫

悪性黒色腫は，口腔内において最も高率に発生する悪性腫瘍であり，強い局所浸潤性と高い転移率から予後は不良である。長期生存を得るためには早期の拡大切除が最も有効であるが，口腔尾側や硬口蓋など，進行するまで気付きにくい部位で発生した場合には，発見時すでに外科対応が困難な状況であることも多い。

発生

すべての口腔内腫瘍のうち 1 割程度，また口腔内悪性腫瘍のうち 3〜4 割程度で認められる。

年齢，性別

中〜高齢に多く，性差は知られていない。

品種

ほかの口腔内悪性腫瘍と比較し，小型犬に好発する。スコティッシュ・テリア，ゴールデン・レトリーバー，ミニチュア・プードル，ミニチュア・ダックスフンドなどでの好発が知られている。

臨床徴候

小型で臨床徴候を伴わないものでは，偶発的に飼い主が腫瘤に気付いたり，おもちゃや食事，飲み水への血液の付着を主訴として来院する場合もある。

歯肉，口蓋，口唇などに黒色〜ピンク色の不整な腫瘤がみられ（図 1a），進行すると唾液過多，口臭，開口時の疼痛や採食困難，体重減少がみられる。眼窩や鼻腔内に進行した場合，顔面変形（図 1b），鼻出血などもみられる。また，歯周炎を疑い抜歯を行ったものの，実は口腔内腫瘍による歯の動揺であったということも多い。

表 1 犬の口腔内に発生しやすい腫瘍と特徴

腫瘍	発生順位	好発年齢	犬種	骨浸潤	転移	生存期間
悪性黒色腫	第 1 位（30〜40%）	高齢（11〜13 歳齢）	小型犬	多い（80%）	高率（14〜67%）	短期（6〜9 カ月）
扁平上皮癌	第 2 位（20〜30%）	中齢（8〜9 歳齢）	中〜大型犬	多い（75%）	まれ（<20%）	長期（19〜26 カ月）
線維肉腫	第 3 位（10〜25%）	中齢（8〜9 歳齢）	中〜大型犬	多い（85%）	まれ（<20%）	長期（7〜22 カ月）
棘細胞性エナメル上皮腫	第 4 位（10%）	中齢（8〜9 歳齢）	様々	多い（70%）	なし	影響なし（>20 カ月）

（文献 1〜3 をもとに作成）

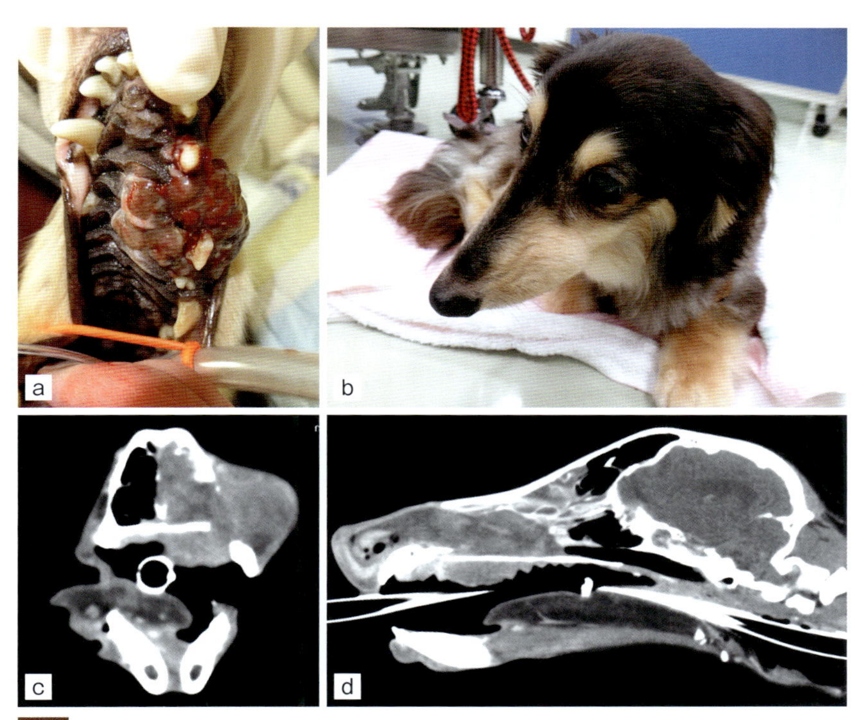

図1　上顎の歯肉～口蓋に形成された悪性黒色腫

a：上顎の肉眼所見，b：aの症例の外貌。
c，d：同症例のCT画像。口蓋の腫瘍は上顎骨を破壊し，皮下や鼻腔内に広がっている。外貌からは予想できないほど広範囲に腫瘍が浸潤していることも多い。

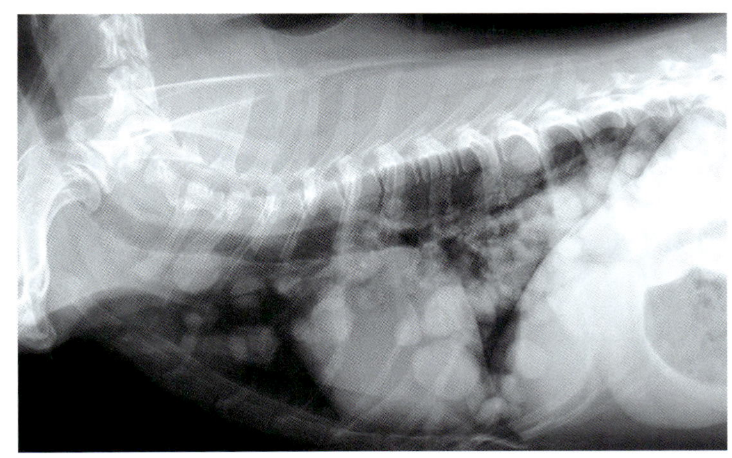

図2　悪性黒色腫の肺転移像

多発性の結節パターンが観察される。

ステージ分類

通常，悪性黒色腫の転移は領域リンパ節および肺にみられやすい。転移率は領域リンパ節で58～74%，肺で14～67%とされ[4]，局所治療を行ったほとんどの症例は肺転移によって死亡する(図2)。

臨床ステージ分類は，口腔内腫瘍のもの(後述の「扁平上皮癌」表3を参照)と悪性黒色腫に使用されるものがあり，TNM分類をもとにstage1～4の4段階に分類されている(表2)。

ステージングは，X線検査，超音波検査，CT検査などにより行うが，腹部臓器への転移はまれである。骨浸潤は57%の症例で認められるが，X線検査のみで骨浸潤を評価することは困難であるため，原発腫瘍の浸潤度はCT検査やMRI検査で評価することが望ましい。リンパ節転移に関しては，30%の症例において両側の下顎リンパ節および内側咽頭後リンパ節のすべてに転移を認めたことが示されており[6]，領域リンパ節は複数あるものと考えるべきである。

表 2　悪性黒色腫の TNM 分類とステージ分類

	T：原発腫瘍	N：領域リンパ節	M：遠隔転移
所見と評価	1：原発腫瘍が 2 cm 以下	0：転移なし	0：遠隔転移なし
	2：原発腫瘍が 2〜4 cm	1：転移あり	1：遠隔転移あり
	3：原発腫瘍が 4 cm を超える	2：転移あり and 固着	

Stage	TNM 分類		
	T	N	M
Stage1	1	0	0
Stage2	2	0	0
Stage3	2	1	0
	3	0	0
Stage4	any（1〜3）	any（0〜2）	1

（文献 5 をもとに作成）

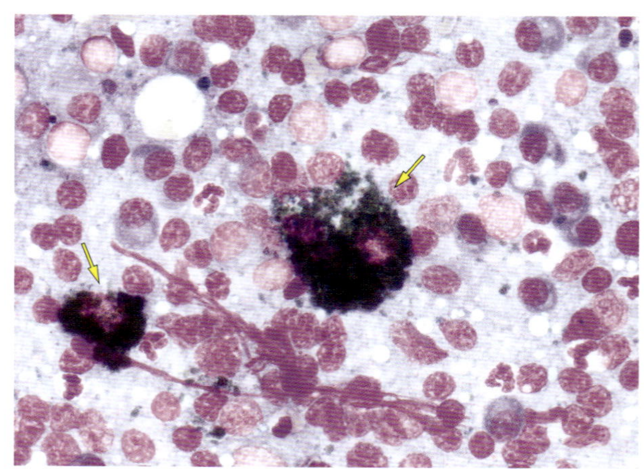

図 3　リンパ節の細胞診で観察されたメラノファージ
メラノファージ（矢印）は悪性黒色腫の転移と誤認されやすい。

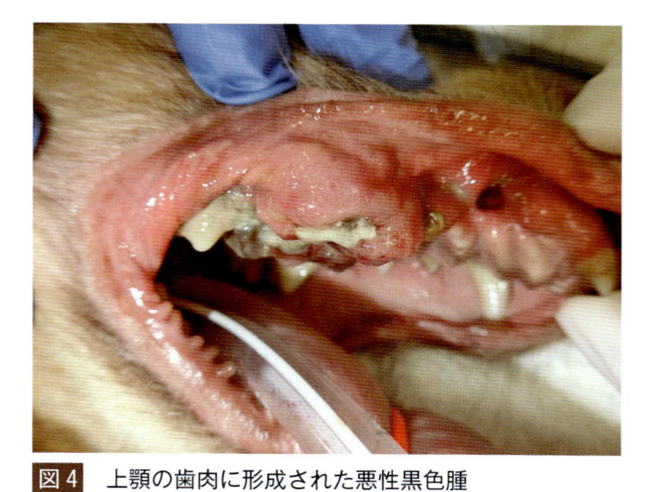

図 4　上顎の歯肉に形成された悪性黒色腫
腫瘤はピンク色であり，色素産生が少ないタイプと考えられる。

＋α

リンパ節については，正常サイズであっても 40％の症例で転移がみられず，逆に腫大していても 49％の症例では転移がみられなかったことが報告されている[7]。そのため，リンパ節については大きさにかかわらず，細胞診もしくは切除生検により転移の有無を評価する必要がある。

また，原発腫瘍の大きさが 6.5 mm 以下ではリンパ節転移はみられず，24.5 mm を超えると転移率は 100％であったとの報告があるため[8]，原発腫瘍の大きさもひとつの目安になるかもしれない。ただし，リンパ節の評価では細胞診と組織診断の一致率が低いことが報告されており[9]，特にメラノファージを腫瘍細胞と誤認しないよう注意が必要である（図 3）。

診断

原発腫瘍は肉眼上，黒色を呈していることが多いが，口腔内は色素沈着がみられやすい部位であるため腫瘤の色調で種類を判断することは避けるべきである。無顆粒性や低色素性の悪性黒色腫では，ピンク色〜赤色の肉様腫瘤を認めることも多い（図 4）。

細胞診について，腫瘍表面のスタンプ検査では粘膜上皮や炎症細胞のみが採取されることが多く，診断価値は低い。そのため腫瘤内部から FNA で細胞を採取し，評価を行う。典型的な例では黒色〜灰青色の微細な顆粒を有する紡錘形〜上皮様の細胞集塊が採取される（図 5a）。悪性黒色腫の細胞の形態は多様で，全く顆粒をもたないものや独立円形細胞様にみえるものもあり，細胞診のみでの評価は慎重に行う必要がある（図 5b）。腫瘍自体にある程度の大きさがあれば，全身麻酔もしくは鎮静下で組織生検を行ってもよい。生検の際は，有茎状になっている部分などを選ぶ。正常部位との境界部付近からの採材は，その後の治療に影響する可能性があるため避けなければならない。

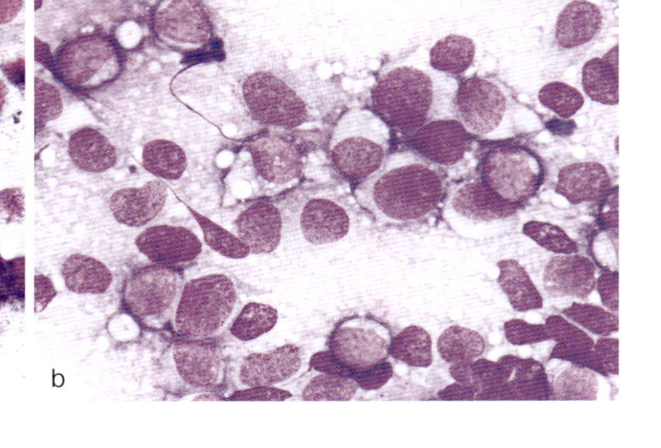

図5 悪性黒色腫の細胞診像

a：典型例。微細な黒色顆粒を有した大型で異型性の高い紡錘形～上皮様の細胞集塊が採取される。
b：非典型例。細胞は円形で顆粒はみられず，幼若な核クロマチン構造を呈する。

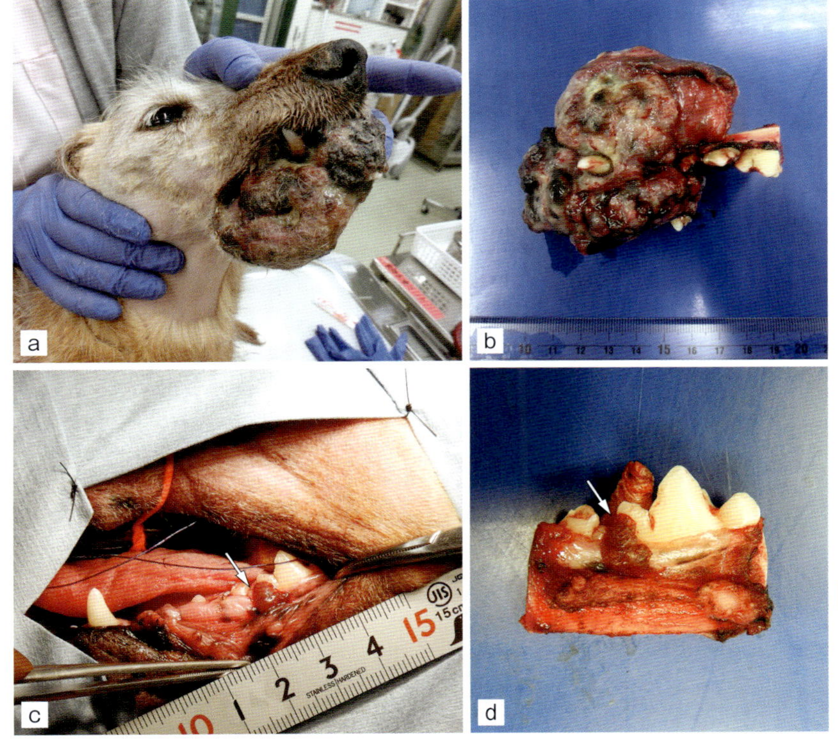

図6 顎骨を含む外科切除を行った症例

a，b：下顎に発生した大型の悪性黒色腫。
c，d：下顎の歯肉に発生した小型の悪性黒色腫(矢印)。

治療

外科療法

治療は，外科切除が最も効果的である。切除マージンは2 cm 以上が推奨されており，歯肉や口蓋で発生したものでは骨を含めた切除が必要となる(図6)。広範囲の切除を行うと，術後に採食の補助(食事形態の工夫，栄養チューブの設置など)が必要となる場合がある。生存期間は6～21 カ月，再発率は0～59％と報告されている[10]。

放射線療法

外科切除が不適応である症例や，飼い主が外貌の変化を希望しない場合，また不完全切除時の補助療法には放射線療法が有効であり，多くの症例で局所のコントロールが可能である(図7)。

- 放射線療法：反応率は83～94％，再発率は11～27％，生存期間は4～12 カ月とされる[11]

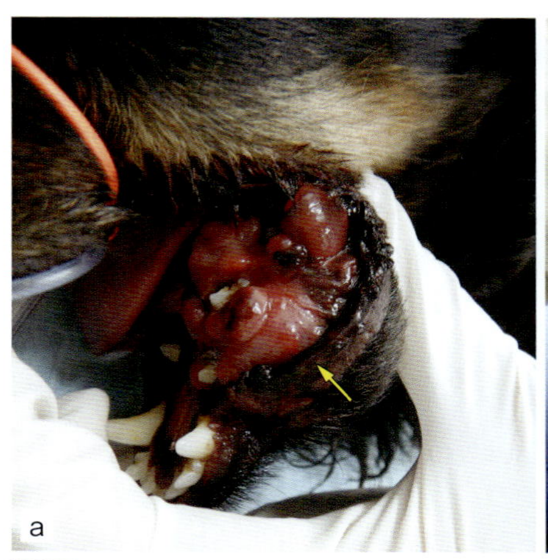

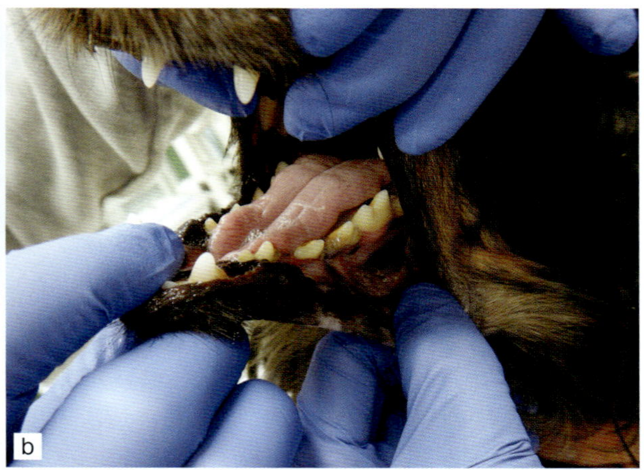

図7　放射線療法を実施した悪性黒色腫

a：左下顎に不整で大型の腫瘍が形成されている（矢印）。
b：放射線療法終了後。肉眼上腫瘍は確認できない。

化学療法

化学療法については，カルボプラチンの使用が報告されているが，効果は限定的である。

- 肉眼病変に対する使用：反応率 28～37％，増大するまでの期間 165 日（ただし全症例で再発）[12, 13]
- 顕微鏡病変に対する使用：外科切除後，放射線療法後の使用が報告されているが，いずれも化学療法の効果は否定的である[14, 15]。

その他

免疫チェックポイント阻害薬による治療効果が報告されており，国内の一部施設で使用可能である[16]。

また，良性の挙動をとる高分化型悪性黒色腫が報告されている[17]。1 cm 程度の大きさ，高度な色素沈着，少ない核分裂指数（<3/10 HPF）といった特徴があり，外科切除単独で予後良好である（図 8）。

予後

病理組織学的な予後因子として，免疫組織染色における Ki67（細胞増殖マーカー）の増加，核異型の強さ，核分裂指数の増加（>4/10 HPF）がみられるものは予後が悪い。また，無顆粒性あるいは顆粒が少ないものは予後が悪い[18]。

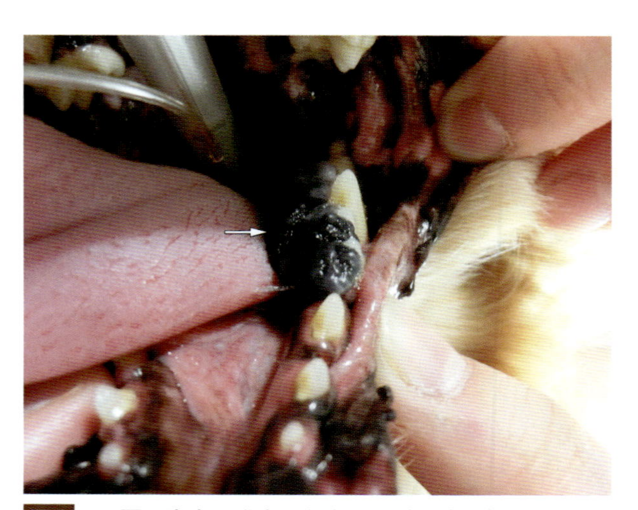

図8　下顎の歯肉に発生した高分化型悪性黒色腫

辺縁部の外科切除のみで，その後再発はみられなかった。

- 外科療法[10]
  - stage1：21 カ月
  - stage2：8 カ月
  - stage3：6 カ月
- 放射線療法[11]
  - stage1：25 カ月
  - stage2：9 カ月
  - stage3：5.4 カ月
  - stage4：2.6 カ月

インフォームの注意点

口腔内腫瘍は，どの組織型であっても悪性であれば，骨を含めた広範囲の外科切除が必要となる場合が多い。術後の外貌の変化や機能欠損は，獣医師にとってはあまり気にならないものかもしれないが，飼い主によって許容度は様々であり大きな不安となりやすい。治療を勧めるにあたっては，実際の切除後の外貌がどうなるのか，食事の補助がどの程度必要となるのか，腫瘍の位置や大きさを踏まえたうえでの事前説明が重要となる。

扁平上皮癌

犬の口腔内腫瘍のうち，2番目に多くみられる悪性腫瘍である。扁桃に発生したものを除き転移率は低く，局所での制御が疾患の制御につながる。口腔内に発生する悪性腫瘍の中では長期予後が期待できる腫瘍であるため，早期の診断と治療介入が重要である。

発生

口腔内悪性腫瘍のうち，2割前後。

年齢，性別

8～9歳齢。品種の偏りは知られていないが，大型犬での発生が多い。

臨床徴候

歯肉や口蓋，舌などに，脆弱で易出血性のピンク色～赤色の腫瘤や潰瘍が形成される(図9)。悪性黒色腫と同様，唾液過多，口臭，開口時の疼痛や採食困難，体重減少，さらに眼窩や鼻腔内に進行すると顔面変形，鼻出血などがみられる。扁桃を原発とする扁平上皮癌では，嚥下の異常や頚部腫瘤を主訴として来院することがある(図10)。

ステージ分類

臨床ステージ分類は，口腔内腫瘍のものを用いて行う(表3)。口腔内に発生した扁平上皮癌は，ほかの口腔内悪性腫瘍と比較して転移がみられることは少ない(診断時転移率5～29％[20, 21])。転移が起こる場合は，通常，領域リンパ節および肺にみられる。扁桃由来の扁平上皮癌では，内側咽頭後リンパ節への転移が高率に発生し，原発腫瘍である扁桃より大型化することも多い(図10)。

診断

腫瘤はピンク色～赤色の脆弱なカリフラワー状であることが多く，易出血性である。細胞診での診断は比較的容易であるが，炎症によって正常な粘膜にも様々な反応性の変化がみられるため，表面のスタンプ標本では正常な粘膜と腫瘍細胞の鑑別は難しい。そのため細胞診を行う際は必ず，表面のスタンプではなく針生検で腫瘤内部から採材を行う。腫瘤の深部から，大型で好塩基性の細胞質を有し，核が残存した扁平上皮様細胞が採取されれば，扁平上皮癌と診断可能である(図11)。ただし，時おり非典型的な細胞診像を呈することもあり(図12)，確実な診断には組織生検が必要である。組織生検については悪性黒色腫と同様であり，正常歯肉との境界部など，その後の治療に影響する部位は避け，トレパンなどを用いて採材する。

治療

治療は外科切除が第一選択であり，切除マージンは2 cm以上を要する。歯肉に発生した場合は，顎骨を

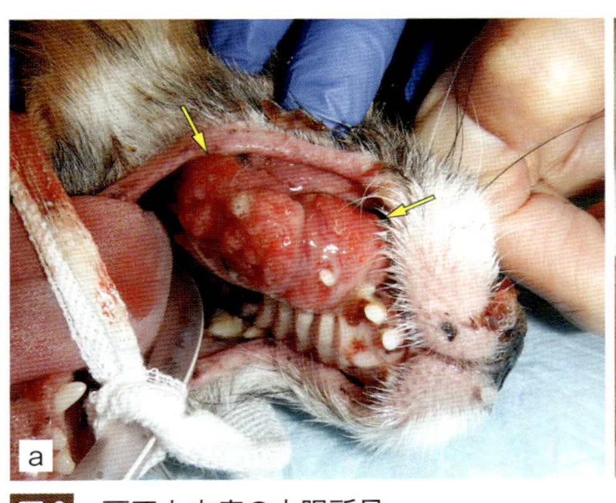

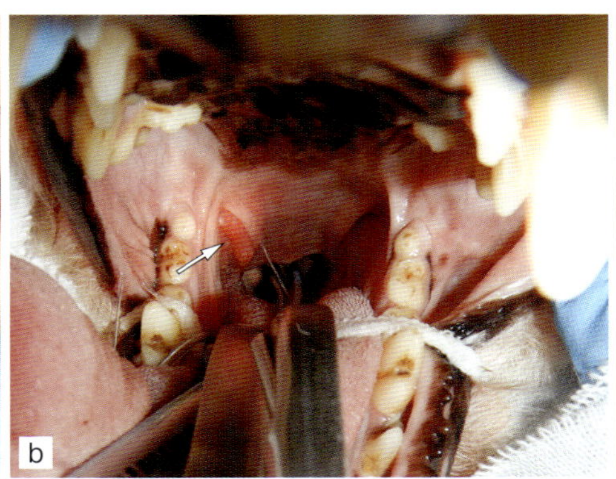

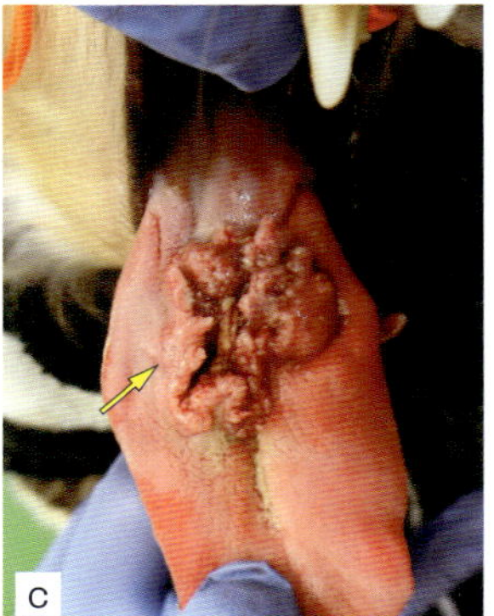

図9 扁平上皮癌の肉眼所見

a：上顎の歯肉に発生した扁平上皮癌(矢印)。
b：扁桃に発生した扁平上皮癌。対側の扁桃と比較してわずかに腫大し，硬結感のある腫瘤が形成されている(矢印)。
c：舌に発生した扁平上皮癌(矢印)。

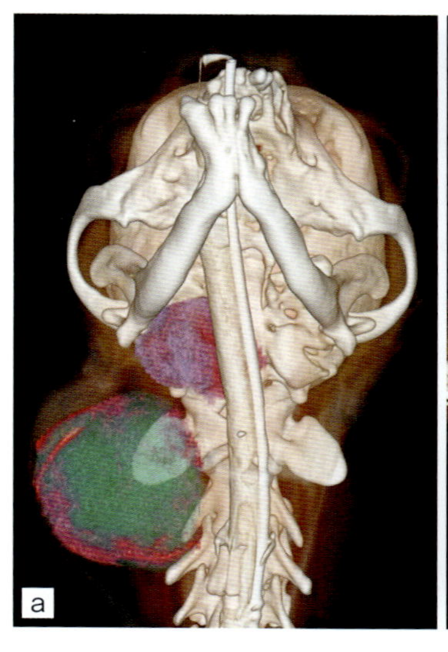
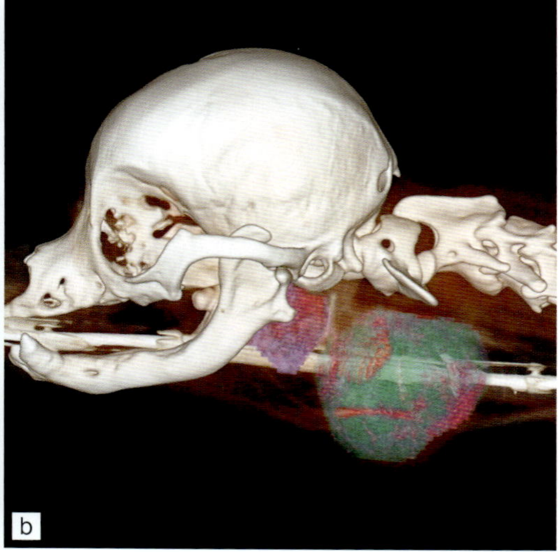

図10　扁桃に発生した扁平上皮癌の3DCT画像

a：腹側観，b：左側観。
本症例は頸部腫瘤を主訴に来院した。紫色の領域が原発の扁桃腫瘤であり，緑色の領域が内側咽頭後リンパ節への転移巣である。

表3　口腔内悪性腫瘍のTNM分類とステージ分類

	T：原発腫瘍	N：領域リンパ節	M：遠隔転移
所見と評価	Tis：Tumor in situ（上皮内癌）	0：転移なし	0：遠隔転移なし
	1：原発腫瘍が2 cm未満 —a：骨浸潤なし —b：骨浸潤あり	1：同側リンパ節が可動性 —a：リンパ節転移なし —b：リンパ節転移あり	1：遠隔転移あり
	2：原発腫瘍が2～4 cm —a：骨浸潤なし —b：骨浸潤あり	2：対側リンパ節が可動性 —a：リンパ節転移なし —b：リンパ節転移あり	
	3：原発腫瘍が4 cmを超える —a：骨浸潤なし —b：骨浸潤あり	3：リンパ節が固着 —a：リンパ節転移なし —b：リンパ節転移あり	

Stage	TNM分類		
	T	N	M
Stage1	1	0 or 1a or 2a	0
Stage2	2	0 or 1a or 2a	0
Stage3	3	0 or 1a or 2a	0
	any（1a～3b）	1b	0
Stage4	any（1a～3b）	2b or 3	0
	any（1a～3b）	any（0～3b）	1

（文献19をもとに作成）

含めた切除が必要となる。また，ほかの口腔内腫瘍と比較して，放射線療法や化学療法も有効性が高い。

外科療法

生存期間は，完全切除で1年以上，不完全切除で半年程度と報告されている[22,23]。

放射線療法

- 肉眼病変に対する使用：反応率77～100%，生存期間1～3年以上[24,25]
- 不完全切除に対する使用：生存期間3年以上[26]

化学療法

- シスプラチン＋ピロキシカム：反応率56%（CR 22%），生存期間237日[26]
- カルボプラチン＋ピロキシカム：反応率86%（CR 57%），観察期間534日[27]

※ただし，術後の補助療法としての効果は不明。

- ピロキシカム単独：反応率18%（CR 6%），反応期間180日[28]

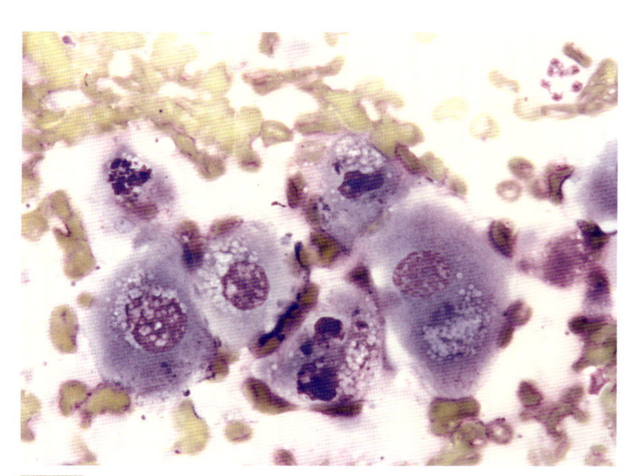

図 11　扁平上皮癌の細胞診像
核の残存した，大型の扁平上皮様細胞が採取される。

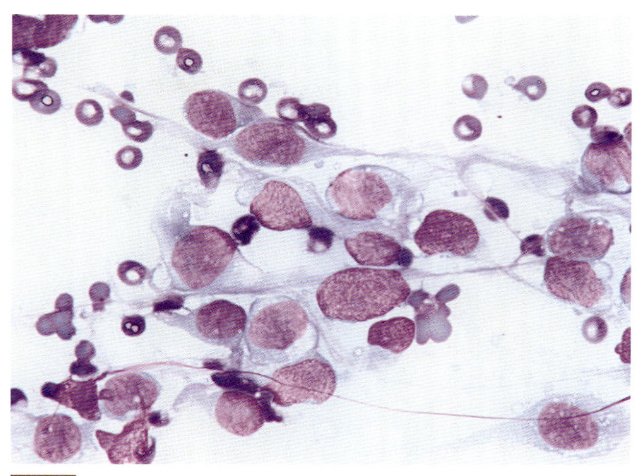

図 12　非典型的な扁平上皮癌の細胞診像
細胞形態は紡錘形であり，あたかも肉腫のようにみえる。

予後

原発腫瘍の大きさ[20]（表 3 も参照）
- T1（2 cm 未満）：生存期間 47 カ月
- T2（2〜4 cm）：生存期間 50 カ月
- T3（4 cm を超える）：生存期間 18 カ月

扁桃での発生
- 扁桃の扁平上皮癌：生存期間 179〜243 日[28, 29]

インフォームの注意点

ほかの口腔内悪性腫瘍と比較して治療の選択肢が多く，また積極的な治療により長期生存も得られやすい。だからこそ，飼い主には適切な治療方法を提示し，かつタイミングを見誤らないようにする必要がある。早期の段階であれば外貌の変化が少ない範囲での外科切除も可能であり，生活の質を大きく下げることもないため，積極的な外科切除を第一に勧めたい。

病変が広範囲にわたる症例では，放射線療法が必要となる場合が多いため，診断後は早期に二次診療施設への紹介を検討する。

線維肉腫

犬の口腔内腫瘍のうち，3 番目に多くみられる悪性腫瘍である。局所浸潤性は強いが，遠隔転移は起きにくい。長期予後を得るためには，早期の局所治療が重要となる。また，ゴールデン・レトリーバーにおいて，組織学的には高分化であるが，挙動の悪い線維肉腫（いわゆる高分化型線維肉腫）が発生することが知られている。

発生

口腔内悪性腫瘍のうち 2 割前後。

年齢，性別

8 歳齢前後で発生し，ほかの口腔内悪性腫瘍と比較し若齢でみられやすい。大型犬での発生が多く，性差については，一部の報告にて雄で多いとされている。

臨床徴候

上顎または下顎の歯肉や口蓋に，ピンク色〜赤色の硬く平滑な腫瘤が形成される（図 13a）。臨床徴候は乏しく，飼い主が腫瘤を発見する場合や，進行して顔面の変形などがみられた際に来院することが多い。

ステージ分類

線維肉腫は局所浸潤性が強く，80％以上の症例で骨浸潤を認めるものの，転移率は低く 0〜35％とされる[3]。転移部位は領域リンパ節および肺である。ステージ分類は，前述の「扁平上皮癌」表 3 を参照。

診断

腫瘤はピンク色〜赤色で，硬結，平滑であることが多い。分化度の低い腫瘍では細胞診にて異型性の強い紡錘形細胞が採取される場合があるが，通常，細胞は得られにくい（図 13b）。組織生検については辺縁部など，その後の治療に影響する部位は避け，トレパンなどを用いて採材する。組織が少量であると，壊死や炎症によって診断に至らないことがあるため注意する。

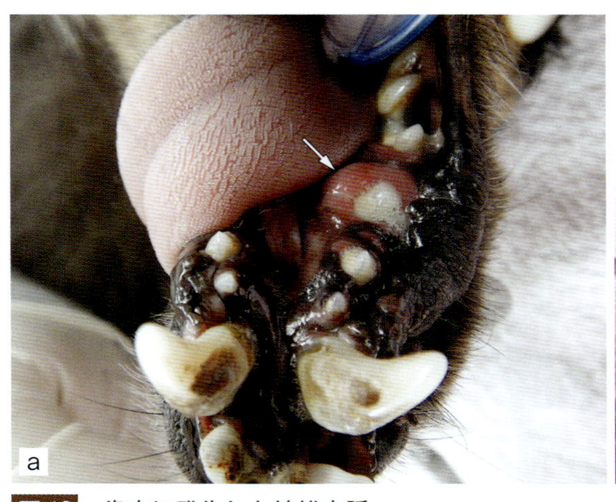

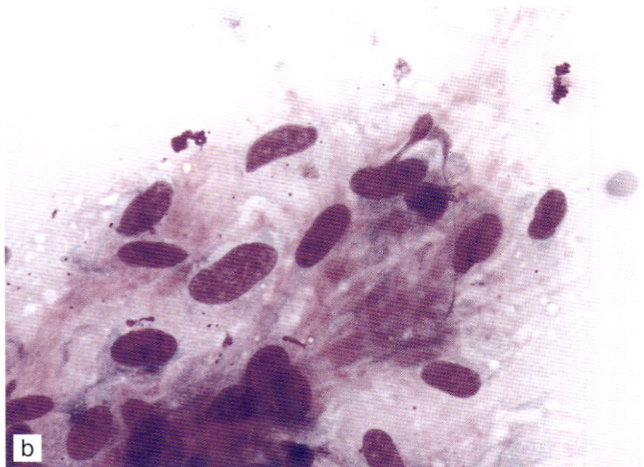

図 13　歯肉に発生した線維肉腫

a：外貌所見。ピンク色で平滑な腫瘤が認められる。
b：ピンク色の基質に埋もれる紡錘形細胞が少数観察される。

治療

2〜3 cm のマージン確保が可能であれば，外科切除が第一選択である。骨を含めた切除が必要となる。なお，放射線療法や化学療法の有効性は低い。

外科療法

外科切除による生存期間は幅広く，7〜22 カ月とされている。完全切除できれば長期生存が可能だと考えられるが，再発率は 24〜57％と高い[30, 31]。

放射線療法

放射線への感受性は低く，放射線療法単独での生存期間は 6.8〜16 カ月とされている[32-34]。外科切除後の残存病変に対する効果は不定で，生存期間は 11〜16.8 カ月である[22, 33]。

化学療法

肉眼病変および術後の補助療法としての効果は不明だが，効果は低いと考えられる。ミトキサントロンにより，22％の症例（2/9 頭）で縮小がみられたとの報告がある[35]。

また，シクロオキシゲナーゼ 2（COX-2）の発現はほとんど認められず[36]，抗腫瘍効果は得られにくい。メトロノーム化学療法が有効かもしれない。

予後

ステージ，発生部位，完全切除の有無などによる予後が報告されている。

ステージ[33]（表 3 も参照）

- T1（2 cm 未満）：中央値に達せず，T2（2〜4 cm）：生存期間 24.6 カ月
- T3（4 cm を超える）：生存期間 8.5 カ月

発生部位[33]

- 下顎：生存期間 16 カ月
- 上顎：生存期間 10 カ月
- 口蓋：生存期間 1 カ月

マージン[22]

- clean：中央値に達せず，duty：10 カ月

インフォームの注意点

外科切除以外の治療法が限られているため，切除可能かどうかが長期生存の鍵である。可能であれば早期の段階で拡大切除を実施したいが，切除は広範囲に及ぶため，外貌の変化や術後の食事介助についての丁寧なインフォームが必要となる。

また，高分化型線維肉腫は，病理組織学的には比較的おとなしい腫瘍であるが，浸潤性が強くコントロールが困難となる場合が多いため，疑われる場合はできるだけ早期に二次診療施設などへの紹介を検討する。

猫の扁平上皮癌

扁平上皮癌は，猫の口腔内腫瘍で最も高率に発生する。そのほか，線維肉腫，悪性黒色腫などがみられるが，発生はまれである。いずれの腫瘍も強い局所浸潤性を有し，根治に至ることは少ない。

発生

猫の全腫瘍の10％，口腔内悪性腫瘍の60～70％を占める[41]。ノミ駆除剤の使用，ツナ缶の給与，タバコの煙への曝露により発生が増加するとされる。

年齢，品種

中～高齢に発生しやすい。好発品種は不明である。

臨床徴候

上顎，下顎の歯肉や口唇のほか，舌や扁桃でも発生する。潰瘍を形成するものや，カリフラワー状で易出血性の腫瘤が形成されるものなど，様々である（図14）。多くは疼痛を伴うため，食欲低下と体重減少，活動性の低下を認める。毛づくろいの減少，口臭，流涎，歯のぐらつきを認めることもある。鼻腔や眼窩へ浸潤すると，顔面の変形や鼻出血，眼球突出などがみられる（図15）。

ステージ分類

臨床ステージ分類は前述の犬の口腔内腫瘍のものが用いられているが，ステージや骨浸潤の有無と予後の関係性は明確でない（前述の「扁平上皮癌」表3を参照）。局所浸潤性は強いものの転移率は低く，進行した症例であってもリンパ節転移は31％，肺転移は10％でみられる程度である[37]。

診断

疼痛や出血を伴うことが多く，口腔内の精査が困難な場合も多い。X線検査やCT検査にて腫瘤の大きさや骨破壊の有無を観察するが，歯肉炎や骨髄炎（図16，17）などの非腫瘍性疾患でも骨破壊を伴うこともあるため，確定には細胞診や組織生検が必要である。

腫瘤が確認できる場合は，細胞診でも比較的容易に診断可能である。表面の拭い液やスタンプでは炎症細胞や出血のみがみられる場合が多く，診断には深部からの採材が必要となる。組織生検については犬と同様であるが（前述の「扁平上皮癌」診断を参照），全身麻酔下で行う方が安全である。麻酔をかける際は，病変部によっては挿管が困難な場合があるため慎重な判断が必要である。

治療

外科療法もしくは放射線療法が選択される。

外科療法

外科切除を行う際，マージンは最低でも1 cm必要であり，早期であっても骨を含めた広範囲の切除が必要となる。完全切除が可能であれば長期生存も可能であるが，局所浸潤性が強く再発率も高い（顎骨切除後の再発率：15～38％[38, 39]）。

また，猫では口腔内腫瘍の切除後に自力採食が困難となる場合が多い。術後初期にはほとんどの症例で，また長期的にみても，2割～半数程度の症例で経鼻カテーテルや胃瘻チューブなどによる食事の介助が必要

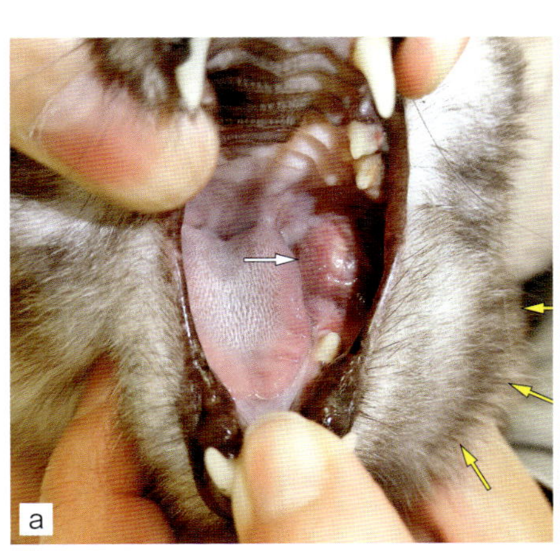

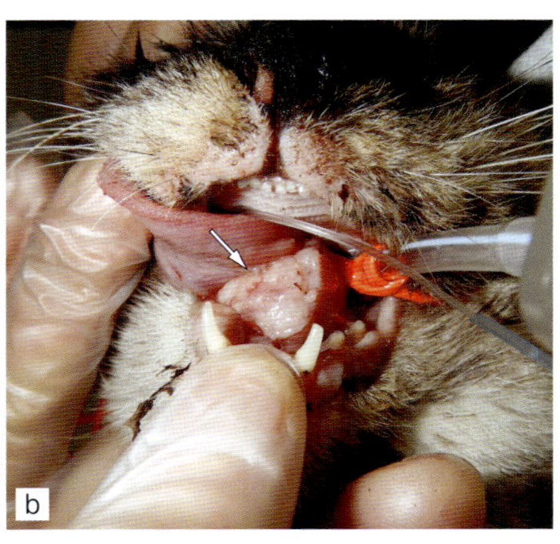

図14 扁平上皮癌の肉眼所見

a：ピンク色の歯肉の膨隆部（白矢印）と，下顎の腫大（黄矢印）が認められる。

b：舌根部にピンク色の膨隆した腫瘤が認められる（矢印）。

となる(図 18)。近年では，胃瘻チューブの設置を併用した下顎全切除術が実施されることがある(図 19)。腫瘍の完全切除が達成しやすいため，飼い主の同意が得られるようであれば検討してもよいかもしれない。

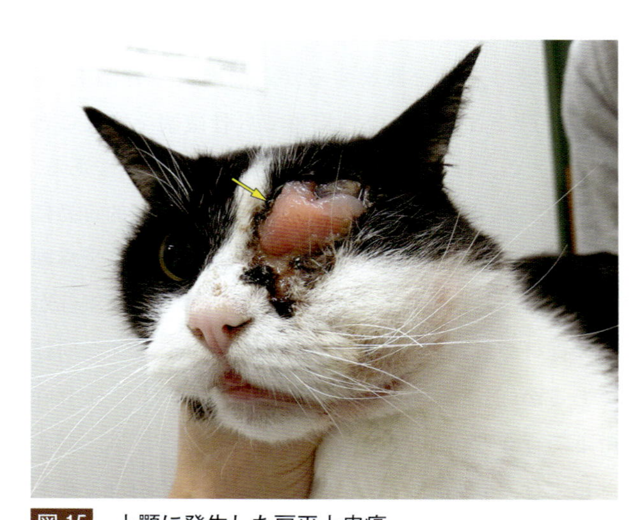

図 15　上顎に発生した扁平上皮癌
腫瘍(矢印)が眼窩へ浸潤し，眼窩外に突出している。

下顎切除後の生存期間は，217 日との報告がある[38]。

放射線療法

反応率は高く 70～100％で腫瘍の縮小がみられるが，反応期間は短く 2～3 カ月程度であり，生存期間は 3～6 カ月である[40, 41]。

化学療法

肉眼病変および顕微鏡病変のいずれにおいても，殺細胞性抗がん剤の明らかな有効性は報告されていない。

- カルボプラチン：反応率 6％[40]
- トセラニブ：反応率 13％(臨床的有用率 57％)，生存期間 123 日(vs トセラニブ未使用群 45 日)[41]

複数の治療法を併用することで治療成績が向上する可能性がある。なお，NSAIDs に関して，猫の扁平上皮癌では COX-2 の発現率は低く鎮痛効果も弱い。腎毒性もあるため，積極的な使用は推奨されない[42]。

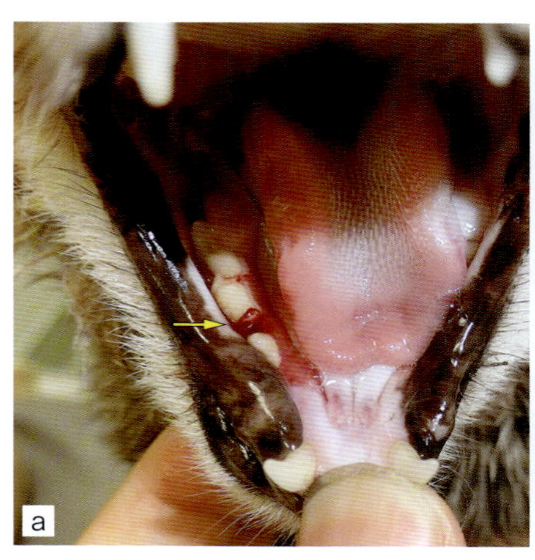

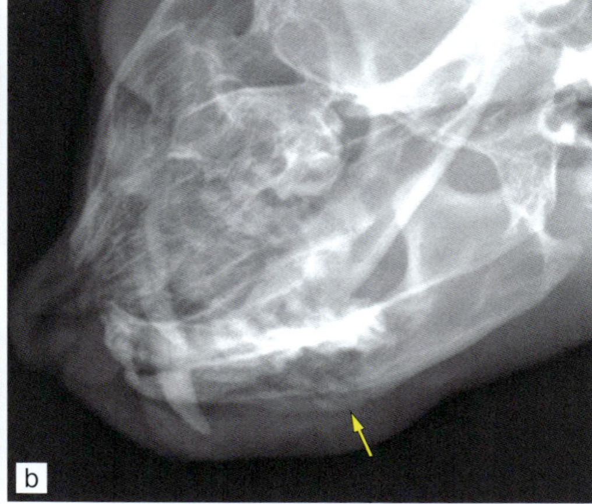

図 16　下顎に発生した骨髄炎
a：肉眼所見。歯肉粘膜の発赤と肉芽形成(矢印)がみられた。
b：X 線検査では下顎骨の融解(矢印)と軟部組織の腫脹がみられた。

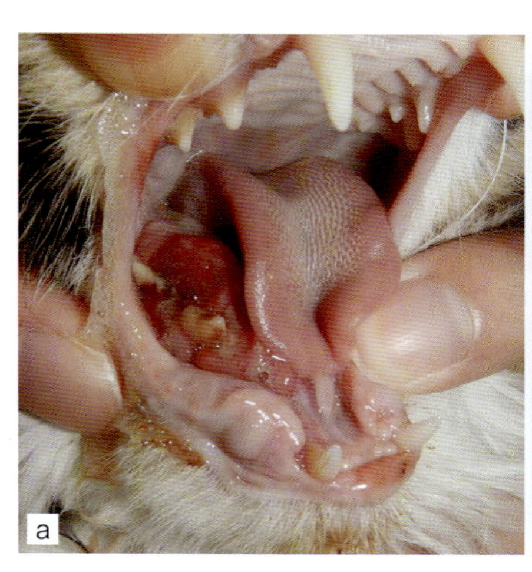

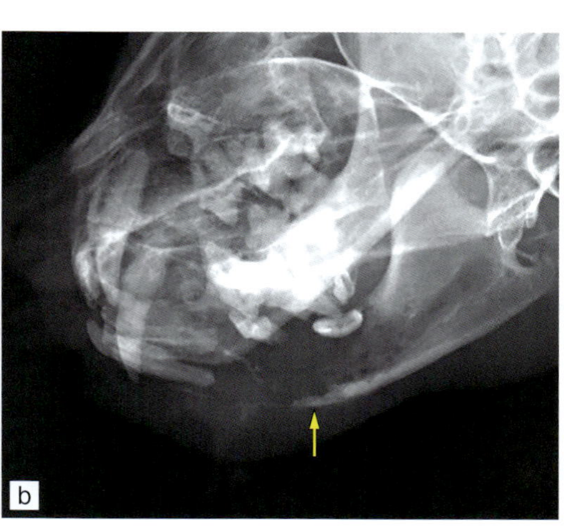

図 17　下顎に発生した扁平上皮癌
a：肉眼所見。右下顎に赤色の膨隆する腫瘤がみられる。
b：X 線では図 16 と同様に下顎骨の融解が観察される(矢印)。

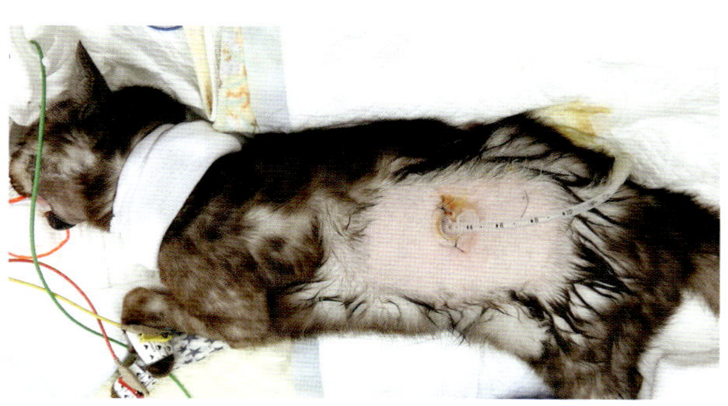

図 18　胃瘻チューブを設置した扁平上皮癌の症例

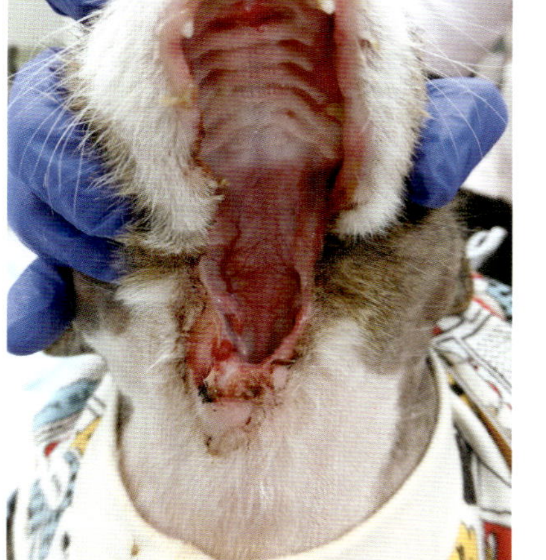

図 19　下顎全切除術を行った扁平上皮癌の症例

- 外科切除（顎骨切除＋胃瘻チューブ設置）＋放射線療法：生存期間 14 カ月[43]
- 放射線療法＋化学療法（ミトキサントロン，カルボプラチンなど）：生存期間 163〜210 日[44, 45]

緩和治療

緩和治療としては，食欲増進作用のある薬剤（ミルタザピンなど）やプレドニゾロン，鎮痛薬（ブプレノルフィン，フェンタニルなど）の投与，胃瘻チューブの設置などを検討する[41]。また，ゾレドロン酸は骨融解の進行を抑制する可能性がある[46]。

インフォームの注意点

扁平上皮癌は高齢猫に多く発生する口腔内腫瘍であるが，進行した状態でみつかることも多く，積極的な治療を行っても長期生存が難しい腫瘍である。しかし，近年では様々な治療法の併用により生存期間を延ばすことが可能となってきているため，二次診療施設への紹介も含め，諦めずに検討いただきたい。

がん自体の治療はできなくとも，胃瘻チューブの設置や，食欲増進剤，鎮痛薬の使用といった，症例の生活の質（QOL）を上げるための緩和治療は積極的に提案すべきである。ただし，胃瘻チューブの設置には全身麻酔が必要であり，また進行した状態では気管挿管が困難となってしまう可能性があるため，そのような症例では気管切開も含めたリスクの説明が必要となる。

参考文献

1. Wingo K. Histopathologic Diagnoses From Biopsies of the Oral Cavity in 403 Dogs and 73 Cats. J Vet Dent. 2018; 35(1): 7-17.
2. Wallace J, Matthiesen DT, Patnaik AK. Hemimaxillectomy for the treatment of oral tumors in 69 dogs. Vet Surg. 1992; 21(5): 337-341.
3. Kosovsky JK, Matthiesen DT, Marretta SM, Patnaik AK. Results of partial mandibulectomy for the treatment of oral tumors in 142 dogs. Vet Surg. 1991; 20(6): 397-401.
4. Bowlt Blacklock KL, Birand Z, Selmic LE, et al. Genome-wide analysis of canine oral malignant melanoma metastasis-associated gene expression. Sci Rep. 2019; 9(1): 6511.
5. Bergman PJ. Canine oral melanoma. Clin Tech Small Anim Pract. 2007; 22(2): 55-60.
6. Grimes JA, Mestrinho LA, Berg J, et al. Histologic evaluation of mandibular and medial retropharyngeal lymph nodes during staging of oral malignant melanoma and squamous cell carcinoma in dogs. J Am Vet Med Assoc. 2019; 254(8): 938-943.
7. Williams LE, Packer RA. Association between lymph node size and metastasis in dogs with oral malignant melanoma: 100 cases (1987-2001). J Am Vet Med Assoc. 2003; 222(9): 1234-1236.
8. Carroll KA, Kuntz CA, Heller J, et al. Tumor size as a predictor of lymphatic invasion in oral melanomas of dogs. J Am Vet Med Assoc. 2020; 256(10): 1123-1128.
9. Grimes JA, Matz BM, Christopherson PW, et al. Agreement Between Cytology and Histopathology for Regional Lymph Node Metastasis in Dogs With Melanocytic Neoplasms. Vet Pathol. 2017; 54(4): 579-587.
10. Boston SE, Lu X, Culp WT, et al. Efficacy of systemic adjuvant therapies administered to dogs after excision of oral malignant melanomas: 151 cases (2001-2012). J Am Vet Med Assoc. 2014; 245(4): 401-407.
11. Tuohy JL, Selmic LE, Worley DR, et al. Outcome following curative-intent surgery for oral melanoma in dogs: 70 cases (1998-2011). J Am Vet Med Assoc. 2014; 245(11): 1266-1273.

12. Brockley LK, Cooper MA, Bennett PF. Malignant melanoma in 63 dogs (2001-2011): the effect of carboplatin chemotherapy on survival. N Z Vet J. 2013; 61(1): 25-31.

13. Rassnick KM, Ruslander DM, Cotter SM, et al. Use of carboplatin for treatment of dogs with malignant melanoma: 27 cases (1989-2000). J Am Vet Med Assoc. 2001; 218(9): 1444-1448.

14. Murphy S, Hayes AM, Blackwood L, et al. Oral malignant melanoma - the effect of coarse fractionation radiotherapy alone or with adjuvant carboplatin therapy. Vet Comp Oncol. 2005; 3(4): 222-229.

15. Boston SE, Lu X, Culp WT, et al. Efficacy of systemic adjuvant therapies administered to dogs after excision of oral malignant melanomas: 151 cases (2001-2012). J Am Vet Med Assoc. 2014; 245(4): 401-407.

16. Maekawa N, Konnai S, Nishimura M, et al. PD-L1 immunohistochemistry for canine cancers and clinical benefit of anti-PD-L1 antibody in dogs with pulmonary metastatic oral malignant melanoma. NPJ Precis Oncol. 2021; 5(1): 10.

17. Esplin DG. Survival of dogs following surgical excision of histologically well-differentiated melanocytic neoplasms of the mucous membranes of the lips and oral cavity. Vet Pathol. 2008; 45(6): 889-896.

18. Bergin IL, Smedley RC, Esplin DG, et al. Prognostic evaluation of Ki67 threshold value in canine oral melanoma. Vet Pathol. 2011; 48(1): 41-53.

19. Owen LN. TNM Classification of Tumours in Domestic Animals. World Health Organization, 1980.

20. Kühnel S, Kessler M. [Prognosis of canine oral (gingival) squamous cell carcinoma after surgical therapy. A retrospective analysis in 40 patients]. Tierarztl Prax Ausg K Kleintiere Heimtiere. 2014; 42(6): 359-366.

21. Grimes JA, Mestrinho LA, Berg J, et al. Histologic evaluation of mandibular and medial retropharyngeal lymph nodes during staging of oral malignant melanoma and squamous cell carcinoma in dogs. J Am Vet Med Assoc. 2019; 254(8): 938-943.

22. Riggs J, Adams VJ, Hermer JV, et al. Outcomes following surgical excision or surgical excision combined with adjunctive, hypofractionated radiotherapy in dogs with oral squamous cell carcinoma or fibrosarcoma. J Am Vet Med Assoc. 2018; 253(1): 73-83.

23. Fulton AJ, Nemec A, Murphy BG, et al. Risk factors associated with survival in dogs with nontonsillar oral squamous cell carcinoma 31 cases (1990-2010). J Am Vet Med Assoc. 2013; 243(5): 696-702.

24. Mosca A, Gibson D, Mason SL, et al. A possible role of coarse fractionated radiotherapy in the management of gingival squamous cell carcinoma in dogs: A retrospective study of 21 cases from two referral centers in the UK. J Vet Med Sci. 2021; 83(3): 447-455.

25. van der Steen F, Zandvliet M. Treatment of canine oral papillary squamous cell carcinoma using definitive-intent radiation as a monotherapy-a case series. Vet Comp Oncol. 2021; 19(1): 152-159.

26. Boria PA, Murry DJ, Bennett PF, et al. Evaluation of cisplatin combined with piroxicam for the treatment of oral malignant melanoma and oral squamous cell carcinoma in dogs. J Am Vet Med Assoc. 2004; 224(3): 388-394.

27. de Vos JP, Burm AG, Focker AP, et al. Piroxicam and carboplatin as a combination treatment of canine oral non-tonsillar squamous cell carcinoma: a pilot study and a literature review of a canine model of human head and neck squamous cell carcinoma. Vet Comp Oncol. 2005; 3(1): 16-24.

28. Schmidt BR, Glickman NW, DeNicola DB, et al. Evaluation of piroxicam for the treatment of oral squamous cell carcinoma in dogs. J Am Vet Med Assoc. 2001; 218(11): 1783-1786.

29. Mas A, Blackwood L, Cripps P, et al. Canine tonsillar squamous cell carcinoma -- a multi-centre retrospective review of 44 clinical cases. J Small Anim Pract. 2011; 52(7): 359-364.

30. Sarowitz BN, Davis GJ, Kim S. Outcome and prognostic factors following curative-intent surgery for oral tumours in dogs: 234 cases (2004 to 2014). J Small Anim Pract. 2017; 58(3): 146-153.

31. Frazier SA, Johns SM, Ortega J, et al. Outcome in dogs with surgically resected oral fibrosarcoma (1997-2008). Vet Comp Oncol. 2012; 10(1): 33-43.

32. Thrall DE. Orthovoltage radiotherapy of oral fibrosarcomas in dogs. J Am Vet Med Assoc. 1981; 179(2): 159-162.

33. Gardner H, Fidel J, Haldorson G, et al. Canine oral fibrosarcomas: a retrospective analysis of 65 cases (1998-2010). Vet Comp Oncol. 2015; 13(1): 40-47.

34. Théon AP, Rodriguez C, Madewell BR. Analysis of prognostic factors and patterns of failure in dogs with malignant oral tumors treated with megavoltage irradiation. J Am Vet Med Assoc. 1997; 210(6): 778-784.

35. Ogilvie GK, Obradovich JE, Elmslie RE, et al. Efficacy of mitoxantrone against various neoplasms in dogs. J Am Vet Med Assoc. 1991; 198(9): 1618-1621.

36. Mohammed SI, Khan KN, Sellers RS, et al. Expression of cyclooxygenase-1 and 2 in naturally-occurring canine cancer. Prostaglandins Leukot Essent Fatty Acids. 2004; 70(5): 479-483.

37. Soltero-Rivera MM, Krick EL, Reiter AM, et al. Prevalence of regional and distant metastasis in cats with advanced oral squamous cell carcinoma: 49 cases (2005-2011). J Feline Med Surg. 2014; 16(2): 164-169.

38. Northrup NC, Selting KA, Rassnick KM, et al. Outcomes of cats with oral tumors treated with mandibulectomy: 42 cases. J Am Anim Hosp Assoc. 2006; 42(5): 350-360.

39. Liptak JM, Thatcher GP, Mestrinho LA, et al. Outcomes of cats treated with maxillectomy: 60 cases. A Veterinary Society of Surgical Oncology retrospective study. Vet Comp Oncol. 2021; 19(4): 641-650.

40. Kisseberth WC, Vail DM, Yaissle J, et al. Phase I clinical evaluation of carboplatin in tumor-bearing cats: a Veterinary Cooperative Oncology Group study. J Vet Intern Med. 2008; 22(1): 83-88.

41. Wiles V, Hohenhaus A, Lamb K, et al. Retrospective evaluation of toceranib phosphate (Palladia) in cats with oral squamous cell carcinoma. J Feline Med Surg. 2017; 19(2): 185-193.

42. Bilgic O, Duda L, Sánchez MD, et al. Feline Oral Squamous Cell Carcinoma: Clinical Manifestations and Literature Review. J Vet Dent. 2015; 32(1): 30-40.

43. Hutson CA, Willauer CC, Walder EJ, et al. Treatment of mandibular squamous cell carcinoma in cats by use of mandibulectomy and radiotherapy: seven cases (1987-1989). J Am Vet Med Assoc. 1992; 201(5): 777-781.

44. Fidel J, Lyons J, Tripp C, et al. Treatment of oral squamous cell carcinoma with accelerated radiation therapy and concomitant carboplatin in cats. J Vet Intern Med. 2011; 25(3): 504-510.

45. Rejec A, Benoit J, Tutt C, et al. Evaluation of an Accelerated Chemoradiotherapy Protocol for Oropharyngeal Squamous Cell Carcinoma in 5 Cats and 3 Dogs. J Vet Dent. 2015; 32(4): 212-221.

46. Wypij JM, Fan TM, Fredrickson RL, et al. In vivo and in vitro efficacy of zoledronate for treating oral squamous cell carcinoma in cats. J Vet Intern Med. 2008; 22(1): 158-163.

47. Grant J, North S. Evaluation of the factors contributing to long-term survival in canine tonsillar squamous cell carcinoma. Aust Vet J. 2016; 94(6): 197-202.

48. Fidel JL, Sellon RK, Houston RK, et al. A nine-day accelerated radiation protocol for feline squamous cell carcinoma. Vet Radiol Ultrasound. 2007; 48(5): 482-485.

49. Poirier VJ, Kaser-Hotz B, Vail DM, et al. Efficacy and toxicity of an accelerated hypofractionated radiation therapy protocol in cats with oral squamous cell carcinoma. Vet Radiol Ultrasound. 2013; 54(1): 81-88.

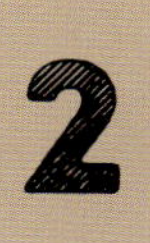

口腔内腫瘍の診断の進め方・治療方針の決め方

フローチャート：犬の口腔内腫瘍の場合

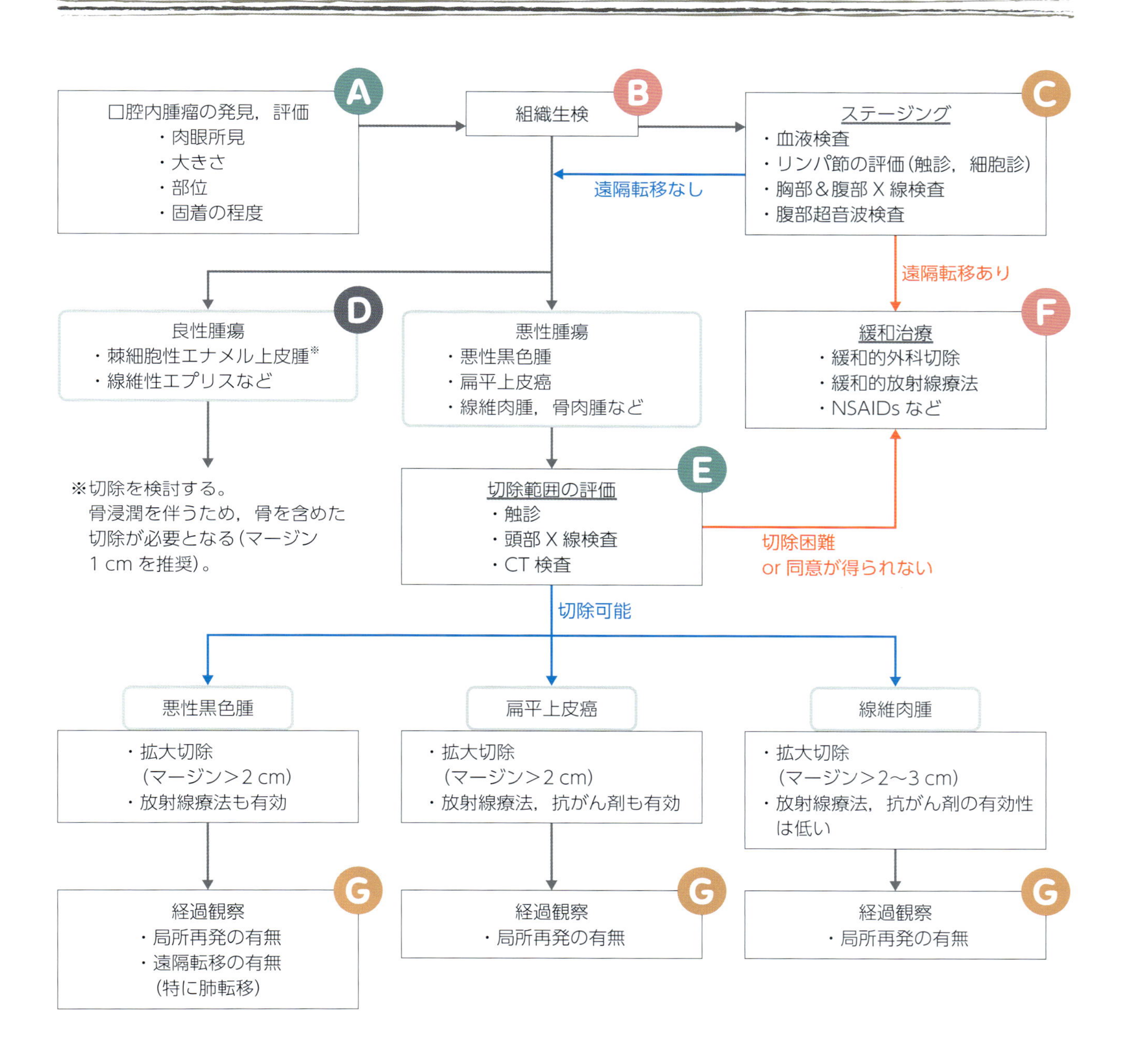

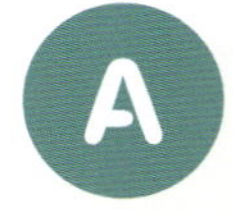

進める上での注意点

腫瘍の肉眼像(色，形態，部位など)から，腫瘍の種類をある程度想定することが可能である。

- 悪性黒色腫：黒色～ピンク色の不整な腫瘤
- 扁平上皮癌：ピンク色の脆弱なカリフラワー状の腫瘤
- 線維肉腫：ピンク色の硬く平滑な腫瘤

歯列を動かさずに腫瘍が増大している場合は急速に増大する悪性腫瘍，歯が圧排され移動している場合は増殖の緩やかな腫瘍である場合が多い(図 20)。

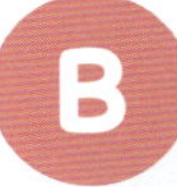

進める上での注意点

口腔内腫瘍の診断には組織生検が欠かせない。全身麻酔または鎮静が必要であること，生検実施後は出血がしばらく続くことなどを事前に説明する。生検部位は腫瘍の中心付近を選択し，正常部位との境界部など，その後の治療に影響する部位は避ける。

また，小型の腫瘍に対して安易に治療を目的とした切除生検を行ってしまうと，悪性腫瘍と診断された際にもとの腫瘍の位置が分からなくなり，その後の対応に苦慮する場合がある。生検を行う際には，原発腫瘍の位置や大きさが分かるように写真を残しておくと，紹介の際に役立つことがある。

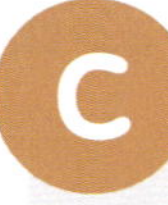

進める上での注意点

口腔内腫瘍の診察時には，必ず下顎リンパ節を触診し腫大がないか評価する。また前述のとおり，特に下顎リンパ節においては，腫れていても必ずしも転移がみられるわけではなく，逆に腫れていなくてもすでに転移していることがある(前述の「悪性黒色腫」＋α を参照)。そのため事前に FNA を行い，転移の有無を把握しておく方が望ましい。リンパ節転移のみの場合，治療方針に与える影響は少ないが，肺転移を認める場合は積極的な治療は不適応となるため，胸部の評価も必ず実施する。

進める上での注意点

口腔内に発生する良性腫瘍には，棘細胞性エナメル上皮腫，線維性エプリス，線維腫性エナメル上皮腫，骨形成性エプリスなどがある。このうち棘細胞性エナメル上皮腫は，骨への浸潤を伴うため，骨を含めた切除が必要となる。組織生検にて棘細胞性エナメル上皮腫と診断された場合は，X 線検査や CT 検査などにより病変部の浸潤状況を正確に評価し，1 cm 程度のマージンを確保した切除を行う必要がある。切除を希望されない場合は，放射線療法による退縮も可能である。

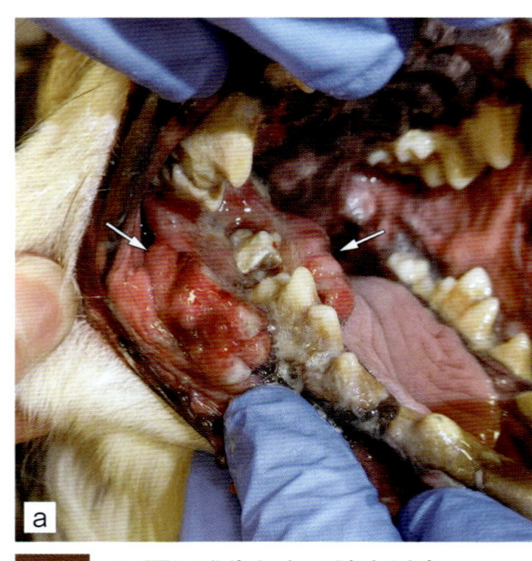

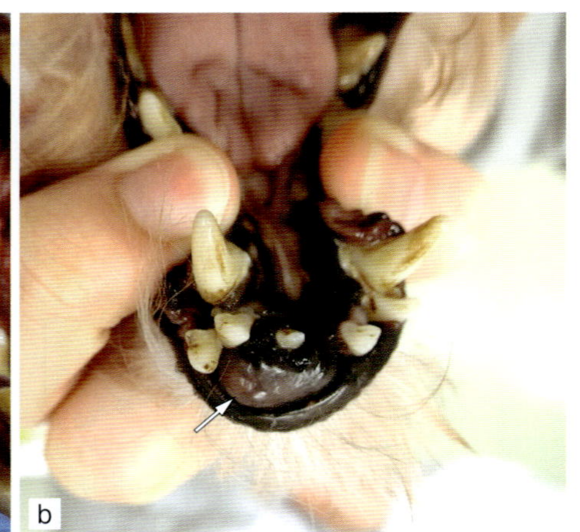

図 20　下顎に発生した口腔内腫瘍

a：悪性黒色腫，b：線維性エプリス。
急速に増大する悪性黒色腫と比較し，緩徐に増大する線維性エプリスでは歯列の乱れが目立つ。

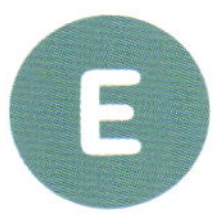

進める上での注意点

口腔内悪性腫瘍の場合，どの組織型であっても，外科切除の際には2 cm以上の広範囲なマージンが必要となる。浸潤範囲を正確に把握することは困難な場合が多いが，触診に加え，最低でも頭部X線検査や，可能であればCT検査などを行い，評価する必要がある。腫瘍が口蓋正中を越える場合や，鼻腔への広範囲の浸潤，口腔尾側での発生がみられる症例は，手術難易度が高く予後も悪いため注意が必要である。

インフォームのポイント

腫瘍が広範囲にわたっていたとしても，技術的には切除可能である場合が多いが，術後の外貌や機能欠損に対する飼い主の許容度は様々である。飼い主が手術を希望する場合には，顎骨切除を行った症例の写真を提示したり（図21），切除後のケアについて具体的に説明したりして，どこまで許容できるのか事前に把握しておくことが重要である。

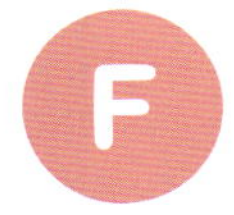

進める上での注意点

すでに遠隔転移を認める場合や，外科切除が困難である場合，飼い主が広範囲の切除を希望しない場合は，緩和的な放射線療法または腫瘤の減容積手術が適応となる。緩和的な放射線療法や減容積手術によりQOLを維持することができるが，あくまで一時的なものと考えた方がよい。ただし，悪性黒色腫や扁平上皮癌は放射線に対する反応性が高いため，手術不適応の症例において放射線療法は有効な選択肢である。また，状況に応じてNSAIDsやオピオイドで疼痛の緩和を行う。

薬剤選択のポイント

NSAIDsは，剤型や投与頻度など好みに応じて選択してかまわない。

- ピロキシカム：0.3 mg/kg，PO，sid～eod
- フィロコキシブ：5 mg/kg，PO，sid　など

G

進める上での注意点

治療終了時，終了後1カ月，2カ月，3カ月，6カ月，9カ月，12カ月に検診を行い，以降は半年～1年ごとに検診を行う。検診は，領域リンパ節の触診，胸部X線検査および腹部超音波検査のみで問題ないが，口腔内の評価には必要に応じてCT検査などを検討する。悪性黒色腫の場合，多くが肺転移により死亡するため，胸部の評価は欠かさず実施したい。それ以外の悪性腫瘍では，局所再発を最も警戒する必要がある。

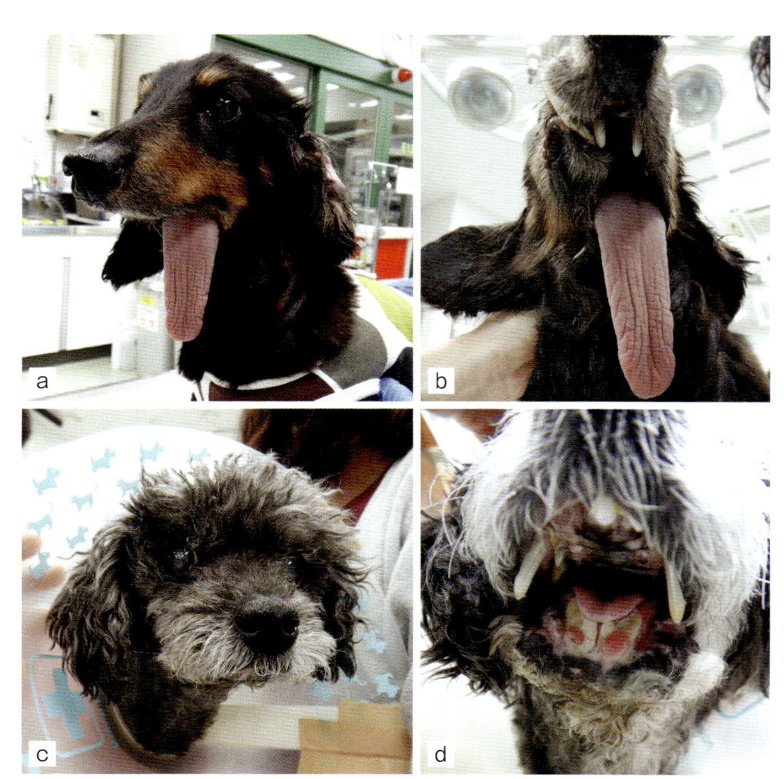

図21　顎骨切除後の外貌

a，b：線維肉腫により左側の下顎吻側切除を行った症例の外貌。
c，d：悪性黒色腫により両側の下顎吻側切除を行った症例の外貌。

フローチャート：猫の口腔内腫瘍の場合

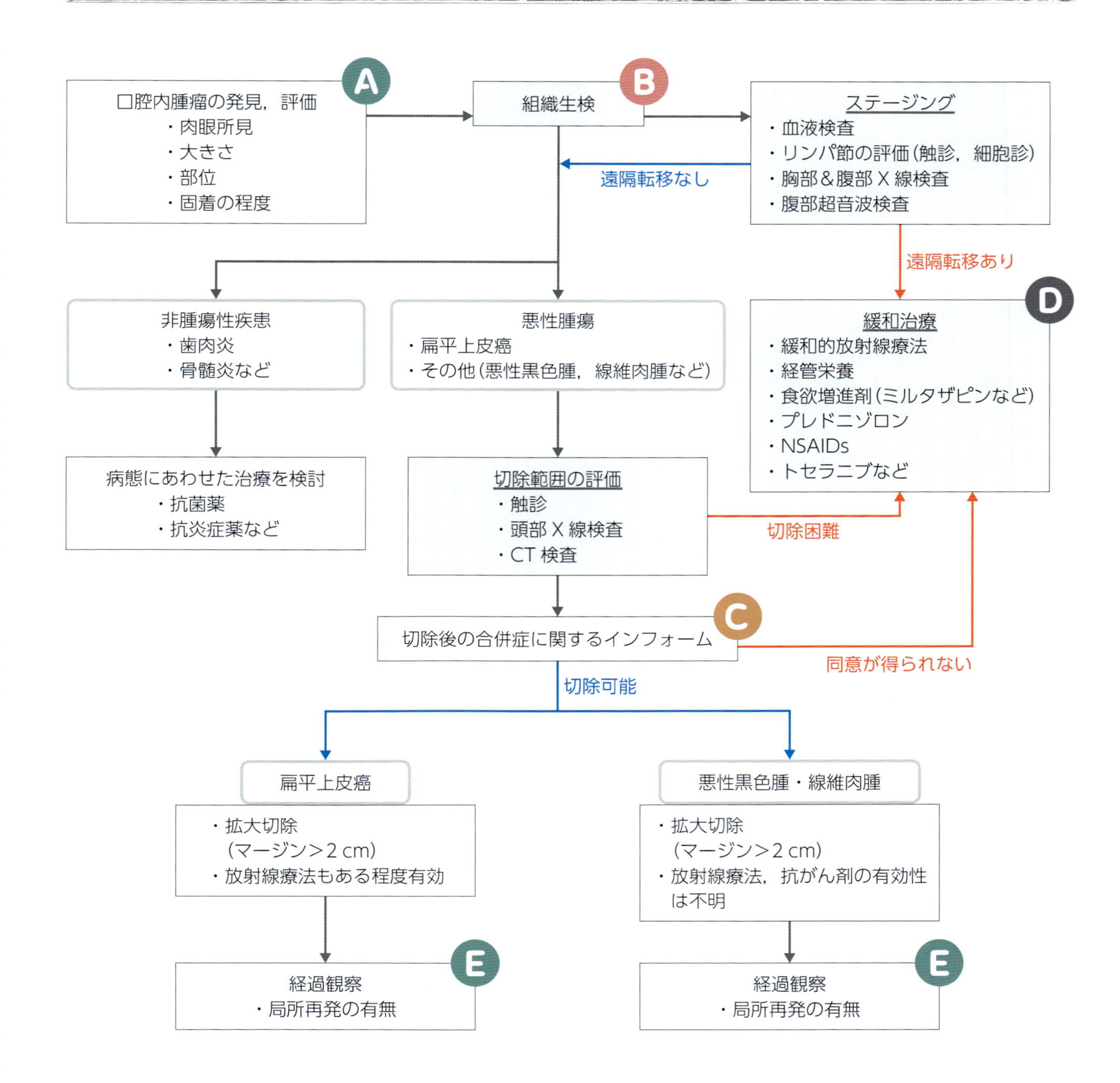

進める上での注意点

猫は徴候が表れにくく，気付いたときにはかなりの大きさまで腫瘍が成長していることも多い。来院時にはすでに治療適期を過ぎていることも多いため，悪性腫瘍が予想される場合はどこまで積極的な治療を希望しているのか，飼い主の考えを把握しながら診察を進める必要がある。

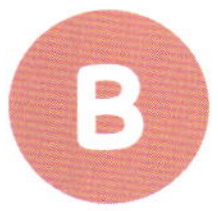

進める上での注意点

猫の口腔内腫瘍は多くが扁平上皮癌であり，その場合は細胞診でも診断が可能である。細胞診は無麻酔でも問題なく実施できる場合が多いが，呼吸状態が悪い症例では，無理な保定や出血により呼吸困難となるリスクがあるため注意が必要である。生検手技については犬の口腔内腫瘍と同様であり，表面のスタンプのみではなく，深部からの採材を行う（特に腫瘍表面のスタンプ塗抹では，炎症細胞や正常粘膜の出現により診断に至らないことが多々ある）。

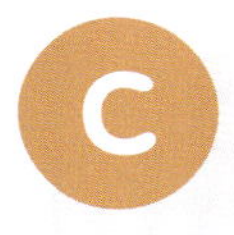

インフォームのポイント

十分なマージンを確保して外科切除を行った場合，猫では多くの症例で術後に自力採食が困難となる。基本的には食道チューブや胃瘻チューブの設置が必須となるため，術後のケアについては具体的に説明し，同意が得られた場合にのみ積極的な治療を行う。

切除が困難な場合は放射線療法も選択肢となるが，通常そのような症例ではすでに採食困難となっている場合が多い。挿管が可能かどうか，麻酔に耐えられるかなど，症例の状態を総合的に判断し，治療のインフォームを行う。

進める上での注意点

外科切除が困難な場合や，広範囲の切除を希望されない場合，緩和治療が適応となる。猫では緩和的な外科切除が適応となるケースは少なく，放射線療法も効果はみられるものの，腫瘍によって破壊された組織が回復するわけではないため，言い方は悪いが“結局ぐちゃぐちゃになる”ことも多い。

また，経口薬について，口腔内の疼痛から投薬に苦労することが多いため，経口薬は必要最小限とし，軟膏や注射薬を積極的に利用する方が賢明である。体重減少が顕著な症例では経管栄養を考慮するが，腫瘍が大きくなると挿管できなくなる可能性もあるため，可能であれば，胃瘻チューブなどの設置は早期の実施が望ましい。

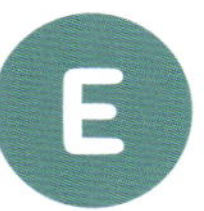

進める上での注意点

治療終了時，終了後 1 カ月，2 カ月，3 カ月，6 カ月，9 カ月，12 カ月に検診を行う。領域リンパ節と胸部 X 線検査を中心に行い，必要に応じ CT 検査を行う。拡大切除を行っていても，局所再発や近傍のリンパ節転移を認めることが多く，再発・転移時は緩和治療に移行する。

第 6 章
脾臓腫瘍

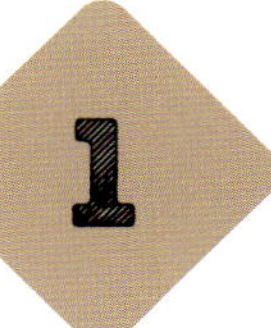

代表的な脾臓腫瘍とその概要

犬の脾臓腫瘍

猫の血管肉腫

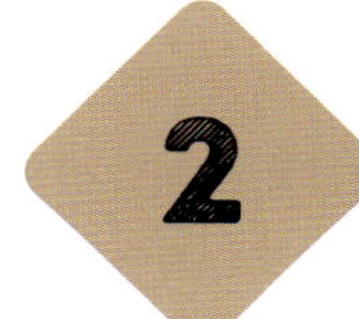

脾臓腫瘍の診断の進め方・治療方針の決め方

フローチャート

1 代表的な脾臓腫瘍とその概要

脾臓に腫瘤が確認された場合，良悪にかかわらず脾臓摘出が第一選択となります。しかし，早急な対応が求められるケース，ある程度経過をみても問題ないケースなど，状況に応じて対応が分かれるため注意が必要です。また，術後も長期にわたって経過観察が必要となる場合もあります。

犬の脾臓腫瘍

血管肉腫

犬の脾臓には様々な腫瘍が形成されるが，血管肉腫が最も高率に発生する。脾臓腫瘤には「2/3 ルール」と呼ばれるものがあり，脾臓腫瘤の 2/3 は悪性腫瘍で，さらにそのうち 2/3 は血管肉腫であるというものである(国内は小型犬が多く，50：50 ルール［脾臓腫瘤の半数が悪性腫瘍で，さらにその半数が血管肉腫］ともいわれる)。高い転移率から予後は極めて不良であり，また，破裂により腹腔内出血を起こすことも多く，対応に苦慮する場合も多い。

発生

全腫瘍の 2％程度であり，骨髄由来の血管内皮前駆細胞が由来ではないかと考えられている。

年齢，性別

中～高齢の雄に多い。また，不妊手術により発生の増加がみられる[1]。

品種

ジャーマン・シェパード・ドッグ，ゴールデン・レトリーバーなどの大型犬に好発する。特に大型犬種は小型犬種と比較して，脾臓での血管肉腫の発生率が高い[2]。

臨床徴候

初期にはほとんど徴候はみられず，偶発的にみつかる場合も多い。腫瘍が大型化するとほかの臓器を圧迫することもあるが，通常，血管肉腫では大型化する前に破裂することが多い。破裂して腹腔内出血がみられる場合は，腹囲膨満や急性の元気消失，食欲低下，ふらつき，可視粘膜蒼白等が認められる。重度の出血や不整脈により虚脱を呈したり，死に至ったりする場合もある。一方，出血が慢性的である場合は，軽度の臨床徴候しかみられないこともある。また，大網等の癒着により，腹腔内出血が改善と再発を繰り返すことがある。この場合，数日～数週間前に同様の徴候を認めていることがあるので注意する。

また，骨や筋肉内に転移を認める場合は跛行や患肢の挙上，皮膚に転移を認める場合は易出血性の皮膚腫瘤がみられることがあるため，注意深い身体検査が必要となる。

ステージ分類

血管肉腫は高率に転移を認め，診断時転移率は 15～50％に及ぶ。転移部位は腹腔内であれば肝臓や大網，腹腔内リンパ節のほか，肺，心臓，皮膚，骨，脳など多臓器にわたる(図 1)。なお，全身 CT 検査によるスクリーニングを行うと，75％の症例で転移が検出されたとの報告もある[3]。

臨床ステージ分類は TNM 分類をもとに stage1～3 までの 3 段階に分類されている(表 1)。ステージングは胸部，腹部 X 線検査，腹部超音波検査により行うが，血管肉腫の肺転移は肺野全体に微細な粟粒状を呈することが多いため見落としに注意する(図 2a)。また，胸骨リンパ節の腫大が 16％の症例で認められる[4](図 2b)。

血液検査では，貧血や血小板減少を認めることが多い。血液塗抹で分裂赤血球や有棘赤血球の出現を認めることもあるが(図 3)，血管肉腫に特異的な所見ではない。

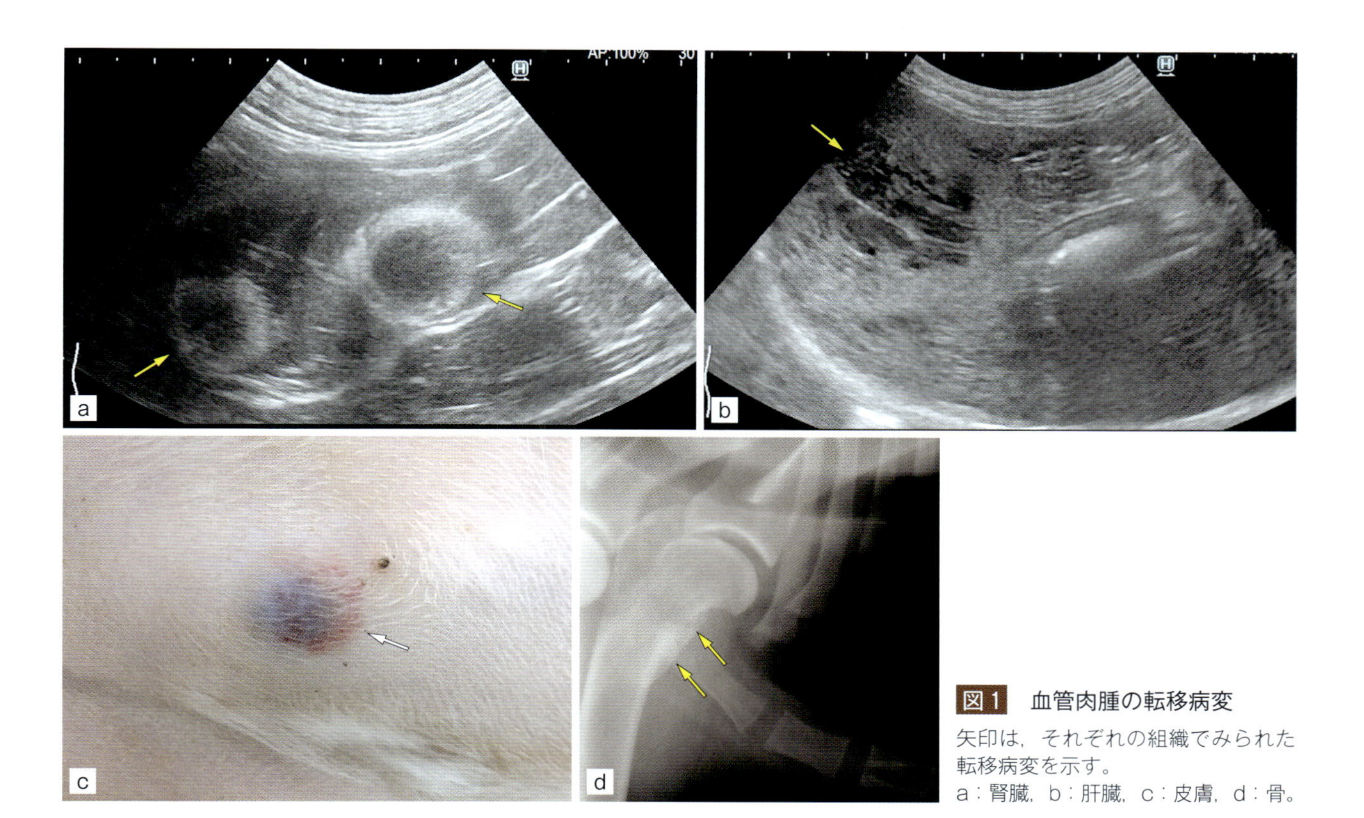

図1 血管肉腫の転移病変

矢印は，それぞれの組織でみられた転移病変を示す。
a：腎臓，b：肝臓，c：皮膚，d：骨。

表1 脾臓血管肉腫の TNM 分類とステージ分類

	T：原発腫瘍	N：領域リンパ節	M：遠隔転移
所見と評価	0：腫瘍はみられない	0：転移なし	0：遠隔転移なし
	1：5 cm 未満の腫瘍が脾臓に限局	1：転移あり	1：遠隔転移あり
	2：破裂 or 5 cm 以上の腫瘍が脾臓に限局	2：遠隔リンパ節への転移あり	
	3：周囲組織への浸潤あり		

Stage	TNM 分類		
	T	N	M
Stage1	0～1	0	0
Stage2	1～2	0～1	0
Stage3	2～3	1～2	1

（文献 5 をもとに作成）

診断

原発腫瘍はある程度の大きさになればX線検査でも確認できるが（図 4），小型の腫瘤や脾頭部の病変は腹部超音波検査での描出が適している。超音波検査では，低エコー源性や混合エコー源性の内部に液体貯留を伴う腫瘤が観察されるが，ほかの悪性腫瘍や良性病変との鑑別は困難である（図 5）。なお，脾臓腫瘤が腹腔内出血を起こしている場合，70％の確率で血管肉腫であったとの報告がある一方，偶発的にみつかった破裂のない脾臓腫瘤は 70％が良性病変であったとされている[6,7]。

脾臓腫瘤を経皮的に細胞診する場合は，正常な脾臓組織を経由して穿刺する方が安全である。大型化した嚢胞性の病変では破裂のリスクがあるため，切除を前提としている症例であればあえて穿刺を行うメリットはない。脾臓腫瘤の細胞診の診断一致率は 60～75％程度とされており[8,9]，明らかに異型性の強い腫瘍細胞が採取された場合は悪性腫瘍を疑うが，血液や脾臓由

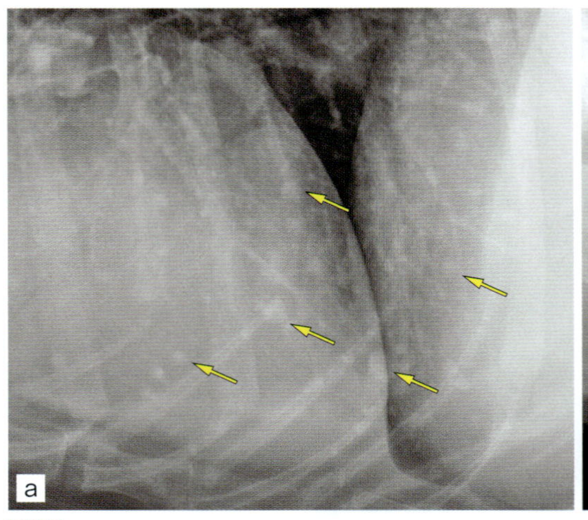

図2　血管肉腫症例でみられたX線検査所見

a：肺転移所見。微細な粟粒状構造（矢印）がみられる。
b：胸骨リンパ節の腫大（矢印）がみられる。

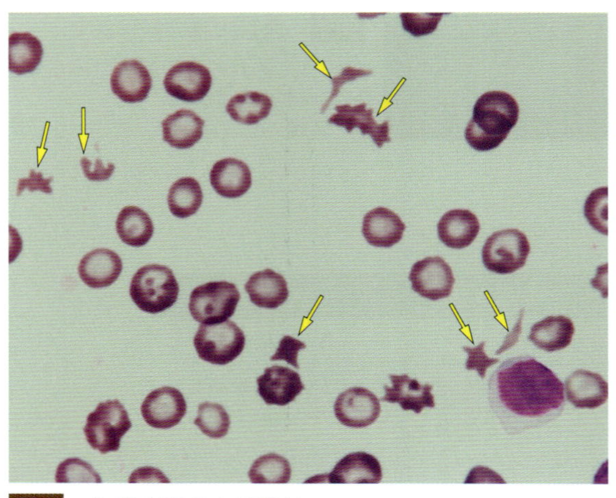

図3　血管肉腫の血液塗抹

奇形赤血球（矢印）が散見された。

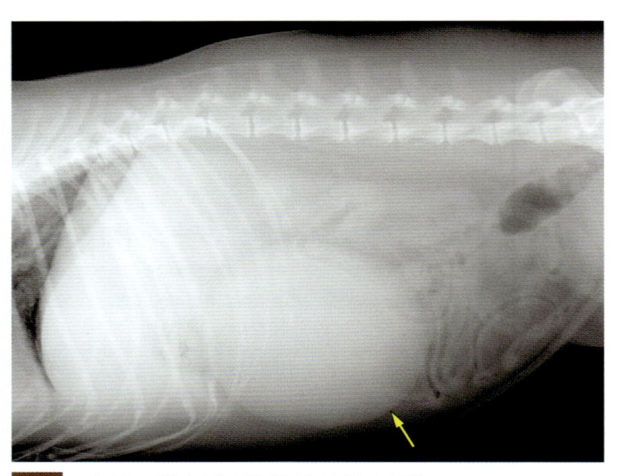

図4　血管肉腫症例の腹部X線検査画像

大型の脾臓腫瘤（矢印）が確認できる。

来の正常細胞が採取されることも多く，その場合の診断価値は低い（図6）。またTru-Cut® などの組織生検は破裂リスクが高く，デメリットの方が大きい。

治療

脾臓腫瘤の治療における第一選択は外科切除，すなわち脾臓摘出であるが，外科切除単独での生存期間は1～2カ月と短い[10]。また，すでに遠隔転移を認める症例であっても，腹腔内出血を認めるなど緊急性の高い場合や，今後の破裂リスクを少しでも軽減したい場合には脾臓摘出を行う場合がある。術後の追加治療としては抗がん剤の有効性が複数の報告で示されており，主にドキソルビシンが使用される。

化学療法

ドキソルビシンをベースとした，いくつかのプロトコルが報告されている（図7）。

- ドキソルビシン単剤：生存期間150日[11]
- AC（ドキソルビシン＋シクロホスファミド）：生存期間180日[12]
- VAC（ドキソルビシン＋シクロホスファミド＋ビンクリスチン）：生存期間145日[13]
- その他：ドキソルビシンとメトロノーム化学療法やトセラニブの併用が報告されているが，ドキソルビシン単剤と比較して生存期間の延長は得られていない[14,15]。

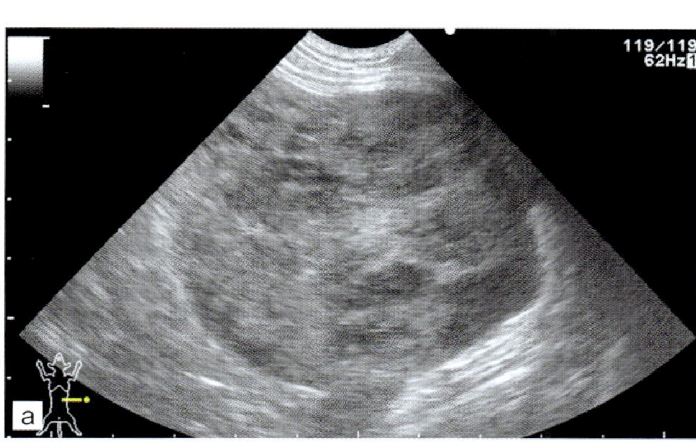

図5　脾臓腫瘍の腹部超音波検査画像

脾臓血管肉腫(a)と血腫(b)の腹部超音波検査画像。脾臓と連続し，内部に低エコー源性が混在する大型腫瘤が確認できる。

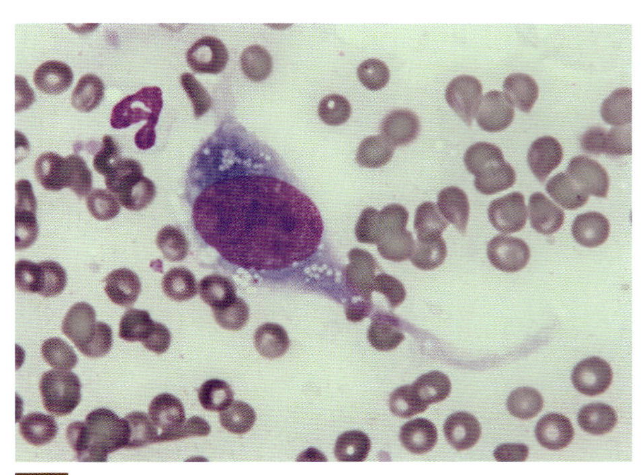

図6　血管肉腫の細胞診像

大型で異型性の強い紡錘形細胞が散在性に採取される。

予後

外科切除単独[16]

- Stage1：生存期間 5.5 カ月
- Stage2：生存期間 2 カ月
- Stage3：生存期間 0.9 カ月

外科切除後の抗がん剤使用[17]

- あり：生存期間 144 日
- なし：生存期間 87 日

インフォームの注意点

画像検査のみでは脾臓腫瘤が血管肉腫であるかどうかを判断することはできないため，無徴候の症例や小さな腫瘤であっても，確定診断には脾臓摘出が必要となる。血管肉腫の場合，予後はかなり厳しいものが予想されるため，できるだけ早期の対応が必要であることをインフォームする必要がある。また，全身に遠隔転移を認める場合，予後は極めて不良である。

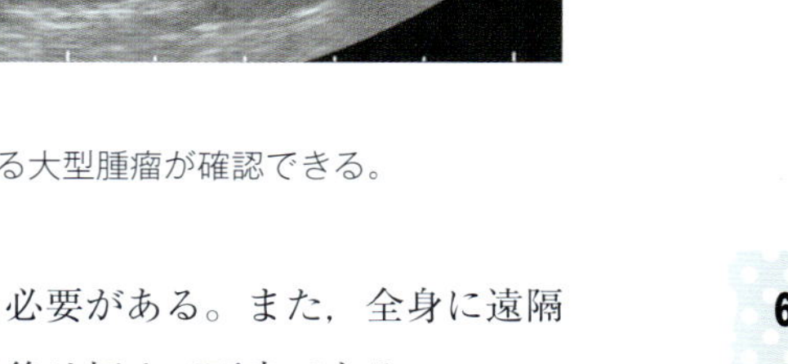

診断時にすでに破裂して DIC（播種性血管内凝固）に移行している場合は，緊急的な輸血や手術が必要になることも多い。

その他の肉腫

血管肉腫以外に脾臓に発生するものとして，間質肉腫(線維肉腫，未分化肉腫，平滑筋肉腫，脂肪肉腫など)，組織球性肉腫，リンパ腫，肥満細胞腫，転移性腫瘍などがある。また良性疾患として，結節性過形成，血腫，骨髄脂肪腫がみられる。

近年では，血管肉腫以外の肉腫は「肉腫 NOS（not otherwise specified）」と総称されることが多い。また線維組織球性結節という診断名は，免疫染色等により結節性過形成，間質肉腫，組織球性肉腫，リンパ腫などに再分類されることが分かっており，現在は使用されない。

発生

脾臓に発生する腫瘤のうち，その他の肉腫は 2〜3 割程度である。

年齢，品種

年齢や品種の偏りは知られていないが，組織球性肉腫についてはバーニーズ・マウンテン・ドッグ，フラットコーテッド・レトリーバーに好発する。

臨床徴候

血管肉腫とその他の肉腫で臨床徴候に違いはない。組織球性肉腫では，血球貪食による貧血に関連した徴候や発熱を伴うことがある。なお，悪性腫瘍と比較

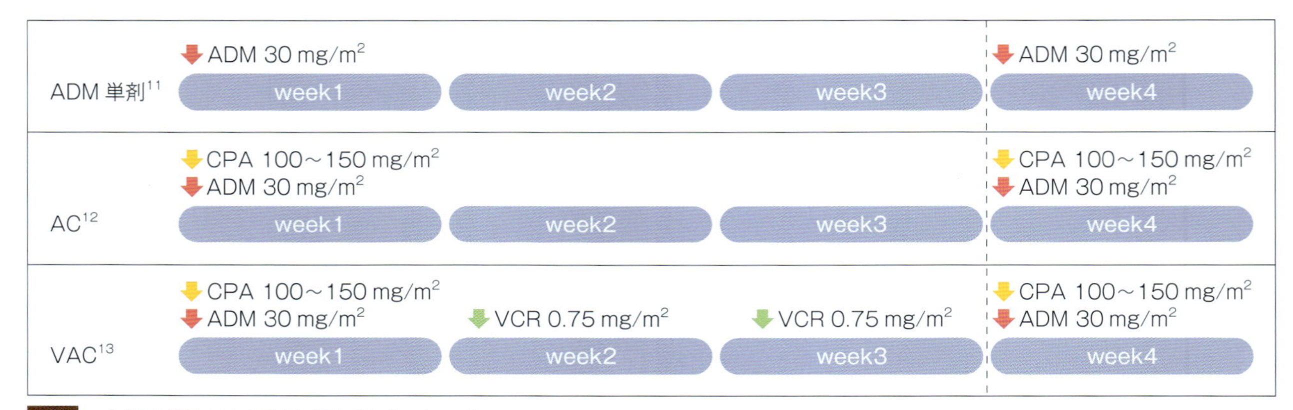

図 7　血管肉腫に対する抗がん剤プロトコル

week3 までを 1 クールとし，4~6 回繰り返す。
AC：ドキソルビシン＋シクロホスファミド，ADM：ドキソルビシン，CPA：シクロホスファミド，VAC：ドキソルビシン＋シクロホスファミド＋ビンクリスチン，VCR：ビンクリスチン。
（文献 11～13 をもとに作成）

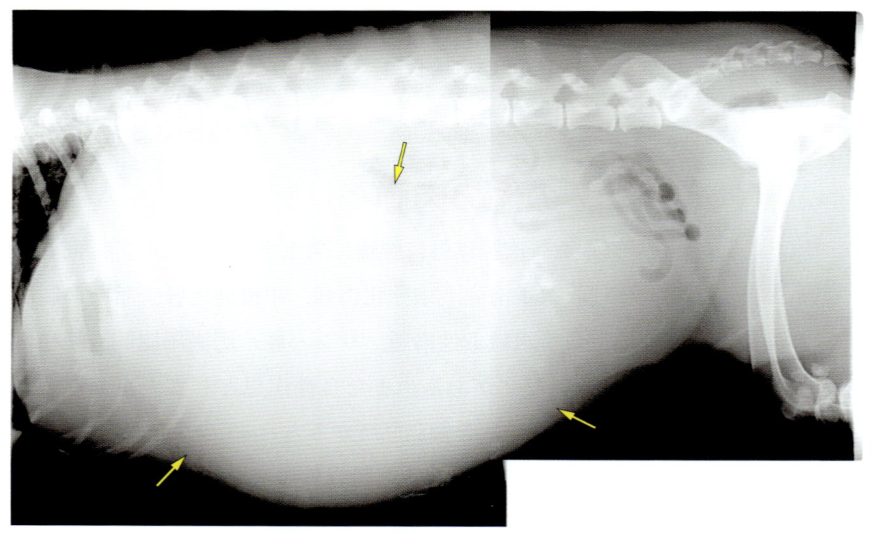

図 8　極めて大型化した脾臓腫瘤

この症例の病理組織学的診断は血腫であった。

し，良性腫瘍は緩徐に増大するため，大型化する傾向がある（図 8）。

ステージ分類

血管肉腫以外の腫瘍に関して，ステージングは適応されていない。間質肉腫については最終的に 66％で転移が認められる（肝臓，肺，大網，骨）[18]。血管肉腫と同様の傾向にあるものと思われる。

診断

血管肉腫と同様，脾臓摘出が治療の第一選択となるため，多くの場合で事前の確定診断は必要ない。組織球性肉腫を疑う場合や転移性腫瘍の確定として，細胞診を実施する場合がある。

治療

脾臓摘出が第一選択となる。その他の肉腫において，術後抗がん剤の有効性は検討されておらず不明であるが，病理組織学的な悪性度が高い場合は使用を考慮する。

予後

- その他の肉腫：生存期間 103 日[19]（ただし 3 割程度は 1 年以上生存）
- 組織球性肉腫：血球貪食性組織球性肉腫の予後は不良

猫の血管肉腫

猫の脾臓腫瘍は少なく，その発生率は不明である。腹腔内出血がみられた猫の原疾患をまとめた報告では，脾臓に発生した血管肉腫は全体の14％であった[20]。そのほか，リンパ腫や肥満細胞腫が発生する（p.287，「猫のリンパ腫」，p.262，「猫の肥満細胞腫」を参照）。

治療，予後

基本的な対応は犬の血管肉腫と同様であるが，腹腔内の血管肉腫では77％の症例で診断時転移を認め，多くは予後不良である[21]。報告が少なく，脾臓摘出や術後抗がん剤の効果は不明である。

参考文献

1. Robinson KL, Bryan ME, Atkinson ES, et al. Neutering is associated with developing hemangiosarcoma in dogs in the Veterinary Medical Database: An age and time-period matched case-control study (1964-2003). Can Vet J. 2020; 61(5): 499-504.
2. O'Byrne K, Hosgood G. Splenic mass diagnosis in dogs undergoing splenectomy according to breed size. Vet Rec. 2019; 184(20): 620.
3. Carloni A, Terragni R, Morselli-Labate AM, et al. Prevalence, distribution, and clinical characteristics of hemangiosarcoma-associated skeletal muscle metastases in 61 dogs: A whole body computed tomographic study. J Vet Intern Med. 2019; 33(2): 812-819.
4. Kelsey J, Balfour R, Szabo D, et al. Prognostic value of sternal lymphadenopathy on malignancy and survival in dogs undergoing splenectomy. Vet Comp Oncol. 2022; 20(1): 1-7.
5. Batschinski K, Nobre A, Vargas-Mendez E, et al. Canine visceral hemangiosarcoma treated with surgery alone or surgery and doxorubicin: 37 cases (2005-2014). Can Vet J. 2018; 59(9): 967-972.
6. Hammond TN, Pesillo-Crosby SA. Prevalence of hemangiosarcoma in anemic dogs with a splenic mass and hemoperitoneum requiring a transfusion: 71 cases (2003-2005). J Am Vet Med Assoc. 2008; 232(4): 553-558.
7. Cleveland MJ, Casale S. Incidence of malignancy and outcomes for dogs undergoing splenectomy for incidentally detected nonruptured splenic nodules or masses: 105 cases (2009-2013). J Am Vet Med Assoc. 2016; 248(11): 1267-1273.
8. Watson AT, Penninck D, Knoll JS, et al. Safety and correlation of test results of combined ultrasound-guided fine-needle aspiration and needle core biopsy of the canine spleen. Vet Radiol Ultrasound. 2011; 52(3): 317-322.
9. Tecilla M, Gambini M, Forlani A, et al. Evaluation of cytological diagnostic accuracy for canine splenic neoplasms: An investigation in 78 cases using STARD guidelines. PLoS One. 2019; 14(11): e0224945.
10. Wood CA, Moore AS, Gliatto JM, et al. Prognosis for dogs with stage I or II splenic hemangiosarcoma treated by splenectomy alone: 32 cases (1991-1993). J Am Anim Hosp Assoc. 1998; 34(5): 417-421.
11. Kahn SA, Mullin CM, de Lorimier LP, et al. Doxorubicin and deracoxib adjuvant therapy for canine splenic hemangiosarcoma: a pilot study. Can Vet J. 2013; 54(3): 237-242.
12. Sorenmo KU, Jeglum KA, Helfand SC. Chemotherapy of canine hemangiosarcoma with doxorubicin and cyclophosphamide. J Vet Intern Med. 1993; 7(6): 370-376.
13. Hammer AS, Couto CG, Filppi J, et al. Efficacy and toxicity of VAC chemotherapy (vincristine, doxorubicin, and cyclophosphamide) in dogs with hemangiosarcoma. J Vet Intern Med. 1991; 5(3): 160-166.
14. Matsuyama A, Poirier VJ, Mantovani F, et al. Adjuvant Doxorubicin with or without Metronomic Cyclophosphamide for Canine Splenic Hemangiosarcoma. J Am Anim Hosp Assoc. 2017; 53(6): 304-312.
15. Gardner HL, London CA, Portela RA, et al. Maintenance therapy with toceranib following doxorubicin-based chemotherapy for canine splenic hemangiosarcoma. BMC Vet Res. 2015; 11: 131.
16. Wendelburg KM, Price LL, Burgess KE, et al. Survival time of dogs with splenic hemangiosarcoma treated by splenectomy with or without adjuvant chemotherapy: 208 cases (2001-2012). J Am Vet Med Assoc. 2015; 247(4): 393-403.
17. Kim SE, Liptak JM, Gall TT, et al. Epirubicin in the adjuvant treatment of splenic hemangiosarcoma in dogs: 59 cases (1997-2004). J Am Vet Med Assoc. 2007; 231(10): 1550-1557.
18. Ferrari R, Marconato L, Boracchi P, et al. Splenic stromal sarcomas in dogs: Outcome and clinicopathological prognostic factors in 32 cases. Vet Comp Oncol. 2024; 22(1): 12-21.
19. Lee M, Park J, Choi H, et al. Presurgical assessment of splenic tumors in dogs: a retrospective study of 57 cases (2012-2017). J Vet Sci. 2018; 19(6): 827-834.
20. Culp WT, Weisse C, Kellogg ME, et al. Spontaneous hemoperitoneum in cats: 65 cases (1994-2006). J Am Vet Med Assoc. 2010; 236(9): 978-982.
21. Culp WT, Drobatz KJ, Glassman MM, et al. Feline visceral hemangiosarcoma. J Vet Intern Med. 2008; 22(1): 148-152.
22. Wright LV, Renwick M, Soh RWY, et al. Outcomes and Blood Product Use in 89 Surgically Managed and 79 Medically Managed Cases of Acute Spontaneous Hemoperitoneum in the Dog. Front Vet Sci. 2021; 8: 736329.
23. Faulhaber EA, Janik E, Thamm DH. Adjuvant carboplatin for treatment of splenic hemangiosarcoma in dogs: Retrospective evaluation of 18 cases (2011-2016) and comparison with doxorubicin-based chemotherapy. J Vet Intern Med. 2021; 35(4): 1929-1934.
24. Alvarez FJ, Hosoya K, Lara-Garcia A, et al. VAC protocol for treatment of dogs with stage III hemangiosarcoma. J Am Anim Hosp Assoc. 2013; 49(6): 370-377.
25. Moore AS, Rassnick KM, Frimberger AE. Evaluation of clinical and histologic factors associated with survival time in dogs with stage II splenic hemangiosarcoma treated by splenectomy and adjuvant chemotherapy: 30 cases (2011-2014). J Am Vet Med Assoc. 2017; 251(5): 559-565.

2 脾臓腫瘍の診断の進め方・治療方針の決め方

フローチャート

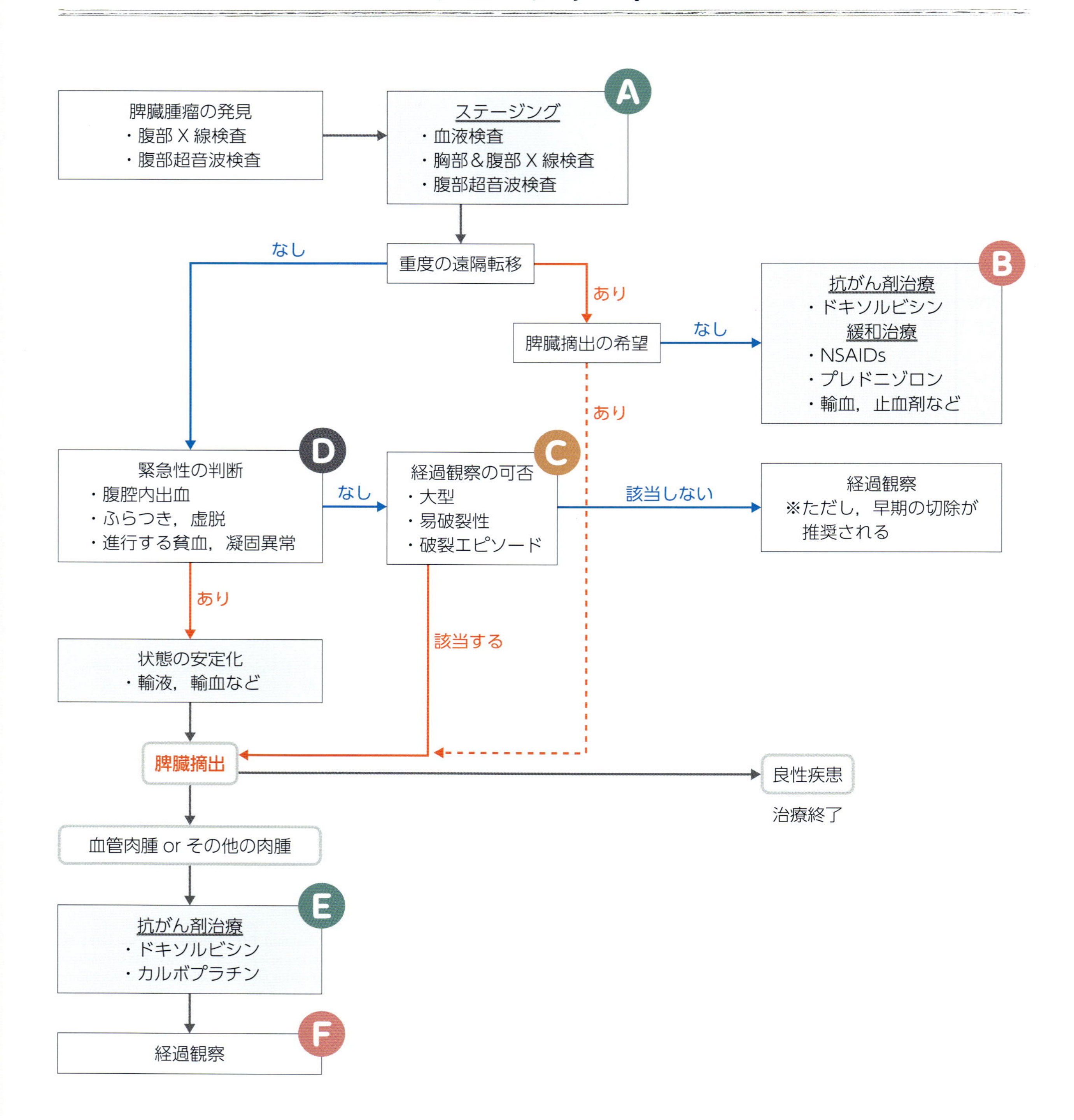

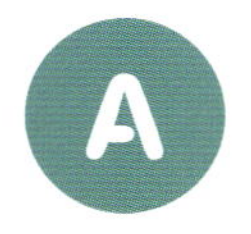

進める上での注意点

脾臓の血管肉腫では，診断時に高率に転移を認めるため，転移の有無を正確に把握する必要がある。特に肺転移は微細な粟粒状を呈することが多く，見落としに注意する。また，跛行などの運動機能障害を認める場合は骨転移や筋肉転移に注意する。

また皮膚転移など表層でFNAが可能な部位であれば，細胞診を行うことで腫瘍細胞を確認できる場合がある。

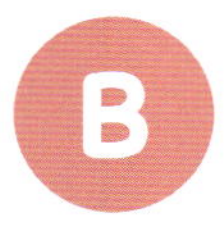

インフォームのポイント

重度の遠隔転移を認める症例で，脾臓摘出を希望されない，もしくは一般状態の低下などにより脾臓摘出が現実的に困難な場合，積極的な治療としては抗がん剤，緩和治療としてはNSAIDsやステロイド薬が使用される。いずれにおいても数日～数週間単位で死亡する可能性も十分にあるため，予後については慎重なインフォームが必要となる。

薬剤選択のポイント

一般状態が比較的よい場合は，抗がん剤投与を検討する。状態が悪い場合はNSAIDsやステロイド薬の投与など，緩和治療に徹する必要がある。どちらがよいかは好みだが，筆者はNSAIDsを使用することが多い。貧血や凝固異常が重度の場合は，輸血を行うことで一時的に体調が改善することも多い。

例

- ドキソルビシン：25～30 mg/m^2，IV，3週おき

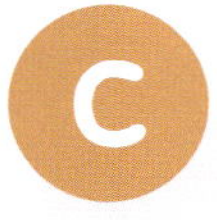

進める上での注意点

大型で今後早期に破裂が予想される場合や，過去に破裂のエピソードがある場合は，脾臓摘出の実施を検討する。周術期に輸血の対応ができない場合は，二次診療施設への紹介を検討する。

遠隔転移があったとしても，今後の破裂を予防することや，腫瘍量を減量することで抗がん剤の効果を高められる可能性がある。また腫瘤が小さく破裂リスクが低い場合であっても，各種画像検査や細胞診で悪性腫瘍かどうかを判断することは難しいため，可能であれば早期の脾臓摘出を検討する。

バベシアやヘモプラズマの流行域では，脾臓摘出後に貧血が顕在化することがあるため，既往歴や予防歴に留意する。

進める上での注意点

脾臓が原因の腹腔内出血がみられる場合，血管肉腫の可能性が高い。また，急性の出血により一般状態が悪化している場合，早期の脾臓摘出など緊急的な対応が必要となる。しかし過去には，腹腔内出血が生じてから12時間以内に脾臓摘出を行う場合と，12時間の内科管理を行い安定化してから脾臓摘出を行う場合での成績は大きく変わらないとの報告がある（周術期死亡率：早期の脾臓摘出5.6%，内科管理後の脾臓摘出5.1%）[22]。すぐに手術に臨めなくとも，積極的な内科管理（輸血，輸液，抗不整脈治療，抗血栓療法など）は有効である。

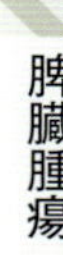

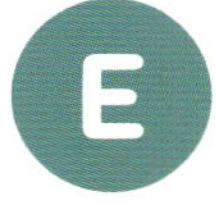

インフォームのポイント

すでに転移を認めていたとしても，抗がん剤治療は生存期間を延長する一定の効果が見込まれる（図9）。無治療の場合，早期に死亡することは明白であるため，周術期を乗り越えることができた症例に対しては，積極的に抗がん剤治療を勧めるべきである。

薬剤選択のポイント

通常はドキソルビシン単剤で問題ないが，重度心疾患などがあり心毒性が問題になる場合は，カルボプラチンの使用を考慮する。血管肉腫においてカルボプラチンは，ドキソルビシンと同等の治療成績であったことが報告されている[23]。

例

- ドキソルビシン：25～30 mg/m^2，IV，3週おき，4～6回
- カルボプラチン：250～300 mg/m^2，IV，3週おき，4～6回

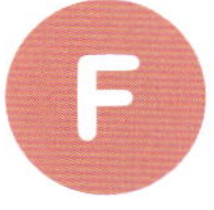

進める上での注意点

抗がん剤治療終了時，終了後1カ月，2カ月，3カ月，6カ月，9カ月，12カ月に検診を行い，以降は半年～1年ごとに検診を行う。検診は，胸部X線検査および腹部超音波検査のみで問題ないが，必要に応じてCT検査などを検討する。

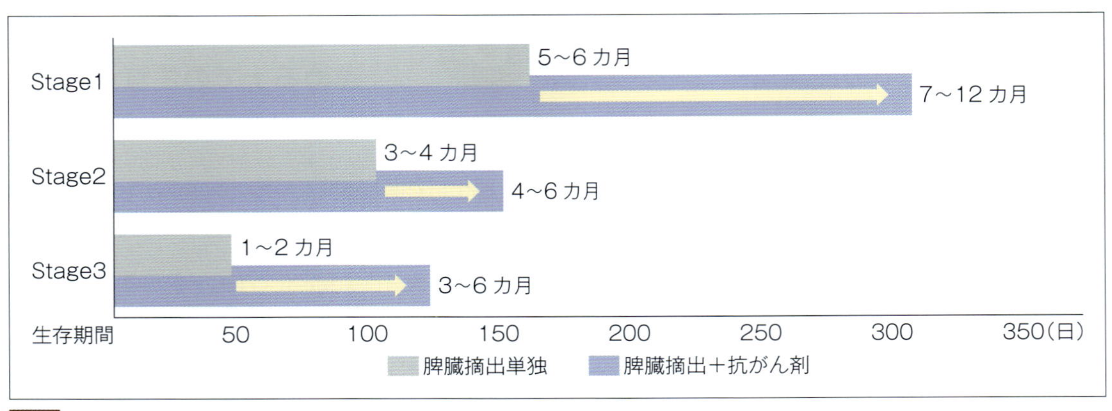

図 9　脾臓血管肉腫に対するステージ別の抗がん剤治療効果イメージ

（文献 10，11，16，17，24，25 をもとに作成）

第 7 章
肝臓腫瘍

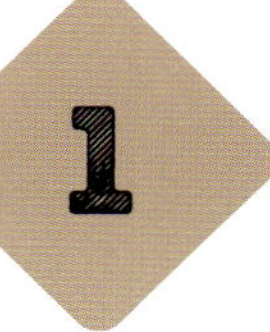

代表的な肝臓腫瘍とその概要

犬の肝臓腫瘍
猫の肝臓腫瘍

肝臓腫瘍の診断の進め方・治療方針の決め方

フローチャート

1 代表的な肝臓腫瘍とその概要

肝臓では，転移性腫瘍と原発性腫瘍のいずれもみられますが，肝臓腫瘍の徴候は非特異的であり，偶発的にみつかる場合は大型化していることが多くあります。原発性腫瘍で切除が可能な場合は予後が良好である場合が多く，外科切除が可能かどうかを見極めることが治療成功の要となります。

犬の肝臓腫瘍

肝細胞癌

犬の原発性肝臓腫瘍としては，肝細胞癌（病理医によっては高分化型肝細胞癌や肝細胞腺腫と診断される），胆管癌，神経内分泌腫瘍（カルチノイド），肉腫（主に血管肉腫）が発生し，そのほかにはリンパ腫，肥満細胞腫，組織球性肉腫などが発生する。本稿では，最も発生の多い肝細胞癌について記載するが，肝細胞癌以外の腫瘍の挙動は非常に悪いため注意する。

発生

原発性肝臓腫瘍は犬の全腫瘍の1.5％以下であり，肝細胞癌は原発性肝臓腫瘍の50～77％を占める[1]（図1）。

年齢，性別

高齢での発生が多く（10歳齢以上），性差は知られていない。ウェルシュ・コーギー，ビーグル，空胞性肝障害をもつスコティッシュ・テリア，副腎皮質機能亢進症（クッシング症候群）でのリスク上昇がみられる[1,2]。

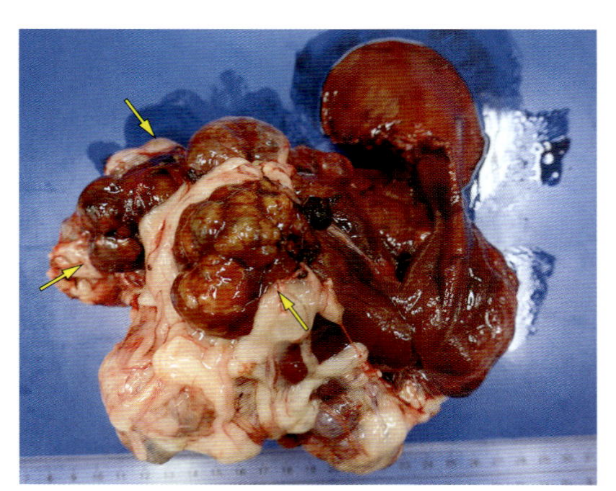

図1　肝細胞癌（矢印）の剖検所見

臨床徴候

非特異的であり，食欲低下，体重減少，活動性低下，嘔吐，腹水などがみられる。大型化すると腫瘍随伴症候群により低血糖を呈することがあり，震え，発作などがみられる。また，び漫性の肝臓腫瘍や総胆管閉塞を伴う場合は，黄疸がみられる場合がある。

ステージ分類

肝臓腫瘍は病変の形態と分布により，孤立性，結節性，播種性の3タイプに分けられる。

- 孤立性：1葉に限局する大型の孤立性腫瘍（犬の肝細胞癌の半数以上）。
- 結節性：腫瘍がいくつかの葉に多発 or またがる（犬の肝細胞癌の3割程度）。
- 播種性：腫瘍が全葉に拡がった状態（犬の肝細胞癌の1割以下）。

孤立性の転移率は低いが，結節性や播種性では高率に転移を認める[2]。転移は領域リンパ節あるいは肺に認められる。肝臓腫瘍のTNM分類を表に示す。

診断

血液検査

血液検査においては，半数程度の症例で貧血および血小板数増加を認め，多くの症例で肝酵素の上昇を認める。肝細胞癌の症例のうちALP，ALT，AST，

表 肝臓腫瘍の TNM 分類

	T：原発腫瘍	N：領域リンパ節	M：遠隔転移
所見と評価	0：腫瘍なし	0：転移なし	0：遠隔転移なし
	1：腫瘍が 1 葉に限局	1：転移あり	1：遠隔転移あり
	2：腫瘍が 2 葉以上にみられる	2：遠隔リンパ節への転移あり	
	3：腫瘍が周囲組織に浸潤		

（文献 3 をもとに作成）

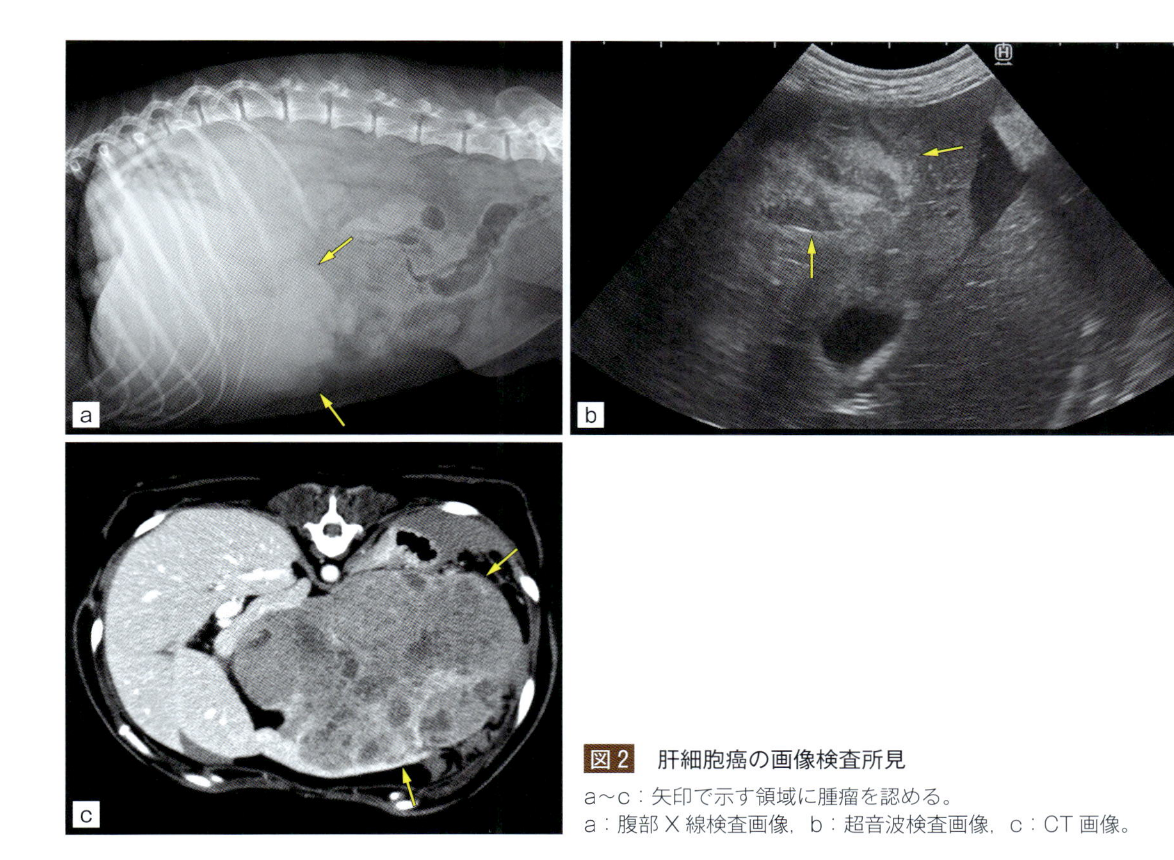

図 2 肝細胞癌の画像検査所見
a～c：矢印で示す領域に腫瘤を認める。
a：腹部 X 線検査画像，b：超音波検査画像，c：CT 画像。

GGT が上昇していた症例は，それぞれ 95.2 %，88.1%，65.9%，53.8%であったことが報告されているが，上昇の程度は様々である[4]。そのほかには血清中のフェリチン濃度，α- フェトプロテイン（AFP）の測定が診断とモニタリングに有用である。また，腫瘍随伴症候群として低血糖および血小板増加症を認めることがある[2]。

画像検査

肝臓腫瘍の画像診断に関して，X 線検査では腫瘍がある程度の大きさにならないと確認できない場合が多い（図 2a）。超音波検査は腫瘍の位置や大きさや腹水の有無等を評価する上で重要であり，超音波ガイド下での穿刺も容易に実施できる（図 2b）。また，造影超音波検査を用いることで，高確率に肝臓腫瘤の良悪の判定が可能である[5]。CT 検査では，腫瘍の正確な位置と周囲の血管構造のほか，転移の有無を把握することができ，これは外科手術の実施を検討する上で極めて重要な情報となる（図 2c）。

細胞診，組織生検

肝臓腫瘍に対する細胞診は多くの症例で安全に実施することができるが，信頼性は低く，組織診断との一致率は 30～60％と低い[2]。細胞診にて肝細胞癌か結節性過形成かを判断することは難しいが，腫瘤が肝細胞由来のものかどうかの判断や，リンパ腫や組織球性肉腫，血管肉腫など，肝細胞癌と治療方針および予後の異なる腫瘍を除外することは可能である（図 3）。な

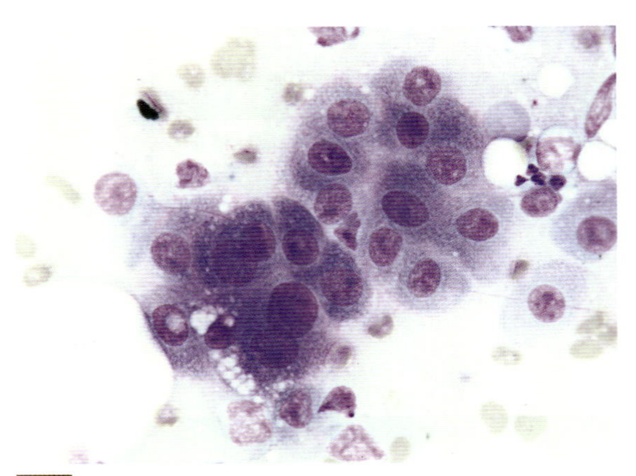

図3　肝細胞癌の細胞診像

正常な肝細胞に類似した，好塩基性の強い細胞質を有する上皮細胞が集塊状に採取される。

お，結節性過形成や腺腫であっても，破裂する可能性がある場合には外科切除が適応となるため，良悪の鑑別はさほど重要ではない。

組織生検は，超音波ガイド下でのTru-Cut® 生検，または腹腔鏡下での生検が可能である。組織生検は，び漫性や多発性の肝臓病変など，外科切除が不適応と考えられる症例で行う場合が多く，外科切除が可能な症例に対して実施するメリットは少ない。実施する際は，事前に血小板数や血液凝固能を確認し，安全に実施可能かどうか評価する。特に腹腔鏡下肝生検では，輸血や開腹が必要となる出血が，最大7.5%で発生するとの報告があるため注意が必要である[6]。

治療

孤立性肝臓腫瘍の治療の第一選択は，外科切除である。一般的に，左肝区域の腫瘍は外科切除で予後良好であり，中央肝区域，右肝区域の腫瘍は周術期の死亡リスクが高い（中央：11%，右側：40%）[4,7]。ただし文献4はやや古く（2004年），現在の右肝区域の周術期の死亡リスクは，ここまで高くはないと思われる。

外科療法

以下に，切除区域ごとの生存期間を記載する。なお，切除マージンは再発率と予後に影響しない[1,4,7]。

- 左肝区域（外側左葉，内側左葉）：生存期間1,430日以上[4]
- 右肝区域（外側右葉，尾状葉尾状突起）：生存期間365日[4]
- 中央肝区域（方形葉，内側右葉，尾状葉乳頭突起）：中央値に達せず[7]

化学療法

外科切除が困難な症例に対し実施されることがあるが，有効性は十分検討されていない。

- ゲムシタビン：生存期間983日[8]
  ※ただし，外科切除未実施症例での無増悪期間は150日

分子標的薬

- スニチニブ：生存期間361日（vs メトロノーム化学療法：生存期間32日）[9]
- トセラニブ：反応率50%，臨床的有用率66%（PR：3/6例，SD：1/6例）[10]

放射線治療

現状では，犬の肝臓腫瘍は適応とならない。

予後

一般的に，孤立性に対して結節性／播種性は予後が悪いとされてきたが，積極的な外科切除を行うことで予後に差はみられないとする報告がある[1]。また，麻酔リスクの高さ（ASA-PS※：4以上），方形葉の病変，BUN上昇，K上昇，GGT上昇は，予後不良因子とされている[1]。

病変のタイプ[1]

- 孤立性：生存期間707日
- 結節性／播種性：生存期間747日

外科切除実施の有無[4]

- 実施：生存期間1,460日以上
- 未実施：生存期間270日

※：American Society of Anesthesiologists Physical Status（ASA-PS）分類とは，麻酔前検査によって動物の全身状態を評価する方法である。状態によりclass Ⅰ～Ⅳに分類されるが，class Ⅲ以上の場合には麻酔関連死の危険性が上がる。

インフォームの注意点

肝細胞癌は，肝臓に発生する腫瘍の中で最も多く発生するが，その臨床徴候は非特異的であり，健康診断時などに偶発的に診断される場合も多い。ただし，何らかの徴候を呈し診断された場合と，偶発的に診断された場合の予後は変わらない。また“右側は予後が悪い”，“結節性／播種性は予後が悪い”という定説は，外科手技の向上によって否定されつつある。よって，たとえ不完全切除であっても，破裂やほかの臓器への影響を低減させることが可能であるため，肝臓腫瘍が認められた場合は一部の高リスク症例を除き，基本的には外科切除が有益である。

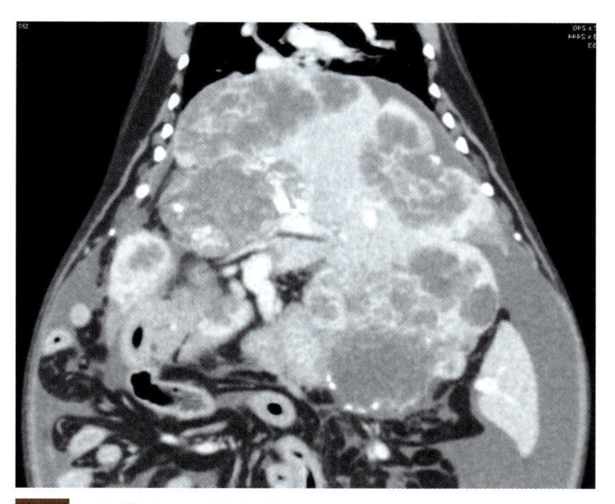

図4　胆管癌のCT画像
播種性に腫瘤が形成されている。

その他の肝臓腫瘍

前述のとおり，肝臓に発生する腫瘍の大部分は肝細胞癌であり，その他の腫瘍に遭遇する機会は少ない。肝細胞癌以外の悪性腫瘍には胆管癌，カルチノイド，肉腫などがあるが，いずれも予後は悪い。

発生

肝細胞癌以外の悪性腫瘍の発生はまれである[11]。

年齢，性別

胆管癌は高齢での発生が多く(10～11歳齢)，カルチノイドはやや若齢での発生がみられる(8歳齢)[12]。また胆管癌は，雌での発生が多いとされる[12]。

臨床徴候

臨床徴候に関して，肝細胞癌と大きな差はない。胆管癌やカルチノイドは，進行が早く大型化しやすい。血管肉腫では，破裂により腹腔内出血を呈し腹囲膨満がみられることがある。

ステージ分類

肝細胞癌以外の悪性腫瘍は多発性病変を形成しやすく(図4)，胆管癌では孤立性が22%，結節性が56%，播種性が22%，カルチノイドでは全例が播種性であったと報告されている[13,14]。

転移に関しては，胆管癌で33～88%，カルチノイドおよび肉腫においては90%以上でみられる[12]。主な転移部位はリンパ節，肺，腹膜のほか，脾臓や骨などである[11,15]。

診断

診断については，前述の肝細胞癌と同様である。超音波検査に関して，胆管癌では，高，低，混合エコー源性などエコー源性は様々であり，嚢胞を伴うこともある。その他の腫瘍については低エコー源性であることが多いが，超音波検査所見から鑑別することは困難である[12]。

また，細胞診に関して，胆管細胞を由来とする腫瘍では，肝細胞よりも小型で立方状の細胞がシート状に配列する(図5a)。カルチノイドは神経内分泌腫瘍であり，裸核や円形細胞が散在性に採取される(図5b)。肉腫では異型性の高い紡錘形細胞が散在性に採取されるが，血管肉腫では血液成分が多く腫瘍細胞が得られない場合も多い(図5c)。

治療

切除可能であれば，外科切除が第一選択である。

- 外科療法(胆管癌)：生存期間894日[15]
- 化学療法：肝臓原発のカルチノイドに対して，ドキソルビシンを5回投与した後に低用量シクロホスファミドを投与した症例では，15カ月の生存が報告されている[16]。同様に，トセラニブを投与した症例では，23カ月の生存が報告されている[17]。

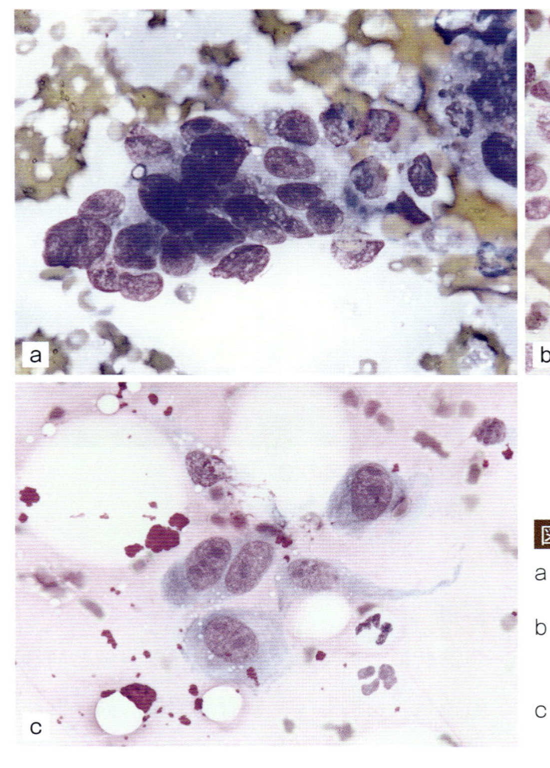
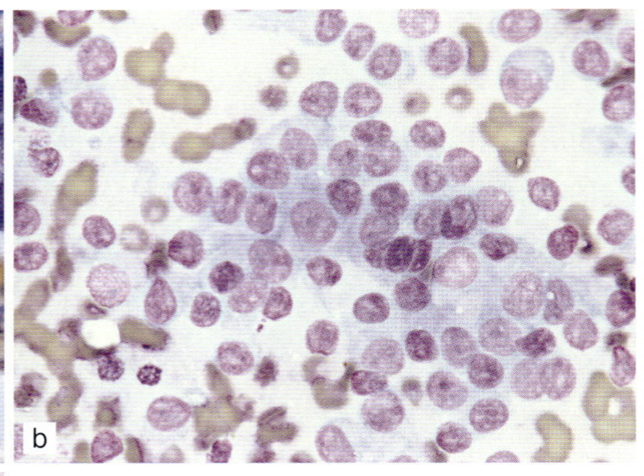

図5 肝臓腫瘍の細胞診像

a：胆管癌の細胞診像。異型性が高く，細胞質の狭い細胞がシート状に採取される。
b：カルチノイドの細胞診像。異型性の乏しい円形核を有する小型の細胞が多数採取され，裸核も目立つ。
c：肝臓に発生した血管肉腫の細胞診像。異型性の高い，大型の紡錘形細胞が散在性に採取される。

猫の肝臓腫瘍

猫の肝臓腫瘍はまれであり，犬とは異なり胆管由来腫瘍の発生が多い。これまで，猫の肝臓原発の悪性腫瘍は予後不良疾患と考えられてきたが，近年では比較的良好な治療成績が報告されている。

発生

猫の原発性肝臓腫瘍は，猫の全腫瘍中1～3％である[18]。胆管腺腫，胆管腺癌，肝細胞腺腫，肝細胞癌，肉腫（血管肉腫，平滑筋肉腫など）のほか，カルチノイド，リンパ腫などが発生する[19]。肝臓原発の悪性腫瘍では，肝細胞癌が42.5％，胆管癌が32.5％，肉腫が15％であったと報告されている[20]。

年齢，品種

発生年齢中央値は13～14歳齢であり，75％の症例が10歳齢以上である[19,20]。ただし，2歳齢での発症もみられる[19,20]。好発品種は不明。

臨床徴候

食欲不振，無気力，体重減少，嘔吐，腹部腫瘤などがみられる[18,20]。

ステージ分類

ある報告[21]によると，猫の肝臓腫瘍の32.5％は孤立性，25％は結節性，42.5％は播種性であり，限局している例は少ない（図6）。一方，近年の報告では，75％が孤立性であったとされている[20]。

肝細胞癌の診断時転移はまれであり（2.5～10％），転移が生じる際は腹腔内リンパ節などにみられる[20]。また，経過観察中における転移率は20％程度とされている[20]。胆管癌については，67％で転移がみられたと報告されている[21]。なお，TNM分類は犬と同様である。

診断

基本的な診断手順は，犬の肝臓腫瘍と同様である。肝細胞癌の症例において，ALT，AST，ALP，GGTの上昇は，それぞれ71.4％，91.7％，76.9％，63.6％でみられている[18]。超音波検査での病変の検出は容易であり，特に猫の肝臓腫瘍は多発性病変を形成しやすい。細胞診に関しては，組織診断との一致率は3割程度であるが，腫瘍種のある程度の把握やリンパ腫との鑑別には重要である[18,20]。また，外科切除可能かどうかの判断には，CT検査が有用である。

治療

外科切除が第一選択である。外科切除症例の生存期

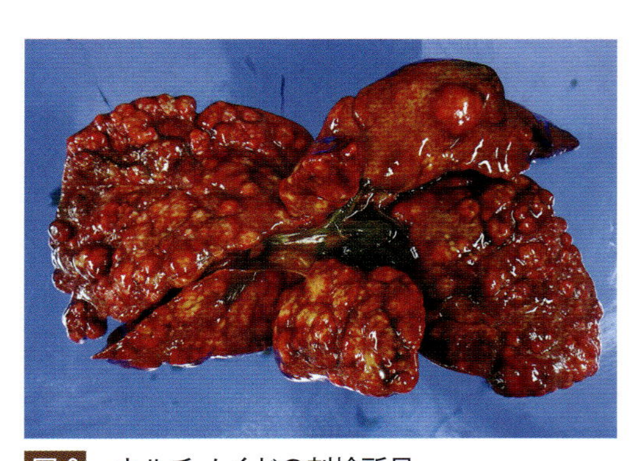

図6 カルチノイドの剖検所見

肝臓全体に大小様々な結節がみられる。

間は，2年以上とされている[18, 20]。化学療法について，カルボプラチン，トセラニブなどが使用されているが，有効性は不明である。

予後

外科切除実施の有無[20]

- 実施：生存期間 375 日
- 未実施：生存期間 16 日

腫瘍の種類[20]

- 肝細胞癌：生存期間 868 日
- 胆管癌：生存期間 270 日
- カルチノイド：生存期間 246 日
- 肉腫：生存期間 16 日

インフォームの注意点

猫の肝臓腫瘍は発生が少なく，情報も限られている。過去の報告では，診断〜周術期に安楽死となる場合が多く，予後不良とされてきた。一方で，近年の報告では孤立性の症例も多く，この場合は外科切除の可否が予後を大きく左右するため，外科切除が可能と考えられる症例では積極的な外科切除を勧めたい。犬と比較し高齢での発生が多いため，基礎疾患の有無を事前に把握しておくことが望ましい。

参考文献

1. Lapsley JM, Wavreille V, Barry S, et al. Risk factors and outcome in dogs with recurrent massive hepatocellular carcinoma: A Veterinary Society of Surgical Oncology case-control study. Vet Comp Oncol. 2022; 20(3): 697-709.
2. Gibson EA, Goldman RE, Culp WTN. Comparative oncology: management of hepatic neoplasia in humans and dogs. Vet Sci. 2022; 9(9): 489.
3. Owen LN. TNM Classification of tumours in domestic animals. World Health Organization, 1980.
4. Liptak JM, Dernell WS, Monnet E, et al. Massive hepatocellular carcinoma in dogs: 48 cases (1992-2002). J Am Vet Med Assoc. 2004; 225(8): 1225-1230.
5. Nakamura K, Takagi S, Sasaki N, et al. Contrast-enhanced ultrasonography for characterization of canine focal liver lesions. Vet Radiol Ultrasound. 2010; 51(1): 79-85.
6. Petre SL, McClaran JK, Bergman PJ, et al. Safety and efficacy of laparoscopic hepatic biopsy in dogs: 80 cases (2004-2009). J Am Vet Med Assoc. 2012; 240(2): 181-185.
7. Linden DS, Liptak JM, Vinayak A, et al. Outcomes and prognostic variables associated with central division hepatic lobectomies: 61 dogs. Vet Surg. 2019; 48(3): 309-314.
8. Elpiner AK, Brodsky EM, Hazzah TN, et al. Single-agent gemcitabine chemotherapy in dogs with hepatocellular carcinomas. Vet Comp Oncol. 2011; 9(4): 260-268.
9. Marconato L, Sabattini S, Marisi G, et al. Sorafenib for the treatment of unresectable hepatocellular carcinoma: Preliminary toxicity and activity data in dogs. Cancers (Basel). 2020; 12(5): 1272.
10. Heishima K, Iwasaki R, Kawabe M, et al. Short-term administration of single-agent toceranib in six cases of inoperable massive canine hepatocellular carcinoma. J Am Anim Hosp Assoc. 2018.
11. Hirose N, Uchida K, Kanemoto H, et al. A retrospective histopathological survey on canine and feline liver diseases at the University of Tokyo between 2006 and 2012. J Vet Med Sci. 2014; 76(7): 1015-1020.
12. Hammer AS, Sikkema DA. Hepatic neoplasia in the dog and cat. Vet Clin North Am Small Anim Pract. 1995; 25(2): 419-435.
13. Tanaka T, Noguchi S, Wada Y, et al. Computed tomography findings in canine cholangiocellular carcinoma. Vet Rec Case Rep. 2022; 10: e303.
14. Patnaik AK, Lieberman PH, Hurvitz AI, et al. Canine hepatic carcinoids. Vet Pathol. 1981; 18(4): 445-453.
15. Maeda A, Goto S, Iwasaki R, et al. Outcome of localized bile duct carcinoma in six dogs treated with liver lobectomy. J Am Anim Hosp Assoc. 2022; 58(4): 189-193.
16. Morgan E, O'Connell K, Thomson M, et al. Primary hepatic neuroendocrine carcinoma treated with doxorubicin and cyclophosphamide in a dog. J Am Anim Hosp Assoc. 2019; 55(3): e55305.
17. Ichimata M, Nishiyama S, Matsuyama F, et al. Long-term survival in a dog with primary hepatic neuroendocrine tumor treated with toceranib phosphate. J Vet Med Sci. 2021; 83(10): 1554-1558.
18. Goussev SA, Center SA, Randolph JF, et al. Clinical characteristics of hepatocellular carcinoma in 19 cats from a single institution (1980-2013). J Am Anim Hosp Assoc. 2016; 52(1): 36-41.
19. Lawrence HJ, Erb HN, Harvey HJ. Nonlymphomatous hepatobiliary masses in cats: 41 cases (1972 to 1991). Vet Surg. 1994; 23(5): 365-368.
20. Brandstetter V, Schmidt JM, Findji L, et al. Feline primary nonhematopoietic malignant liver tumours: A multicenter retrospective study (2000-2021). Vet Comp Oncol. 2023; 21(2): 191-199.
21. Patnaik AK. A morphologic and immunocytochemical study of hepatic neoplasms in cats. Vet Pathol. 1992; 29(5): 405-415.

2 肝臓腫瘍の診断の進め方・治療方針の決め方

フローチャート

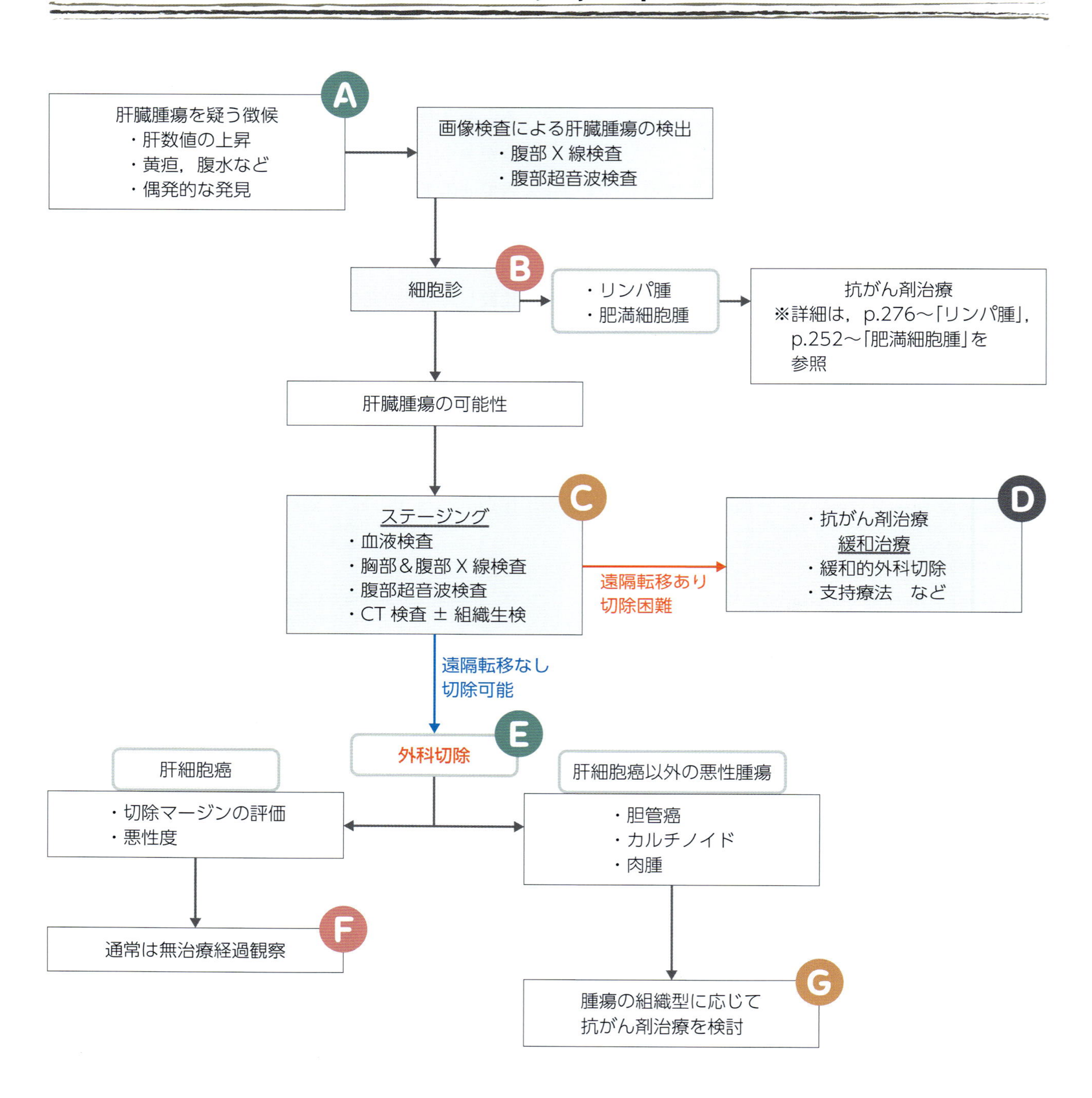

進める上での注意点

肝臓腫瘍では肝数値の上昇がみられる場合が多いが，上昇の程度は様々であり，大型の腫瘍であってもさほど上昇していないことも多い。また臨床徴候は非特異的であるため，健康診断時などに肝数値の上昇がみられた場合は，積極的に腹部超音波検査等による精査を勧める。肝臓腫瘍の多くは早期発見であるほど長期予後が得られやすい。

進める上での注意点

肝臓腫瘍の細胞診については，診断精度が低く信頼性が低いとされるが，肝細胞由来の腫瘤であるか否かの判断や，リンパ腫などの血液腫瘍を除外することは可能である。特に外科切除適応症例では，細胞診のみである程度の診断と治療方針を決定することも可能であることから，細胞診を実施することで今後の見通しが立てやすくなる。ただし，可能性は低いものの，破裂や穿刺部位への播種が起こりうるため，不慣れな場合や専門医への紹介を検討している場合，孤立性で切除が容易な場合は実施を見送る。

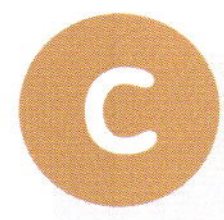

進める上での注意点

肝臓腫瘍の転移率は犬，猫ともに低く，また肝臓は様々な腫瘍が転移を形成しやすい臓器であるため，原発性なのか転移性なのかを判断することは重要である。広範囲に転移を認める場合や，播種性で明らかに切除が困難な場合は，組織生検や細胞診を実施し組織型を確定する。組織生検を行う場合は，貧血の程度，血小板数，血液凝固能検査等により止血能を評価した上で，実施の可否を判断する。

進める上での注意点

遠隔転移がある場合や完全切除が困難な大型腫瘍であっても，破裂リスクが高い場合や周囲臓器を圧迫して徴候を呈している場合は，減容積手術によって生存期間の延長や臨床徴候の改善を得られることが多い。

手術不適応症例では支持療法が主体となるが，犬の肝細胞癌では分子標的薬の有効性が報告されているため[9, 10]，組織生検等により診断が得られている場合は使用を検討する。

薬剤選択のポイント

犬の切除不能な肝細胞癌やカルチノイドにおいて，トセラニブの有効性が報告されている[10, 17]。治療の具体例を図7に挙げる。

- トセラニブ：2.8～3.2 mg/kg，PO，週3回（月・水・金曜日に投与など）

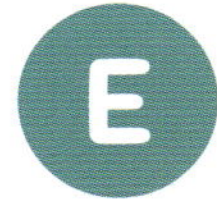

進める上での注意点

肝臓腫瘍の位置によっては切除が困難となり，特に右肝区域では術中死リスクが高いとされてきた。しかし実際には，CT検査などで腫瘍血管との位置関係を評価することで，切除が可能な場合も多い。切除可能かどうかは外科医の力量にも左右されるため，“右側だから予後不良”と判断するのは早計であろう。

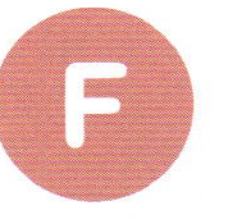

インフォームのポイント

肝細胞癌であっても，組織学的な悪性度が低い場合，切除後に再発や転移を起こすことは極めてまれである。そのため通常は切除のみで治療終了となるが，新たな肝臓腫瘍が発生する可能性はあるため，定期的な検診を続けるように伝える。

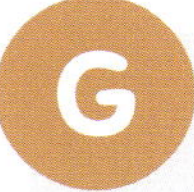

進める上での注意点

肝細胞癌以外の悪性腫瘍における術後療法は明確になっておらず，対応は組織型に依存する。カルチノイドではトセラニブ，血管肉腫の場合はドキソルビシンを中心とした抗がん剤治療が適応となる。胆管癌に関しては，術後療法の有効性は不明である。治療を検討する場合は，切除マージンの状況や組織学的悪性度，飼い主の考えなどを含め，総合的に判断する。

薬剤選択のポイント

カルチノイド（犬）

- トセラニブ：2.8～3.2 mg/kg，PO，週3回（月・水・金曜日に投与など）

血管肉腫

- ドキソルビシン
  - ―犬：25～30 mg/m^2，IV，3週おき
  - ―猫：25 mg/m^2，IV，3週おき

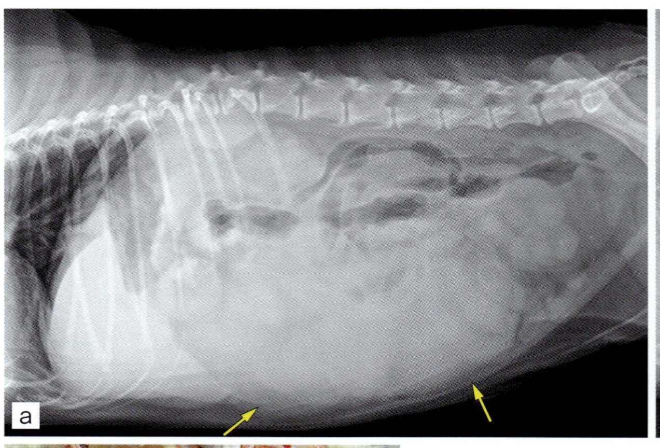

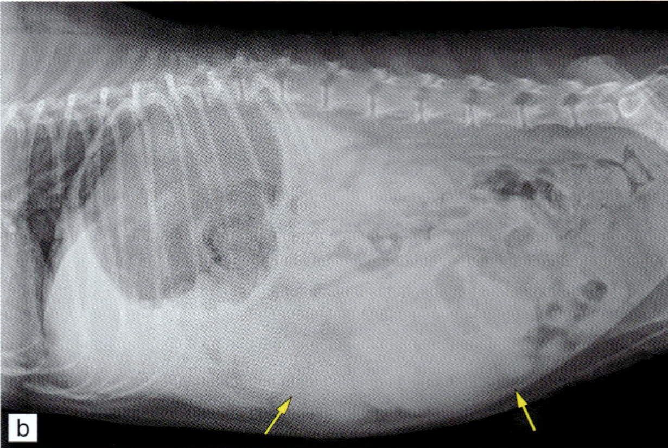

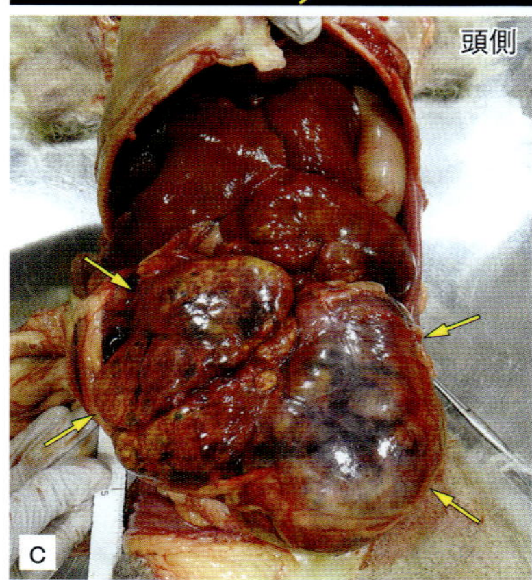

図7　肝細胞癌と診断された症例の治療経過

トイ・プードル，去勢雄，11歳齢。
腹囲膨満を主訴に来院。各種検査にて肝細胞癌と診断された。腫瘤は切除可能と思われたが，飼い主の強い希望により，トセラニブによる内科療法を実施。トセラニブ2.8 mg/kg，PO，eodで治療を開始し，3カ月後には腫瘤のわずかな縮小が観察された(b)。その後腫瘤は徐々に増大し，治療開始から8カ月で死亡した。
a，b：X線検査所見。矢印は腫瘤の範囲を示す。
a：トセラニブ投薬開始時，b：投薬後3カ月の所見。
c：死亡時の病理解剖所見。正常肝の尾側に大型の腫瘍(矢印)が確認できる。

第 8 章
消化管腫瘍

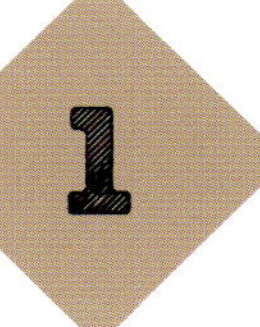

代表的な消化管腫瘍とその概要

犬の消化管腫瘍
猫の腸腺癌

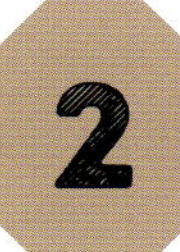

消化管腫瘍の診断の進め方・治療方針の決め方

フローチャート：胃・腸管腫瘍の場合
フローチャート：肛門腫瘍の場合

1 代表的な消化管腫瘍とその概要

消化管は口腔，食道，胃，小腸，大腸，肛門まであり，部位ごとに発生する腫瘍の傾向が異なります（口腔内腫瘍についてはp.86，「第5章 口腔内腫瘍」を参照）。いずれの腫瘍においても慢性的な食欲不振や消化器徴候，消化管出血などを認めることが多いですが，発生部位や腫瘍の種類，進行の程度や速度により病態や予後が変化するため，広い理解が求められます。

犬の消化管腫瘍

胃腫瘍

犬で最も多い胃腫瘍は腺癌であり，そのほかには平滑筋腫／肉腫，消化管間質腫瘍（GIST）などがある。それぞれの特徴を表1に記載する。

臨床徴候

胃腫瘍の主な臨床徴候は嘔吐であり，特に胃腺癌では潰瘍を形成することが多く，吐物に血が混じることも多い（図1）。そのほかには食欲低下，体重減少が認められ，黒色便を呈することもある。臨床徴候は数週間～数カ月継続するが非特異的であり，胃腺癌の報告[1]では，徴候発現から二次診療施設受診までの期間は90日であった。大型の平滑筋腫／肉腫では，腫瘍随伴症候群として低血糖を呈することがある。

ステージ分類

胃腺癌の診断時転移率は50～70％と高く，多くは腹腔内リンパ節，大網，肝臓などへの転移であるが，診断時に肺転移を認めることは少ない[1,2]。リンパ節転移は胃リンパ節や膵十二指腸リンパ節にみられやすく，転移がある場合は超音波検査で円形に腫大したリンパ節が明瞭に観察され（図2a），CT検査ではより詳細な評価が可能である（図2b）。

平滑筋肉腫やGISTの転移率は胃腺癌ほどではないが，平滑筋肉腫では16～37.5％，GISTでは7～29％とされる[2~5]。転移部位は主に肝臓であり，そのほかにリンパ節，大網などとされる。胃腫瘍のTNM分類は表のとおりである（表2）。

表1　犬の胃に発生しやすい腫瘍と特徴

腫瘍の種類	特徴
胃腺癌[1]	●発生：全悪性腫瘍の1％以下だが，胃で発生する腫瘍の70～80％を占める ●年齢，性別：平均8歳齢，雄に多い ●転移：領域リンパ節に高率（70～80％）に転移する。その他の転移部位は肝臓，肺など[1]
平滑筋腫／肉腫[2,3]	●平滑筋腫：高齢犬に多い（平均15歳齢）。噴門付近での発生が多い。 ●平滑筋肉腫：胃以外にも小腸，盲腸などすべての腸管で発生する。10歳齢前後で発生し，転移率は中程度（16～50％）。リンパ節，大網，肝臓，十二指腸などへの転移が報告されている[2,3]
消化管間質腫瘍（GIST）[4~6]	●発生：GISTの20％程度が胃に発生する。そのほか盲腸，十二指腸，結腸などに発生[4] ●転移：転移率は7～29％（主に肝臓）[4,5] ●半数の症例でCD117（c-kit）の発現がみられる。過去に平滑筋腫／肉腫と診断された症例の半数以上が，免疫染色等によりGISTに再分類されている[6]

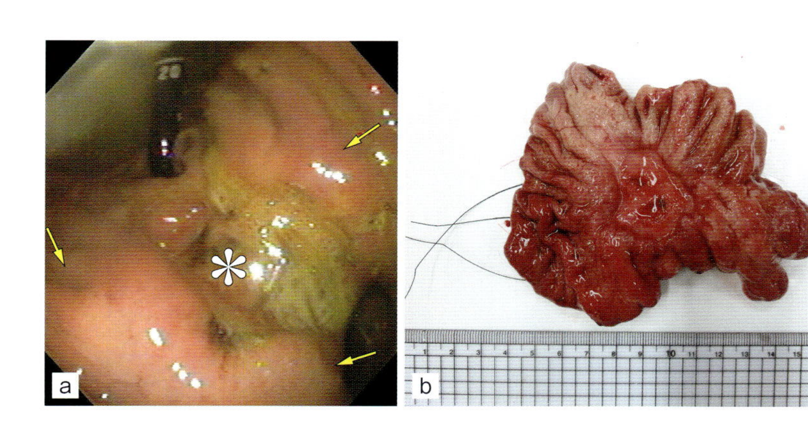

図1 胃腺癌の所見

a：内視鏡画像。中心部に潰瘍（＊）を認め，その周囲に不整な粘膜の肥厚がみられる（矢印）。
b：a の症例の，外科切除した病変部の肉眼所見。肥厚し硬くなった胃壁が広範囲に広がっている。

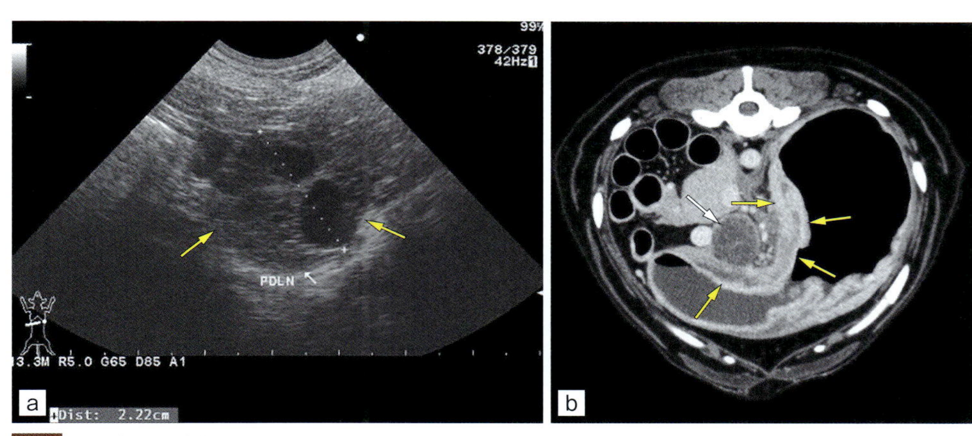

図2 胃腺癌の症例でみられたリンパ節転移の画像検査所見

a：超音波検査画像。矢印で示す領域に，円形に腫大した膵十二指腸リンパ節が認められる。
b：CT 画像。原発の胃腺癌（黄矢印で示す領域）と，リンパ節転移（白矢印）が認められる。

表2 胃腫瘍の TNM 分類

	T：原発腫瘍	N：領域リンパ節	M：遠隔転移
所見と評価	0：腫瘍なし	0：転移なし	0：遠隔転移なし
	1：腫瘍あり	1：転移あり	1：遠隔転移あり
		2：遠隔リンパ節への転移あり	

（文献 7 をもとに作成）

診断

胃腺癌では局所的な胃壁の肥厚がみられ，潰瘍形成を伴うことも多いが，通常の X 線検査で異常を検出できることは少ない。造影 X 線検査では，病変部の充填欠陥像や流出時間の遅延が観察されることがある。

超音波検査では，層構造の消失または偽層構造（pseudolayering）と呼ばれる変化を伴う胃壁の肥厚がみられる（図 3a）。平滑筋腫／肉腫や GIST は平滑な円形腫瘤であることが多く，粘膜下の筋層に低エコー源性の円形または多結節性の結節が観察される（図 3b）。

腫瘍の確定には内視鏡検査が有用である。胃腺癌では不整に膨隆した粘膜病変が視認でき，また潰瘍を伴うことも多く，視認できる病変であれば内視鏡生検での診断は比較的容易である（図 1a）。内視鏡生検を行う場合は，潰瘍部や非潰瘍部も含め複数箇所から採材する。平滑筋腫／肉腫や GIST では，平滑で有茎状のポリープ状病変が粘膜下に観察され，出血を伴うこともある（図 4）。粘膜下の病変であるため，内視鏡生検を行っても表面の粘膜ばかりが採取されてしまい，腫瘍組織が採材されないことも多い。

治療

外科療法

どの腫瘍であっても外科切除が第一選択であるが，胃腺癌は診断時に広範囲に浸潤していることが多く，完全切除が困難な場合も多い。胃の部分切除，ビルロート I 型，亜全摘術などが行われるが予後は悪く，外科切除後の無進行期間は 54 日であり，10％の症例

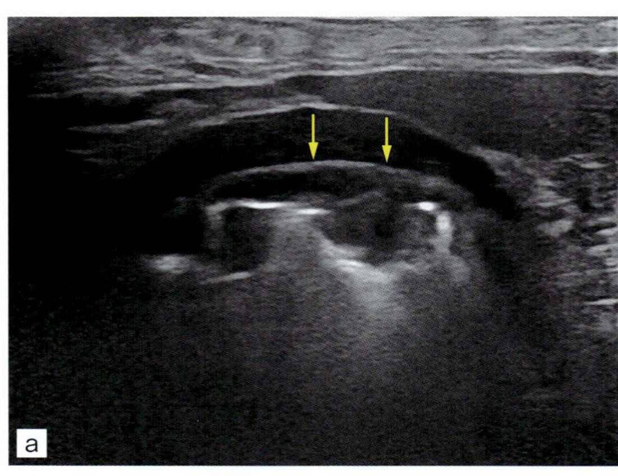

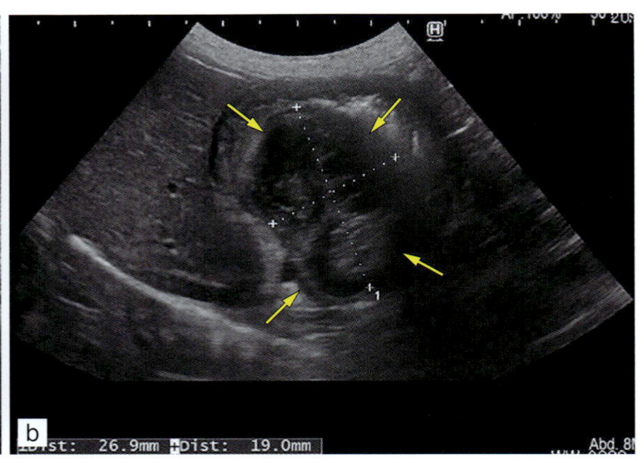

図3　胃腫瘍の超音波検査所見

a：胃腺癌の超音波検査画像。胃壁は肥厚し全体に低エコー源性であり，内部に高エコーの偽層構造がみられる（矢印）。
b：平滑筋腫の超音波検査画像。胃壁から発生した円形でやや低エコー源性の腫瘤が認められる（矢印）。

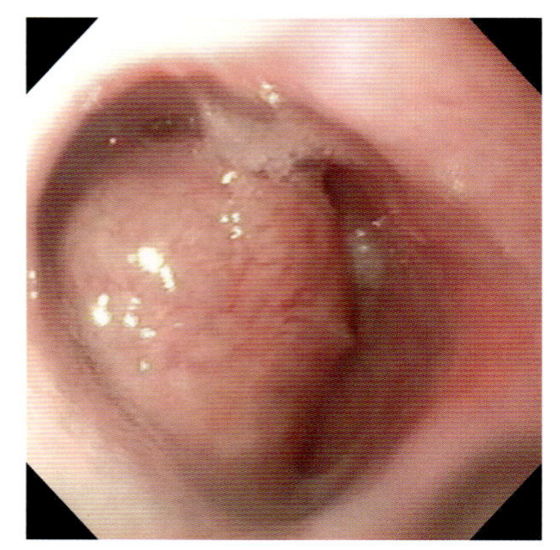

図4　平滑筋腫の内視鏡検査所見

食道に発生した平滑筋腫。平滑な腫瘤が粘膜下に形成される。尾側食道～胃の噴門は平滑筋腫が発生しやすい。

で縫合部の離開が発生したことが報告されている[1]。

なお，画像検査所見から平滑筋腫が疑われる場合は，内視鏡によるポリペクトミーが可能である。

化学療法

胃腺癌において，カルボプラチン，ドキソルビシン，ゲムシタビン，トセラニブなどの使用報告があり，外科切除単独と比較して，術後抗がん剤を使用した方が生存期間の延長がみられている[1]。

またGISTでは，切除後の残存病変や転移病変に対してイマチニブもしくはトセラニブが使用されており，有効性が報告されている[8,9]。

予後

胃腺癌の生存期間は，無治療の場合，徴候発現から3カ月以下とされている。また外科切除±化学療法では72～178日との報告がある[1]。胃に発生する平滑筋肉腫，GISTの予後はよく分かっていないが，転移がなく切除可能であれば，長期生存可能と考えられる。

インフォームの注意点

胃腺癌の発生はまれであるため見逃されがちであり，二次診療施設への紹介時点ですでに転移病変が形成されている場合がほとんどである。転移病変がある状態では積極的な治療は困難であるため，対症療法への反応が悪い場合や吐物に血が混じる場合は，超音波検査などで積極的に精査を行うべきである。

また，平滑筋腫は健康診断時などに偶発的に検出される場合も多い。平滑で粘膜下に存在する病変であれば経過観察で問題ないが，増大傾向がみられる場合は平滑筋肉腫やGISTの可能性も考慮し，内視鏡検査やCT検査を勧めていただきたい。胃腫瘍は，早期であれば外科切除で大きな合併症は起きにくいものの，進行し広範囲の切除が必要となる場合は，離開などの重篤な合併症が起こりやすい。

腸管腫瘍

腸腺癌の発生はまれであり，小腸で発生する腸腺癌は，犬に発生する腫瘍の0.3％程度とされる[10]。一方，大腸ではポリープ，腺腫，さらには腺癌が発生しやすい。その他の腫瘍としては，平滑筋腫／肉腫，GISTのほか，リンパ腫，肥満細胞腫，形質細胞腫，カルチノイドなどが発生する。

発生

小腸腺癌の発生はまれである。腸管に発生する腫瘍のうち6割は大腸に発生し，そのうち半数程度は悪性腫瘍(多くは腺癌)である[11]。平滑筋肉腫は小腸で発生しやすく，GIST は小腸および盲腸での発生が多い[6](図5)。ごくまれに，カルチノイドが回盲部，小腸，結腸に発生する[12]。

年齢，性別

小腸腺癌の好発年齢は9〜10歳齢である。雄での発生が多いとされ，ジャーマン・シェパード・ドッグ，コリー系に好発する[10]。平滑筋腫／肉腫，GIST についても，好発年齢は9〜10歳齢である[6]。日本のミニチュア・ダックスフンドでは直腸の炎症性ポリープの発生が多く，腺腫／腺癌への移行が報告されている[13]。

臨床徴候

小腸腫瘍の臨床徴候は非特異的であり，体重減少，嘔吐，下痢，元気消失，腹部痛などがみられる。消化管出血を伴う場合は，メレナがみられることもある。上皮系腫瘍では消化管内腔の狭窄を伴う場合がありイレウスが起こるが，平滑筋腫／肉腫や GIST は筋層に発生するため，通過障害が起こらないことが多い。また，直腸腫瘍では血便，排便困難，しぶり，脱腸などを認めることが多い。カルチノイドの腫瘍随伴症候群として，発作性心室頻拍と胃潰瘍に伴うメレナが報告されている[14]。

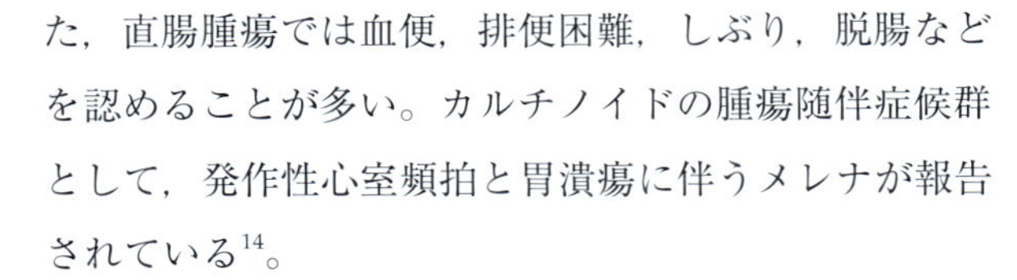

ステージ分類

小腸腺癌では58%の症例でリンパ節転移が認められたと報告されており，そのほかには腸間膜や大網への転移がみられるが，肺転移は少ない[10]。直腸腺癌の転移率は低く，10%以下と考えられている[15]。

平滑筋肉腫では15%，GIST では32%の症例で転移が発生し，好発部位はリンパ節，大網，肝臓(図6)，肺などである[16]。小腸腫瘍の TNM 分類を表3に示す。

診断

病変の検出には超音波検査が有用であり，小腸腺癌では層構造の消失，全層性の腸の肥厚(腸壁の厚さの中央値：12 mm)，運動性の低下，領域リンパ節の腫大などがみられる[17](図7)。X線検査においても，腸壁の肥厚や腫瘤が認められる場合がある。限局した病

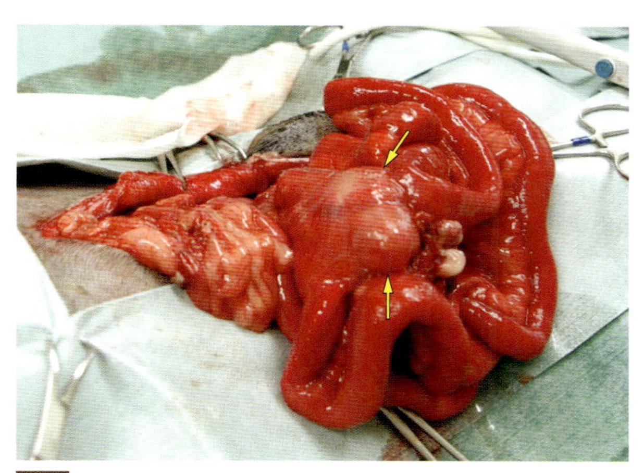

図5　回盲部に発生した消化管間質腫瘍(GIST，矢印)

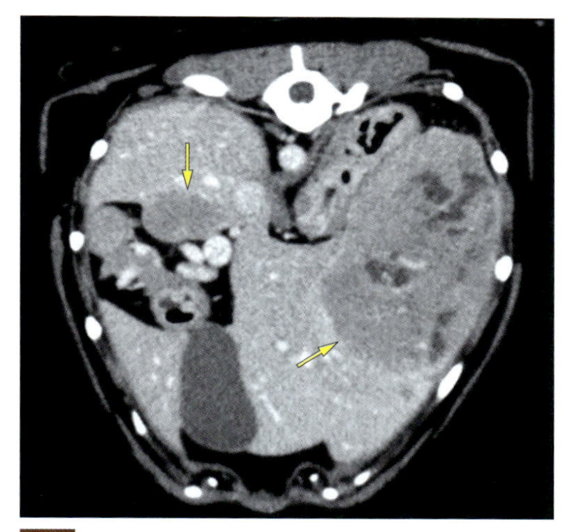

図6　消化管間質腫瘍(GIST)の転移所見

原発腫瘍切除後に肝転移(矢印)が確認された。

表3　小腸腫瘍の TNM 分類

	T：原発腫瘍	N：領域リンパ節	M：遠隔転移
所見と評価	0：腫瘍なし	0：転移なし	0：遠隔転移なし
	1：漿膜への浸潤なし	1：転移あり	1：遠隔転移あり
	2：漿膜への浸潤あり	2：遠隔リンパ節への転移あり	
	3：隣接臓器への浸潤あり		

(文献7をもとに作成)

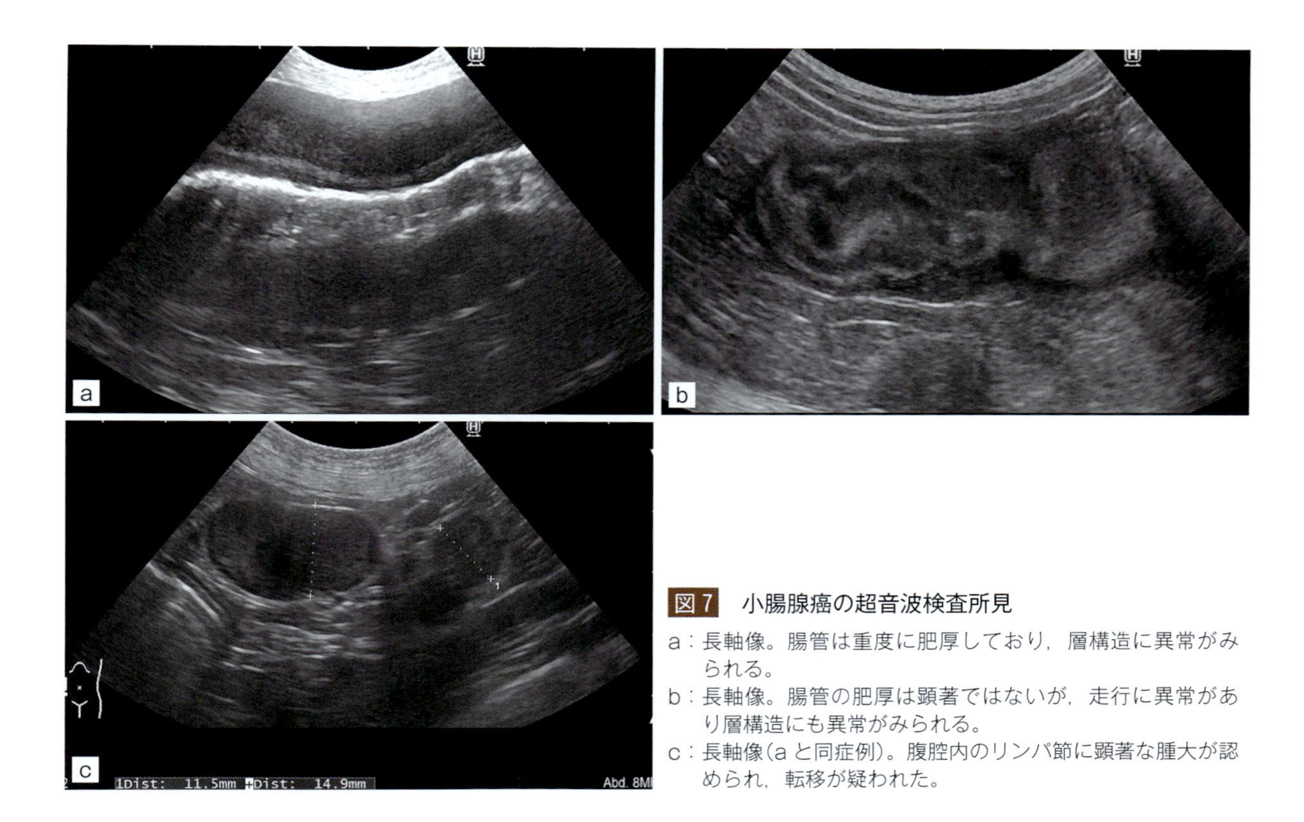

図7　小腸腺癌の超音波検査所見

a：長軸像。腸管は重度に肥厚しており，層構造に異常がみられる。
b：長軸像。腸管の肥厚は顕著ではないが，走行に異常があり層構造にも異常がみられる。
c：長軸像（aと同症例）。腹腔内のリンパ節に顕著な腫大が認められ，転移が疑われた。

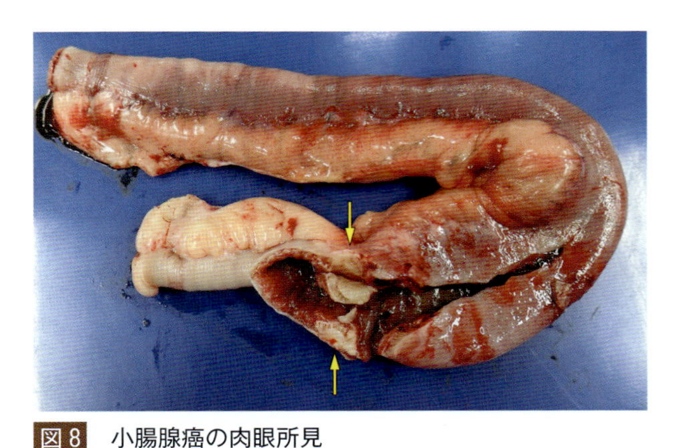

図8　小腸腺癌の肉眼所見

病変部を矢印で示す。限局した粘膜の肥厚と狭窄により，小腸の近位側（病変部の右側）が拡張している。

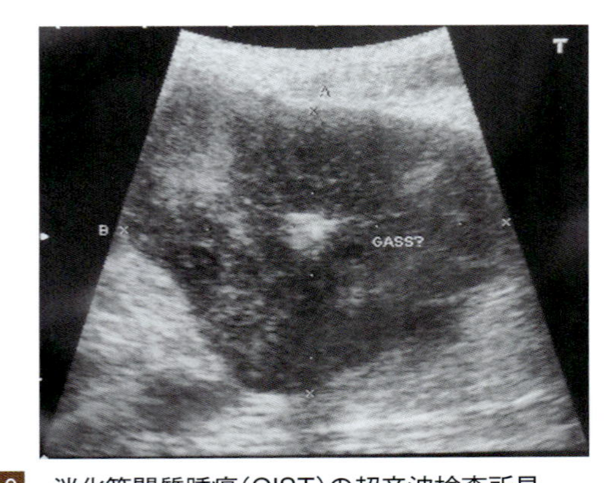

図9　消化管間質腫瘍（GIST）の超音波検査所見

横断像。腸管は層構造が消失し，顕著な肥厚がみられる。

変によって狭窄や閉塞を呈することもあるため，注意が必要である（図8）。平滑筋腫／肉腫やGISTの超音波検査所見は多様であり，低～混合エコー源性の腫瘤が筋層に認められる場合が多い（図9）[18]。直腸腺癌は，肉眼的に直腸粘膜から赤色の腫瘤が孤立性もしくは多発性にポリープ状に隆起してみられる（図10）。

診断は，内視鏡生検もしくは部分切除により行われるが，直腸腺癌では炎症性ポリープを併発していることも多く，採材した検体の一部のみが癌化していることもある。なお，腫瘤が孤立性の場合や，通過障害を呈している場合は外科切除が前提となる。そのため，細胞診を行う場合はリンパ腫や肥満細胞腫など外科切除以外の治療が可能な疾患を疑う場合に限られ，開腹等による組織生検は切除困難な場合に限られる。

細胞診について，小腸腺癌では，立方形～円柱状の上皮細胞がシート状に採取される。高度の異型性がみられることは少なく，均一な細胞集塊がみられることが多い（図11a）。平滑筋腫／肉腫やGISTに関しては，腫瘍が硬く細胞は採取されないことが多いが，紡錘形細胞が散在性に採取されることがある（図

11b)。カルチノイドでは裸核が散在性に採取される(図11c)。

治療

外科療法

治療の第一選択は外科切除であり，小腸腫瘍では腫瘍の両端から最低3 cm，可能であれば5 cmのマージンが必要となる[10]。なお，小腸腺癌の不完全切除率は11%であったと報告されている[10]。腹腔内を精査し，腸間膜リンパ節の腫大や腹膜転移を疑う場合は，同時にそれらの生検を行う。回盲部の切除後は，腸管の運動性が変化し，下痢が起こることがあるため注意が必要である。

直腸腺癌では，病変部の位置や浸潤度，事前の組織生検での悪性度などに応じて，粘膜プルスルー，直腸プルスルー，開腹下での全層切除が行われる。直腸プルスルーに関しては，6 cmを超える切除は便失禁のリスクが高く推奨されていない[15]。

外科切除による生存期間は，小腸腺癌の症例で544日[10]，直腸腺癌の症例で726日[15]，平滑筋肉腫およびGISTの症例で1,024日[16]であったと報告されている。

化学療法

有効性は示されていない。GISTでは，切除後の残存病変や転移病変に対してイマチニブ，トセラニブの有効性が報告されている[8,9]。

予後

小腸腺癌および平滑筋肉腫

- 転移の有無[19]
  - —なし：生存期間15カ月
  - —あり：生存期間3カ月

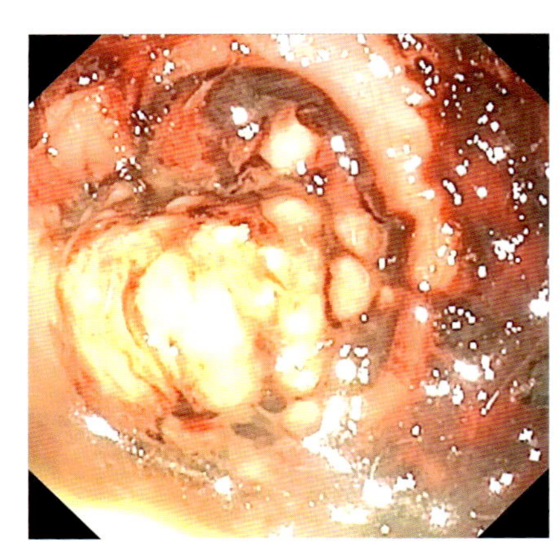

図10　直腸腺癌の内視鏡検査所見
直腸粘膜に多結節性に膨隆する腫瘤がみられ，化膿性直腸炎を伴っていた。
(帯広畜産大学　松本高太郎先生のご厚意による)

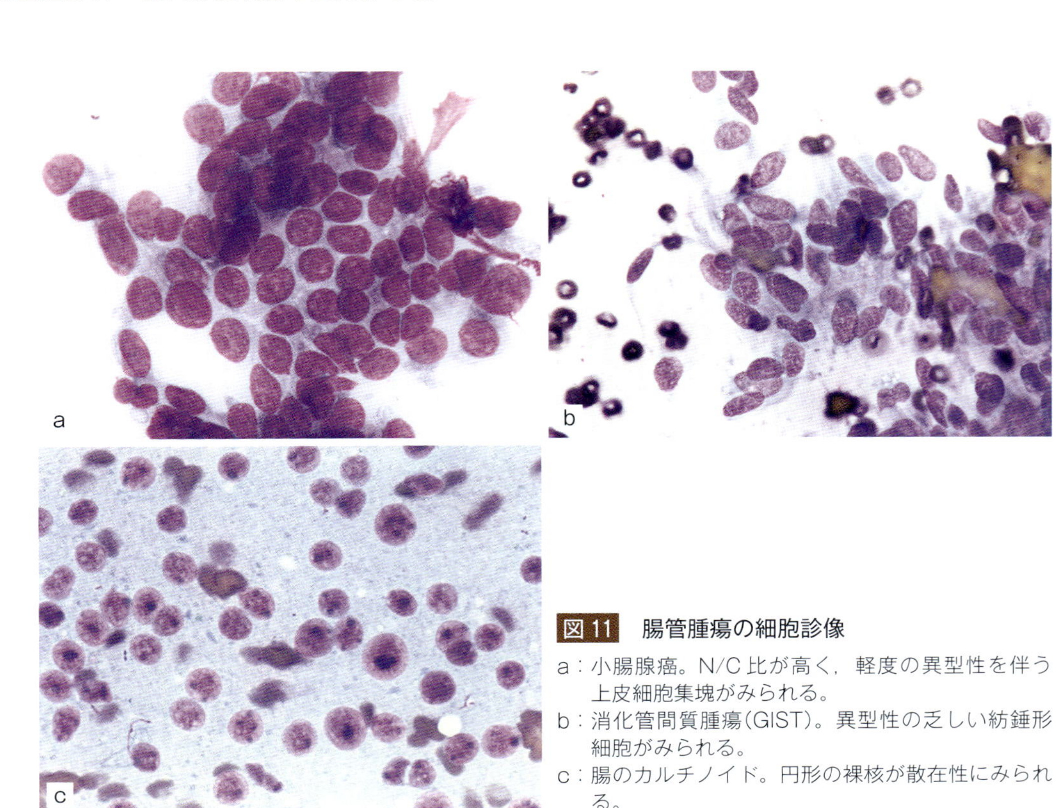

図11　腸管腫瘍の細胞診像
a：小腸腺癌。N/C比が高く，軽度の異型性を伴う上皮細胞集塊がみられる。
b：消化管間質腫瘍(GIST)。異型性の乏しい紡錘形細胞がみられる。
c：腸のカルチノイド。円形の裸核が散在性にみられる。

表4 犬の肛門に発生しやすい腫瘍と特徴

腫瘍	特徴
肛門周囲腺腫[20]	●肛門腫瘍の58～96% ●高齢の未去勢雄に好発する。避妊雌でも発生あり ●アンドロゲン依存性であり，去勢手術により退縮する。 ●肛門周囲の皮膚～皮下に，小型の単発～多発性腫瘤を形成する。
肛門周囲腺癌[20]	●肛門腫瘍の3～21% ●雄，雌ともに発生 ●ホルモン非依存性 ●肛門周囲の皮膚～皮下に増大速度の速い大型腫瘤を形成する。 ●転移率：15%程度(領域リンパ節，肺，肝臓など)[20]
肛門嚢アポクリン腺癌[21]	●発生は少ない(皮膚腫瘍の2%程度) ●平均9～11歳齢。雄，雌ともに発生 ●高カルシウム血症が25～51%でみられる(腫瘍随伴症候群)。 ●肛門の4時と8時方向の皮下に単発性の平滑な腫瘤を形成する。 ●転移率：26～79%(領域リンパ節，肺，肝臓，骨など)[21]

小腸腺癌

●年齢[10]

—8歳齢以上：生存期間488日

—8歳齢未満：生存期間1,193日

※同報告[10]では，リンパ節転移，術後抗がん剤，NSAIDsの使用などは予後と関連しない。

直腸腺癌

●切除マージン[15]

—不完全切除：HR（ハザード比［死亡］）4.38

平滑筋肉腫およびGIST

●切除マージン[16]

—完全切除：生存期間1,266日

—不完全切除：生存期間193日

GIST

●c-kitの発現[16]

—高発現：生存期間1,418日

—低発現：生存期間250日

●核分裂指数[16]

—9以下(≦9)：生存期間1,266日

—9より多い(>9)：生存期間293日

インフォームの注意点

腸管腫瘍の臨床徴候は非特異的であるため診断が遅れやすく，発見時には比較的大きな病変となり，一般状態が低下していることも多い。そのような状況であっても外科切除が可能であれば長期生存も可能であるため，飼い主には治療による予後や術後の合併症について丁寧に説明していただきたい。GISTでは，術後1年以上経ってから転移を認める場合があるため，定期的な検診が必要となる。

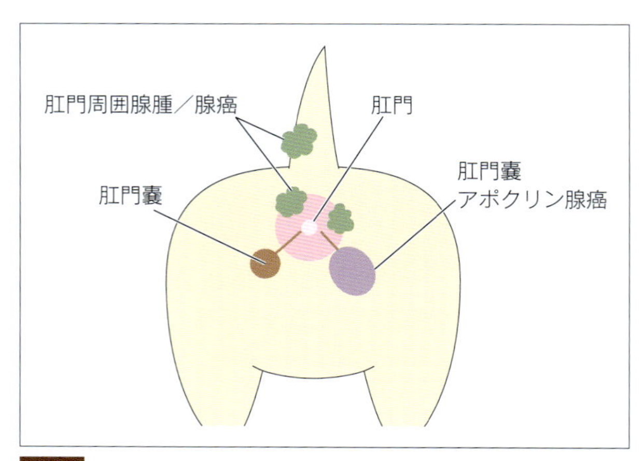

図12 肛門に発生する腫瘍のイメージ図

図は，犬のお尻を後ろから見たイメージ図である。肛門周囲腺腫／腺癌は，肛門以外に周囲の皮膚からも発生する(緑色)。肛門嚢アポクリン腺癌は，肛門嚢がある4時と8時方向に発生する(紫色)。

肛門腫瘍

肛門とその周辺に発生する腫瘍には，肛門周囲腺腫／腺癌，そして肛門嚢アポクリン腺癌があり，これらの鑑別が臨床上重要となる(表4)。肛門周囲腺腫／腺癌は肝様腺腫／腺癌とも呼ばれ，肛門の周囲に存在する皮脂腺から発生する(図12)。肛門嚢アポクリン腺癌は，肛門の4時と8時方向に存在する肛門嚢から

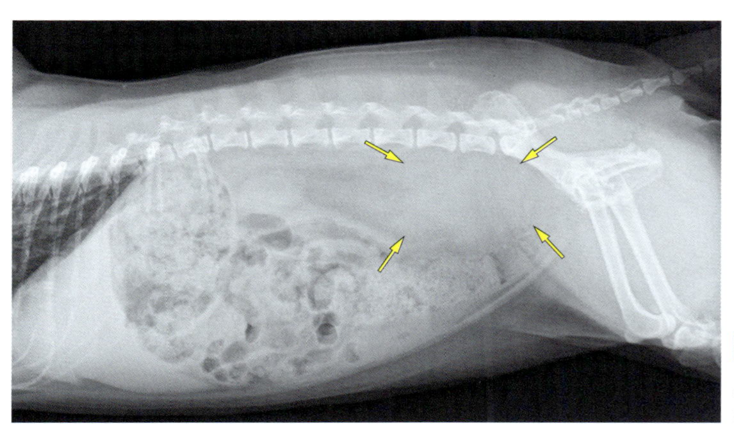

図13 肛門嚢アポクリン腺癌のX線検査画像
腰下リンパ節群への転移が認められる。矢印で示す領域に不透過性陰影がみられる。

発生する。そのほかには，まれに扁平上皮癌や悪性黒色腫などの発生がみられる。

臨床徴候

肛門腫瘍の多くは無徴候であり，トリミングの際に指摘される，もしくは他疾患の診察時に獣医師などが気付く場合がほとんどである。肛門周囲腺腫は数カ月〜年単位で緩徐に増大するのに対し，肛門周囲腺癌は増大速度が速く大型化しやすい。肛門嚢アポクリン腺癌では，腰下リンパ節群への転移により排便困難，しぶりなどがみられることがある。また，高カルシウム血症が25〜51％の症例でみられ，多飲多尿や元気消失，食欲低下がみられることがある[21, 22]。

ステージ分類

肛門周囲腺癌，肛門嚢アポクリン腺癌ともに肺転移はまれであるが，領域リンパ節への転移は進行とともにみられやすい。そのため，骨盤腔内のリンパ節（仙骨リンパ節など）は直腸検査で腫大の有無を確認し，内側腸骨リンパ節や下腹リンパ節はX線検査（図13）および腹部超音波検査にて評価を行う。肛門周囲腺癌の転移率に関する情報は少ないが，過去の報告では15％程度とされている[23]。肛門嚢アポクリン腺癌に関しては，原発腫瘍が2 cm以下では20％，2 cm以上で63％，5 cmを超えると94％でリンパ節転移がみられる[24, 25]。

ステージングについて，肛門周囲腺癌では体表腫瘍のTNM分類が使用される（p.32，「犬と猫の体表腫瘍」の表3を参照）。これに加え，肛門嚢アポクリン腺癌では，Poltonらが提唱したステージ分類が一般的に使用されている（表5）[26]。

診断

肛門周囲の腫瘍については，発生部位と肉眼所見に増大スピードなどを加味することで，臨床的にある程度の鑑別が可能である。肛門周囲腺腫は，未去勢雄の肛門周囲の皮膚または皮下に，小型の単発〜多発性腫瘤が形成される（図14）。摩擦などにより自壊していることもある。肛門周囲腺癌も同様であるが，増大速度が速く浸潤が強い。一方，小型であっても腺癌と診断されることもあり，外観だけでは判断できないことも多い。

肛門周囲腺腫／腺癌の細胞診では，“肝様腺腫”と呼ばれる肝細胞のような好塩基性に染まる広い細胞質を有した立方状の上皮細胞が，補助細胞を伴ってシート状に採取される（図15）。肛門周囲腺癌では異型性の高い上皮細胞が採取されることが多く，良性病変との鑑別は可能である（図16）。しかし，細胞診上は異型性が低く腺腫を疑う腫瘤であっても，底部浸潤の程度などにより腺癌と診断される場合があるため注意が必要である。臨床的に明らかに良性腫瘍を疑う小型の腫瘤の場合は，組織生検を行う意義は少ない。一方で，悪性腫瘍を疑う場合は切除マージンの設定に関わるため，事前に生検を行い悪性かどうか把握しておくことが望ましい。

肛門嚢アポクリン腺癌では，肛門の4時と8時方向の皮下に，単発性の平滑な腫瘤が形成されるが（図17），大型化したり自壊したりしている場合はその限りでない。また，原発腫瘍が1 cmに満たないことや両側に発生することもあるため，直腸検査による丁寧な身体検査が必要である[27]。

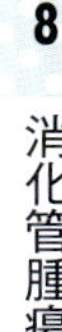

表5 肛門嚢アポクリン腺癌の臨床ステージ分類

Stage	T：原発腫瘍	N：領域リンパ節	M：遠隔転移
Stage1	<2.5cm	−	−
Stage2	>2.5cm	−	−
Stage3a	any T	転移あり（<4.5cm）	−
Stage3b	any T	転移あり（>4.5cm）	−
Stage4	any T	any N	転移あり

（文献26をもとに作成）

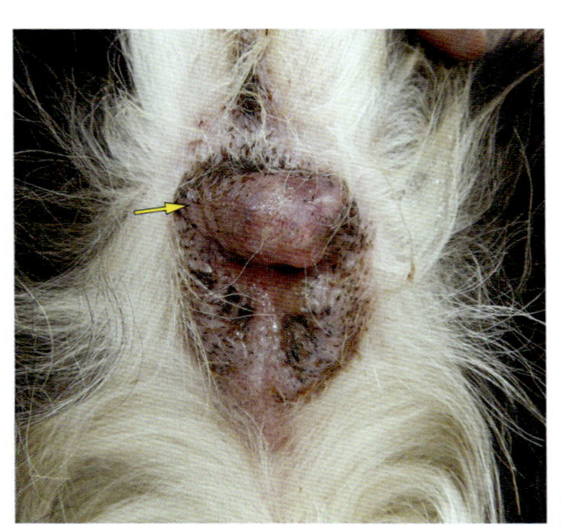

図14 肛門周囲腺腫の肉眼所見

細胞診を行う上での注意点として，肛門嚢アポクリン腺癌は針が通るルートに腫瘍が播種することがあるため，針を刺す位置は外科切除の範囲に含まれる部位を選択する必要がある。小型で細胞質の乏しい，均一な円形核の細胞が多量に採取される（図18）。いわゆる“神経内分泌系”に分類される細胞が得られ，細胞自体の悪性度は低いことが多いが，臨床的な挙動は悪性であるため注意する。肛門嚢アポクリン腺癌は細胞診のみでの評価で十分であり，大型で外科切除が困難である場合などを除き，組織生検を行う意義は少ない。

治療

治療の第一選択は外科切除であるが，未去勢の雄で小型の肛門周囲腺腫が多発している場合は，去勢手術を行い腫瘍が退縮するのを待つこともある。腺腫を疑う場合のマージンは極小で問題ないが，臨床的に腺癌を疑う場合は1 cm以上のマージンが必要となり，再発率も高い[28]。肛門嚢アポクリン腺癌の術後の局所再発率は，37%と報告されている[24]。また，肛門括約筋を半周以上切除する場合は，便失禁のリスクを伴う。

リンパ節転移を認める場合は外科切除もしくは放射線療法が有効であり，それらの実施が困難な場合や無効であった場合は抗がん剤の使用を検討する。

外科療法

肛門周囲腺癌

- 5 cm以下であれば外科切除で長期生存が可能[23]

肛門嚢アポクリン腺癌

- リンパ節転移がない場合：生存期間529〜1,205日[22, 29]
- リンパ節転移がある症例で，外科切除の際にリンパ節切除も行う場合：293〜448日[22, 29]

放射線療法

放射線療法は，切除困難な原発腫瘍や転移リンパ節に対して実施される。

肛門周囲腺癌

- 効果は不明だが，再発率の低下や進行の抑制効果はあると思われる。

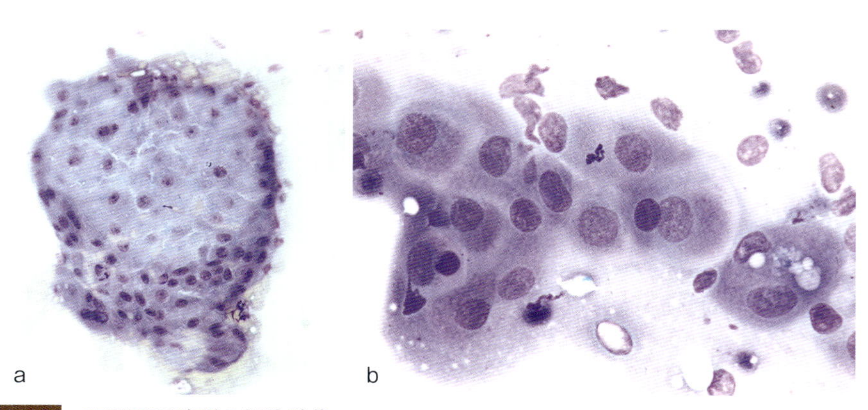

図 15　肛門周囲腺腫の細胞診像

a：弱拡大像，b：強拡大像。
広い細胞質を有する上皮細胞がシート状に採取され，細胞の形態は肝細胞に類似する。

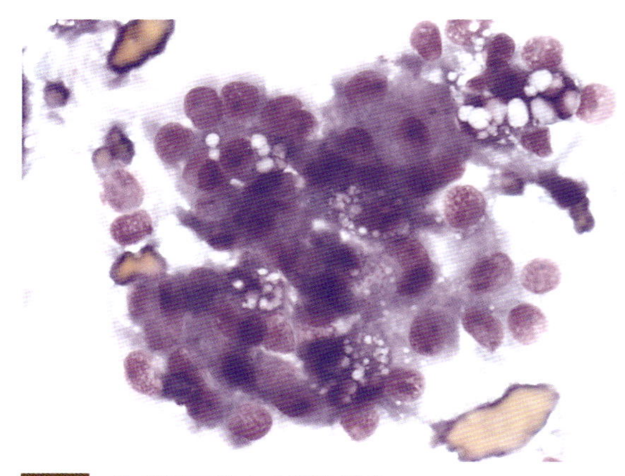

図 16　肛門周囲腺癌の細胞診像

大型の核を有する上皮細胞が集塊状に採取される。明瞭な核小体や配列の乱れなど悪性の所見がみられる。

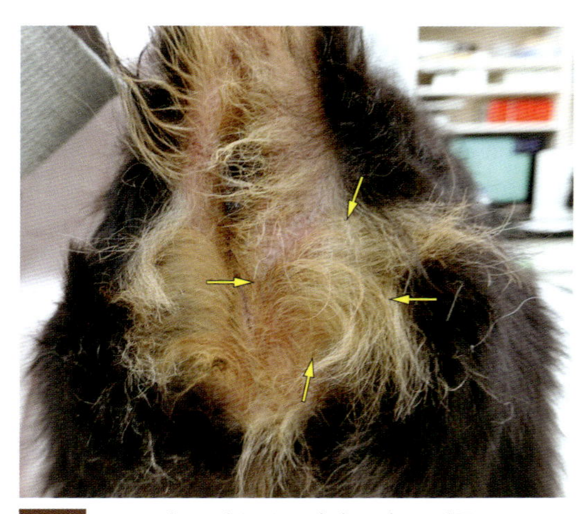

図 17　肛門嚢アポクリン腺癌の肉眼所見

肛門の 4 時方向の皮下に腫瘤を認める（矢印）。

肛門嚢アポクリン腺癌

- 肉眼病変に対する使用：生存期間 329～447 日（反応率 38～56%，反応症例はすべて PR）[30, 31]

化学療法

肛門嚢アポクリン腺癌に対しては，カルボプラチン，ドキソルビシン，ミトキサントロン，メルファランなどの使用が報告されている。

- 化学療法単独：生存期間 212 日（反応率 30% 程度，反応症例はすべて PR）[32～34]
- 外科切除との併用：生存期間 540～703 日[32～34]
- 外科切除＋放射線療法＋化学療法：生存期間 742～956 日[32, 35]

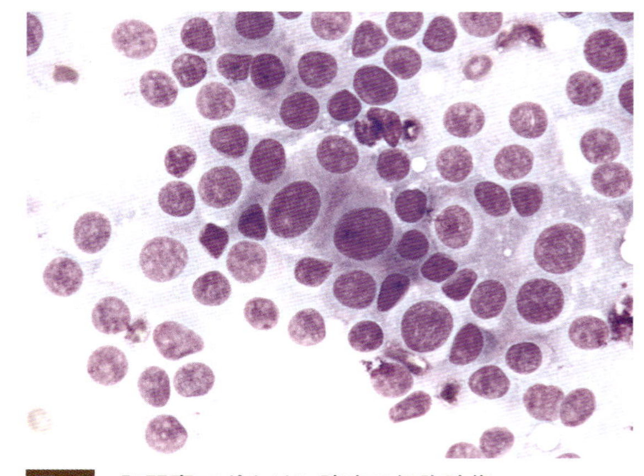

図 18　肛門嚢アポクリン腺癌の細胞診像

小型で細胞質の乏しい円形核の細胞が多量に採取される。

その他（トセラニブ）

- 肉眼病変に対する使用：生存期間 350 日（反応率 21%，反応症例はすべて PR），SD も含めた

臨床的有用率は 69%[36]

- 顕微鏡病変に対する使用：生存期間 732 日[36]

予後

臨床ステージ，転移の有無，高カルシウム血症の有無などに関連した予後が報告されている。

肛門周囲腺癌

- 転移病変あり：生存期間 7 カ月[23]

肛門嚢アポクリン腺癌

- 臨床ステージ[26]
  —Stage 1：生存期間 1,205 日
  —Stage 2：生存期間 722 日
  —Stage 3a：生存期間 492 日
  —Stage 3b：生存期間 335 日
  —Stage 4：生存期間 71 日
- 腫瘍の大きさ（腫瘍径）[21]
  —2 cm 未満（<2 cm）：生存期間 678 日
  —2 cm を超える（>2 cm）：生存期間 360 日
- 転移の有無[20]
  —リンパ節転移あり：生存期間 293〜448 日
  —リンパ節転移なし：生存期間 529〜1,205 日
  —遠隔転移あり：生存期間 71〜219 日
- 高カルシウム血症の有無[32]
  —あり：生存期間 256 日
  —なし：生存期間 584 日

インフォームの注意点

肛門周囲腺癌の発生は腺腫と比較してまれであるが，臨床的に明らかに悪性を疑う場合に腺腫として対応してしまうと，後々トラブルになりかねない。少しでも悪性が疑われる場合は，組織生検を実施し，その後の対応を判断する必要があることを飼い主に理解してもらう必要がある。

肛門嚢アポクリン腺癌については，ステージによって治療方針が大きく変化し，切除が困難な場合やリンパ節に対する治療（外科切除および放射線療法）を行う場合は，二次診療施設への紹介が必要となることが多い。そのため，腫瘍の診断とともに正確なステージングを行い，治療や予後の見通しについて丁寧に説明することが求められる。

猫の腸腺癌

猫の消化管腫瘍において腸腺癌はリンパ腫に次いで発生が多く，主に小腸に発生する。過去には予後不良とされていた疾患であるが，早期診断が可能となった現在では長期生存も可能となっている。

発生

小腸に発生する腫瘍の 1/3 が腸腺癌であり，回盲部や結腸にも発生する[37, 38]。

年齢，品種

高齢で発生し，発生年齢中央値は 12 歳齢（6〜17 歳齢）。シャム猫での好発が知られている[39]。

臨床徴候

多くは非特異的な徴候であり，体重減少，嘔吐，食欲低下，下痢，便秘，血便などがみられる。

ステージ分類

転移率は高く，領域リンパ節への転移，および遠隔転移が 55〜76%の症例で認められる[37]（図 19）。多くは腸間膜リンパ節などの腹腔内リンパ節への転移であり，胸腔内への転移は 9%程度である[37]。そのほかには，大網や肝臓などへの転移がみられる。

診断

超音波検査では，犬の小腸腫瘍と同様，層構造の消失を伴う腸壁の肥厚や結節性病変が観察される。1/3〜1/4 程度の症例においては，腹部の触診で腫瘤を確認できることが示されており，早期診断には丁寧な触診が重要である[37〜39]。また細胞診は，腫瘤がある程度の大きさであれば容易であり，少数の異型性を伴う上皮細胞集塊が採取される（図 20）。ただし，リンパ腫を含め線維化が著しく硬結した腫瘤では，十分な細胞が得られない場合も多く，腫瘤が明らかな場合は切除に進む方が確実である。

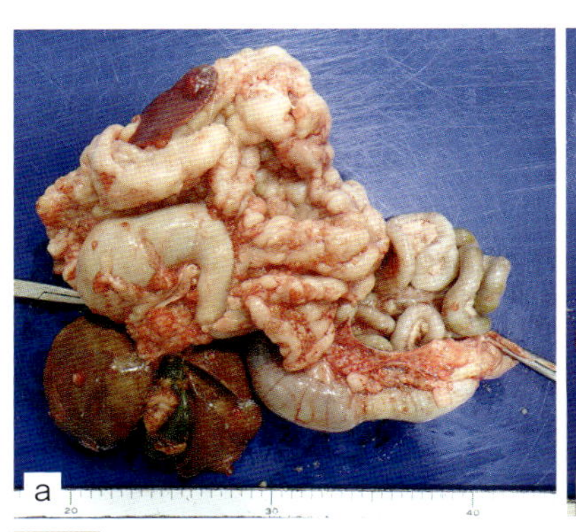

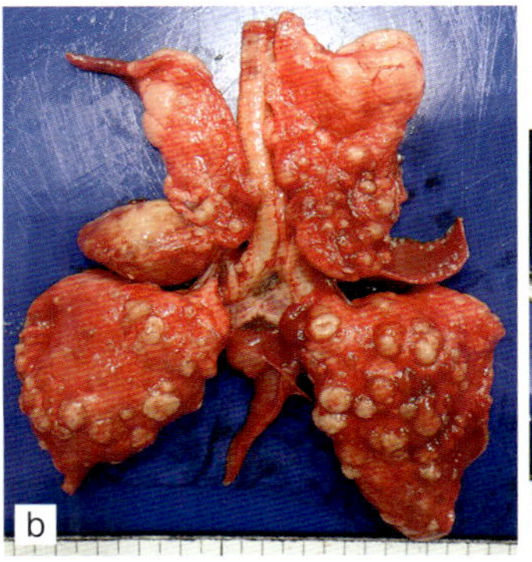

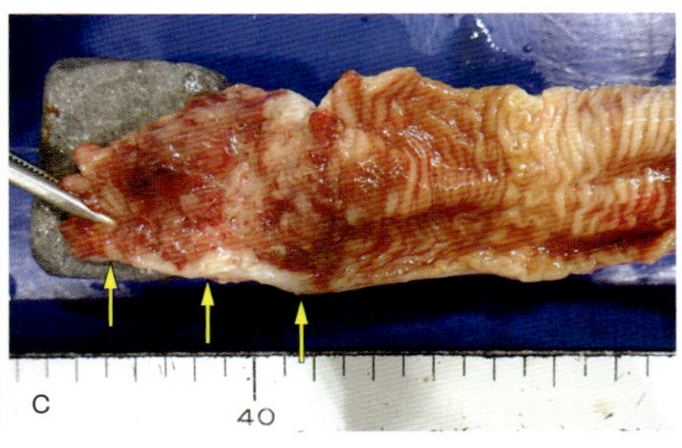

図 19　腸腺癌の剖検所見

直腸腺癌の症例。全身に転移がみられた。
a：漿膜面に腫瘍の播種が多数認められる。
b：肺転移が多数認められる。
c：原発腫瘍の直腸粘膜病変（矢印）。

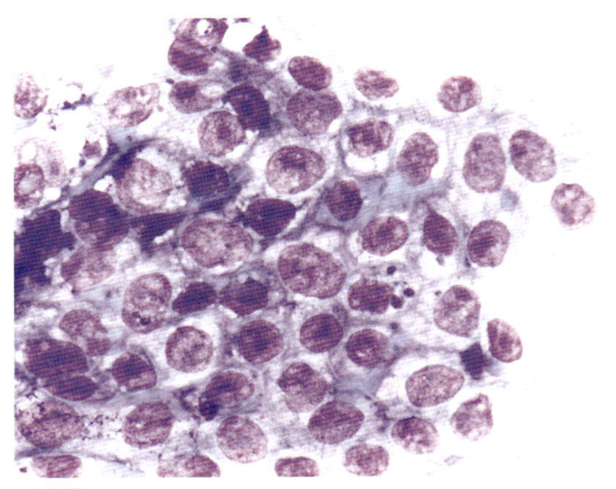

図 20　直腸腺癌の細胞診像

核の大小不同，大型核小体など，高度な異型性を伴う上皮細胞がみられる。

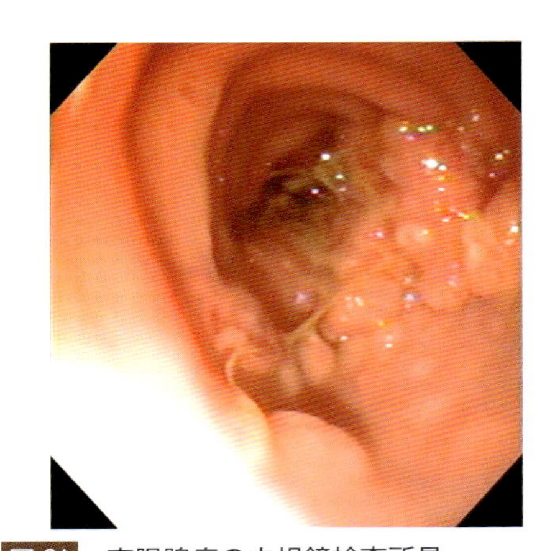

図 21　直腸腺癌の内視鏡検査所見

直腸粘膜に多結節性に腫瘤がみられる。
（帯広畜産大学　松本高太郎先生のご厚意による）

なお，上部小腸や結直腸で発生した場合は内視鏡生検が可能である（図 21）。

治療

外科療法

犬と同様，十分なマージンを確保した上での切除が必要となる。小腸腺癌の切除における不完全切除率は，6％であったことが報告されている[37]。

外科切除後の生存期間は，284〜365 日である[37, 38]。開腹時，腹腔内にがんが播種した“がん腫症”の状態が 81％の症例でみられたとされるが，そのような状態であっても原発腫瘍の切除により長期生存が可能であることが示されている[37, 39]。

化学療法

術後のカルボプラチン，ドキソルビシン，ミトキサントロン，トセラニブなどの使用が報告されているが，有効性は示されていない[37]。

予後

外科切除の有無

- あり：生存期間 365 日
- なし：生存期間 22 日

外科切除実施症例における転移の有無[38]

- 転移なし：生存期間 843 日
- 転移あり：生存期間 358 日

インフォームの注意点

猫の腸腺癌は，血液腫瘍であるリンパ腫と比較すると比較的高齢での発症が目立つため，手術を行う際には併発疾患の有無などを慎重に評価する必要がある。腹腔内への播種やリンパ節転移がみられたとしても，原発腫瘍の切除は生存期間延長において重要な要素であるため，諦めずに積極的な切除を勧めたい。

参考文献

1. Abrams B, Wavreille VA, Husbands BD, et al. Perioperative complications and outcome after surgery for treatment of gastric carcinoma in dogs: A Veterinary Society of Surgical Oncology retrospective study of 40 cases (2004-2018). Vet Surg. 2019; 48(6): 923-932.
2. Swann HM, Holt DE. Canine gastric adenocarcinoma and leiomyosarcoma: a retrospective study of 21 cases (1986-1999) and literature review. J Am Anim Hosp Assoc. 2002; 38(2): 157-164.
3. Cohen M, Post GS, Wright JC. Gastrointestinal leiomyosarcoma in 14 dogs. J Vet Intern Med. 2003; 17(1): 107-110.
4. Frost D, Lasota J, Miettinen M. Gastrointestinal stromal tumors and leiomyomas in the dog: a histopathologic, immunohistochemical, and molecular genetic study of 50 cases. Vet Pathol. 2003; 40(1): 42-54.
5. Russell KN, Mehler SJ, Skorupski KA, et al. Clinical and immunohistochemical differentiation of gastrointestinal stromal tumors from leiomyosarcomas in dogs: 42 cases (1990-2003). J Am Vet Med Assoc. 2007; 230(9): 1329-1333.
6. Maas CP, ter Haar G, van der Gaag I, et al. Reclassification of small intestinal and cecal smooth muscle tumors in 72 dogs: clinical, histologic, and immunohistochemical evaluation. Vet Surg. 2007; 36(4): 302-313.
7. Owen LN. TNM Classification of tumours in domestic animals. World Health Organization, 1980.
8. Treggiari E, Giantin M, Ferro S, et al. Canine gastrointestinal stromal tumours treated with surgery and imatinib mesylate: three cases (2018-2020). J Small Anim Pract. 2023; 64(3): 161-167.
9. Berger EP, Johannes CM, Jergens AE, et al. Retrospective evaluation of toceranib phosphate (Palladia®) use in the treatment of gastrointestinal stromal tumors of dogs. J Vet Intern Med. 2018; 32(6): 2045-2053.
10. Smith AA, Frimberger AE, Moore AS. Retrospective study of survival time and prognostic factors for dogs with small intestinal adenocarcinoma treated by tumor excision with or without adjuvant chemotherapy. J Am Vet Med Assoc. 2019; 254(2): 243-250.
11. Adamovich-Rippe KN, Mayhew PD, Marks SL, et al. Colonoscopic and histologic features of rectal masses in dogs: 82 cases (1995-2012). J Am Vet Med Assoc. 2017; 250(4): 424-430.
12. Sykes GP, Cooper BJ. Canine intestinal carcinoids. Vet Pathol. 1982; 19(2): 120-131.
13. Saito T, Chambers JK, Nakashima K, et al. Histopathologic features of colorectal adenoma and adenocarcinoma developing within inflammatory polyps in miniature dachshunds. Vet Pathol. 2018; 55(5): 654-662.
14. Tappin S, Brown P, Ferasin L. An intestinal neuroendocrine tumour associated with paroxysmal ventricular tachycardia and melaena in a 10-year-old boxer. J Small Anim Pract. 2008; 49(1): 33-37.
15. Nucci DJ, Liptak JM, Selmic LE, et al. Complications and outcomes following rectal pull-through surgery in dogs with rectal masses: 74 cases (2000-2013). J Am Vet Med Assoc. 2014; 245(6): 684-695.
16. Del Alcazar CM, Mahoney JA, Dittrich K, et al. Outcome, prognostic factors and histological characterization of canine gastrointestinal sarcomas. Vet Comp Oncol. 2021; 19(3): 578-586.
17. Paoloni MC, Penninck DG, Moore AS. Ultrasonographic and clinicopathologic findings in 21 dogs with intestinal adenocarcinoma. Vet Radiol Ultrasound. 2002; 43(6): 562-567.
18. Hobbs J, Sutherland-Smith J, Penninck D, et al. Ultrasonographic features of canine gastrointestinal stromal tumors compared to other gastrointestinal spindle cell tumors. Vet Radiol Ultrasound. 2015; 56(4): 432-438.
19. Crawshaw J, Berg J, Sardinas JC, et al. Prognosis for dogs with nonlymphomatous, small intestinal tumors treated by surgical excision. J Am Anim Hosp Assoc. 1998; 34(6): 451-456.
20. Sabattini S, Renzi A, Rigillo A, et al. Cytological differentiation between benign and malignant perianal gland proliferative lesions in dogs: a preliminary study. J Small Anim Pract. 2019; 60(10): 616-622.
21. Wong H, Byrne S, Rasotto R, et al. A retrospective study of clinical and histopathological features of 81 cases of canine apocrine gland adenocarcinoma of the anal sac: independent clinical and histopathological risk factors associated with outcome. Animals (Basel). 2021; 11(11): 3327.
22. Mickelson MA. Updated concepts in oncologic surgery: apocrine gland anal sac adenocarcinoma and mast cell tumors. Vet Clin North Am Small Anim Pract. 2022; 52(2): 549-580.
23. Vail DM, Withrow SJ, Schwarz PD, et al. Perianal adenocarcinoma in the canine male: a retrospective study of 41 cases. J Am Anim Hosp Assoc. 1990; 26(3): 329-334.
24. Griffin MA, Mayhew PD, Culp WTN, et al. Short- and long-term outcomes associated with anal sacculectomy in dogs with massive apocrine gland anal sac adenocarcinoma. J Am Vet Med Assoc. 2023; 261(10): 1-8.
25. Jones AE, Wustefeld-Janssens BG. A relatively high proportion of dogs with small apocrine gland anal sac adenocarcinoma (AGASACA) primary tumours present with locoregional lymph node metastasis. Vet Comp Oncol. 2023; 21(2): 327-331.
26. Polton GA, Brearley MJ. Clinical stage, therapy, and prognosis in canine anal sac gland carcinoma. J Vet Intern Med. 2007; 21(2): 274-280.
27. Bowlt KL, Friend EJ, Delisser P, et al. Temporally separated bilateral anal sac gland carcinomas in four dogs. J Small Anim Pract. 2013; 54(8): 432-436.
28. Pereira RS, Schweigert A, Dias de Melo G, et al. Ki-67 labeling in canine perianal glands neoplasms: a novel approach for immunohistological diagnostic and prognostic. BMC Vet Res. 2013; 9: 83.
29. Potanas CP, Padgett S, Gamblin RM. Surgical excision of anal sac apocrine gland adenocarcinomas with and without adjunctive chemotherapy in dogs: 42 cases (2005-2011). J Am Vet Med Assoc. 2015; 246(8): 877-884.
30. McQuown B, Keyerleber MA, Rosen K, et al. Treatment of advanced canine anal sac adenocarcinoma with hypofractionated radiation therapy: 77 cases (1999-2013). Vet Comp Oncol. 2017; 15(3): 840-851.

31. Meier V, Polton G, Cancedda S, et al. Outcome in dogs with advanced (stage 3b) anal sac gland carcinoma treated with surgery or hypofractionated radiation therapy. Vet Comp Oncol. 2017; 15(3): 1073-1086.

32. Williams LE, Gliatto JM, Dodge RK, et al; Veterinary Cooperative Oncology Group. Carcinoma of the apocrine glands of the anal sac in dogs: 113 cases (1985-1995). J Am Vet Med Assoc. 2003; 223(6): 825-831.

33. Wouda RM, Borrego J, Keuler NS, et al. Evaluation of adjuvant carboplatin chemotherapy in the management of surgically excised anal sac apocrine gland adenocarcinoma in dogs. Vet Comp Oncol. 2016; 14(1): 67-80.

34. Repasy AB, Selmic LE, Kisseberth WC. Canine apocrine gland anal sac adenocarcinoma: A review. Top Companion Anim Med. 2022; 50: 100682.

35. Turek MM, Forrest LJ, Adams WM, et al. Postoperative radiotherapy and mitoxantrone for anal sac adenocarcinoma in the dog: 15 cases (1991-2001). Vet Comp Oncol. 2003; 1(2): 94-104.

36. Heaton CM, Fernandes AFA, Jark PC, et al. Evaluation of toceranib for treatment of apocrine gland anal sac adenocarcinoma in dogs. J Vet Intern Med. 2020; 34(2): 873-881.

37. Czajkowski PS, Parry NM, Wood CA, et al. Outcome and prognostic factors in cats undergoing resection of intestinal adenocarcinomas: 58 cases (2008-2020). Front Vet Sci. 2022; 9: 911666.

38. Green ML, Smith JD, Kass PH. Surgical versus non-surgical treatment of feline small intestinal adenocarcinoma and the influence of metastasis on long-term survival in 18 cats (2000-2007). Can Vet J. 2011; 52(10): 1101-1105.

39. Kosovsky JE, Matthiesen DT, Patnaik AK. Small intestinal adenocarcinoma in cats: 32 cases (1978-1985). J Am Vet Med Assoc. 1988; 192: 233-235.

40. Spugnini EP, Gargiulo M, Assin R, et al. Adjuvant carboplatin for the treatment of intestinal carcinoid in a dog. In Vivo. 2008; 22(6): 759-761.

2 消化管腫瘍の診断の進め方・治療方針の決め方

フローチャート：胃・腸管腫瘍の場合

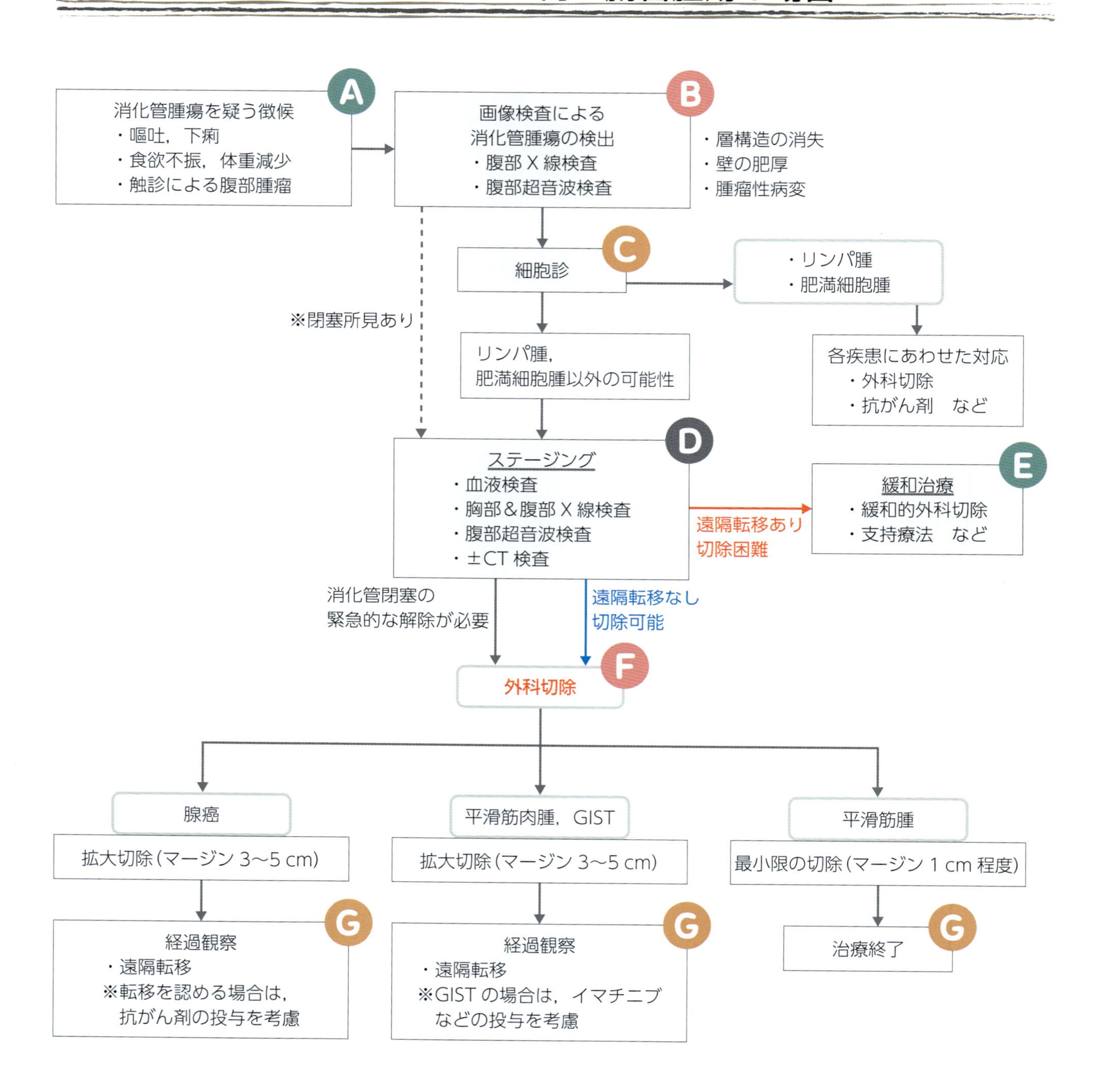

進める上での注意点

消化管腫瘍の臨床徴候は非特異的であり，診断が遅れる場合が多い。また通常，対症療法に対して一過性に反応がみられるが，徴候の再発を繰り返すことが多い。吐物や便に血が混じる場合や，体重減少などの一般的な胃腸炎の範疇を超えた臨床徴候を呈する場合は，画像検査などでの精査を積極的に勧めるべきである。

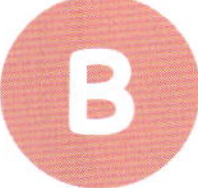

進める上での注意点

限局している消化管病変（初期の腺癌，平滑筋腫など）は，画像検査でも見落としがちである。そのため慢性的な消化器徴候を呈している場合は，腹部全体を丁寧に精査する必要がある。

閉塞所見や運動性の低下している部位がある場合は，腹部超音波にてその近辺を詳細に観察し，可能であれば病変が腸管のどの位置に存在しているかを評価する。腺癌などの悪性腫瘍では層構造の消失や壁の肥厚が認められ，平滑筋腫では孤立性の病変が筋層に認められる。なお，偶発的に平滑筋腫を疑う病変を認めた場合は，経過観察を続け，増大傾向の有無を観察する。

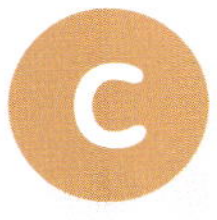

進める上での注意点

腫瘤が消化管から発生していることが明らかであり，閉塞が認められるなど迅速な対応が求められる状況では細胞診はスキップしてもかまわない。また，まれではあるが，腺癌などの上皮系腫瘍では皮膚の穿刺部位に腫瘍細胞が播種する可能性があり，その点についてもインフォームした上で細胞診を実施する必要がある（図 22）。リンパ腫および肥満細胞腫は，細胞診で診断がつくことが多いが，線維化が強く細胞が全く採取されないこともある。平滑筋系の腫瘍，GIST も細胞は得られにくい。

腹水が存在する場合は採取を行い，腫瘍細胞がみられるか，消化管穿孔の可能性はないか，評価を行う。平滑筋肉腫や GIST のような間葉系腫瘍では，腹水中に腫瘍細胞がみられることはまれである。

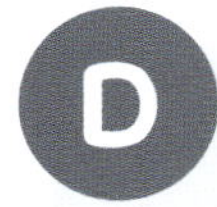

進める上での注意点

ステージングに関して，腸管腫瘍が診断時に肺転移を起こしている可能性は低い。そのため胸部 X 線検査は併発疾患の有無の確認など，スクリーニングの意味合いが強い。

転移の好発部位は腹腔内リンパ節，肝臓であり，これらは超音波検査や CT 検査で描出可能であるが，腹膜播種の有無を画像検査で診断することは難しい場合が多い（図 23）。

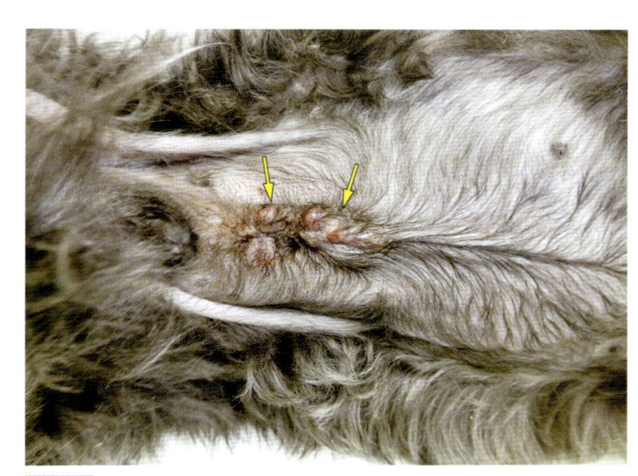

図 22 小腸腺癌の症例でみられた皮膚への播種

小腸腺癌の外科切除から 6 カ月後に，皮膚の切開創に沿って腫瘤が形成された（矢印）。同部位からは悪性上皮系細胞が採取された。

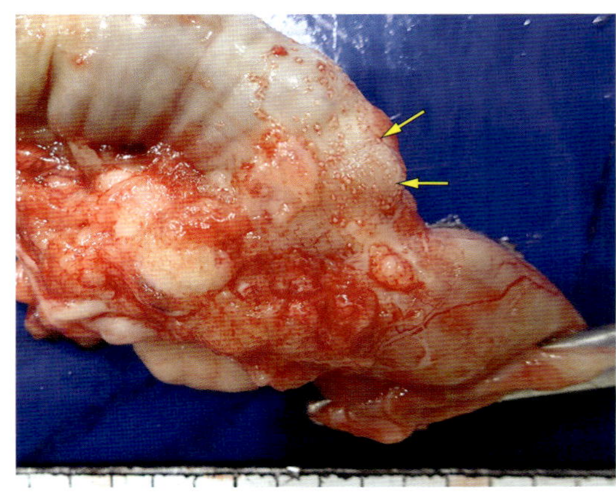

図 23 腸管の漿膜面にみられた腫瘍の播種

図 19 と同症例。漿膜面に，微細な粟粒状の小結節が多数認められる（矢印）。

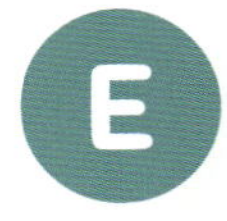

進める上での注意点

遠隔転移を認める場合(特に肺や腹腔内の複数臓器への転移など)，積極的な外科切除を行うべきかどうかの判断は難しく，通過障害の程度や症例の状態を加味して判断する必要がある。腸管腫瘍の症例は，長期の食欲不振や消化吸収障害によって削痩していることが多く，外科的な介入がさらなる状態の悪化を引き起こすことも少なくない。

インフォームのポイント

腸管腫瘍の進行期では，物理的な閉塞や消化吸収機能の障害により嘔吐や下痢が繰り返され，削痩も進行していくことから，飼い主の身体的，精神的負担は大きい。症例の状況に応じて皮下補液や制吐剤，下痢止め，鎮痛薬などを積極的に使用するとともに，最終的には安楽死も含めた提示が必要となる場合も多い。

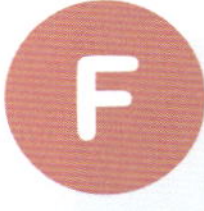

進める上での注意点

病変の範囲を画像検査のみで判断することは難しく，最終的な切除範囲は術中の触診で判断されることも多い。悪性腫瘍を疑う場合は硬結部より5 cm程度のマージンが必要とされるが，実際の解剖学的な位置関係により，十分なマージンが確保できないこともしばしばである。開腹時に腹膜播種を認める場合であっても，腸管病変の切除により生存期間の延長が可能であるため，可能な範囲で切除を試みるべきである[37,39]。

また，広範囲の腸管を切除した場合や，回盲部を切除した場合は，術後に下痢を呈しやすいため注意が必要である。

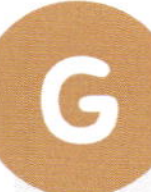

進める上での注意点

治療終了時，終了後1カ月，2カ月，3カ月，6カ月，9カ月，12カ月に検診を行い，以降は半年〜1年ごとに検診を行う。検診では胸部，腹部X線検査，および腹部超音波検査を行うが，リンパ節や肝転移の評価には腹部超音波検査が特に重要である。

抗がん剤について，胃腺癌では術後抗がん剤の有効性が示唆されているが，どの薬剤がよいかは明らかではない。小腸腺癌に関しては，術後抗がん剤の有効性は示されていないものの高率に転移を認めるため，飼い主が希望する場合は抗がん剤の使用を検討する。GISTに関しては，KIT蛋白の高発現を認める場合が多く，転移病変に対してはイマチニブなどのチロシンキナーゼ阻害薬が有効である可能性がある。なお，GISTのc-kit遺伝子変異率は低く，変異の有無によって治療反応が異なるかどうかは分かっていない。

回盲部のカルチノイドに対しては，切除後のカルボプラチンの投与が報告されている[40]。

薬剤選択のポイント

腺癌に対する使用

- カルボプラチン
  —犬：250〜300 mg/m^2，IV，3〜4週おき
  —猫：200 mg/m^2，IV，3〜4週おき
- ドキソルビシン
  —犬：25〜30 mg/m^2，IV，3週おき
  —猫：25 mg/m^2，IV，3週おき
- トセラニブ：2.8〜3.2 mg/kg，PO，週3回(月・水・金曜日に投与など)

NSAIDsは，錠型や投与頻度など好みに応じて選択してかまわない。

- ピロキシカム：0.3 mg/kg，PO，sid〜eod
- フィロコキシブ：5 mg/kg，PO，sid　など

GISTに対する使用

- イマチニブ：10 mg/kg，PO，sid

フローチャート：肛門腫瘍の場合

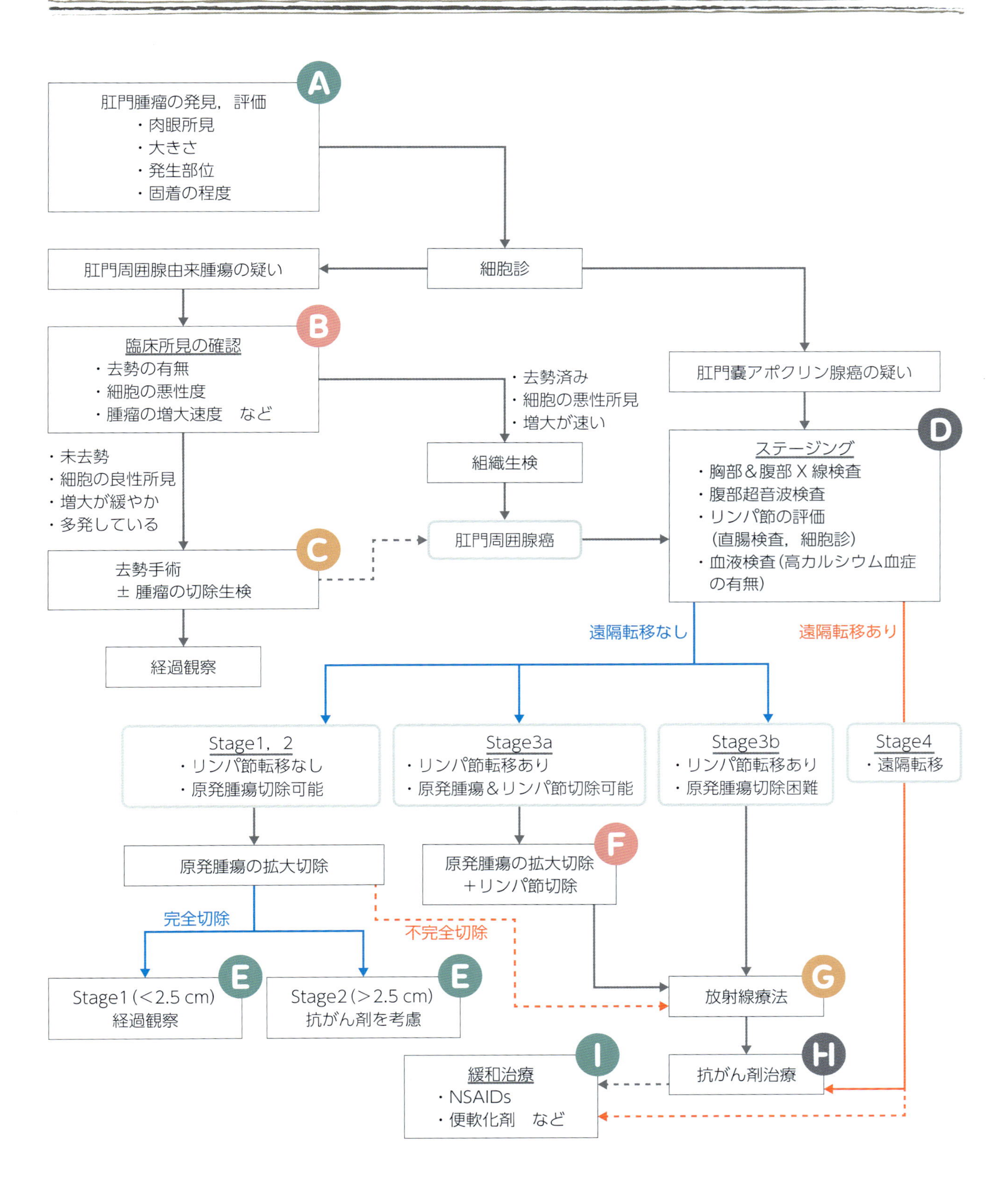

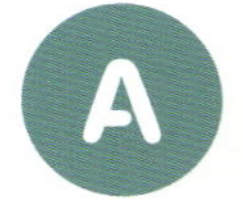

進める上での注意点

肛門周囲に発生する腫瘍はある程度種類が限定されるため，その先の見通しがつきやすい。肉眼所見と触診から，肛門周囲腺由来の腫瘍なのか，肛門嚢由来の腫瘍なのかを判断し，明らかに良性病変を疑う状況であれば急ぐ必要はないが，悪性腫瘍を疑う場合は積極的に細胞診を行いたい。

肛門の腫瘍は偶発的に見つかることも多く，特に肛門嚢アポクリン腺癌は直腸検査をしてみないと分からない程の小さい腫瘤が形成されることもあり，丁寧な身体検査が求められる。また，肛門には扁平上皮癌や悪性黒色腫など，非典型的な悪性腫瘍も発生するため注意が必要である（図 24）。

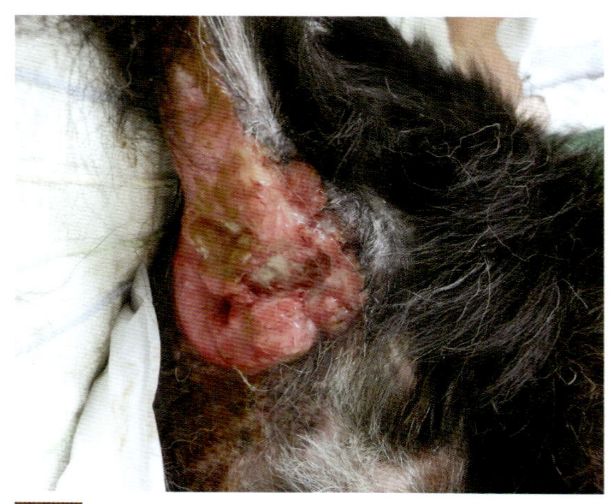

図 24　肛門に発生した扁平上皮癌

肛門周囲の皮膚に，膨隆し潰瘍化した腫瘍が認められる。

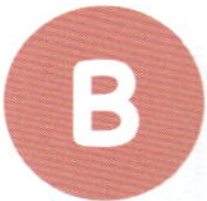

進める上での注意点

発生部位と細胞診から肛門周囲腺由来の腫瘍を疑う場合は，去勢の有無，細胞の悪性度，増大速度などを加味し，その後の対応を判断する必要がある。少しでも悪性を疑う場合は，組織生検を行った方が安全である。安易に辺縁切除を行って病理組織学的検査で腺癌と診断された場合，その後の対応に苦慮することとなる。

また，組織生検では底部への浸潤状況までは評価できないことに留意する。組織生検で腺腫と診断されていたとしても，最終的に腺癌と診断されることがあり，増大速度や固着の程度などによっては，悪性腫瘍として対応した方がよい場合もあるため注意が必要である。

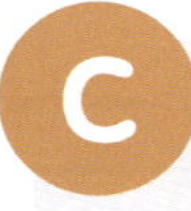

インフォームのポイント

通常，良性の肛門周囲腺腫であれば，去勢手術に反応し，数週間〜数カ月で退縮がみられるはずである。小〜大型の腺腫が多発しているような場合は，大型のものを切除して病理検査に供し，小型のものは去勢手術をして退縮を待つことも多い。退縮しない場合や切除したものが悪性と診断された場合は，追加の対応が必要となることを術前にインフォームする必要がある。

進める上での注意点

肛門に発生する腫瘍は，仙骨リンパ節，下腹リンパ節，内側腸骨リンパ節に転移しやすい。特に骨盤腔内のリンパ節の評価には，直腸検査が有用である。手のひらを背側に向けて肛門に人差し指もしくは中指を挿入し，直腸の背側に硬い小型の腫瘤が触知される場合は，リンパ節腫大と判断できる。リンパ節の腫大がみられる場合は転移が成立していると判断し，その他の臓器に転移がみられないか，腹部超音波検査や CT 検査を実施する。

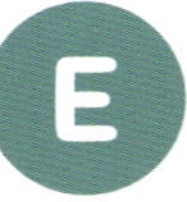

進める上での注意点

原発腫瘍が小型で転移を認めない場合は，外科切除のみでも問題ないと思われるが，飼い主の希望に応じて術後の追加治療を検討してもよい。また，肛門嚢アポクリン腺癌において原発腫瘍が 2 cm を超える場合は高率に転移がみられること，生存期間の短縮がみられることから[24,25]，ひとつの目安として，最低でも stage2 以上（原発腫瘍>2.5 cm）では抗がん剤治療を実施した方がよいと思われる（薬剤選択については後述）。なお，肛門周囲腺癌については術後抗がん剤の有効性は分かっておらず，組織的な悪性度や転移の有無を考慮し慎重に判断する。

切除マージンが不十分な場合は拡大切除が必要であるが，解剖学的に困難な場合や再発を繰り返している場合は放射線療法を考慮する。

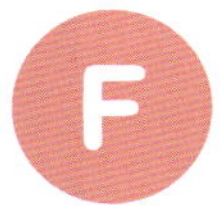

インフォームのポイント

ステージの進行に伴い，原発腫瘍，リンパ節ともに大型化するため，外科切除の難易度は高くなる。特に肛門括約筋を大きく切除する必要がある場合は便失禁のリスクが高く事前のインフォームが重要となる。

またリンパ節の切除は，周囲に大血管が走行するため難易度が非常に高く，CT 検査による血管構造の把握が必須である。リンパ節の切除について不慣れな場合は，二次診療施設への紹介を考慮する。

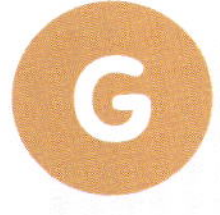

インフォームのポイント

外科切除が困難な症例や，リンパ節転移を認める症例，不完全切除となった症例では，放射線療法が適応となる。肛門嚢アポクリン腺癌では放射線療法の有効性が示されているが，骨盤腔内は直腸，膀胱，尿道などの重要臓器が隣接して存在しており，放射線障害が問題になりやすい。特に直腸は高感受性臓器であり，障害を避けるために 1 回線量を下げた多分割照射が行われるため，治療期間も長期間にわたることが多い。急性障害として直腸炎は必発であり，照射方法によっては晩発障害として直腸狭窄や穿孔が起こることもある。直腸炎が起きた場合は，抗炎症薬や抗菌薬などによる対症療法を行い，重症化させないことが重要である(図 25)。

肛門嚢アポクリン腺癌は比較的，放射線療法の有効性が高い腫瘍であるが，反応は緩やかで縮小に時間がかかるため，速効性のある治療ではない。

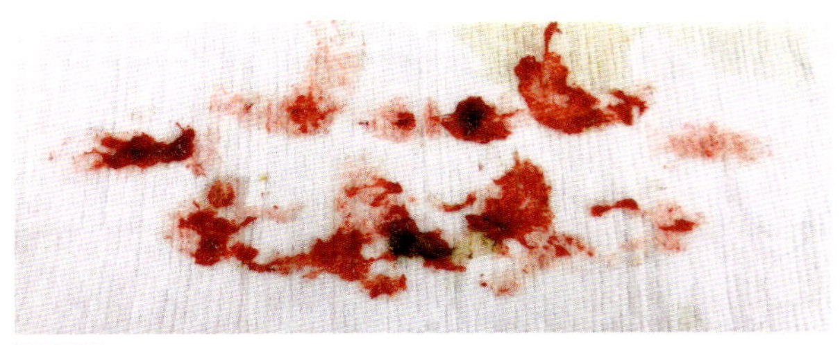

図 25 肛門嚢アポクリン腺癌の症例でみられた粘血便

肛門嚢アポクリン腺癌のリンパ節転移に対して放射線療法を行ったところ，粘血便を呈した。このように出血を伴う直腸炎はほとんどの症例で発生するため，事前のインフォームが重要である。

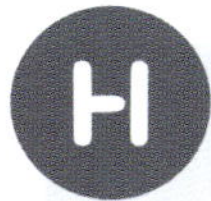

進める上での注意点

肛門嚢アポクリン腺癌は転移率が高いため，抗がん剤治療はほとんどの症例で行う必要がある。どの薬剤が優れているか十分な検討は行われていないが，一般的にはカルボプラチンが使用されている。また近年，分子標的薬であるトセラニブの有効性も報告されており[36]，カルボプラチンと同程度の成績が得られることから，副作用や，飼い主の通院頻度，金銭的な負担などを考慮し選択する。

薬剤選択のポイント

肛門嚢アポクリン腺癌に対する使用

- カルボプラチン(犬)：250〜300 mg/m^2，IV，3〜4 週おき，4〜6 回投与
- トセラニブ：2.8〜3.2 mg/kg，PO，週 3 回(月・水・金曜日に投与など)

進める上での注意点

肛門周囲腺癌や肛門嚢アポクリン腺癌の終末期は，原発腫瘍の増大や腰下リンパ節群の腫大に伴う排便障害が問題となりやすい。便の扁平化やしぶりがみられる場合は，便軟化剤などを積極的に使用し，患者の QOL の維持に務める。

薬剤選択のポイント

NSAIDs は，錠型や投与頻度など好みに応じて選択してかまわない。

- ピロキシカム：0.3 mg/kg，PO，sid〜eod
- フィロコキシブ：5 mg/kg，PO，sid　など

第 9 章
尿路腫瘍

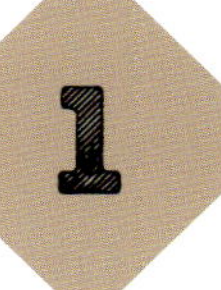

代表的な尿路腫瘍とその概要

犬と猫の腎臓腫瘍
犬の膀胱腫瘍
猫の膀胱腫瘍

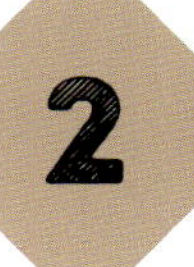

尿路腫瘍の診断の進め方・治療方針の決め方

フローチャート：腎臓腫瘍の場合
フローチャート：犬の膀胱腫瘍の場合
フローチャート：猫の膀胱腫瘍の場合

1 代表的な尿路腫瘍とその概要

尿路に発生する腫瘍は比較的種類が少なく，対応も明確であるものが多いです。一方，尿路腫瘍でみられる血尿や排尿障害といった臨床徴候は，膀胱炎などの非腫瘍性疾患と類似し，その鑑別が重要となります。尿路腫瘍では膀胱腫瘍の発生が多く，様々な研究が盛んに行われていますので，それらの情報を整理し，腫瘍の状況に応じた対応をとることが求められます。

犬と猫の腎臓腫瘍

犬猫ともに腎臓腫瘍の発生はまれであり，犬では腎細胞癌，猫ではリンパ腫が多い。そのほかには移行上皮癌，扁平上皮癌，各種肉腫，腎芽腫などが発生する。猫とは異なり，犬では腎臓型リンパ腫の発生は極めてまれである。本稿では，リンパ腫を除いた腎臓腫瘍について記載するが，基本的な対応はどの組織型であっても大きく変わらない。

発生

腎臓原発腫瘍は，犬の全腫瘍のうち0.3〜1.5%程度である[1]。また腎細胞癌は，腎臓腫瘍のうち49〜65%と報告されている[2]。猫では全腫瘍の1%以下であり，リンパ腫を除くと60%以上が腎細胞癌である[3]。

年齢，性別

犬の腎細胞癌は中〜高齢での発生が多く(7〜9歳齢)，雄での発生が多い(雄1.6〜1.8：雌1)。肉腫も同等の発生状況であり，腎芽腫についてはやや若齢での発生が多い[4]。なお，特定犬種での好発はないが，ジャーマン・シェパード・ドッグでは，結節性皮膚線維症を伴う遺伝性の多発性腎嚢胞腺癌の発生が知られている[5]。猫の腎臓腫瘍は犬同様，中〜高齢で発生し(年齢中央値：11歳齢)，性差は知られていない[3]。

臨床徴候

主な臨床徴候は血尿であり，そのほか，腹腔内腫瘤や腹部痛，食欲不振，体重減少などがみられる。ただし血尿は，犬で14〜34%，猫で5%の症例でしかみられない[1,2,6]。

ステージ分類

犬の腎細胞癌の診断時転移率は11〜18%とされているが，死亡時には腎細胞癌で69%，肉腫では88%，腎芽腫では75%の症例で転移がみられたと報告されている[1,4]。主な転移部位は肺であり，そのほかにはリンパ節，肝臓，大網など，ごくまれに対側の腎臓に転移がみられる。猫では診断時転移率が22%，最終的には42%で転移がみられる。主な転移部位は肺である[3]。

腎臓腫瘍のTNM分類を表1に示す。

診断

血液検査

腎臓腫瘍の症例の血液検査所見は様々であり，多くは非特異的である。腎数値の上昇，好中球増加などを認める場合が多い。過去の報告では，貧血は33%の症例で認められたのに対し，多血が認められたのは4%のみであった[4]。猫においても，多血を認める腎臓腫瘍のほとんどはリンパ腫に関連しており[8]，腎細胞癌に関連した多血がみられた症例は14%であった[3]。

画像検査

腎臓腫瘍の検出には超音波検査が有用であり，比較的境界が明瞭な腫瘤が腎臓内に形成される(図1)。また，超音波検査にて，ほかの臓器への転移がないかも確認する。特に後大静脈など腎臓周囲の大血管や被膜外への浸潤は，手術適応の可否や難易度に影響するため詳細に評価を行う。腎臓には様々な腫瘍の転移が形成されることもあるため，腎臓腫瘍をみつけた場合は

表1 腎臓腫瘍の TNM 分類

	T：原発腫瘍	N：領域リンパ節	M：遠隔転移
所見と評価	0：腫瘍はみられない	0：転移なし	0：遠隔転移なし
	1：腎臓の変形を伴わない小型の腫瘍	1：同側での転移あり	1：遠隔転移あり —a：1 つの臓器に 1 つの転移あり —b：1 つの臓器に複数の転移あり —c：複数の臓器に複数の転移あり
	2：腎臓の変形 and/or 腫大を伴う孤立性腫瘍	2：両側での転移あり	
	3：腫瘍が腎周囲の腹膜，尿管，腎静脈に浸潤	3：遠隔リンパ節（腹腔内や骨盤のリンパ節）への転移あり	
	4：腫瘍が周囲組織に浸潤		

（文献 7 をもとに作成）

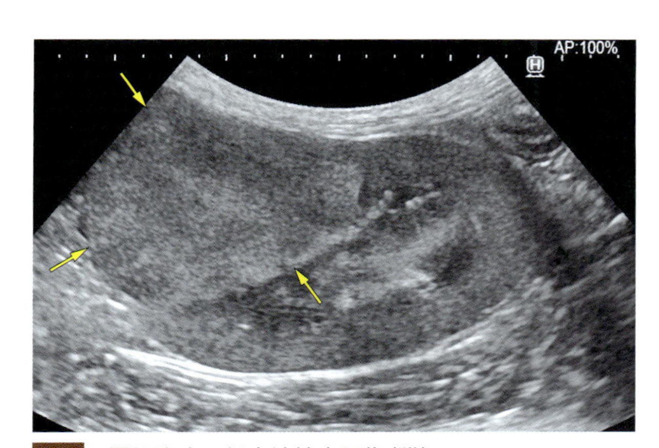

図1 腎細胞癌の超音波検査画像（猫）
矢印は腎臓にみられた腫瘍（腎細胞癌）を示す。

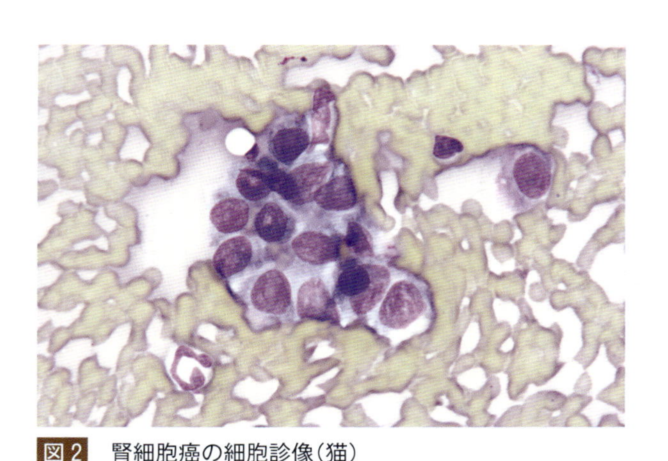

図2 腎細胞癌の細胞診像（猫）
やや異型性のある上皮細胞集塊がみられる。

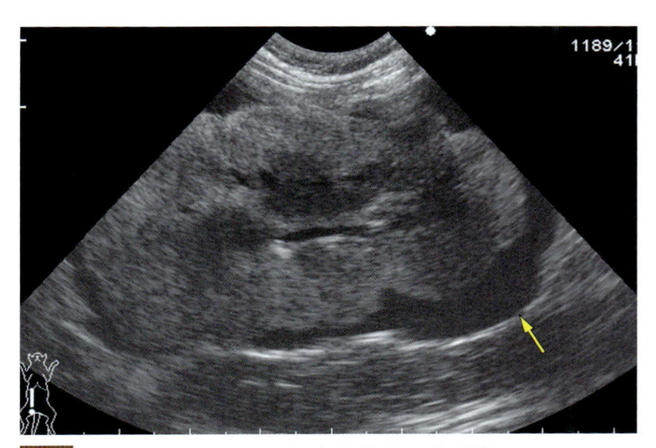

図3 腎臓型リンパ腫の超音波検査画像（猫）
腎臓構造は歪であり，被膜下に低エコー源性の腫瘍浸潤がみられる（矢印）。

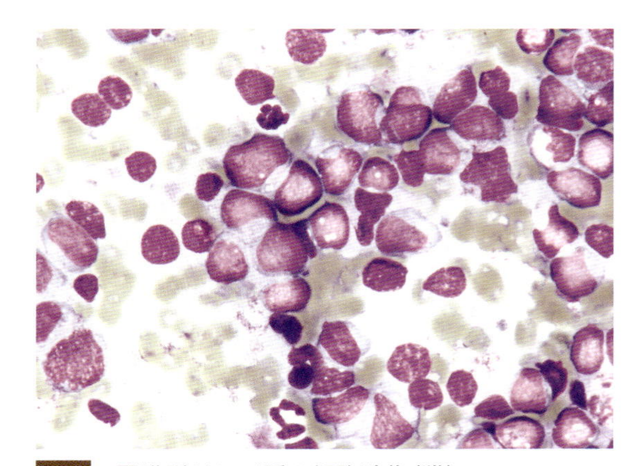

図4 腎臓型リンパ腫の細胞診像（猫）
大型のリンパ芽球が多数観察される。

他臓器に原発腫瘍がないか全身の精査を行う。

細胞診，組織生検

腎臓腫瘍の治療は腎切除となるため，事前に細胞診または Tru-Cut® 生検により診断を行う。腎細胞癌の細胞診では，異型性のある上皮細胞が集塊状に採取される（図 2）。猫の腎臓型リンパ腫では，腎臓の被膜下に低エコー源性の腫瘍浸潤を認める場合が多い（図 3）。治療方針が大きく異なることから，リンパ腫を疑う際には積極的に細胞診を行う（図 4）。

治療

孤立性の腎臓腫瘍の場合，腎切除を行う（図 5）。切除前には必ず CT 検査や排泄性尿路造影を行い，対側の腎機能を評価するべきである（図 6）。

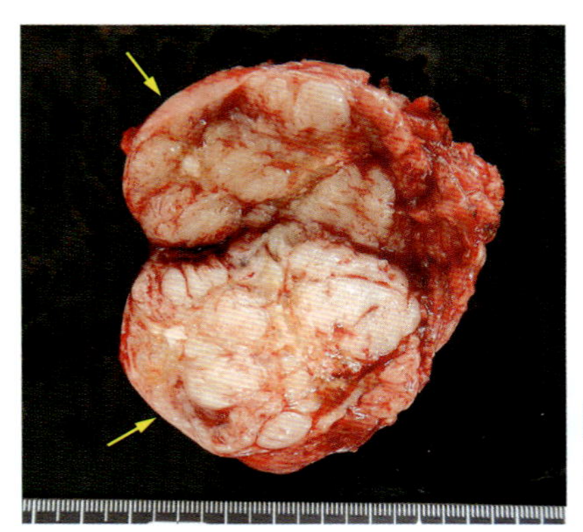

図 5　犬の腎臓腫瘍の肉眼像（割面）
乳白色の腫瘤（矢印）が腎臓のほとんどを占めている。病理診断は未分化悪性腫瘍であった。

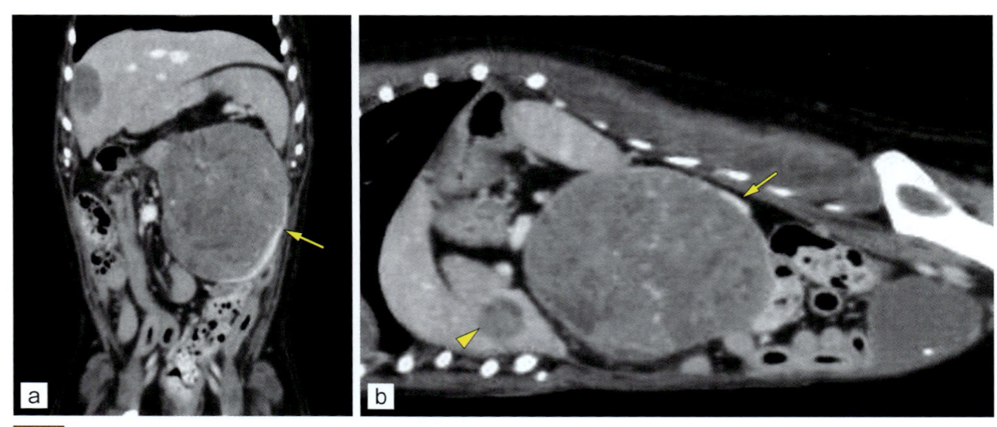

図 6　犬の腎臓腫瘍の CT 画像（図 5 と同症例）
左側の腎臓に大型の腫瘍が形成されている（矢印）。本症例は脾臓に転移がみられた（矢頭）。

犬の腎細胞癌

- 腎切除：生存期間 532〜743 日[1,2]
- 化学療法：腎切除後にフルオロウラシル（5-FU），カルボプラチン，ドキソルビシンなどが使用されているが，生存期間の延長はみられていない[1,2,4]。腎細胞癌の術後抗がん剤としては，トセラニブが有効かもしれない（使用群：生存期間 256 日，未使用群：生存期間 182 日）[9]。

猫の腎細胞癌

- 腎切除：
  生存期間 203 日（一部症例で抗がん剤使用）。周術期死亡率 22％，退院可能であった症例の生存期間は 1,217 日[3]。

予後

犬

腫瘍の組織型[4]

- 腎細胞癌：生存期間 16 カ月
- 肉腫：生存期間 9 カ月
- 腎芽腫：生存期間 6 カ月

腎細胞癌[2]

- 転移の有無
  —あり：生存期間 141 日
  —なし：生存期間 533 日
- 分裂指数
  —>30/10 HPF：生存期間 120 日
  —<30/10 HPF：生存期間 532 日
- 脈管浸潤
  —あり：生存期間 210 日
  —なし：生存期間 545 日

猫の腎細胞癌

- 転移の有無[3]
  —あり：生存期間 36 日
  —なし：生存期間 203 日

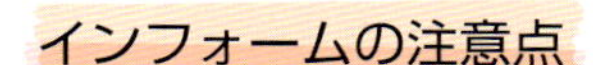

インフォームの注意点

腎臓腫瘍の発生は犬猫ともにまれであり，血尿などの臨床徴候がみられる場合を除き，偶発的にみつかる場合も多く，早期に診断することは難しい。転移がみられた場合の予後は厳しく，また高齢での発生が多いため，外科的介入を行う場合は対側の腎機能の評価を必ず行う。ただし，尿検査や排泄性尿路造影で腎機能のすべてを評価できるわけではなく，患側の腎臓も腫瘍以外の部分は正常に機能している場合が多いため，術後に腎機能低下が起こりやすいことに留意する必要があるとともに，術後は食事管理や定期検診など長期にわたる経過観察が必要となる。

犬の膀胱腫瘍

犬の下部尿路に発生する腫瘍の多くは膀胱の移行上皮癌であり，遭遇する機会も多い。その分報告も多い腫瘍であるが，様々な治療選択があるため症例ごとの治療方針の決定は容易ではない。しかし，適切な対応を行えば長期生存が可能な腫瘍である。

発生

犬の全腫瘍の約2%を占め，全膀胱腫瘍の2/3が移行上皮癌である。そのほかには，移行上皮乳頭腫や炎症性ポリープ，平滑筋腫，平滑筋肉腫，線維肉腫，血管肉腫，横紋筋肉腫，リンパ腫などが発生する。

除草剤や殺虫剤への曝露は移行上皮癌の発生リスクを増加するとされており，一方で，野菜食は発生リスクを低下させるようである[10]。

年齢，性別

中～高齢に好発し，発生年齢中央値は11歳齢である。雄と比較し，雌では1.71～1.95倍発生が多い。スコティッシュ・テリア，シェットランド・シープドッグ，ビーグル，ワイアー・フォックス・テリア，ウエスト・ハイランド・ホワイト・テリアなどでの好発が知られている[10, 11]。

臨床徴候

膀胱腫瘍の主な臨床徴候は，血尿，頻尿，排尿痛であり，尿路感染と類似しているためその鑑別が重要となる。二次感染を伴うことも多く，抗菌薬や抗炎症薬などの使用により一時的には徴候が軽快する場合もあるため，注意が必要である。泌尿器徴候が高齢で発症した場合や再発がみられる場合は，超音波検査などを積極的に実施し，膀胱腫瘍の除外を行うべきである。なお，血尿がみられた症例のうち8.8%が尿路腫瘍であったことが報告されている[12]。そのほか進行の程度に応じ，排尿障害，しぶり，跛行，体重減少などがみられる。

ステージ分類

ステージングでは，血液検査，血液化学検査，尿検査のほか，X線検査および腹部超音波検査を行い，全身の評価を行う。排尿障害を呈している症例では，水腎症や腎数値の上昇がみられることがある。

膀胱移行上皮癌は浸潤性が強く，尿道への浸潤が56%，前立腺への浸潤が29%の症例でみられる[13]。また診断時には，領域リンパ節転移が16%，遠隔転移が14%の症例でみられ，その多くは肺および骨転移である[13]（図7）。死亡時にはより高率に転移がみられ（50～60%），領域リンパ節のほか，肺，骨，肝臓，腎臓などの様々な臓器に転移が形成される[14]。ステージングにCT検査を用いることで，より高率に転移が

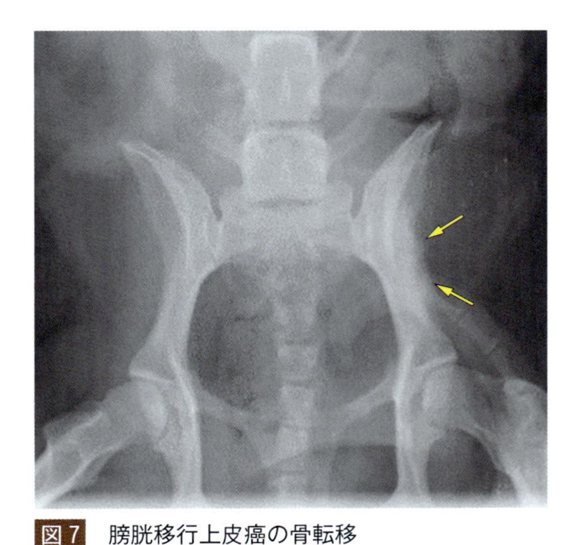

図7　膀胱移行上皮癌の骨転移

X線検査において，左側の腸骨辺縁の不整が認められた（矢印）。この症例は疼痛を呈していた。

表2　膀胱腫瘍のTNM分類

	T：原発腫瘍	N：領域リンパ節	M：遠隔転移
所見と評価	Tis：Tumor in situ（上皮内癌）	0：転移なし	0：遠隔転移なし
	0：腫瘍はみられない	1：転移あり	1：遠隔転移あり
	1：表在性の乳頭状腫瘤	2：遠隔リンパ節への転移あり	
	2：膀胱壁に浸潤		
	3：隣接臓器（尿道，前立腺，腟，骨盤腔）に浸潤		

（文献7をもとに作成）

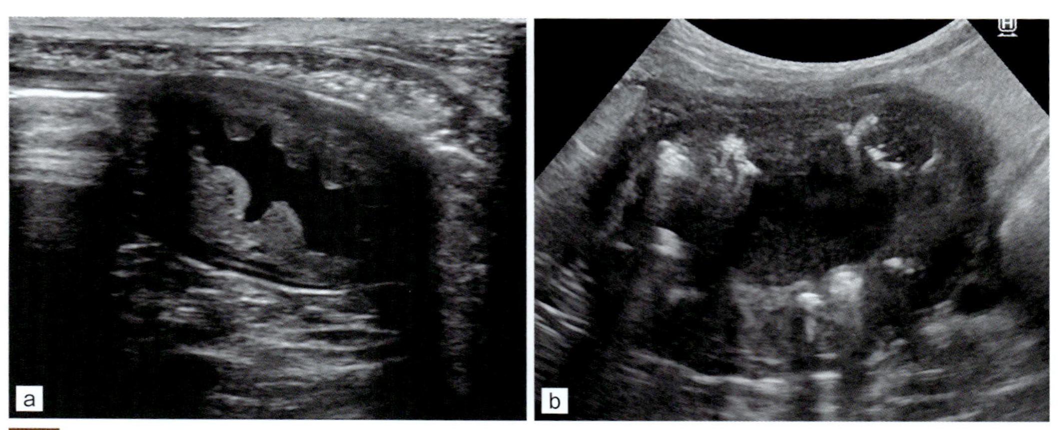

図8　膀胱炎の超音波検査画像

重度の膀胱炎でみられた粘膜の肥厚。aは細菌性膀胱炎，bは真菌性膀胱炎であった。

認められる可能性が指摘されている[15]。膀胱腫瘍のTNM分類を表2に示す。

診断

超音波検査

病変の検出には超音波検査が有用であり，高齢での血尿や繰り返される膀胱炎では，必ず超音波検査により膀胱腫瘍の鑑別を行う。膀胱の超音波検査は，十分な蓄尿がある状態で行うようにする。蓄尿の少ない状態では，粘膜の膨隆があたかも腫瘍のようにみえてしまうことがあるため（図8），膀胱内に生理食塩水などを注入し拡張させた状態で評価を行うことが望ましい。

膀胱移行上皮癌では，粘膜表層に限局した有茎状の腫瘤から，筋層の破壊を伴う浸潤型のものまで様々な腫瘤がみられ（図9），78％が筋層浸潤を伴うstage T2，20％が隣接臓器への浸潤を認めるstage T3であったとされる[14]。病変は膀胱頚部の三角部に形成されることが多く，尿管の狭窄や閉塞を伴う場合は，尿管や腎盂の拡張が観察される。また，カラードプラーにて腫瘤内に強い血流が確認される場合が多いが，膀胱炎による粘膜の過形成であっても血流が認められることがある（図10）。膀胱内の血餅や移行上皮乳頭腫，炎症性ポリープ（図11）は，画像所見や臨床経過によりある程度鑑別することができるが，腫瘍かどうかの判断には生検が必要になる場合もある。なお，尿道の移行上皮癌は骨盤腔内に病変が形成されるため，超音波検査での検出が難しい場合もある（図12）。

細胞診，組織生検

膀胱腫瘍の細胞診に関して，移行上皮癌は穿刺部位に播種しやすい特性をもつことから，膀胱穿刺による採材は禁忌である（図13）。材料には，自然排尿等で得られた尿検体の沈渣塗抹，およびカテーテルで採取したものを用いることができるが，通常の尿沈渣では得られる細胞が少なく，細胞にも変性がみられやすい（図14a）。カテーテルでの採材には栄養チューブ等を利用し，超音波ガイドにて腫瘤より吸引生検を行う。移行上皮癌では，異型性の強い上皮細胞が集塊状に採取される（図14b）。細胞診の診断精度に関して，尿沈渣では14～73％，カテーテルで採取した検

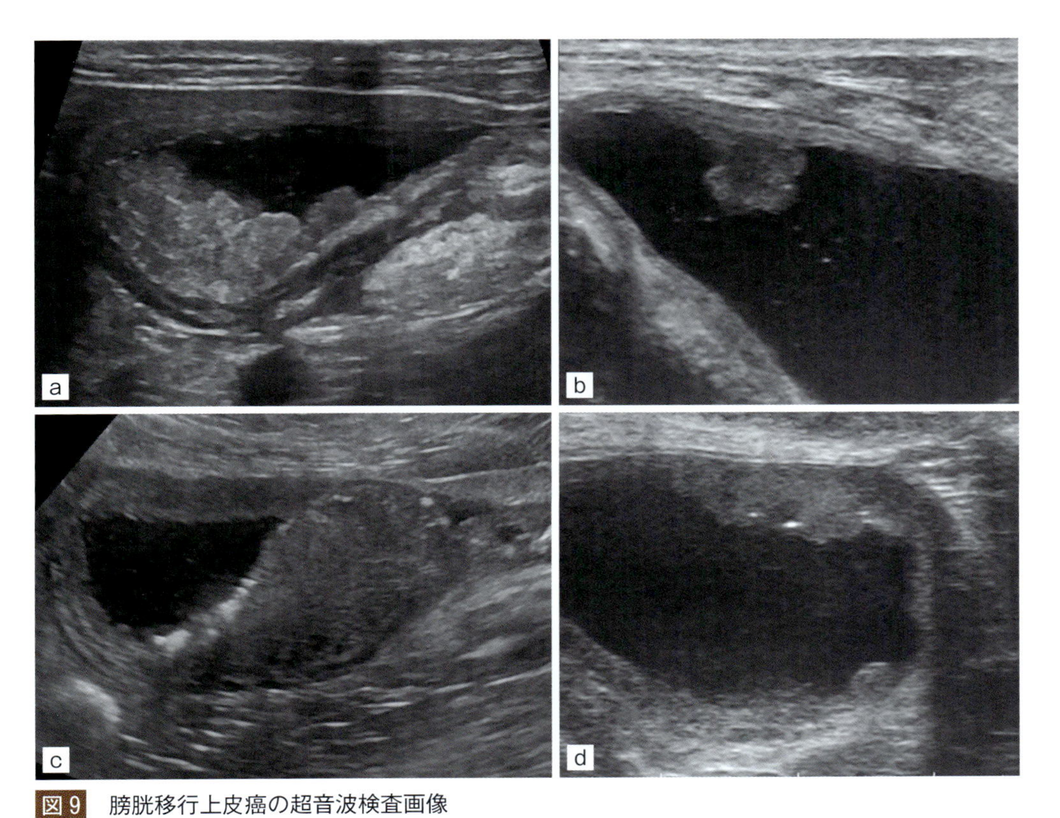

図 9　膀胱移行上皮癌の超音波検査画像

a～d：すべて膀胱移行上皮癌の超音波検査所見。有茎状のもの(b)から，筋層の破壊を伴う浸潤型の腫瘤(c)まで様々な腫瘤がみられる。

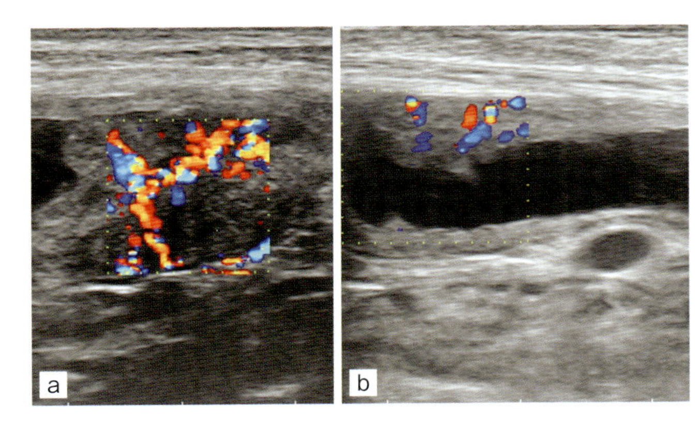

図 10　膀胱腫瘤のカラードプラー画像

a は膀胱移行上皮癌，b は膀胱炎による粘膜の過形成であった。

体では100％であったことが報告されている[16]。また，膀胱炎を伴う場合は，炎症によって粘膜上皮に多形性がみられやすく，低悪性度の移行上皮癌との鑑別が難しい場合も多い(図 15)。判断に迷う場合は，組織診断などほかの方法で鑑別を進める。

組織生検は，膀胱鏡やカテーテルを使用したセルパック法により実施可能である。ただしセルパック法での標本作成は，腫瘍細胞が膀胱内に播種するリスクがある。そのため，膀胱腫瘤が限局しており，部分切除が可能な症例では実施を見送るべきである。

尿を用いた検査

膀胱腫瘍では，尿を用いた腫瘍診断マーカーが利用できる。V-BTA は，膀胱粘膜の基底膜が破壊される際に放出される蛋白を検出する検査であり，血液混入によって偽陽性になりやすく，感度は85～88％，特異度は尿路感染を伴う際には41％まで低下する[17]。BRAF 遺伝子変異検査は，移行上皮癌に特異的な遺伝子変異を検出する検査であり，移行上皮癌では80％が変異を有している[18]。感度は70～75％，特異度は100％となっており，変異が確認された場合は移行上皮癌と確定することができる[18]。

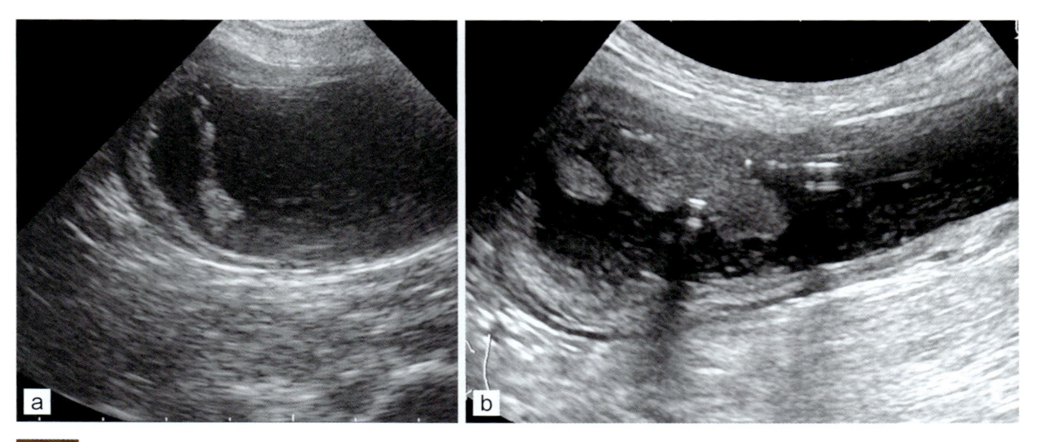

図 11　移行上皮乳頭腫と炎症性ポリープの超音波検査画像

a：移行上皮乳頭腫，b：炎症性ポリープ。
特に炎症性ポリープは，移行上皮癌との鑑別が難しいため注意する。

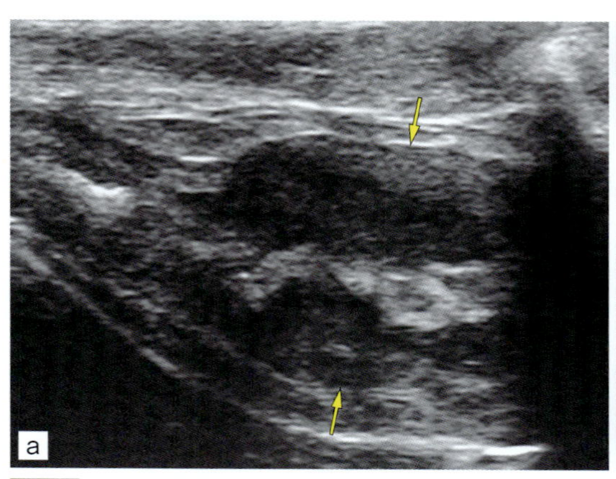

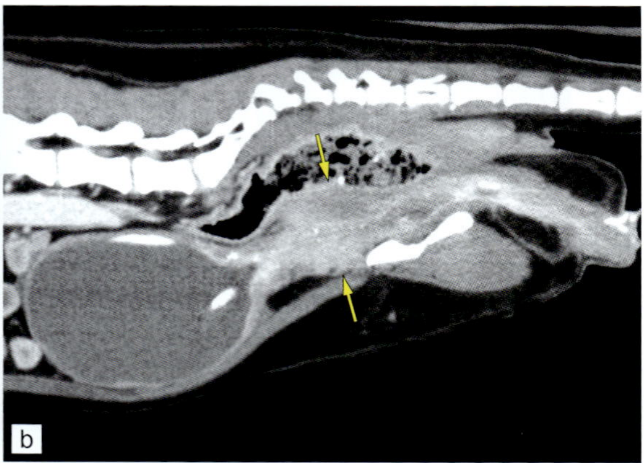

図 12　尿道移行上皮癌の画像検査所見

a：超音波検査画像，b：CT 画像。
矢印で示す領域に腫瘤が認められる。

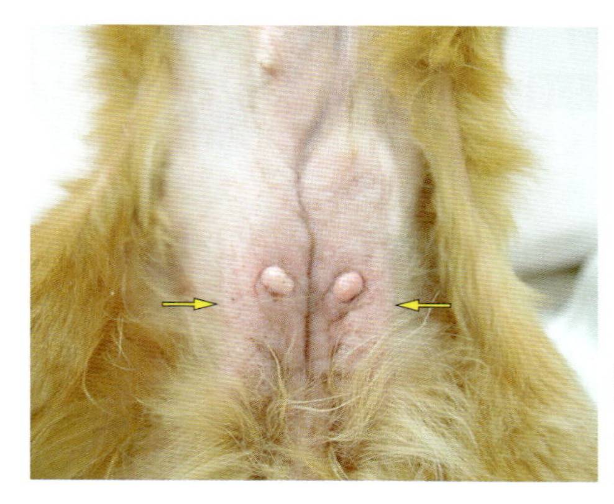

図 13　腹壁に播種した移行上皮癌症例

硬結した皮下腫瘤が下腹部に形成されている(矢印)。
本症例は膀胱穿刺の既往があった。

治療

膀胱腫瘍，特に移行上皮癌では，外科切除と抗がん剤，放射線療法など，複数の治療を組み合わせた集学的治療が必要となる。

外科療法

外科療法には，膀胱を温存する膀胱部分切除と，尿管の移設が必要となる膀胱全切除(または尿路全摘出)がある。膀胱三角部での発生や隣接臓器への浸潤がみられる場合，膀胱部分切除は困難となるため，膀胱全

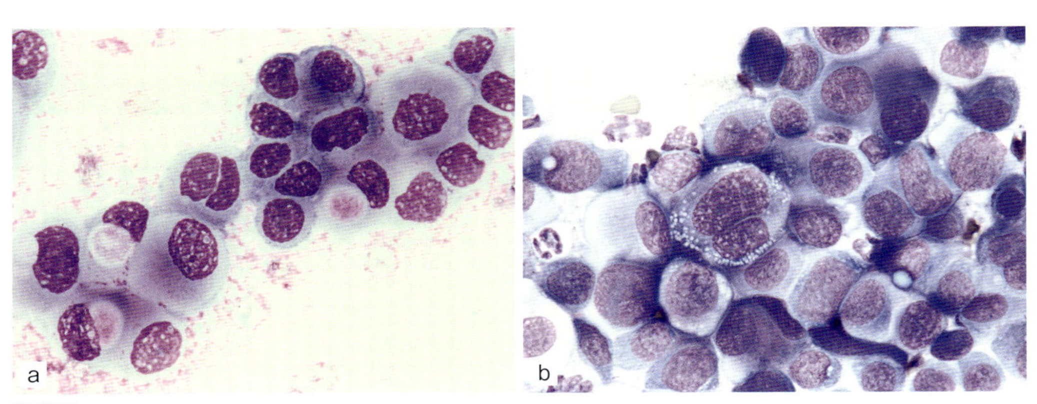

図14　採取方法によるの細胞診像の差異

a：尿沈渣中にみられた膀胱移行上皮癌の細胞診像。核は膨化し変性が強く，異型性の評価は困難である。
b：カテーテルで採材を行った膀胱移行上皮癌の細胞診像。大小不同や多核など，高度の異型性がみられる。

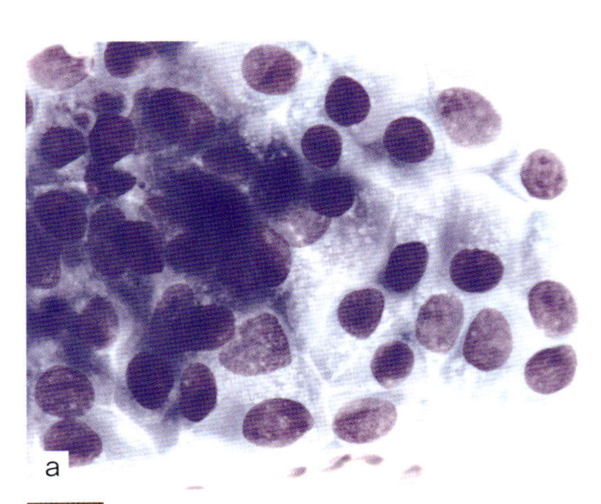

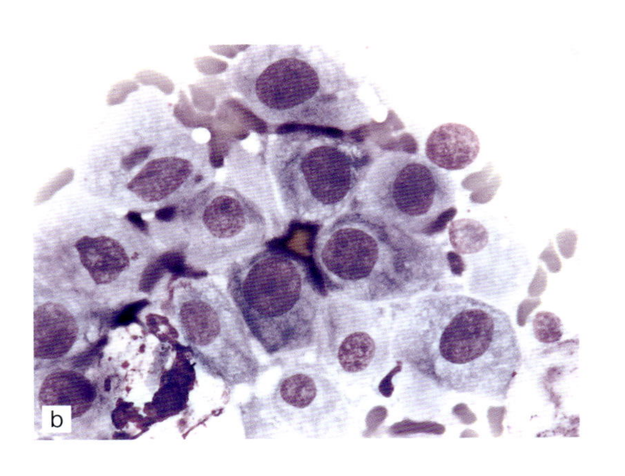

図15　膀胱粘膜の細胞診像

a：低悪性度移行上皮癌の細胞診像。異型性は高くなく，過形成との鑑別が問題となる。
b：慢性膀胱炎の細胞診像。細胞は大型化し，移行上皮癌との鑑別が問題となる。

切除を検討する。膀胱部分切除に化学療法を併用した場合の生存期間は217～498日で，化学療法単独での生存期間133～335日と比較し，生存期間の延長が示唆されている[19,20]。ただし，無増悪期間には差がないことから，外科的な介入を行っても尿路での再発や転移は避けられないというのが実情である。一方，膀胱全切除は尿管の移設が必要となり，合併症の発生率も高い(尿管の離開，尿管閉塞，腎盂腎炎など)。膀胱全切除での生存期間は205～385日であり，膀胱部分切除と比較し生存期間の延長が得られるかどうかは，さらなる検討が必要である[21,22]。すでに転移を認める場合，外科的な介入の意味は限定的となるが，尿路閉塞に対する永久尿路変更術やステント設置が行われる場合がある。

化学療法

膀胱移行上皮癌には，これまで様々な抗がん剤が使用されており，良好な結果が得られているものも多い(表3)。膀胱移行上皮癌はCOX-1および2の発現率が高いことが知られており，NSAIDs単独でも縮小効果がみられる。また，全身性の抗がん剤を併用することで，NSAIDs単独とくらべ反応率の改善がみられる。明らかな縮小効果が得られなくとも，薬物療法により排尿が維持されることで，生活の質(QOL)が改善する場合も多い。現状の成績から，ミトキサントロン，ビンブラスチン，カルボプラチンのいずれかとNSAIDsの併用が選択される場合が多い。

放射線療法

腫瘍が骨盤腔内に含まれることや，化学療法の有効性が高いことから，尿路腫瘍に対する放射線療法の適応は限定的である。低分割照射(5.75 Gy×6回)では晩発障害の発生が懸念され，過去の報告では40％の症例で尿路狭窄がみられており，生存期間も従来の抗

表3 膀胱移行上皮癌に対する各薬剤の治療成績

	薬剤	CR+PR（%）	SD（%）	MST（日）	文献
NSAIDs単独	ピロキシカム（piro）	9～18	53～67	181～216	23，24
	デラコキシブ	17	71	323	25
	フィロコキシブ（firo）	25	42	152	26
抗がん剤単独	シスプラチン	0～25	22～50	130～180	26～29
	カルボプラチン	0	8	132	30
	ビンブラスチン	22～36	50～70	147～407	31，32
	クロラムブシル	3	67	221	33
抗がん剤+NSAIDs	シスプラチン+piro	11～71	17～55	304～329	27，34
	シスプラチン+firo	57	21	179	26
	カルボプラチン+piro	13～38	45～54	161～263	35，36
	ドキソルビシン+piro	9	60	168	19
	ビンブラスチン+piro	58	33	299	37
	ミトキサントロン+piro	8～35	46～69	248～350	36，38
その他	ラパチニブ+piro	54	34	435	23

MST：生存期間中央値

がん剤治療と比較して改善はみられていない（反応率22%，生存期間326日）[39]。一方，多分割照射（2.8 Gy×20回）では晩発障害の発生が低下しており，生存期間も大きく改善している（反応率41%，生存期間510～654日）[40,41]。また抗がん剤が無効となった症例での使用（2.7 Gy×10回）においてもある程度の有効性が示されており（反応率57%，生存期間147日），緩和的な治療としても有効かもしれない[42]。

その他

トセラニブに関して，単独での使用（反応率6.7%，生存期間149日，56%の症例で腎数値が悪化）や，ビンブラスチンとの併用が報告されているが，現状では有益とするエビデンスは存在しない[43,44]。

また，HER2阻害薬であるラパチニブの有効性が報告されている。肉眼病変に対してラパチニブ+ピロキシカムを併用した群の反応率は54%，生存期間は435日であり，ピロキシカム単独（反応率9%，生存期間216日）と比較し，生存期間の延長が示されている[23]。

予後

臨床ステージが予後と関連するとの報告がある[45]。

T：原発腫瘍
- T1またはT2：生存期間218日
- T3：生存期間118日

N：領域リンパ節
- N0：生存期間234日
- N1：生存期間70日

M：遠隔転移
- M0：生存期間203日
- M1：生存期間105日

インフォームの注意点

膀胱腫瘍は発生部位や進行度によって対応が異なり，長期の生存を得るためには早期の診断と事前のインフォームが重要となる。腫瘍が膀胱三角や尿道に発生し尿路閉塞を呈している場合は尿路全摘出も選択肢となりうるが，侵襲が強く縫合部の離開や尿失禁などのトラブルも多いため，どこまでの治療とケアを想定できるのか，飼い主の同意を得た上で治療を進めるべきである。抗がん剤治療により長期生存も可能であるが，最終的には転移や尿路閉塞に伴う排尿障害で死亡する場合がほとんどであるため，そのような経過についても事前にインフォームしておくことが望ましい。

猫の膀胱腫瘍

猫の膀胱腫瘍は発生がまれであり，ほとんど情報がない。多くは移行上皮癌であり，高齢での発症が多い。

発生

移行上皮癌が最も多く，ほかには肉腫，良性の間葉系腫瘍，リンパ腫などがみられる[46]。

年齢，品種

高齢で発生し，発生年齢中央値は15歳齢(5～20歳齢)である。好発品種は知られていない[47]。

臨床徴候

多くの症例で，血尿(62～73%)，頻尿(35～50%)，有痛性排尿困難(40～48%)などの下部尿路徴候がみられる。そのほか食欲不振，活動性の低下，嘔吐，腹部痛などが生じる[47, 48]。

ステージ分類

診断時転移率は10～20%。多くは肺転移であり，ほかには領域リンパ節への転移，癌性腹膜炎などがみられる[47, 48]。また多くの症例がstage T2であり，膀胱三角での発生が27～45%，尿道への浸潤が10～12%でみられたとの報告がある[47, 48]。なお，膀胱腫瘍のTNM分類は犬のみに適応されている。

診断

犬の膀胱腫瘍と同様に，超音波検査での病変の検出が有用であり，多くは膀胱内腫瘤を形成する(図16)。細胞診に関しても犬と同様，異型性の高い上皮系細胞が認められる場合が多い(図17)。経皮的な穿刺は播種を引き起こすため避けるべきであるが，猫ではカテーテルの挿入が困難な場合もあり，尿路閉塞が生じているなど緊急性がある場合や，飼い主の同意が得られた場合の穿刺はその限りでない。膀胱尖部などの切除が容易な発生部位であれば，治療を兼ねた切除生検を行うことも検討する。

治療

可能であれば，外科切除(膀胱部分切除)と内科療法の併用が最も効果的である[47]。

外科療法

- 膀胱部分切除±内科療法(抗がん剤，NSAIDsなど)：生存期間294日
- 内科療法(抗がん剤，NSAIDsなど)単独：生存期間176日
- 無治療：生存期間46日

※膀胱部分切除後の再発率は67%とされている[48]。

化学療法

ミトキサントロン，ドキソルビシン，カルボプラチン，クロラムブシルなどが使用されているが，有効性は不明である。現時点では，外科切除とNSAIDsの併用が最も推奨されている[47]。また，膀胱に発生した血管肉腫に対し，膀胱部分切除と，低用量シクロホスファミド，サリドマイドの併用により長期生存が得られたとの報告がある[49]。

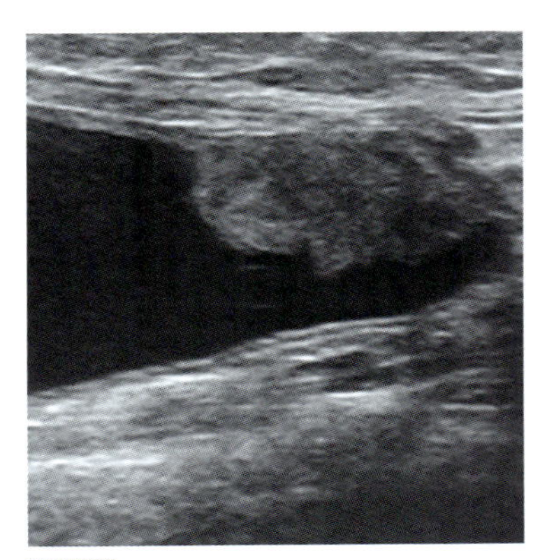

図16　膀胱移行上皮癌の超音波検査画像

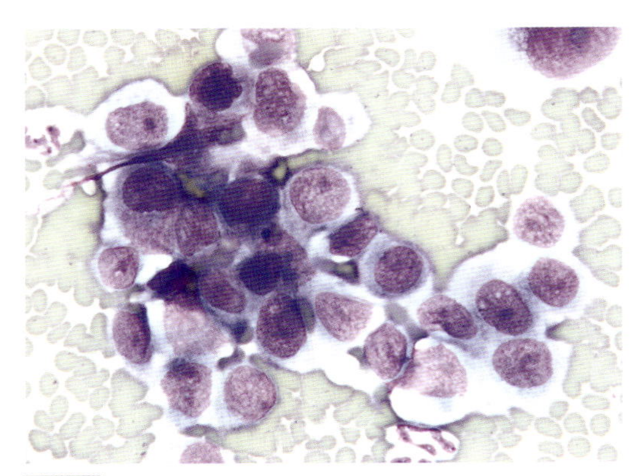

図17　膀胱移行上皮癌の細胞診像
大小不同など細胞の異型性がみられる。

予後

膀胱移行上皮癌の生存期間は155〜261日とされている[47, 48]。明らかな予後因子は報告されていない。

インフォームの注意点

猫の膀胱腫瘍，特に移行上皮癌は高齢での発生が多く，治療の選択肢が限られている場合が多い。特に高齢の症例では腎機能低下を伴う場合も多く，NSAIDsも使用しにくいため，どこまで積極的に治療を行うかは飼い主と慎重に検討する必要がある。

参考文献

1. Edmondson EF, Hess AM, Powers BE. Prognostic significance of histologic features in canine renal cell carcinomas: 70 nephrectomies. Vet Pathol. 2015; 52(2): 260-268.
2. Carvalho S, Stoll AL, Priestnall SL, et al. Retrospective evaluation of COX-2 expression, histological and clinical factors as prognostic indicators in dogs with renal cell carcinomas undergoing nephrectomy. Vet Comp Oncol. 2017; 15(4): 1280-1294.
3. Kenny SA, Cook MR, Lenz JA, et al. Clinical outcomes in cats with renal carcinoma undergoing nephrectomy: A retrospective study. Vet Comp Oncol. 2023; 21(4): 587-594.
4. Bryan JN, Henry CJ, Turnquist SE, et al. Primary renal neoplasia of dogs. J Vet Intern Med. 2006; 20(5): 1155-1160.
5. Lingaas F, Comstock KE, Kirkness EF, et al. A mutation in the canine BHD gene is associated with hereditary multifocal renal cystadenocarcinoma and nodular dermatofibrosis in the German Shepherd dog. Hum Mol Genet. 2003; 12(23): 3043-3053.
6. Kenny SA, Cook MR, Lenz JA, et al Clinical outcomes in cats with renal carcinoma undergoing nephrectomy: A retrospective study. Vet Comp Oncol. 2023; 21(4): 587-594.
7. Owen LN. TNM Classification of Tumours in Domestic Animals. World Health Organization, 1980.
8. Henry CJ, Turnquist SE, Smith A, et al. Primary renal tumours in cats: 19 cases (1992-1998). J Feline Med Surg. 1999; 1(3): 165-170.
9. Yamazaki H, Tanaka T, Mie K, et al. Assessment of postoperative adjuvant treatment using toceranib phosphate against adenocarcinoma in dogs. J Vet Intern Med. 2020; 34(3): 1272-1281.
10. Cannon CM, Allstadt SD. Lower urinary tract cancer. Vet Clin North Am Small Anim Pract. 2015; 45(4): 807-824.
11. Griffin MA, Culp WTN, Rebhun RB. Lower Urinary Tract Neoplasia. Vet Sci. 2018; 5(4): 96.
12. Adamama-Moraitou KK, Pardali D, Prassinos NN, et al. Evaluation of dogs with macroscopic haematuria: a retrospective study of 162 cases (2003-2010). N Z Vet J. 2017; 65(4): 204-208.
13. Mutsaers AJ, Widmer WR, Knapp DW. Canine transitional cell carcinoma. J Vet Intern Med. 2003; 17(2): 136-144.
14. Knapp DW, Dhawan D, Ramos-Vara JA, et al. Naturally-occurring invasive urothelial carcinoma in dogs, a unique model to drive advances in managing muscle invasive bladder cancer in humans. Front Oncol. 2020; 9: 1493.
15. Iwasaki R, Shimosato Y, Yoshikawa R, et al. Survival analysis in dogs with urinary transitional cell carcinoma that underwent whole-body computed tomography at diagnosis. Vet Comp Oncol. 2019; 17(3): 385-393.
16. McAloney CA, Evans SJM, Hokamp JA, et al. Comparison of pathologist review protocols for cytologic detection of prostatic and urothelial carcinomas in canines: A bi-institutional retrospective study of 298 cases. Vet Comp Oncol. 2021; 19(2): 374-380.
17. Henry CJ, Tyler JW, McEntee MC, et al. Evaluation of a bladder tumor antigen test as a screening test for transitional cell carcinoma of the lower urinary tract in dogs. Am J Vet Res. 2003; 64(8): 1017-1020.
18. Mochizuki H, Shapiro SG, Breen M. Detection of BRAF mutation in urine DNA as a molecular diagnostic for canine urothelial and prostatic carcinoma. PLoS One. 2015; 10(12): e0144170.
19. Robat C, Burton J, Thamm D, et al. Retrospective evaluation of doxorubicin-piroxicam combination for the treatment of transitional cell carcinoma in dogs. J Small Anim Pract. 2013; 54(2): 67-74.
20. Bradbury ML, Mullin CM, Gillian SD, et al. Clinical outcomes of dogs with transitional cell carcinoma receiving medical therapy, with and without partial cystectomy. Can Vet J. 2021; 62(2): 133-140.
21. Saeki K, Fujita A, Fujita N, et al. Total cystectomy and subsequent urinary diversion to the prepuce or vagina in dogs with transitional cell carcinoma of the trigone area: a report of 10 cases (2005-2011). Can Vet J. 2015; 56(1): 73-80.
22. 青木大，三品美夏，川野紗穂ほか．犬の移行上皮癌に対し膀胱全摘出術を行った64症例の回顧的調査．日本獣医師会雑誌．2021．74 (7)，433-438.
23. Maeda S, Sakai K, Kaji K, et al. Lapatinib as first-line treatment for muscle-invasive urothelial carcinoma in dogs. Sci Rep. 2022; 12(1): 4.
24. Knapp DW, Richardson RC, Chan TC, et al. Piroxicam therapy in 34 dogs with transitional cell carcinoma of the urinary bladder. J Vet Intern Med. 1994; 8(4): 273-278.
25. McMillan SK, Boria P, Moore GE, et al. Antitumor effects of deracoxib treatment in 26 dogs with transitional cell carcinoma of the urinary bladder. J Am Vet Med Assoc. 2011; 239(8): 1084-1089.
26. Knapp DW, Henry CJ, Widmer WR, et al. Randomized trial of cisplatin versus firocoxib versus cisplatin/firocoxib in dogs with transitional cell carcinoma of the urinary bladder. J Vet Intern Med. 2013; 27(1): 126-133.
27. Knapp DW, Glickman NW, Widmer WR, et al. Cisplatin versus cisplatin combined with piroxicam in a canine model of human invasive urinary bladder cancer. Cancer Chemother Pharmacol. 2000; 46(3): 221-226.
28. Moore AS, Cardona A, Shapiro W, et al. Cisplatin (cisdiamminedichloroplatinum) for treatment of transitional cell carcinoma of the urinary bladder or urethra. A retrospective study of 15 dogs. J Vet Intern Med. 1990; 4(3): 148-152.
29. Chun R, Knapp DW, Widmer WR, et al. Cisplatin treatment of transitional cell carcinoma of the urinary bladder in dogs: 18 cases (1983-1993). J Am Vet Med Assoc. 1996; 209(9): 1588-1591.

30. Chun R, Knapp DW, Widmer WR, et al. Phase Ⅱ clinical trial of carboplatin in canine transitional cell carcinoma of the urinary bladder. J Vet Intern Med. 1997; 11(5): 279-283.

31. Arnold EJ, Childress MO, Fourez LM, et al. Clinical trial of vinblastine in dogs with transitional cell carcinoma of the urinary bladder. J Vet Intern Med. 2011; 25(6): 1385-1390.

32. Knapp DW, Ruple-Czerniak A, Ramos-Vara JA, et al. A nonselective cyclooxygenase inhibitor enhances the activity of vinblastine in a naturally-occurring canine model of invasive urothelial carcinoma. Bladder Cancer. 2016; 2(2): 241-250.

33. Schrempp DR, Childress MO, Stewart JC, et al. Metronomic administration of chlorambucil for treatment of dogs with urinary bladder transitional cell carcinoma. J Am Vet Med Assoc. 2013; 242(11): 1534-1538.

34. Greene SN, Lucroy MD, Greenberg CB, et al. Evaluation of cisplatin administered with piroxicam in dogs with transitional cell carcinoma of the urinary bladder. J Am Vet Med Assoc. 2007; 231(7): 1056-1060.

35. Boria PA, Glickman NW, Schmidt BR, et al. Carboplatin and piroxicam therapy in 31 dogs with transitional cell carcinoma of the urinary bladder. Vet Comp Oncol. 2005; 3(2): 73-80.

36. Allstadt SD, Rodriguez CO Jr, Boostrom B, et al. Randomized phase Ⅲ trial of piroxicam in combination with mitoxantrone or carboplatin for first-line treatment of urogenital tract transitional cell carcinoma in dogs. J Vet Intern Med. 2015; 29(1): 261-267.

37. Knapp DW, Ruple-Czerniak A, Ramos-Vara JA, et al. A Nonselective cyclooxygenase inhibitor enhances the activity of vinblastine in a naturally-occurring canine model of invasive urothelial carcinoma. Bladder Cancer. 2016; 2(2): 241-250.

38. Henry CJ, McCaw DL, Turnquist SE, et al. Clinical evaluation of mitoxantrone and piroxicam in a canine model of human invasive urinary bladder carcinoma. Clin Cancer Res. 2003; 9(2): 906-911.

39. Poirier VJ, Forrest LJ, Adams WM, et al. Piroxicam, mitoxantrone, and coarse fraction radiotherapy for the treatment of transitional cell carcinoma of the bladder in 10 dogs: a pilot study. J Am Anim Hosp Assoc. 2004; 40(2): 131-136.

40. Nolan MW, Kogan L, Griffin LR, et al. Intensity-modulated and image-guided radiation therapy for treatment of genitourinary carcinomas in dogs. J Vet Intern Med. 2012; 26(4): 987-995.

41. Clerc-Renaud B, Gieger TL, LaRue SM, et al. Treatment of genitourinary carcinoma in dogs using nonsteroidal anti-inflammatory drugs, mitoxantrone, and radiation therapy: A retrospective study. J Vet Intern Med. 2021; 35(2): 1052-1061.

42. Choy K, Fidel J. Tolerability and tumor response of a novel low-dose palliative radiation therapy protocol in dogs with transitional cell carcinoma of the bladder and urethra. Vet Radiol Ultrasound. 2016; 57(3): 341-351.

43. Gustafson TL, Biller B. Use of toceranib phosphate in the treatment of canine bladder tumors: 37 cases. J Am Anim Hosp Assoc. 2019; 55(5): 243-248.

44. Rippy SB, Gardner HL, Nguyen SM, et al. A pilot study of toceranib/vinblastine therapy for canine transitional cell carcinoma. BMC Vet Res. 2016; 12(1): 257.

45. Knapp DW, Glickman NW, Denicola DB, et al. Naturally-occurring canine transitional cell carcinoma of the urinary bladder a relevant model of human invasive bladder cancer. Urol Oncol. 2000; 5(2): 47-59.

46. Schwarz PD, Greene RW, Patnaik AK. Urinary bladder tumors in the cat: a review of 27 cases. J Am Anim Hosp Assoc. 1985; 21: 237-245.

47. Griffin MA, Culp WTN, Giuffrida MA, et al. Lower urinary tract transitional cell carcinoma in cats: Clinical findings, treatments, and outcomes in 118 cases. J Vet Intern Med. 2020; 34(1): 274-282.

48. Wilson HM, Chun R, Larson VS, et al. Clinical signs, treatments, and outcome in cats with transitional cell carcinoma of the urinary bladder: 20 cases (1990-2004). J Am Vet Med Assoc. 2007; 231(1): 101-106.

49. McNally A, Rossanese M, Suárez-Bonnet A, et al. Urinary bladder hemangiosarcoma in a cat treated with partial cystectomy and adjuvant metronomic cyclophosphamide and thalidomide. J Vet Intern Med. 2023; 37(4): 1488-1492.

50. Maeta N, Kutara K, Saeki K, et al. Modified Toyoda technique for total cystectomy and cutaneous ureterostomy in a cat. Vet Surg. 2022; 51(8): 1280-1286.

2 尿路腫瘍の診断の進め方・治療方針の決め方

フローチャート：腎臓腫瘍の場合

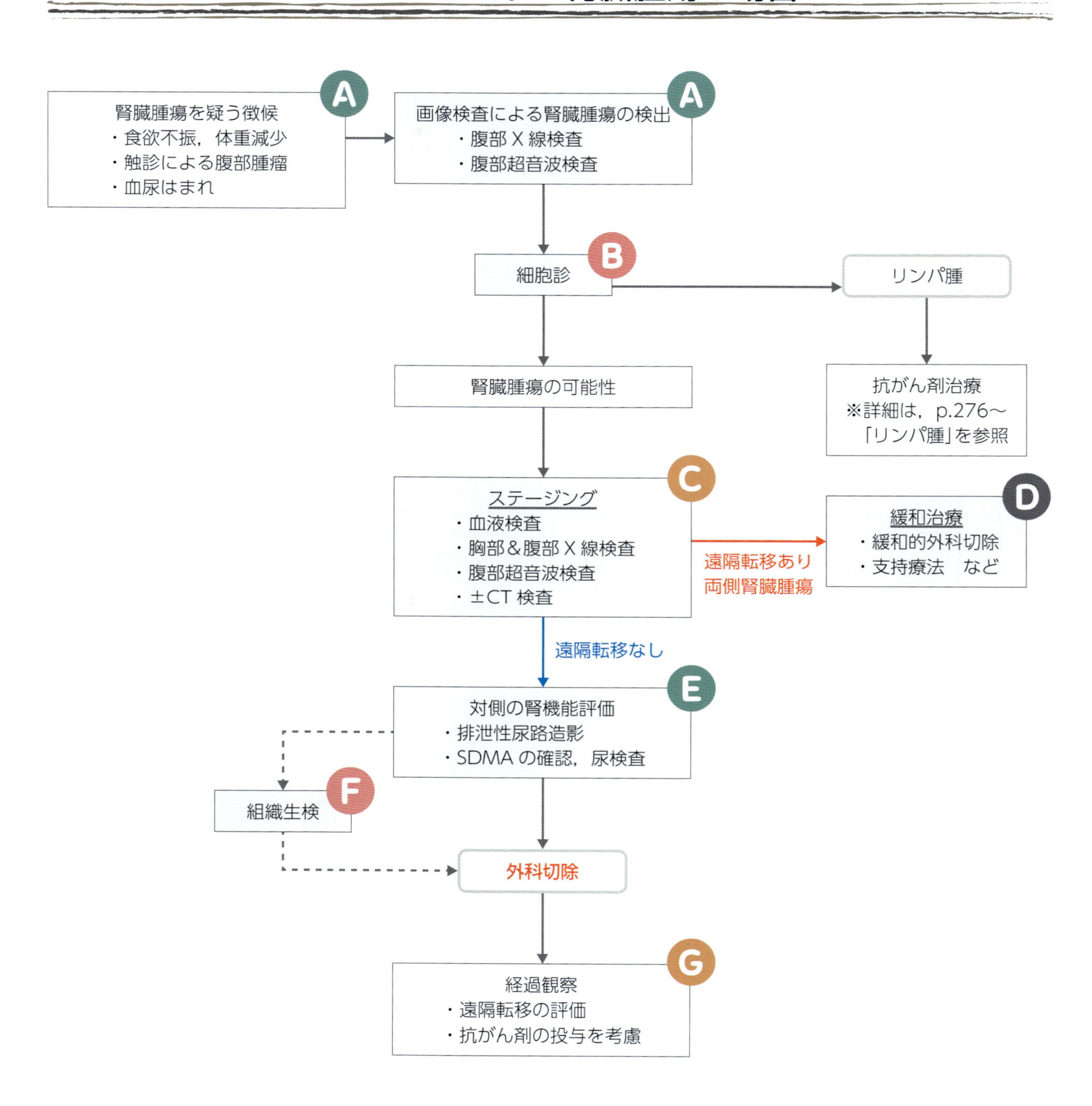

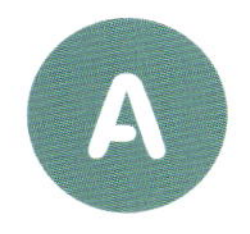

進める上での注意点

腎臓腫瘍では，血尿を除き特徴的な徴候に乏しく，偶発的に検出される場合も多い。健康診断時などに腎臓に腫瘤性病変を認めた場合は，腎臓腫瘍の可能性を考慮して，細胞診，少なくとも定期的な経過観察を勧めるべきである。早期診断であれば，腎切除のみでも長期予後が得られやすいため，積極的な介入を勧めるべきである。なお，p.148,「犬と猫の腎臓腫瘍」で述べたとおり，多血を認めることはほとんどない。

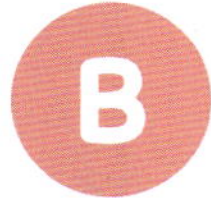

進める上での注意点

猫の腎臓腫瘍としてはリンパ腫が多く発生するため，猫で腎臓の腫瘤性病変を認めた場合は，積極的に細胞診を実施する。猫の腎臓型リンパ腫では，被膜下の低エコー帯や腎臓構造の破壊などの特徴的な所見がみられる場合が多い(図 3 を参照)。

腎臓の細胞診は無麻酔でも実施可能であるが，血流の多い臓器であるため，保定が困難な症例では鎮静や麻酔下での実施を考慮する。腎臓内の大きな血管を避けて穿刺し，実施後は必ず，腎臓周囲に出血がないか超音波にて確認する。

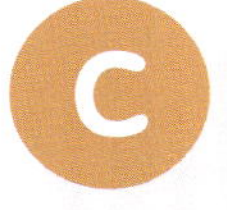

進める上での注意点

腎臓腫瘍の診断時転移率は低いものの，最終的にはどの組織型であっても高率に転移を認める。また，腎臓腫瘍では侵襲性の高い手術が必要となるため，ステージングは正確に行う必要がある。転移を認めやすい部位は肺，領域リンパ節，その他の腹腔内臓器である。胸部，腹部 X 線検査，腹部超音波検査，可能であれば CT 検査を用いてステージングを行う。両側の腎臓に腫瘍がみられる場合は治療方針が大きく変わるため，必ず対側の腎臓の画像的評価を行う。

なお，ジャーマン・シェパード・ドッグでは，結節性皮膚線維症を伴う遺伝性の多発性腎嚢胞腺癌の発生が知られており[5]，皮膚腫瘤の有無も確認する。

進める上での注意点

遠隔転移を認める場合や，両側の腎臓に腫瘍を認める場合は，根治的な外科切除は適応にならず緩和治療を行う。ただし，遠隔転移があっても腎臓からの著しい血尿により貧血の進行がみられる場合は，緩和を目的とした腎切除や輸血が行われることがある。

支持療法としては，貧血や多血に対する対応のほか，止血剤や NSAIDs，効果は不明であるがトセラニブなどを用いてもよいかもしれない。

薬剤選択のポイント

NSAIDs は，錠型や投与頻度など好みに応じて選択してかまわない。

- ピロキシカム
  - 犬：0.3 mg/kg，PO，sid～eod
  - 猫：0.3 mg/kg，PO，eod
- フィロコキシブ
  - 犬：5 mg/kg，PO，sid　など
- トセラニブ：2.8～3.2 mg/kg，PO，週 3 回(月・水・金曜日に投与など)

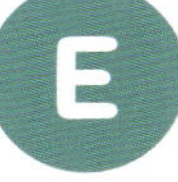

進める上での注意点

腎臓腫瘍の外科療法は腎切除となるため，切除を行う際は必ず，対側の腎機能の評価を行う。CT もしくは X 線での排泄性尿路造影により評価を行うが，画像のみでなく尿検査や腎機能マーカー(SDMA など)を用いて，症例の腎機能を総合的に判断する必要がある。

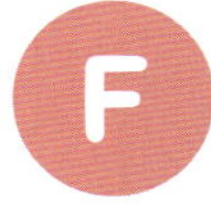

進める上での注意点

腎臓腫瘍の存在が画像検査や細胞診により明らかで，飼い主の同意が得られる場合は，組織診断をスキップしてもかまわない。判断に迷う場合や，飼い主が腎切除に対し消極的な場合は，組織診断を行い正確な評価を行う必要がある。

腎生検は全身麻酔下で，腹腔鏡下もしくは Tru-Cut® 生検にて実施する。出血が多くみられることがあるため実施後は必ず画像検査で確認し，また血液検査で貧血の有無を確認する。

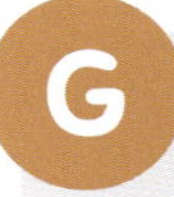

進める上での注意点

治療終了後は，術後1カ月，2カ月，3カ月，6カ月，9カ月，12カ月に検診を行い，以降は半年〜1年ごとに検診を行う。検診では胸部，腹部X線検査と腹部超音波検査を行い，転移の有無を評価する。

犬の腎臓腫瘍の術後抗がん剤の有効性は不明であるが，最終的な転移率が高いことから，病理組織学的な悪性度や浸潤の程度などを加味し，飼い主が希望する場合はいずれかの抗がん剤の投与を検討する。犬の腎細胞癌に関しては，少数例ではあるがトセラニブの有効性が示唆されている[9]。なお，猫の腎臓腫瘍の術後抗がん剤の有効性は不明である。

薬剤選択のポイント

腎臓腫瘍に対する使用

- ミトキサントロン（犬）：5〜6 mg/m^2，IV，3〜4週おき
- カルボプラチン（犬）：250〜300 mg/m^2，IV，3〜4週おき
- ドキソルビシン
  - —犬：25〜30 mg/m^2，IV，3週おき
  - —猫：25 mg/m^2，IV，3週おき
- トセラニブ：2.8〜3.2 mg/kg，PO，週3回（月・水・金曜日に投与など）

フローチャート：犬の膀胱腫瘍の場合

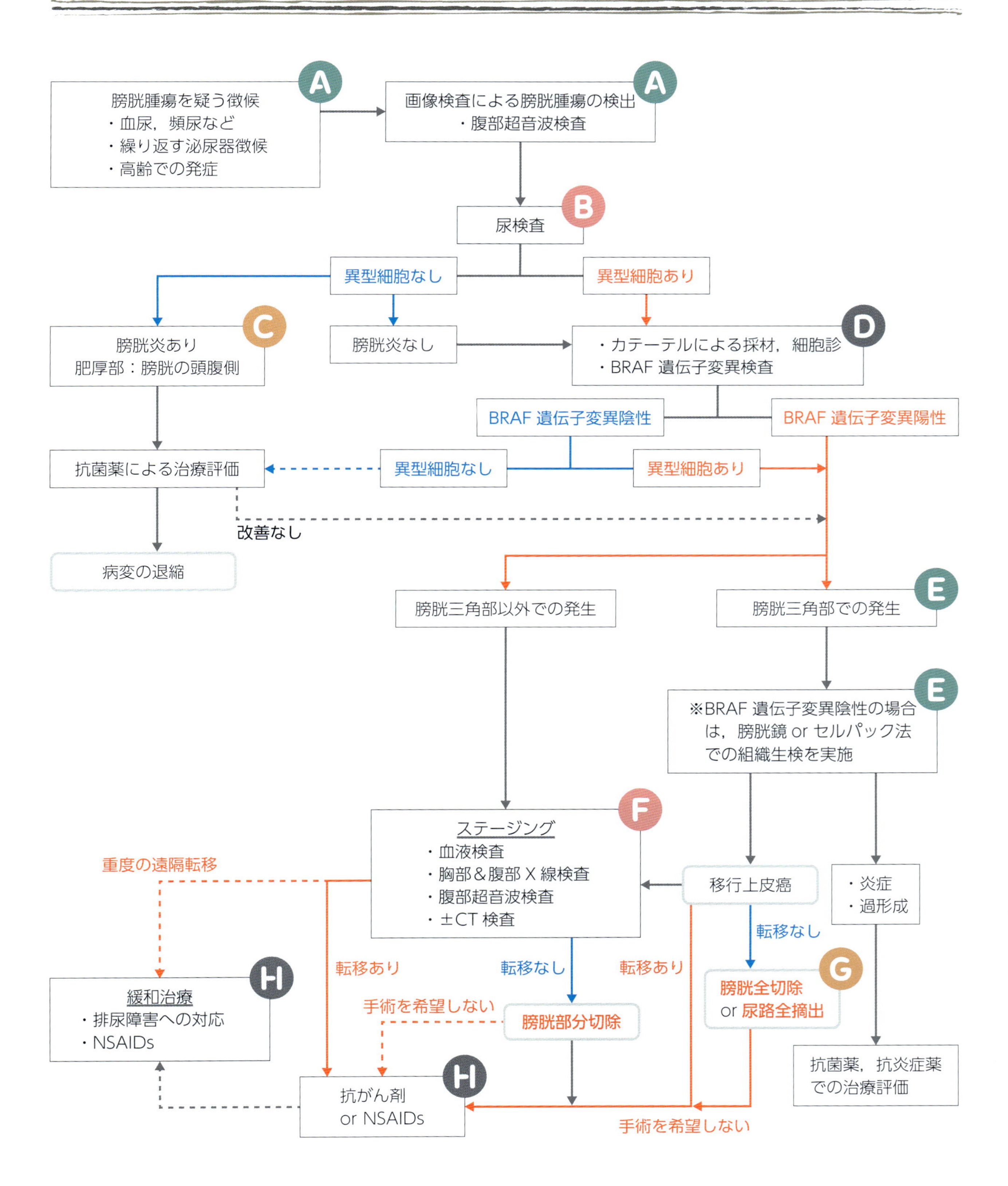

進める上での注意点

膀胱腫瘍では多くの症例で頻尿や血尿などの泌尿器徴候がみられるが，膀胱炎と類似した徴候であることや，対症療法で一時的な改善がみられることから，診断が遅れることが多い。繰り返す泌尿器徴候や高齢での初発の膀胱炎徴候などでは，積極的に膀胱の超音波検査を実施すべきである。

B

進める上での注意点

尿中に長時間浮遊した腫瘍細胞は変性し評価が困難となるため，自然排尿で得られた尿検体で腫瘍の有無を判断することは難しい(図 14a を参照)。また，腫瘍があっても尿中にほとんど細胞が落ちてこない場合もあれば，正常な粘膜上皮が膀胱炎により過形成を起こし，さらに変性も加わり，あたかも腫瘍のような異型性を認める場合もある(図 15b を参照)。明らかな異型細胞が多数認められる場合はさらなる検査に進むべきだが，通常の尿検査のみで今後の方針を判断すべきではない。

C

インフォームのポイント

重度の膀胱炎や膀胱結石に伴って，膀胱の頭腹側に粘膜の肥厚やポリープが形成されることがある(図 11 を参照)。超音波検査ではあたかも腫瘍があるかのようにみえるが，それらの既往歴がある場合は抗菌薬や抗炎症薬による治療評価を行う。この際，炎症性の変化を考慮し治療的診断を行うものの，腫瘍の可能性は否定できないこと，また炎症性の変化であっても腫瘤があることによって感染を起こしやすい状態にあるため，改善が乏しい場合は外科的な対応を行う可能性があることを伝える。

進める上での注意点

カテーテルによる採材は，太めの栄養カテーテルを用いて行う。カテーテルの先端もしくは側孔を腫瘤に密着させ，強く吸引する(図 18a)。この際に，カテーテルを前後に細かく動かすと細胞塊が採取されやすい。膀胱腫瘍の場合，採取にはやや慣れが必要だが，尿道腫瘍の場合は容易に細胞が採取できる。カテーテルの先端部分に細胞塊が留まっていることが多いため，使用したカテーテル内も確認を怠らないようにする(図 18b)。

明らかに腫瘍を疑う場合に実施する意義は低いが，判断に迷う場合やより確実な診断が求められる場合は，BRAF 遺伝子変異検査を行う。BRAF 遺伝子変異検査は，通常の尿検査に用いる検体でも実施可能であるため，カテーテル採尿が難しい場合は尿検査用の検体を用いてもよい。変異が陽性の場合は確実に移行上皮癌であるといえるが，偽陰性が 20～25%生じるため，陰性の場合に移行上皮癌を否定することはできない。そうなった場合，本当に移行上皮癌でないのかどうか，臨床経過や画像検査所見，細胞診所見を含めた慎重な判断が求められる。

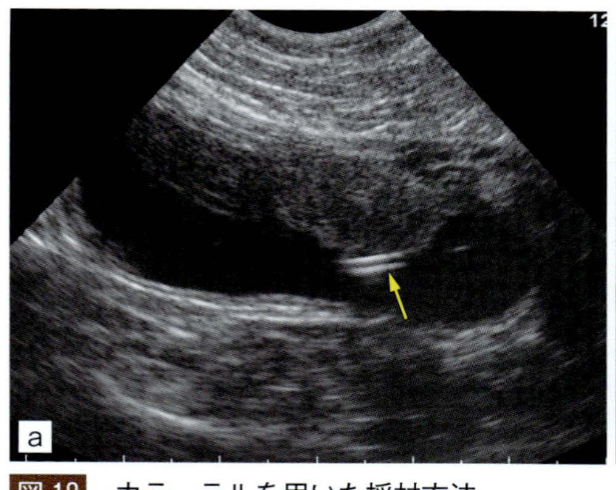

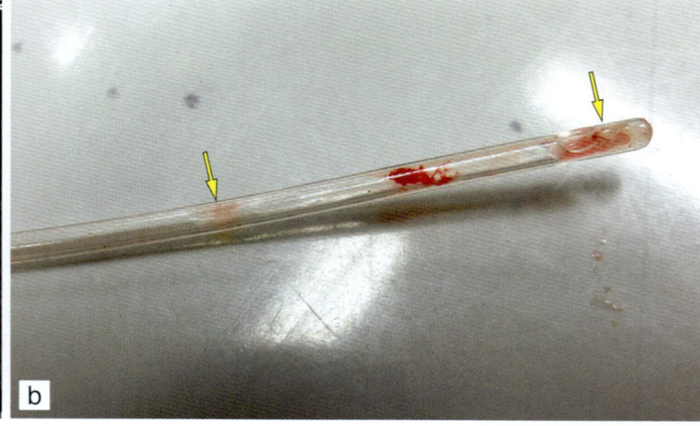

図 18　カテーテルを用いた採材方法

a：超音波ガイド下にて，カテーテルの先端もしくは側孔を腫瘤に誘導し(矢印)，強く吸引する。
b：吸引後のカテーテル。矢印で示す部分に小さな組織片が確認できる。

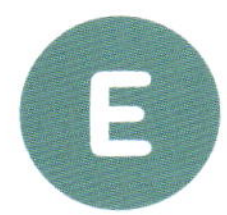

進める上での注意点

膀胱三角部での発生の場合，適応となる外科療法は膀胱全切除となるため，腫瘍かどうかの判断はより慎重に行う必要がある。特に BRAF 遺伝子変異検査陰性の場合には，可能であれば膀胱鏡を用いた組織生検，難しければセルパック法による病理組織診断により，確定診断を得るべきである。

セルパック法とは，尿や腹水などの液体から細胞成分を分離してブロックを作製し，病理組織検査に供する方法である。太めの栄養カテーテルを用いて，腫瘤に対し強い吸引と生理食塩水を使用した水流で圧をかけ，組織塊の剥離と回収を繰り返す。得られた回収液を複数回遠心し，含まれる組織塊を沈殿させる。沈殿した組織塊が 5 mm 程度の厚みになったら上清を除き，ホルマリンを充填しセルパック標本を作製する（図 19）。なお，セルパック法は腫瘍が膀胱内に播種するリスクが高いため，膀胱部分切除を予定している場合は実施すべきでない。

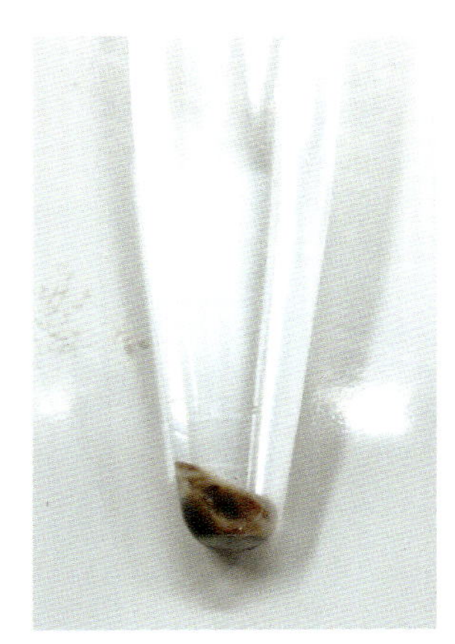

図 19　膀胱腫瘍のセルパック標本
複数回遠心し回収した膀胱腫瘍の組織片に，ホルマリンを充填して固定する。

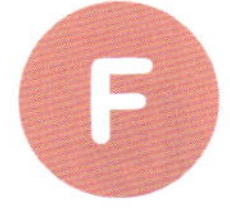

進める上での注意点

移行上皮癌で報告されている診断時転移率はそこまで高くはないが，膀胱炎治療が長引くなど診断が遅れた場合はその限りでない。領域リンパ節である腸骨リンパ節に腫大がみられた場合は，転移を考慮する必要がある。また，骨転移など見落としがちな転移も発生しやすいため，X 線検査では骨病変がないか丁寧な評価を行う（図 7 を参照）。転移がある場合の予後は厳しく，積極的な外科療法も不適となるため，見落としがないように評価を行う必要がある。

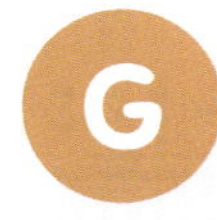

インフォームのポイント

現状，膀胱全切除や尿路全摘出が予後に与える影響は不明であり，合併症も多いというのが実情である。膀胱三角部以外での発生では膀胱部分切除＋抗がん剤，NSAIDs の併用が最も予後を改善すると考えられるため，膀胱全切除は三角部での発生，かつ遠隔転移を認めない場合に限られる。ただし，膀胱全切除は根治を望める唯一の方法でもあることから，合併症の程度や術後の生活などを含めた慎重なインフォームが必要となる。

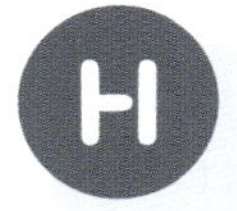

進める上での注意点

膀胱移行上皮癌では外科切除の有無にかかわらず，抗がん剤，最低でも NSAIDs を用いた補助療法を行う必要がある。腫瘍が尿道に進展し排尿障害を呈していても，抗がん剤や NSAIDs によって排尿が容易となり，長期間良好な QOL を保つことも可能であるため積極的な使用を検討する。

なお，重度の遠隔転移を認める場合や，再発や進行により治療抵抗性を有する症例では，緩和治療として排尿障害への対応が必要となる。膀胱腹壁瘻（膀胱造瘻）や，尿道ステントの設置，バルーンカテーテルの留置，尿管閉塞時には SUB システムの設置などを行い，可能な限り排尿が続くようにフォローする。腎機能の低下がみられる場合，NSAIDs の使用は慎重に判断する必要があるが，NSAIDs を変更することで一定の効果がみられる場合もある。

薬剤選択のポイント

抗がん剤

- ミトキサントロン：5〜6 mg/m^2，IV，3〜4 週おき
- カルボプラチン：250〜300 mg/m^2，IV，3〜4 週おき
- ビンブラスチン：2〜3 mg/m^2，IV，1〜2 週おき
- ラパチニブ：20〜30mg/kg，PO，sid

肉眼病変に対する抗がん剤の使用は，効果（CR〜SD）がみられる間は継続する。明らかな増大（PD）がみられる場合は他剤に変更する。

NSAIDs

NSAIDs は，錠型や投与頻度など好みに応じて選択してかまわない。

- ピロキシカム：0.3 mg/kg，PO，sid〜eod
- フィロコキシブ 5 mg/kg，PO，sid　など

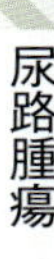

フローチャート：猫の膀胱腫瘍の場合

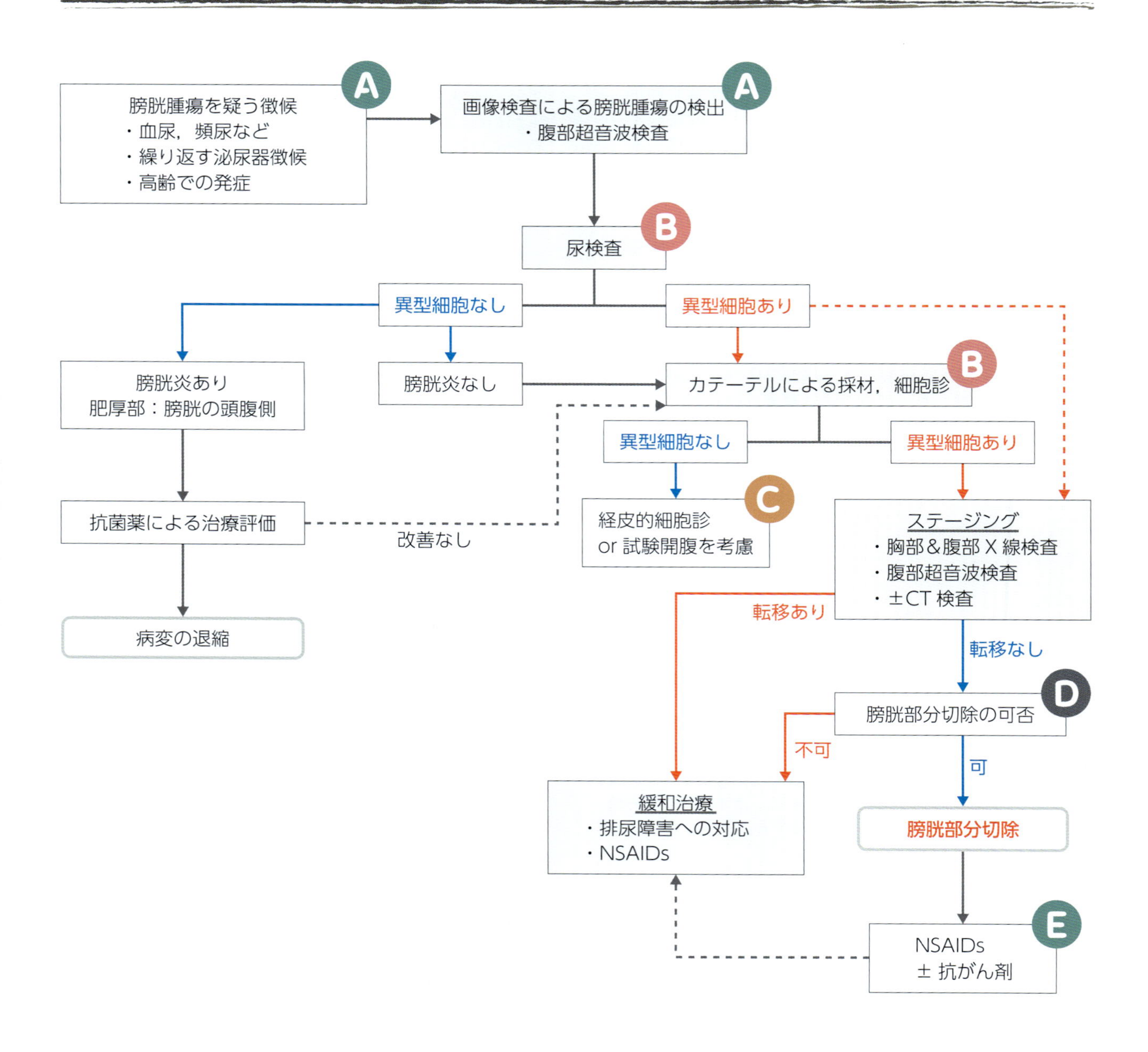

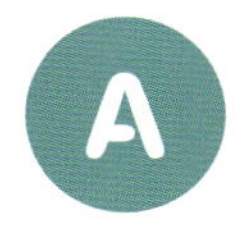

進める上での注意点

猫では泌尿器疾患が多く，また膀胱腫瘍自体の発生も少ないことから，犬よりさらに膀胱腫瘍を見逃しがちである。そのため高齢で膀胱炎徴候を呈する場合や，対症療法を行っても泌尿器徴候が繰り返される場合は積極的に膀胱の超音波検査を行うべきである。

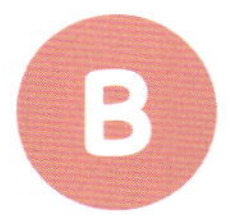

進める上での注意点

犬と同様，通常の尿検査では，腫瘍細胞に変性がみられたり，十分な細胞が得られなかったりすることが多い。ただ，次のステップであるカテーテルによる採材は犬とくらべて難易度が高く，得られる細胞量も少ない。よって，膀胱に明らかな腫瘤があり，尿検査である程度の評価ができた場合は，腫瘍として対応していく方が合理的である。

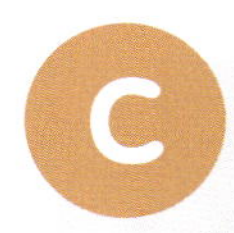

インフォームのポイント

尿検査では明らかな異型細胞が得られず，カテーテルでの採材も困難で診断に至らない場合，飼い主の同意が得られれば，経皮的細胞診もしくは試験的開腹による膀胱部分切除を考慮する。経皮的な穿刺は膀胱腫瘍を播種させるリスクがあるため，実施の可否は慎重に判断する必要がある。

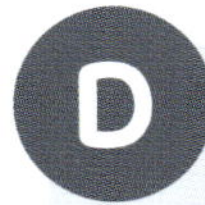

進める上での注意点

猫の膀胱腫瘍は高齢での発生が多いこともあり，膀胱全切除が行われることはまれである。技術的には可能であるものの[50]，合併症の発生率や予後に与える影響は明らかとなっていない。基本的には，部分切除が可能かどうかが重要であり，転移がなく一般状態が良好な場合は，膀胱部分切除が第一選択となる。切除が困難な症例では，膀胱腹壁瘻(膀胱造瘻)やカテーテルの留置，尿管閉塞時には SUB システムの設置などを考慮する。

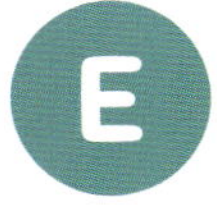

進める上での注意点

猫の移行上皮癌に関して，術後または肉眼病変に対する抗がん剤の有効性は明らかとなっておらず，内科療法については NSAIDs の使用が第一選択となる。抗がん剤を使用するかどうかは，NSAIDs への反応性や，症例の一般状態，飼い主の希望などを考慮し決定する。NSAIDs を使用する際には，腎数値の上昇に気を付ける必要がある。

薬剤選択のポイント

抗がん剤

- ミトキサントロン：5〜6 mg/m^2，IV，3〜4 週おき
- カルボプラチン：200 mg/m^2，IV，3〜4 週おき

肉眼病変に対する抗がん剤の使用は，効果(CR〜SD)がみられる間は継続する。明らかな増大(PD)がみられる場合は他剤に変更，または中止する。

NSAIDs

NSAIDs は，錠型や投与頻度など好みに応じて選択してかまわない。

- ピロキシカム：0.3 mg/kg，PO，eod
- ロベナコキシブ：1 mg/kg，PO，sid　など

第 10 章
生殖器腫瘍

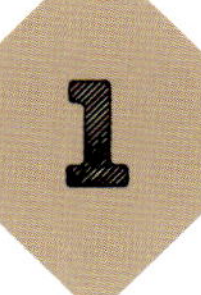

代表的な生殖器腫瘍とその概要

犬の前立腺癌
犬の精巣腫瘍
犬と猫の卵巣・子宮腫瘍
犬と猫の膣・外陰部腫瘍

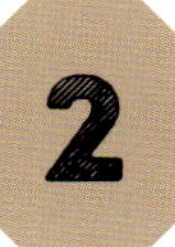

生殖器腫瘍の診断の進め方・治療方針の決め方

フローチャート：犬の前立腺腫瘍の場合
フローチャート：犬の精巣腫瘍の場合
フローチャート：犬と猫の卵巣・子宮腫瘍の場合

1 代表的な生殖器腫瘍とその概要

早期の不妊手術が一般的となり，生殖器(特に卵巣，子宮，精巣)の腫瘍に遭遇する機会は少なくなりました。ここでは，比較的遭遇する機会の多いであろう前立腺癌をメインに，そのほかの生殖器腫瘍については簡潔に概略を記載します。

犬の前立腺癌

犬の前立腺癌は極めて悪性度が高く，転移率も高い。根治を目指すには前立腺の全摘出が必要となるが，早期のうちに発見することは難しく，予後の厳しい腫瘍のひとつである。

発生

前立腺腫瘍の発生率は，犬の全腫瘍の0.2～0.6%である[1]。ほとんどは腺癌であるが，臨床的には移行上皮癌が前立腺に浸潤したものと，真の前立腺癌が混在している。そのほか，線維肉腫，平滑筋肉腫，骨肉腫，血管肉腫，リンパ腫などがまれに発生する[2]。

年齢，性別

中～高齢で発生(発生年齢中央値：10歳齢)。未去勢雄と去勢雄での発生比は「2.3：4.3」である。去勢雄の疾患と思われがちだが，未去勢雄でも発生がみられることに注意する[1]。また，前立腺過形成は前立腺癌の発生リスクとはならない。ブービエ・デ・フランダース，ドーベルマン，シェットランド・シープドッグ，スコティッシュ・テリア，ビーグル，ミニチュア・プードルなどが好発犬種とされる[1]。

臨床徴候

主な臨床徴候は血尿，排尿困難だが，腫大した前立腺や転移リンパ節により直腸が圧迫され，しぶり，扁平な便，排便困難などの消化器徴候がみられることもある。そのほかには，骨転移により疼痛や跛行を示すことがある。前立腺癌の症例の1割程度は偶発的に発見される[3]。

ステージ分類

診断時転移率は4割に達し，リンパ節，肺，骨，肝臓などにみられる[3]。骨転移は腰仙椎，骨盤，大腿骨に多く発生し(図1)，死亡時にはほとんどの症例で全身性に転移がみられる[4]。ステージ分類についてはTNM分類が使用されている(表1)。

診断

血液検査

血液検査では軽度の貧血や白血球増加のほか，腫瘍随伴性の高カルシウム血症や骨転移に伴うALP上昇がみられることがある[1]。

画像検査

X線検査では前立腺の腫大がみられ(図2a)，石灰化を伴うことが多い(図2b)。前立腺の石灰化は，去勢雄では感度84%，特異度100%で癌と関連しているが，前立腺嚢胞や過形成，前立腺炎でも石灰化することがあるため注意が必要である[6](図2c)。また，X線画像読影時には骨転移がないか，骨盤や椎体を中心に詳細に評価すべきである。

腹部超音波検査は前立腺疾患の鑑別に有用であり，良性の過形成では前立腺は均一に腫大し，全体にやや高エコー源性で放射状の構造がみられる(図3a, b)。一方，前立腺癌はいびつで構造の破壊があり，内部は低～混合エコー源性を呈する(図3c)。腹部超音波検査では，領域リンパ節の腫大や腹腔内臓器への転移の評価も可能である。CT検査においてもX線検査と同様，前立腺の腫大と石灰化，内部の不均一な造影増強が観察され(図4)，骨転移やリンパ節転移を詳細に観察することができる。

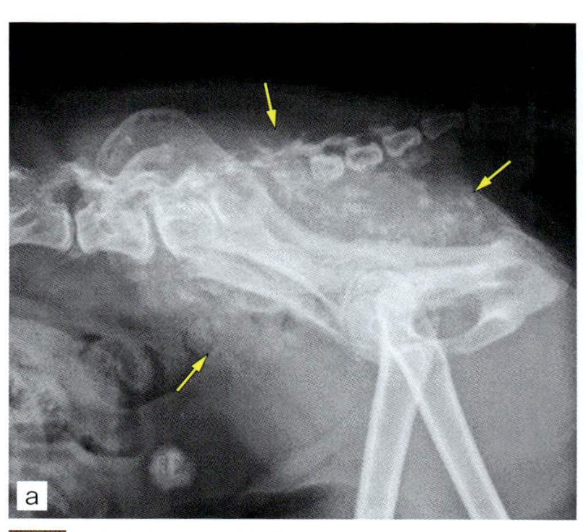

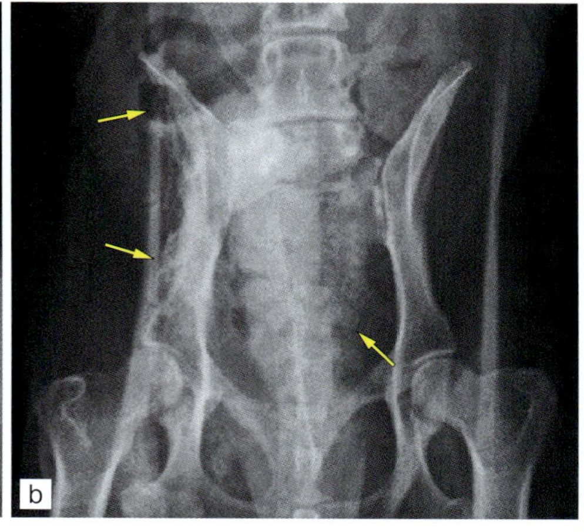

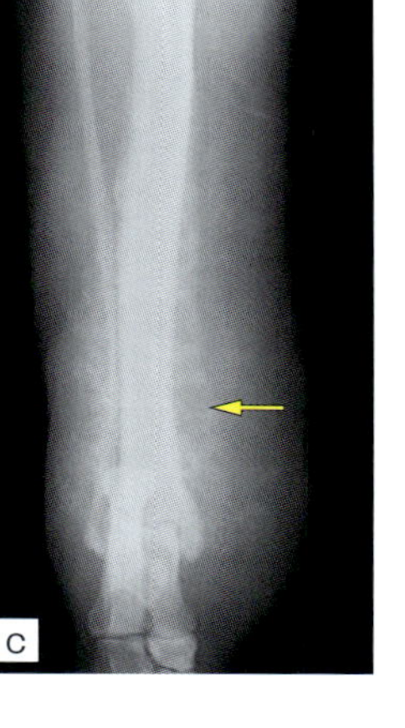

図1 前立腺癌の骨転移

a，b：骨盤～仙骨にかけて骨転移（矢印）がみられた。
c：下腿は軟部組織の腫脹を伴い，下腿骨に著しい骨膜反応と骨増生（矢印）がみられた。

表1 前立腺腫瘍のTNM分類

	T：原発腫瘍	N：領域リンパ節	M：遠隔転移
所見と評価	0：腫瘍なし	0：転移なし	0：遠隔転移なし
	1：正常組織に包まれた腫瘍	1：転移あり	1：遠隔転移あり
	2：前立腺全体に拡大	2：周囲のリンパ節に転移あり	
	3：前立腺の被膜外に拡大		
	4：硬結し周囲組織に浸潤		

（文献5をもとに作成）

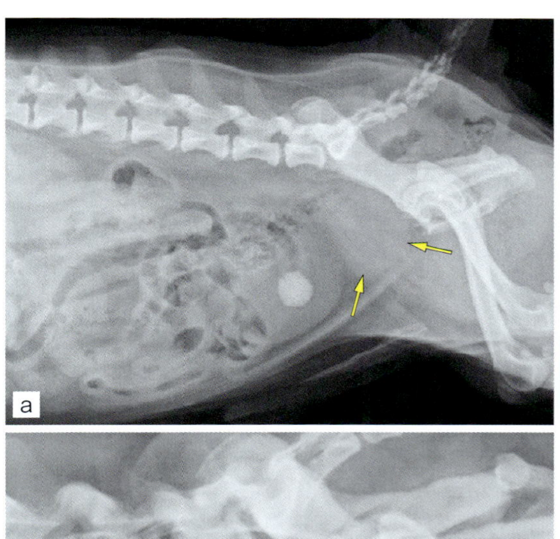

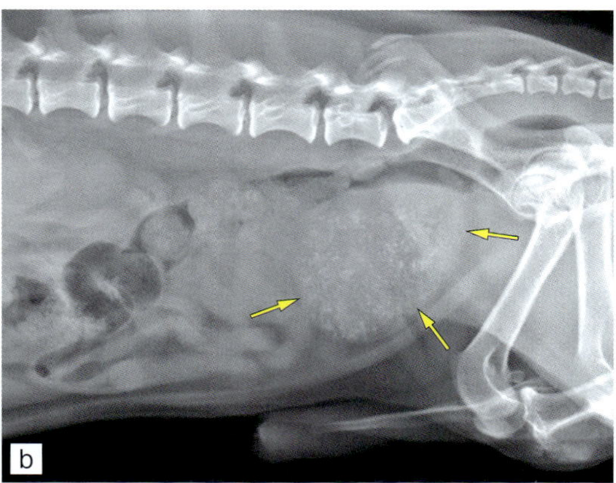

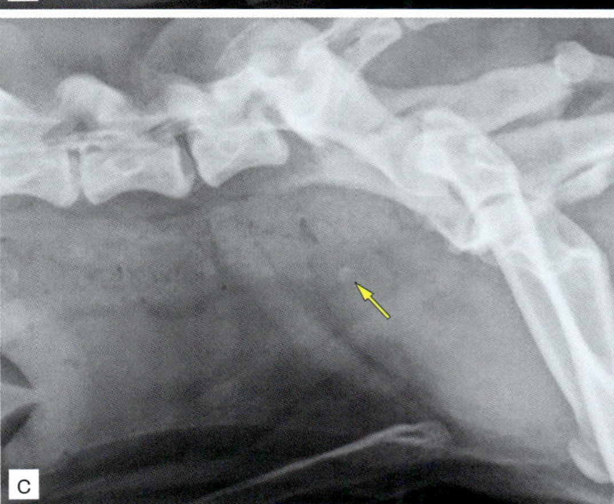

図2 前立腺のX線検査所見

a：前立腺癌のX線検査画像。前立腺の腫大（矢印）がみられる。
b：前立腺癌のX線検査画像。前立腺の著しい腫大と顕著な石灰化（矢印）がみられる。
c：良性の前立腺肥大のX線検査画像。石灰化（矢印）がみられることもあるため注意する。

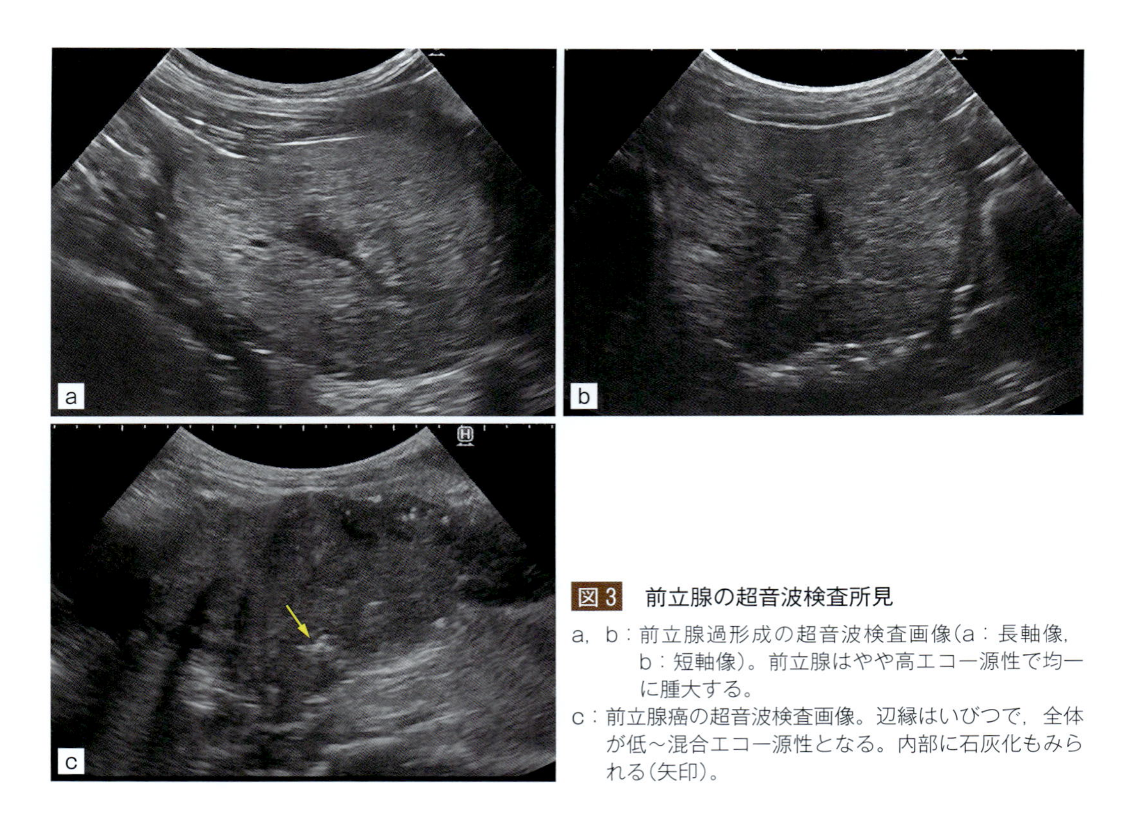

図3　前立腺の超音波検査所見

a，b：前立腺過形成の超音波検査画像（a：長軸像，b：短軸像）。前立腺はやや高エコー源性で均一に腫大する。

c：前立腺癌の超音波検査画像。辺縁はいびつで，全体が低～混合エコー源性となる。内部に石灰化もみられる（矢印）。

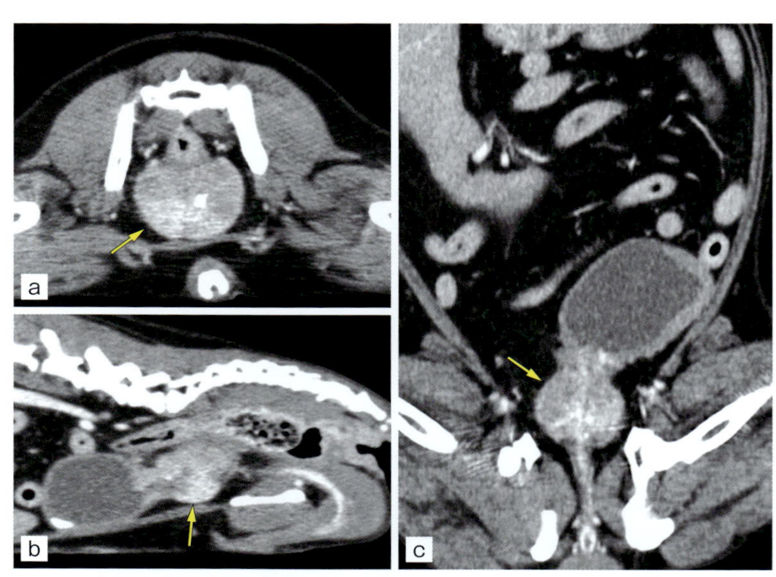

図4　前立腺癌の造影CT検査所見

原発腫瘍（矢印）が膀胱内に浸潤している。

細胞診，組織生検

前立腺の細胞診は，可能であれば経尿道的に行った方が播種などのリスクを回避できる。尿道カテーテルを挿入し，超音波ガイド下で前立腺部に先端を誘導した後，カテーテルを細かく動かしながら吸引をかけることで多量の細胞を採取できる（図5）。前立腺腫瘍が尿道部に浸潤しておらず内部に限局している場合は，経皮的な穿刺により細胞を採取する。前立腺癌の場合，異型性の高い大型の上皮細胞が集塊状に採取される（図6a）。前立腺過形成（図6b）とは明らかに細胞形態が異なるため，その鑑別は容易である。前立腺癌の診断のためにTru-Cut® 等を使用し，組織生検を実施することはまれである。

その他

膀胱移行上皮癌と同様，BRAF遺伝子変異検査が利用可能である（p.151，「犬の膀胱腫瘍」も参照）。前立腺癌も高率(60〜80%)にBRAF遺伝子変異を有しているため，尿やカテーテル吸引サンプルを用いた遺伝子診断が可能である[7,8]。

治療

外科切除が第一選択であるが，診断時転移率が高いことや，術後の合併症の多さ(永続的な尿失禁：33〜100%，そのほか尿腹症など[9])から，実施には慎重な判断が必要である。

外科療法

- 部分摘出：生存期間100日前後(+NSAIDsの併用)，再発率81%[10,11]
- 全摘出：生存期間231日(+ミトキサントロン+NSAIDs)，再発率32%[9]

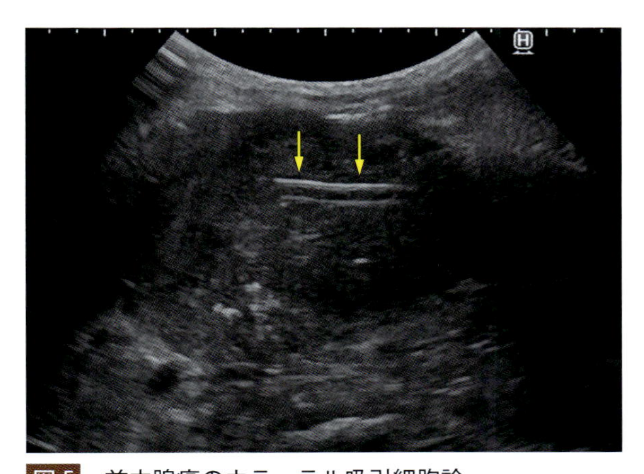

図5　前立腺癌のカテーテル吸引細胞診

超音波ガイド下で栄養チューブの先端(矢印)を前立腺に誘導し，吸引をかけることで細胞を採取する。

放射線療法

多分割の放射線療法(2.5 Gy×20回)による良好な成績が報告されているが，煩雑なプロトコルであり，同等の成績が他施設で得られるかは検討の余地がある[12]。放射線療法への反応率は29%，生存期間は563日であったとされる(無徴候：生存期間581日，徴候あり：生存期間220日)[12]。

化学療法

転移や合併症等により外科切除が不適応の症例に対しては，化学療法が第一選択となる[3]。近年，ケモカイン受容体であるCCR4に対する抗体薬(モガムリズマブ)の使用が報告され，反応率は30%(全例PR)，SDを含む臨床的有用率は91%，生存期間は312日と良好な成績が得られている[13]。

また，尿路閉塞に対し，ステントの設置やバルーンでの拡張術が報告されている。いずれの方法においても，尿路の流通性を安全に数カ月程度確保することができる[14,15]。

- NSAIDs単独：生存期間51日[3]
- 抗がん剤(カルボプラチンまたはミトキサントロン)：生存期間106日[3]

※上記2つの内科療法に対する反応率は4%，SDを含めた臨床的有用率は54%であり，病変の縮小が得られることはまれである[3]。

- トセラニブまたはメトロノーム化学療法(低用量シクロホスファミド，クロラムブシル)+NSAIDsの併用：NSAIDs単独と比較し，生存

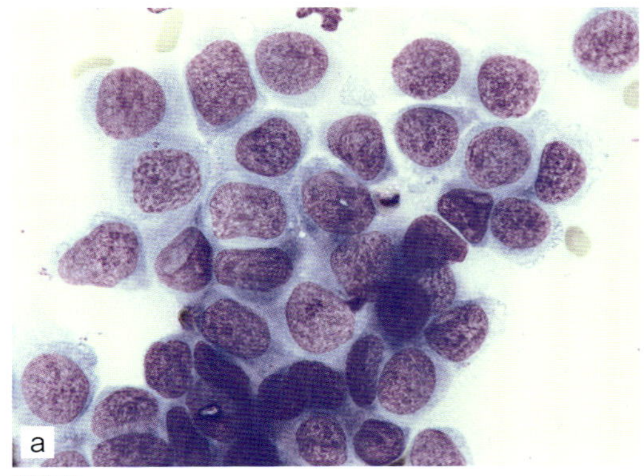

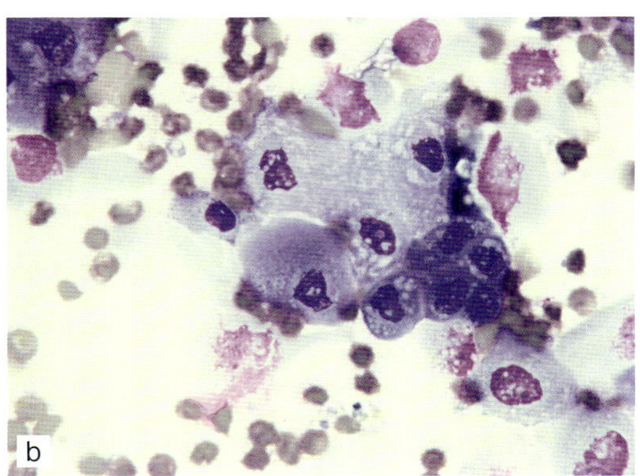

図6　前立腺の細胞診像

a：前立腺癌の細胞診像。大型の異型核を有する上皮細胞が多量に採取される。
b：前立腺過形成の細胞診像。核は小さく，細胞質が広い扁平上皮化生がみられる。

期間延長効果は得られていない。

予後

組織学的な違い(腺癌，移行上皮癌，扁平上皮癌など)で予後の差は知られていない[4]。

治療の有無 [16]

- NSAIDs：生存期間 6.9 カ月
- 無治療：生存期間 0.7 カ月

治療内容 [3]

- NSAIDs 単独：生存期間 51 日
- NSAIDs＋抗がん剤：生存期間 106 日

リンパ節または骨転移 [3]

- 転移なし：生存期間 109 日
- 転移あり：生存期間 49 日

去勢の有無 [3]

- 未去勢：生存期間 31 日
- 去勢済み：生存期間 90 日

診断時の徴候 [9]

- なし：生存期間 246 日
- あり：生存期間 70 日

インフォームの注意点

前立腺癌は進行が早く，診断時には転移を認めることの多い腫瘍である。骨転移や肺転移の見逃しや，肺腫瘍を主訴として来院した症例の精査の結果，前立腺癌の肺転移であった，などということはよく経験する。見通しを誤ると飼い主との信頼関係が大きく崩れるため，適切なスクリーニングと病期に応じた治療選択をいかに提示できるかが重要である。

犬の精巣腫瘍

犬の精巣腫瘍は起源とする細胞により，セミノーマ(精上皮腫)，セルトリ細胞腫，ライディッヒ細胞腫(間質細胞腫)に分けられる。そのほかまれに，混合性胚細胞／性索間質性腫瘍，奇形腫などが発生する。腫瘍から産生される性ホルモンにより様々な徴候がみられ，腫瘍種により挙動が異なる点も重要である。

発生

雄の生殖器腫瘍の 8 割以上が精巣腫瘍であり，犬の全腫瘍の 20％程度を占める[17]。ライディッヒ細胞腫が 50％程度を占め，セミノーマ，セルトリ細胞腫がそれぞれ 2 割程度で発生する[17,18]。潜在精巣により，精巣腫瘍の発生率は 9.2 倍上昇する[19]。

年齢，性別

加齢とともに発生リスクが上昇し，好発年齢は 10 歳齢前後である。好発犬種はシェットランド・シープドッグ，コリー，ボクサー，ジャーマン・シェパード・ドッグ，マルチーズなどが知られている[18,20]。

臨床徴候

精巣腫瘍の多くは無徴候であり，偶発的に発見される場合(図 7)や，転移病変(特に腰下リンパ節)が先にみつかる場合がほとんどである(図 8)。腫瘍化した精巣の影響により，対側の精巣は萎縮している場合が多い。セルトリ細胞腫では，過剰なエストロジェン産生により両側対称性の脱毛(図 9a)，色素沈着，雌性化乳房(図 9b)，乳汁分泌，陰茎の萎縮，前立腺の扁平上皮化生など，雌性化が半数の症例でみられる[21,22]。エストロジェンによる骨髄毒性は，雌性化を示す犬の 15％で発現し，汎血球減少症により出血傾向や発熱がみられる[22,23]。

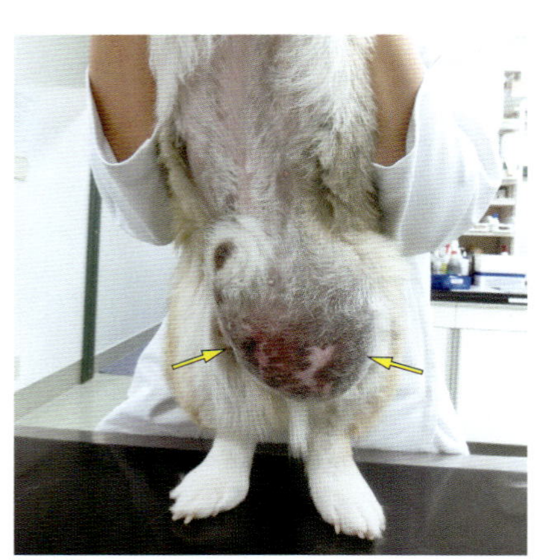

図 7　精巣腫瘍の肉眼所見

腫瘍化し大型化した皮下陰睾(矢印)。診断はセミノーマであった。

ステージ分類

セミノーマおよびセルトリ細胞腫の転移率は15％未満であり，ライディッヒ細胞腫の転移は極めてまれである[24]。主に腰下リンパ節腫大を呈することが多く，そのほかまれに，腹腔内臓器や肺，皮膚，脳など様々な部位への転移がみられる[25]。ステージ分類については，TNM分類が使用されている（表2）。

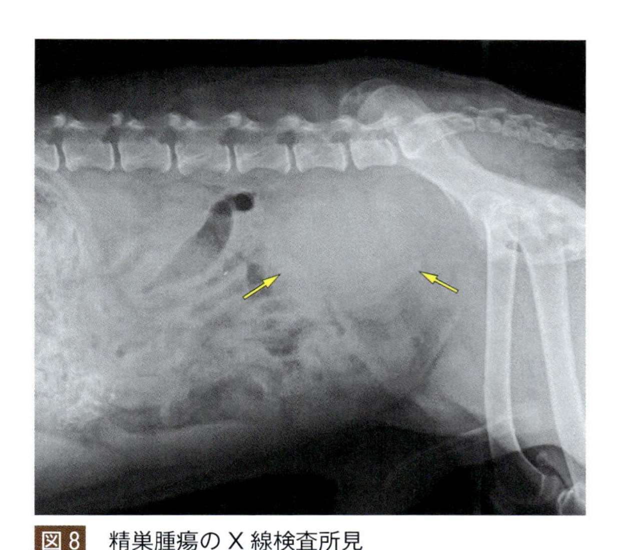

図8　精巣腫瘍のX線検査所見

セミノーマの腰下リンパ節転移（矢印）が認められる。本症例の去勢手術は2年前に行われていた。

診断

血液検査

血液検査では，エストロジェンによる血球減少（好中球減少，血小板減少，非再生性貧血）がみられることがあるが，そのほか精巣腫瘍に特異的な変化はない。

画像検査

陰睾（潜在精巣）の場合，腹部X線検査において，腹腔内に由来不明の円形腫瘤が観察されることがある（図10）。リンパ節転移がみられる場合は，腰下リンパ節の腫大が観察される（図8を参照）。腹部超音波検査やCT検査においても下腹部に円形の腫瘤が観察され，腫瘤に連続した蔓状静脈叢が観察されるため，精巣かどうかの判断は可能である（図11）。

精巣腫大の鑑別診断には精巣捻転および精巣炎があり，精巣内の血流や疼痛の有無，炎症反応等をもとに判断を行う。精巣炎ではブルセラ症の可能性に留意する。

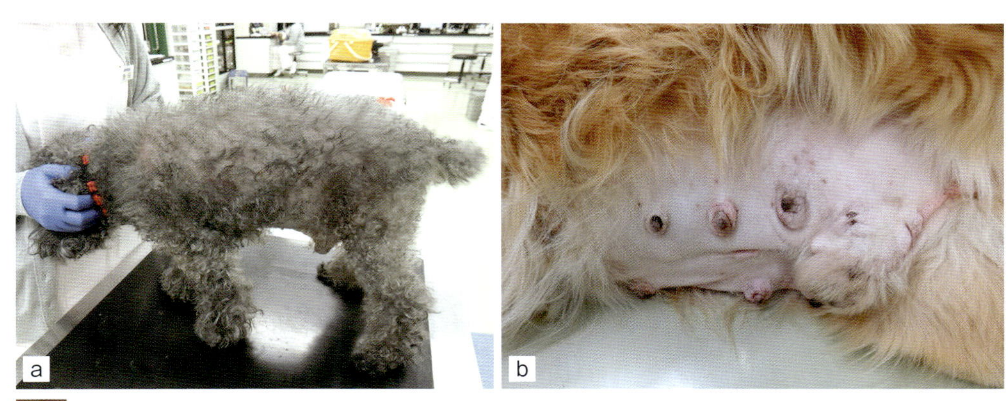

図9　セルトリ細胞腫の臨床徴候

a：セルトリ細胞腫でみられた両側対称性脱毛。この症例では汎血球減少症もみられた。
b：セルトリ細胞腫でみられた雌性化乳房。陰茎も萎縮している。

表2　精巣腫瘍のTNM分類

	T：原発腫瘍	N：領域リンパ節	M：遠隔転移
所見と評価	0：腫瘍なし	0：転移なし	0：遠隔転移なし
	1：精巣に限局した腫瘍	1：片側の領域リンパ節への転移あり	1：遠隔転移あり
	2：総鞘膜を超えて浸潤	2：対側 or 両側の領域リンパ節への転移あり	
	3：精巣網 or 精巣上体に浸潤		
	4：精索 or 陰嚢に浸潤		

（文献5をもとに作成）

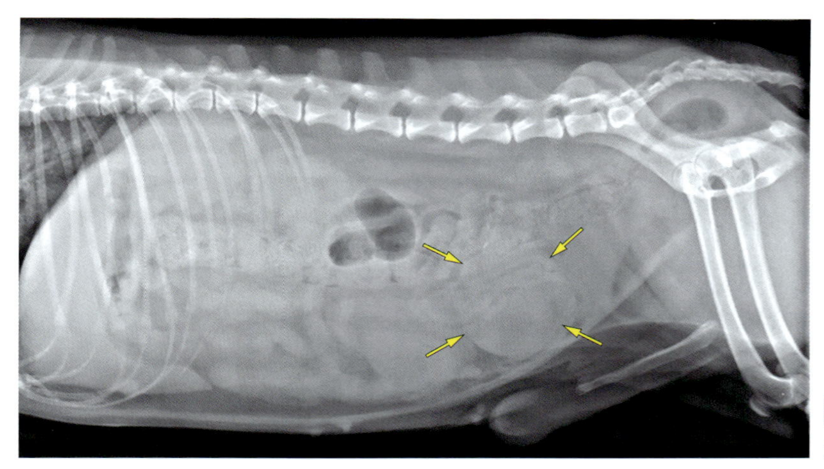

図 10　精巣腫瘍の腹部 X 線検査所見
矢印の領域に円形の腫瘤が確認できる。

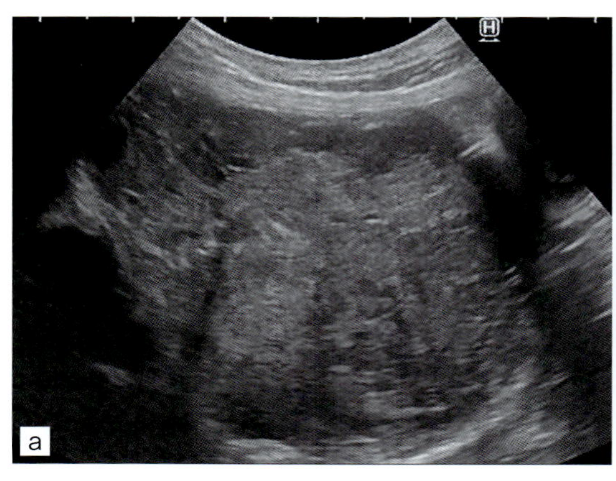
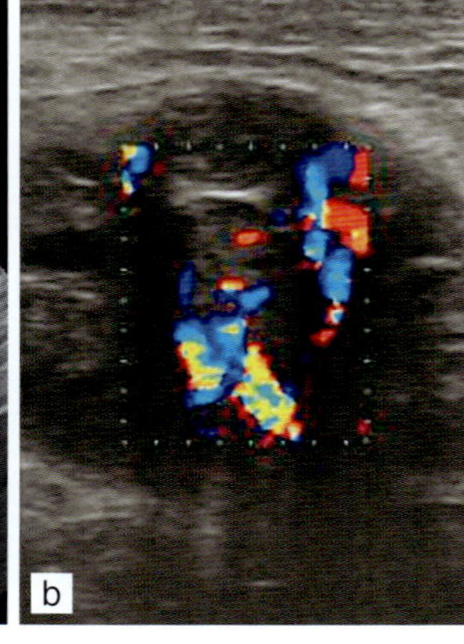

図 11　精巣腫瘍の超音波検査所見
円形の腫瘤が観察され，カラードプラー(b)では蔓状静脈叢と思われる豊富な血流が確認された。

細胞診，組織生検

腫瘤が精巣と判断できる場合は，外科切除が前提となるため，腫瘤に対し細胞診を行うメリットは少ない。腫瘤の由来が分からない場合や，転移病変の診断としての細胞診は有用であり，細胞の形態をもとに腫瘍の種類を鑑別することができる。セミノーマでは，大型で多形性の強い円形細胞が多量に採取される(図 12a)。セルトリ細胞腫では大型の円形～短紡錘形の未分化な細胞が採取され，細胞質には空胞が目立つ(図 12b)。組織生検については，転移病変の確定診断を目的に行うことがあるが，必要となる場面は少ない。

治療

転移のない精巣腫瘍では，去勢手術を行う。半数の症例で対側の精巣にも腫瘍が形成されているため，摘出時は必ず両側切除を行う[26](図 13)。外科療法は，転移やセルトリ細胞腫による汎血球減少症がなければ根治的な治療となる。なお，セミノーマやセルトリ細胞腫では，リンパ節転移が顕在化するまでには 1～数年かかることがあるが(図 8)転移を予測することは困難であり，術後の補助療法の必要性は不明である。

また，転移病変に対して放射線療法，抗がん剤治療が行われることがある。放射線療法の反応率は 100%で(図 14)，他疾患により 6 カ月で死亡した症例を除くと，全例が 3 年以上生存したとある[27]。

内科療法について，転移性の精巣腫瘍に対しシスプラチン，ブレオマイシン，アクチノマイシン D，クロラムブシルなどの使用が報告されているが，効果は不明である[28, 29]。

予後

明らかな予後因子は知られていない。全身性に転移がみられた場合の予後は不良と思われる。セルトリ細胞腫の骨髄毒性について，以前は致死的と考えられていたが，腫瘍の完全切除が可能であれば数カ月で改善する場合が多い[23]。

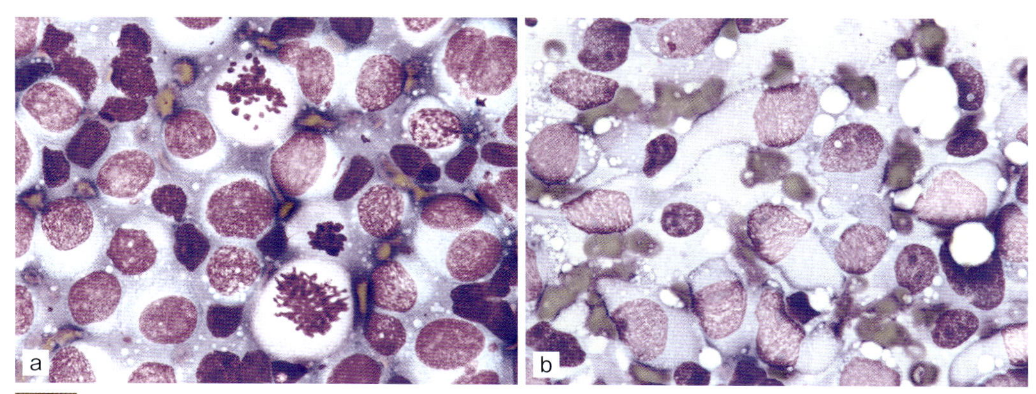

図 12　精巣腫瘍の細胞診像

a：セミノーマの細胞診像。大型で未分化な円形細胞が採取される。核分裂像も多数観察される場合が多い。
b：セルトリ細胞腫の細胞診像。未分化な円形～短紡錘形の大型細胞が散在性に採取され，細胞質には空胞が目立つ。

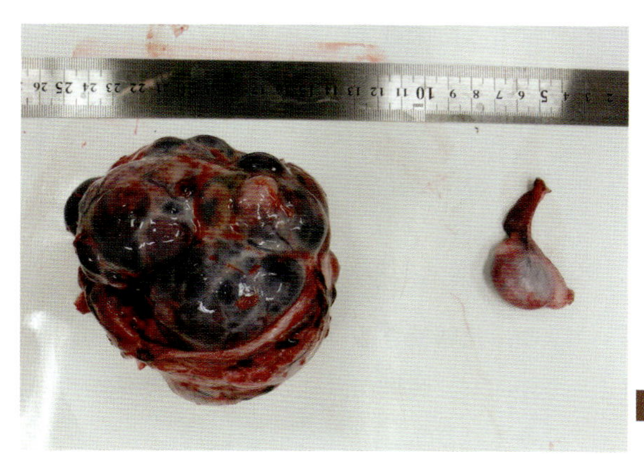

図 13　切除された精巣腫瘍（左）と対側の精巣（右）

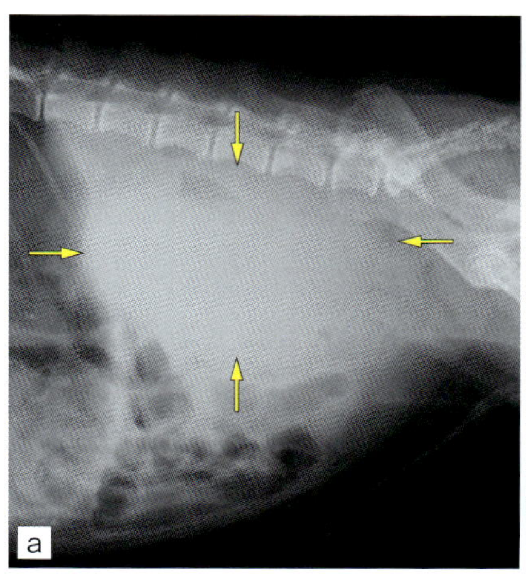

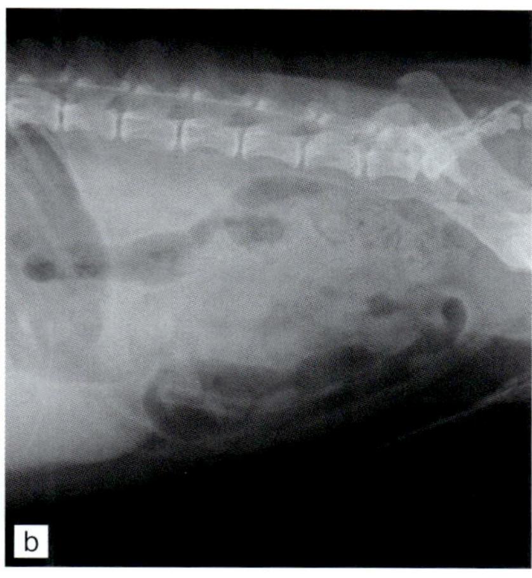

図 14　放射線療法を行ったセミノーマの症例

セミノーマの腰下リンパ節転移に対し放射線療法を行った。治療前のX線検査画像（a）には大型の病変（矢印）がみられたが，治療後に病変は消失した（b）。

インフォームの注意点

精巣腫瘍のほとんどは，臨床徴候を伴わず偶発的に検出されるため，治療が遅れてしまう場合が多い。触診により精巣に左右差が認められる場合や，腹部超音波検査で偶発的に精巣腫瘍を認めた場合は，早期の外科切除を勧めるべきである。セミノーマやセルトリ細胞腫では，数年単位でリンパ節転移が検出されることが多々あり，切除後には長期間にわたる定期検診が必要となる。転移病変に対しては放射線療法が有効であるが，放射線療法の実施が困難な場合の対応は不明である。

犬と猫の卵巣・子宮腫瘍

現在，犬猫ともに不妊手術が普及し，卵巣や子宮腫瘍の発生は限られている。そのため新たな情報も追加されにくい状況にあるが，発症するのは挙動の悪い腫瘍が多く，治療に苦慮する場合が多い。

発生

卵巣腫瘍

犬での発生率は6.25%，猫では0.7〜3.6%程度である。組織学的には，性索間質性腫瘍である顆粒膜細胞腫や，セルトリ－ライディッヒ腫瘍，卵巣上皮由来の腫瘍(腺腫，腺癌)，杯細胞を起源とする未分化胚細胞腫，奇形腫，そのほか血管肉腫や平滑筋腫といった間葉系腫瘍が発生する[30]（図15）。

子宮腫瘍

子宮腫瘍の発生はまれであり，発生率は犬で全腫瘍の0.3〜0.4%である。組織学的には，犬では85〜90%が平滑筋腫，10%が平滑筋肉腫，そのほか腺癌，線維腫，脂肪腫などがまれに発生する[31,32]。猫での発生率は全腫瘍の0.29%で，子宮腺癌が多く，平滑筋腫および平滑筋肉腫の発生は少ない[33]。

年齢，品種

卵巣腫瘍

好発年齢は，犬では10歳齢前後だが，奇形腫に関しては若齢(4歳齢前後)で発生する[34]。猫では2カ月〜20歳齢まで幅広く発生する(平均6.7歳齢)[35]。好発品種は知られていないが，犬の卵巣腫瘍に関しては，ボストン・テリア，ジャーマン・シェパード・ドッグ，プードルでの発生増加が報告されている[34]。

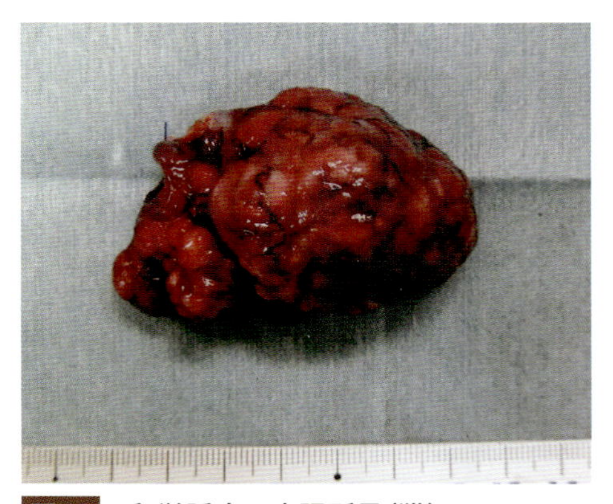

図15　卵巣腫瘍の肉眼所見(猫)
病理組織診断は平滑筋肉腫であった。

子宮腫瘍

犬猫ともに，9〜10歳齢前後に発生する[32,33]。子宮腫瘍については，好発品種は知られていない[32]。

臨床徴候

卵巣腫瘍

卵巣腫瘍の多くは偶発的，もしくは腹腔内の占拠性病変として発見され，腫瘍播種に伴う腹水，胸水貯留による臨床徴候がみられることで，診断されることも多い。顆粒膜細胞腫では77%の症例で，エストロジェンやプロジェステロン産生亢進による持続的な発情，脱毛，子宮内膜過形成，子宮蓄膿症がみられる[36]。

子宮腫瘍

子宮腫瘍も多くが無徴候であるが，発情周期の異常や，化膿性もしくは出血性の膣分泌物がみられることがある。腫瘍が大型の場合は体重減少や腹部の腫脹がみられる[36]。

ステージ分類

卵巣・子宮腫瘍のステージ分類を表3，4に示す。

卵巣腫瘍

犬の卵巣腫瘍の転移率は20%程度であり，奇形腫，腺癌では50%程度で転移が観察される[34]。また，未分化胚細胞腫の10〜20%，顆粒膜細胞腫の7%が悪性とされ，転移は主に腹膜播種(癌性腹膜炎)や胸膜播種(癌性胸膜炎)，そのほかリンパ節，肝臓，脾臓，膵臓，腎臓など多臓器にわたる。猫の顆粒膜細胞腫の半数は悪性であり，転移を伴う。犬と同様，胸腹膜播種や肺転移がみられる[35,36]。

子宮腫瘍

犬の子宮腫瘍はほとんどが平滑筋腫で，腺癌の発生は極めてまれであることから，転移率は不明である。猫の子宮腺癌は悪性度が高く，診断時に半数で転移がみられる。主な転移部位は胸腹膜および肺である。子宮の平滑筋肉腫の2/3例で転移がみられたことが記載されているが，症例数が限られており正確な転移率は不明である[35]。

表 3 卵巣腫瘍の TNM 分類

	T：原発腫瘍	N：領域リンパ節	M：遠隔転移
所見と評価	0：原発腫瘍なし	0：転移なし	0：遠隔転移なし
	1：片側の卵巣に腫瘍あり	1：転移あり	1：播種 or 遠隔転移あり — a：腹膜腔に限局 — b：腹膜腔外に転移 — c：腹膜腔内と外に転移
	2：両側の卵巣に腫瘍あり		
	3：卵嚢に浸潤		
	4：周囲組織に浸潤		

（文献 5 をもとに作成）

表 4 子宮腫瘍の TNM 分類

	T：原発腫瘍	N：領域リンパ節	M：遠隔転移
所見と評価	0：原発腫瘍なし	0：転移なし	0：遠隔転移なし
	1：小型の非浸潤性腫瘍	1：骨盤腔内の領域リンパ節への転移あり	1：播種 or 遠隔転移あり — a：腹膜腔に限局 — b：腹膜腔外に転移 — c：腹膜腔内と外に転移
	2：大型 or 浸潤性腫瘍	2：傍大動脈リンパ節への転移あり	
	3：周囲組織に浸潤		

（文献 5 をもとに作成）

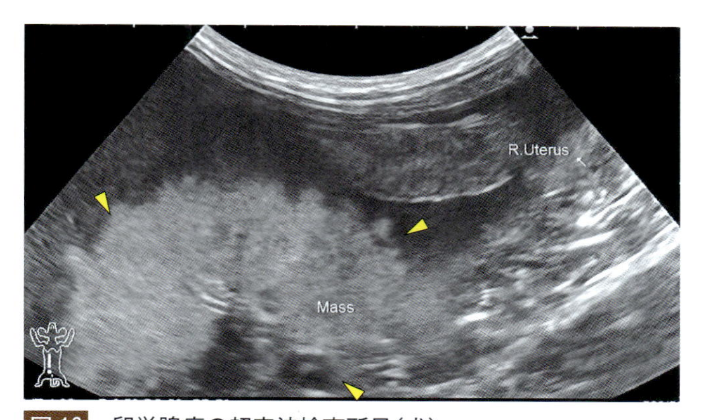

図 16 卵巣腺癌の超音波検査所見（犬）

多量の腹水と子宮の腫大が観察される（矢頭が卵巣腫瘍）。

診断

卵巣腫瘍

血液検査では，エストロジェンによる汎血球減少（好中球減少，血小板減少，非再生性貧血）や，高カルシウム血症がみられることがある。画像検査では，腎臓後方に円形の腫瘤が認められ，腹部超音波検査では充実性から嚢胞を伴う腫瘤が観察される（図 16）。充実性の病変は，腺癌や顆粒膜細胞腫などの悪性腫瘍であることが多く，反対に嚢胞性病変は，腺腫など良性病変であることが多い[37]。また，卵巣腫瘍に伴って，子宮内の液体貯留や子宮蓄膿症が半数の症例で観察される[36]。卵巣腫瘍かどうか判断できない場合や，腹腔内全体を評価する際にはCT検査が有用である（図 17）。卵巣腫瘍に対しての細胞診は，播種の可能性が高く卵巣の穿刺は実施すべきでない（図 18a）。腹水が貯留している場合は，沈渣中に腫瘍細胞が観察される（図 18b）。発情の有無は，膣スメアを評価することで判断可能である。

子宮腫瘍

子宮腫瘍に特異的な血液性状の変化はないが，大型の平滑筋腫／肉腫では低血糖がみられることがある。腫瘍が大型化した場合，画像検査で下腹部に腫瘤陰影

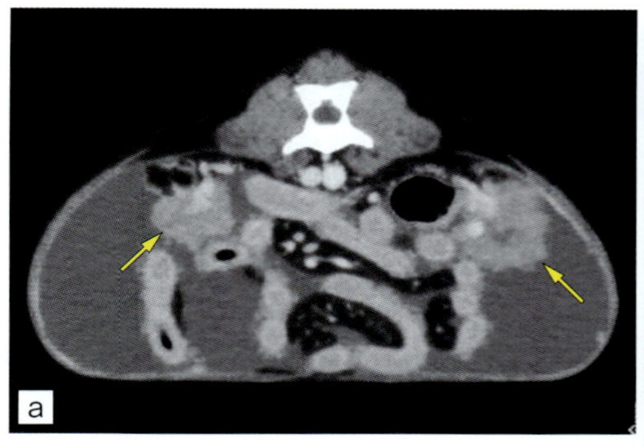

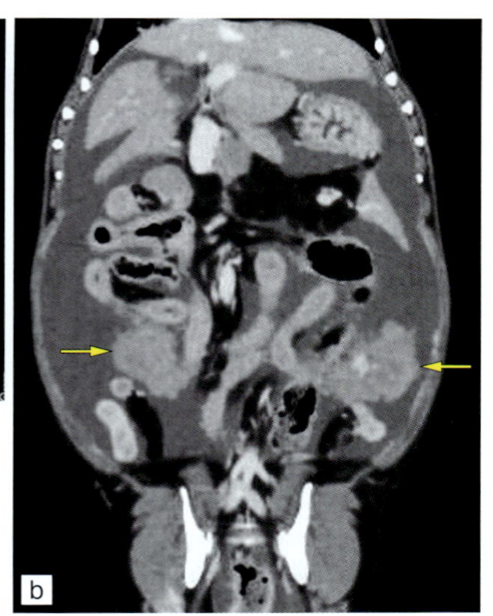

図17　卵巣腺癌の造影CT検査所見

図16と同症例。両側の卵巣（矢印）に腫瘤が形成されており，著しい腹水貯留がみられる。
（岡山理科大学　花山純平先生のご厚意による）

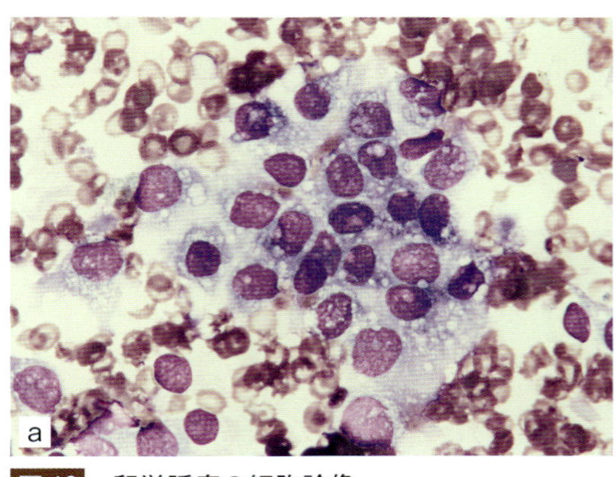

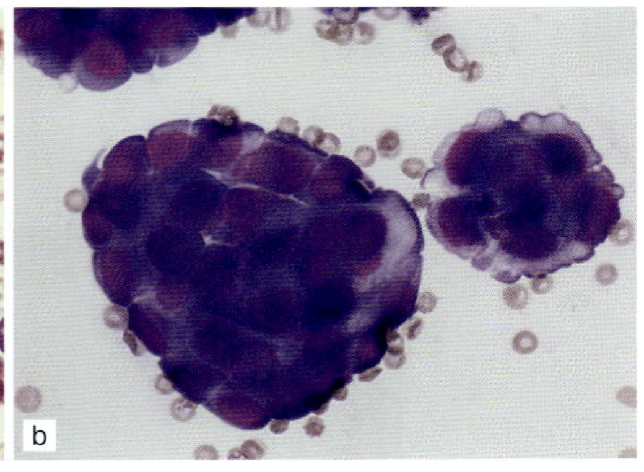

図18　卵巣腫瘍の細胞診像

a：顆粒膜細胞腫の細胞診像。短紡錘形の細胞が集合し，細胞質内には空胞が目立つ。
b：卵巣腺癌の細胞診像（図16，17と同症例）。腹水中に大量の上皮細胞集塊が浮遊している。

が観察される。平滑筋由来の腫瘍は細胞診を行ってもほとんど細胞が採取されないことが多く，子宮由来であることが同定できている場合，積極的に細胞診を行うメリットは少ない。

治療

犬

犬の卵巣・子宮腫瘍の治療における第一選択は，卵巣子宮摘出術である。転移のない卵巣・子宮腫瘍では，外科切除単独で長期生存が可能である。卵巣腫瘍において，腫瘍性の胸腹水が術後に消失することがあり，Pseudo-Meigs症候群と呼ばれている[38]。癌性腹膜炎を呈していても，手術と術後抗がん剤の投与を行うことで長期生存できる場合が多い[39]。

犬の卵巣腫瘍

- 外科切除後の生存期間：1,000日以上[40]
- 化学療法：カルボプラチンの使用が報告されている。癌性腹膜炎を呈していても1年以上の生存が可能と思われる[38,39]。また，癌性腹膜炎を呈した卵巣腺癌に対し，卵巣子宮摘出術と静脈内カルボプラチン投与，腹腔内シスプラチン投与を行った1例が報告されており，生存期間は1,154日であった[41]。

猫

猫の卵巣腫瘍の治療も卵巣子宮摘出術が第一選択だが，予後に関しては不明である。猫の子宮腺癌の症例で，術後に5カ月以上生存できたのは25%（2/8例）のみであったとされる[33]。なお，猫の卵巣・子宮腫瘍に対する抗がん剤の有効性は不明である。

予後

犬の卵巣腫瘍について，顆粒膜細胞腫の生存期間は1,474日，未分化胚細胞腫および腺癌の生存期間は458日と報告されており，有意差は認められない[40]。そのほか，「転移あり」「T3以上」「リンパ管浸潤あり」で，生存期間の有意な短縮がみられる[40]。

インフォームの注意点

犬と猫の卵巣・子宮腫瘍は，不妊手術の普及により現在はほとんど遭遇する機会がない。そのため情報が少なく，治療方針や今後の見通しを飼い主に説明することが難しい腫瘍である。まずは卵巣子宮摘出術が必要となること，腫瘍の組織型や転移の状況に応じて術後の対応が変わることを丁寧に伝え，治療に進むようにする。Pseudo-Meigs症候群などの特殊な病態もあるため，腫瘍性の胸腹水が認められても，患者の状態がよければ，積極的な治療介入も選択肢となる。

犬と猫の膣・外陰部腫瘍

膣および外陰部腫瘍は，遠位で発生するものは早期に発見されやすいが，骨盤腔内に発生すると発見が遅れ大型化しやすい。ほとんどは良性腫瘍であるが，ときおり悪性腫瘍が発生するため注意が必要である。

発生

膣および外陰部腫瘍の発生率は，犬の全腫瘍中2〜3%。ほとんどが良性腫瘍であり，平滑筋腫が70%以上を占める（図19）[36]。その他には線維腫，脂肪腫，粘液腫，ポリープなどが発生し，悪性腫瘍では平滑筋肉腫，扁平上皮癌，血管肉腫，骨肉腫，腺癌，肥満細胞腫などが発生する（図20）。また海外では可移植性性器腫瘍（TVT）の発生が知られている[42]。

猫の膣および外陰部腫瘍は極めてまれである。これまで平滑筋腫，腺癌，ポリープ，リンパ腫などが発生している[43]。

年齢，品種

犬の平滑筋腫は高齢（10歳齢前後）の未避妊雌に好発する[36]。TVTは交配によって伝播するため若〜中年齢（2〜7歳齢）で主に発生する（図21）。

臨床徴候

膣および外陰部腫瘍では，突出する腫瘤と膣分泌物が最も一般的な臨床徴候として認められる。その他には，会陰部の腫れ（図19を参照），排尿困難，血尿，しぶり，便の扁平化などがみられる。

ステージ分類

正確な転移率は不明。犬の膣の平滑筋肉腫では3頭中1頭で脾臓への転移が報告されている[44]。腫瘍のステージ分類は表5とおりであり，犬のみに適応されている。

診断

肉眼的に腫瘍を確認できる場合は腫瘍の診断は容易である。腹部X線検査では大型化すると腫瘍により直腸が圧排されている像が観察される（図22）。骨盤腔内を占拠するような腫瘤では由来臓器の特定が重要であり，触診やCT検査等を組み合わせ発生部位の特定に努める（図23）。細胞診は，平滑筋腫などの良性腫瘍ではほとんど細胞が採取されないが，外陰部の悪性腫瘍ではその同定に有用である。外科切除が困難な症例を除き，組織生検を行うメリットは少ない。平滑

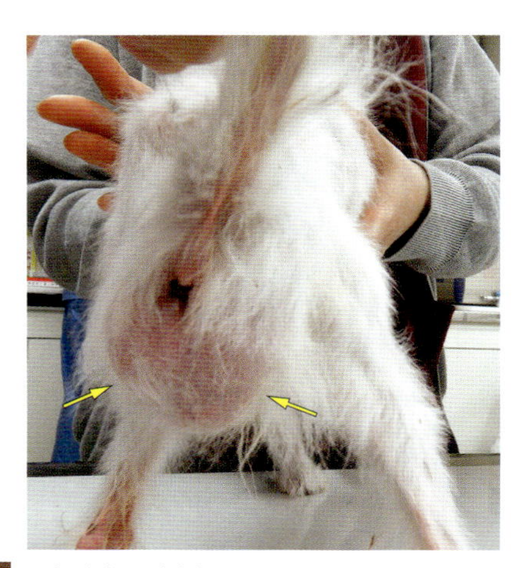

図19　膣腫瘍の症例
膣に発生した平滑筋腫により会陰部が腫脹している（矢印）。

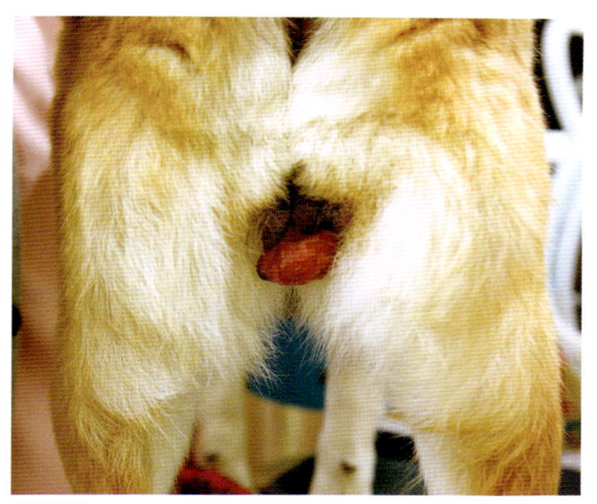

図 20　外陰部に発生した肥満細胞腫

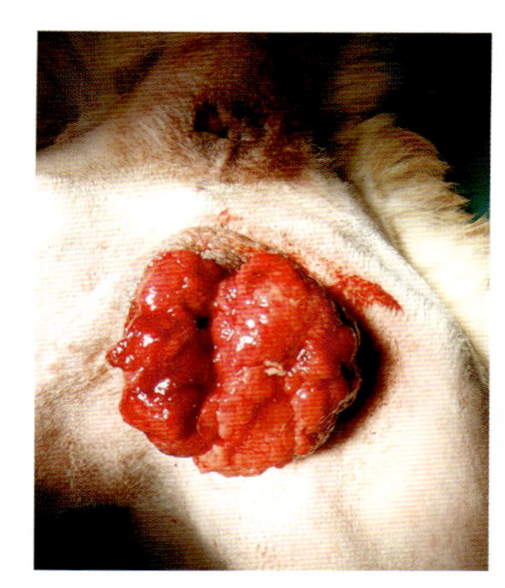

図 21　外陰部～膣内に発生した可移植性性器腫瘍

(Dr. Khaled Abouelnasr のご厚意による)

表 5　膣および外陰部腫瘍の TNM 分類

	T：原発腫瘍	N：領域リンパ節	M：遠隔転移
所見と評価	0：原発腫瘍なし	0：領域リンパ節転移なし	0：遠隔転移なし
	1：表層に<1 cm の腫瘍	1：可動性，片側性のリンパ節転移	1：播種もしくは遠隔転移あり
	2：軽度の浸潤を示す 1～3 cm の腫瘍	2：可動性，両側性のリンパ節転移	
	3：>3 cm の腫瘍または高度浸潤	3：固着リンパ節	
	4：周囲組織への浸潤		

(文献 5 をもとに作成)

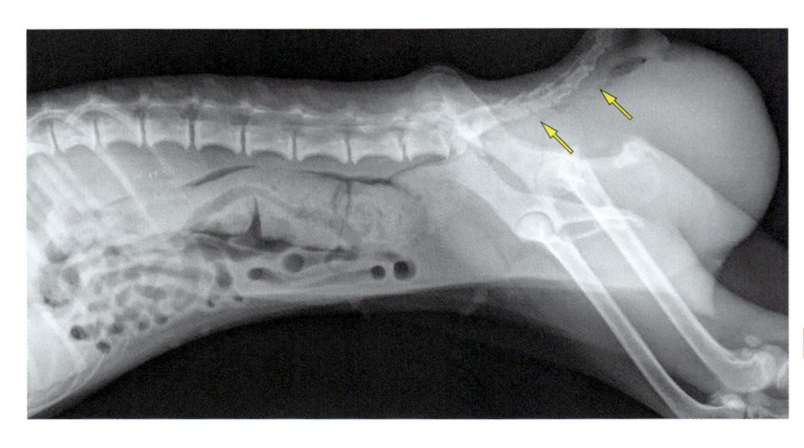

図 22　膣腫瘍の X 線検査所見

図 19 と同症例。会陰部の腫脹と骨盤腔内に背側に圧排された直腸(矢印)が確認できる。

筋腫／肉腫では大型化すると低血糖を呈する可能性があるが，膣・外陰部での発生は報告されていない。

治療

犬の膣・外陰部腫瘍の治療における第一選択は外科切除である。良性腫瘍であれば根治的であり，不完全切除であっても臨床徴候の改善が得られることがほとんどである。同時に卵巣子宮摘出術を併用した場合は再発がみられなかったが，併用しなかった場合では 15％で再発がみられている[42]。犬の TVT は外科切除単独では再発しやすく，ビンクリスチンや放射線療法の併用が有効である(図 24)[36, 45]。

予後

犬の膣・外陰部腫瘍

- 良性腫瘍：生存期間 18 カ月[42]
- 悪性腫瘍：生存期間 11.6 カ月[42]

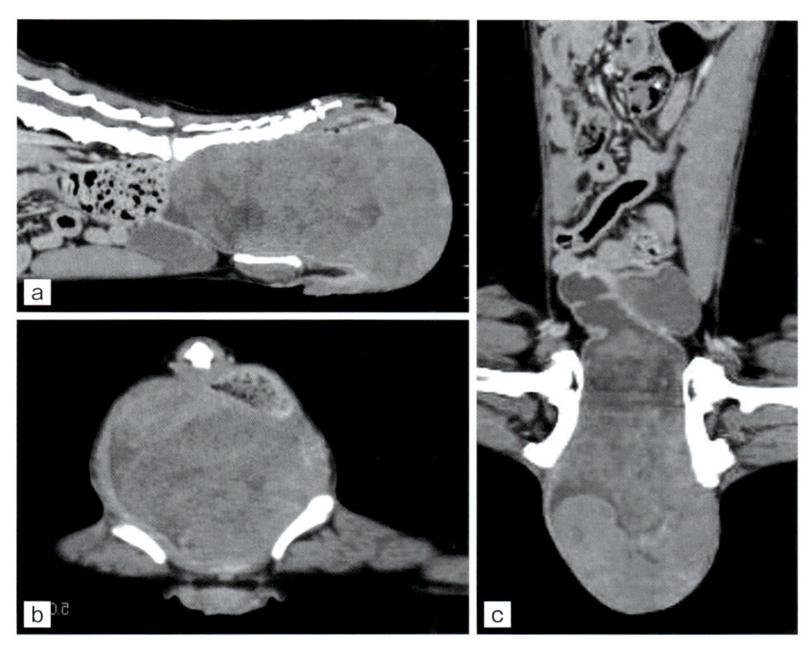

図 23　膣腫瘍の造影 CT 検査所見
図 19 と同症例。大型の腫瘍が骨盤腔内に形成されている。

インフォームの注意点

不妊手術の普及に伴い，膣腫瘍に遭遇する機会は少ない。発生する腫瘍のほとんどは平滑筋腫であるため，大型化しても外科切除が可能であれば長期生存を得やすい腫瘍である。一方，外陰部に発生する腫瘍は悪性のものが多いことから，腫瘍が疑われた場合はできるだけ早期の精査が必要であることを伝える。

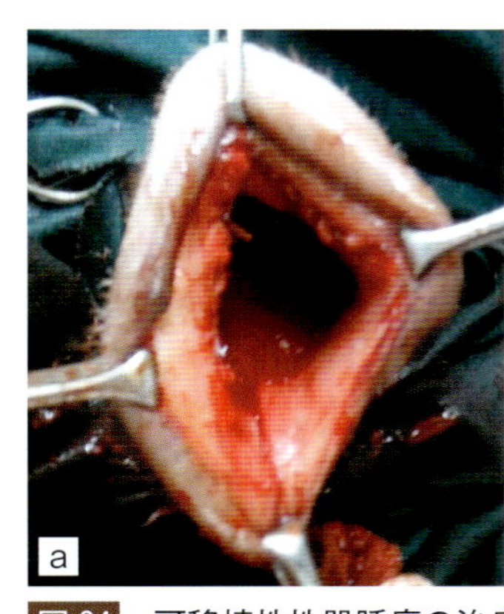

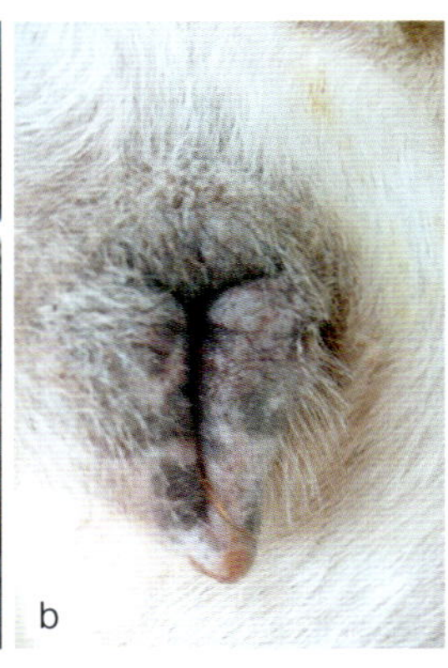

図 24　可移植性性器腫瘍の治療経過
図 21 と同症例。外科的な掻把(a)を実施した後にビンクリスチンの投与を行っており，治療後(b)は肉眼病変は消失している。(Dr. Khaled Abouelnasr のご厚意による)

参考文献

1. Griffin MA, Culp WTN, Rebhun RB. Lower urinary tract neoplasia. Vet Sci. 2018; 5(4): 96.
2. Palmieri C, Fonseca-Alves CE, Laufer-Amorim R. A review on canine and feline prostate pathology. Front Vet Sci. 2022; 9: 881232.
3. Ravicini S, Baines SJ, Taylor A, et al. Outcome and prognostic factors in medically treated canine prostatic carcinomas: a multi-institutional study. Vet Comp Oncol. 2018; 16(4): 450-458.
4. Cornell KK, Bostwick DG, Cooley DM, et al. Clinical and pathologic aspects of spontaneous canine prostate carcinoma: a retrospective analysis of 76 cases. Prostate. 2000; 45(2): 173-183.
5. Owen LN. TNM Classification of tumours in domestic animals. World Health Organization, 1980.
6. Bradbury CA, Westropp JL, Pollard RE. Relationship between prostatomegaly, prostatic mineralization, and cytologic diagnosis. Vet Radiol Ultrasound. 2009; 50(2): 167-171.
7. Grassinger JM, Aupperle-Lellbach H, Erhard H, et al. Nachweis der BRAF-mutation bei kaninen prostataerkrankungen [Detection of BRAF mutation in canine prostatic diseases]. Tierarztl Prax Ausg K Kleintiere Heimtiere. 2019; 47(5): 313-320.
8. Mochizuki H, Shapiro SG, Breen M. Detection of BRAF mutation in urine DNA as a molecular diagnostic for canine urothelial and prostatic carcinoma. PLoS One. 2015 ; 10(12): e0144170.
9. Bennett TC, Matz BM, Henderson RA, et al. Total prostatectomy as a treatment for prostatic carcinoma in 25 dogs. Vet Surg. 2018; 47(3): 367-377.
10. Stans J. Prostatectomy as a treatment for canine prostate cancer: a literature review. Open Vet J. 2020; 10(3): 317-322.

11. Vlasin M, Rauser P, Fichtel T, et al. Subtotal intracapsular prostatectomy as a useful treatment for advanced-stage prostatic malignancies. J Small Anim Pract. 2006; 47(9): 512-516.

12. Walz JZ, Desai N, Van Asselt N, et al. Definitive-intent intensity-modulated radiation therapy for treatment of canine prostatic carcinoma: a multi-institutional retrospective study. Vet Comp Oncol. 2020; 18(3): 381-388.

13. Maeda S, Motegi T, Iio A, et al. Anti-CCR4 treatment depletes regulatory T cells and leads to clinical activity in a canine model of advanced prostate cancer. J Immunother Cancer. 2022; 10(2): e003731.

14. Blackburn AL, Berent AC, Weisse CW, et al. Evaluation of outcome following urethral stent placement for the treatment of obstructive carcinoma of the urethra in dogs: 42 cases (2004-2008). J Am Vet Med Assoc. 2013; 242(1): 59-68.

15. Kim S, Hosoya K, Takagi S, et al. Outcomes following balloon dilation for management of urethral obstruction secondary to urothelial carcinoma in dogs: 12 cases (2010-2015). J Am Vet Med Assoc. 2019; 255(3): 330-335.

16. Sorenmo KU, Goldschmidt MH, Shofer FS, et al. Evaluation of cyclooxygenase-1 and cyclooxygenase-2 expression and the effect of cyclooxygenase inhibitors in canine prostatic carcinoma. Vet Comp Oncol. 2004; 2(1): 13-23.

17. Manuali E, Forte C, Porcellato I, et al. A five-year cohort study on testicular tumors from a population-based canine cancer registry in central Italy (Umbria). Prev Vet Med. 2020; 185: 105201.

18. Gazin AA, Vatnikov YA, Sturov NV, et al. Canine testicular tumors: an 11-year retrospective study of 358 cases in Moscow Region, Russia. Vet World. 2022; 15(2): 483-487.

19. Hayes HM Jr, Wilson GP, Pendergrass TW, et al. Canine cryptorchism and subsequent testicular neoplasia: case-control study with epidemiologic update. Teratology. 1985; 32(1): 51-56.

20. Liao AT, Chu PY, Yeh LS, et al. A 12-year retrospective study of canine testicular tumors. J Vet Med Sci. 2009; 71(7): 919-923.

21. Quartuccio M, Marino G, Garufi G, et al. Sertoli cell tumors associated with feminizing syndrome and spermatic cord torsion in two cryptorchid dogs. J Vet Sci. 2012; 13(2): 207-209.

22. Sanpera N, Masot N, Janer M, et al. Oestrogen-induced bone marrow aplasia in a dog with a Sertoli cell tumour. J Small Anim Pract. 2002; 43(8): 365-369.

23. Salyer SA, Lapsley JM, Palm CA, et al. Outcome of dogs with bone marrow suppression secondary to Sertoli cell tumour. Vet Comp Oncol. 2022; 20(2): 484-490.

24. Lawrence JA, Saba CF. Tumors of the male reproductive system. In: Withrow and MacEwen's Small Animal Clinical Oncology. 4 ed. Withrow SJ, Vail DM, ed. Saunders, 2007, p. 626-666.

25. Takiguchi M, Iida T, Kudo T, et al. Malignant seminoma with systemic metastases in a dog. J Small Anim Pract. 2001; 42(7): 360-362.

26. Reif JS, Maguire TG, Kenney RM, et al. A cohort study of canine testicular neoplasia. J Am Vet Med Assoc. 1979; 175(7): 719-723.

27. McDonald RK, Walker M, Legendre AM, et al. Radiotherapy of metastatic seminoma in the dog. Case reports. J Vet Intern Med. 1988; 2(2): 103-107.

28. Spugnini EP, Bartolazzi A, Ruslander D. Seminoma with cutaneous metastases in a dog. J Am Anim Hosp Assoc. 2000; 36(3): 253-256.

29. Dhaliwal RS, Kitchell BE, Knight BL, et al. Treatment of aggressive testicular tumors in four dogs. J Am Anim Hosp Assoc. 1999; 35(4): 311-318.

30. Troisi A, Orlandi R, Vallesi E, et al. Clinical and ultrasonographic findings of ovarian tumours in bitches: a retrospective study. Theriogenology. 2023; 210: 227-233.

31. Barozzi MCM, Saba CF, Gendron KP. CT characteristics of uterine and vaginal mesenchymal tumours in dogs. J Small Anim Pract. 2021; 62(4): 293-299.

32. Patsikas M, Papazoglou LG, Jakovljevic S, et al. Radiographic and ultrasonographic findings of uterine neoplasms in nine dogs. J Am Anim Hosp Assoc. 2014; 50(5): 330-337.

33. Miller MA, Ramos-Vara JA, Dickerson MF, et al. Uterine neoplasia in 13 cats. J Vet Diagn Invest. 2003; 15(6): 515-522.

34. Patnaik AK, Greenlee PG. Canine ovarian neoplasms: a clinicopathologic study of 71 cases, including histology of 12 granulosa cell tumors. Vet Pathol. 1987; 24(6): 509-514.

35. Gelberg HB, McEntee K. Feline ovarian neoplasms. Vet Pathol. 1985; 22(6): 572-576.

36. McEntee MC. Reproductive oncology. Clin Tech Small Anim Pract. 2002; 17(3): 133-149.

37. Diez-Bru N, Garcia-Real I, Martinez EM, et al. Ultrasonographic appearance of ovarian tumors in 10 dogs. Vet Radiol Ultrasound. 1998; 39(3): 226-233.

38. 西田英高, 田中宏, 北村雅彦ほか. 長期にわたって胸腹水の貯留が認められた犬の卵巣腫瘍の1例. 日獣会誌. 2013. 66. 190-193.

39. Itoh T, Kojimoto A, Uchida K, et al. Long-term treatment results for ovarian tumors with malignant effusion in seven dogs. J Am Anim Hosp Assoc. 2021; 57(3): 106-113.

40. Goto S, Iwasaki R, Sakai H, et al. A retrospective analysis on the outcome of 18 dogs with malignant ovarian tumours. Vet Comp Oncol. 2021; 19(3): 442-450.

41. Best MP, Frimberger AE. Ovarian carcinomatosis in a dog managed with surgery and intraperitoneal, systemic, and intrapleural chemotherapy utilizing indwelling pleural access ports. Can Vet J. 2017; 58(5): 493-497.

42. Thacher C, Bradley RL. Vulvar and vaginal tumors in the dog: a retrospective study. J Am Vet Med Assoc. 1983; 183(6): 690-692.

43. Forster K, Compagnone K, Fabrizio F. Bilateral pubic and ischial osteotomy in cats offers good exposure for resection of large vaginal masses with minimal postoperative complications. J Am Vet Med Assoc. 2023; 261(12): 1-7.

44. Brodey RS, Roszel JF. Neoplasms of the canine uterus, vagina, and vulva: a clinicopathologic survey of 90 cases. J Am Vet Med Assoc. 1967; 151(10): 1294-1307.

45. Hantrakul S, Klangkaew N, Kunakornsawat S, et al. Clinical pharmacokinetics and effects of vincristine sulfate in dogs with transmissible venereal tumor (TVT). J Vet Med Sci. 2014; 76(12): 1549-1553.

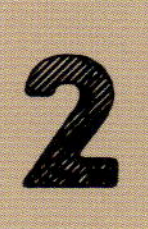

2 生殖器腫瘍の診断の進め方・治療方針の決め方

フローチャート：犬の前立腺腫瘍の場合

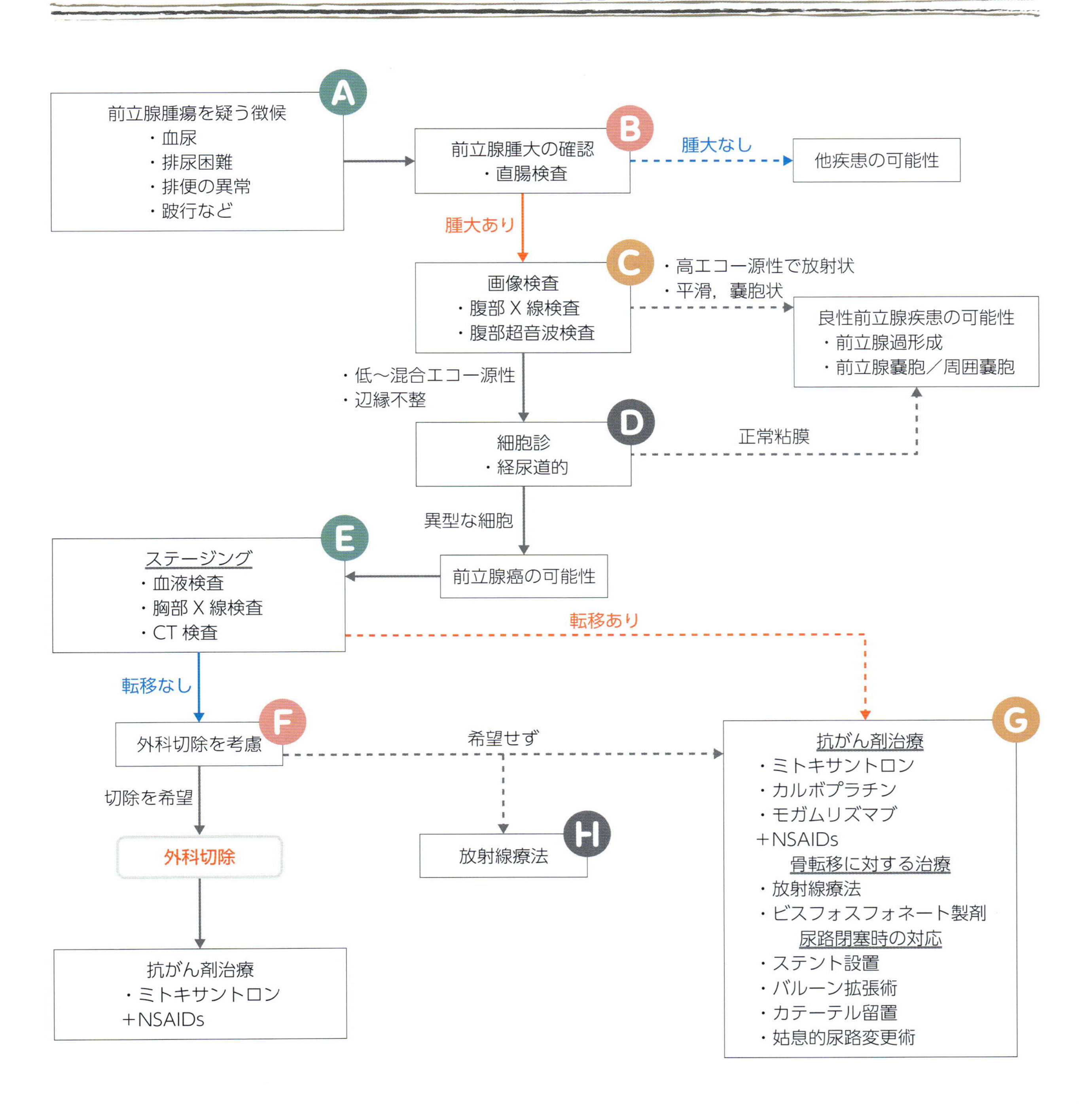

進める上での注意点

犬の前立腺癌では病期や転移部位により様々な徴候がみられる。尿道への浸潤により排尿障害や血尿がみられ，また腫瘍の外方への腫大により直腸が圧迫されると，しぶりや排便困難がみられる。泌尿器徴候を伴わず，骨転移によって跛行のみを認めることもあるため，対症療法を続けてしまい，前立腺癌を見逃すことも起こりうる。健康診断時などに偶発的に発見されることもまれにあり，去勢済みで前立腺が腫大している場合は注意が必要である。

進める上での注意点

前立腺癌を疑う場合，身体検査として必ず直腸検査を実施し，前立腺の腫大を確認する。前立腺癌ではいびつで硬い前立腺が触知され，ときに疼痛を伴う。仙骨リンパ節など，骨盤腔内のリンパ節腫大や，直腸の狭窄の程度も確認できるため，積極的に実施すべきである。

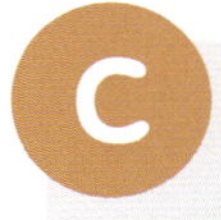

進める上での注意点

前立腺の腫大が確認された場合，腹部の画像検査を行い，精査を進める。前立腺癌は石灰化を伴うことが多いが，良性の前立腺疾患でも石灰化がみられることや，未去勢でも発生することに注意が必要である（図 2 を参照）。実際に，石灰化が認められたため前立腺癌を疑われた過形成の症例や，未去勢であったため過形成と判断し放置されていた前立腺癌の症例を経験している。

進める上での注意点

ほとんどの前立腺癌は前立腺全体に波及しており，経尿道的なカテーテル吸引で腫瘍細胞が採取されるため，経皮的に穿刺を行うことはまれである。また，臨床的には，前立腺癌のなかに前立腺尿道を原発とする移行上皮癌も混在しているため，経皮的な穿刺を行うと穿刺部位に播種する可能性があり，原則として行うべきではない。なお，前立腺癌は高度の異型性がみられる場合が多く，良性の過形成は扁平上皮化生を伴うことから診断は容易である（図 6 を参照）。前立腺癌では BRAF 遺伝子変異検査も利用可能であるため，診断に不安がある場合は実施を検討する。

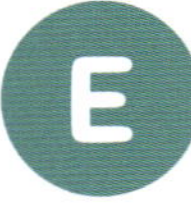

進める上での注意点

前立腺癌は転移率が高く，治療方針に大きく影響するため，転移を見逃してはならない。特に骨転移は見逃されやすく，骨盤や腰椎腹側面，大腿骨などに骨膜反応がみられないか，注意深く読影すべきである（図 1 を参照）。

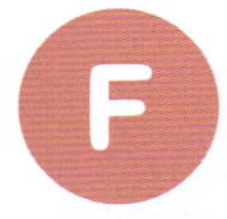

インフォームのポイント

転移を認めない早期ステージでは，外科切除が最も生存期間を延長させる可能性がある。切除方法には，前立腺尿道を温存する部分摘出と，全摘出がある。部分摘出の場合，重篤な合併症を避けることが可能であるものの再発率が高く，生存期間も内科療法単独と大差はない。一方，全摘出は，腫瘍の浸潤状況に応じて膀胱～尿道の切除も必要となる可能性があり，合併症の発生率も高い。以前の報告では部分摘出よりも予後は不良であったが（部分摘出：生存期間 112 日，全摘出：生存期間 19 日）[11]，近年の外科手技の向上により，全摘出でも良好な成績が得られる可能性がある。そのため外科切除を行う場合は症例の一般状態と，浸潤・転移の状況に応じて切除の方法を決定する必要がある。また，転移率の高い腫瘍であることから，切除後は抗がん剤治療を実施すべきである（後述）。

G

進める上での注意点

外科切除を希望しない，または適応とならない症例の内科管理は多岐にわたる。抗がん剤治療の第一選択はミトキサントロンであり，腎機能低下などの制約がなければ，ミトキサントロンと NSAIDs の併用を第一に考慮する。ただし，抗がん剤治療により腫瘍が消失することはなく，一時的な退縮により排尿や排便障害を一過性に改善する程度の効果であるため，その点について十分なインフォームが必要である。また，近年報告された人体用の抗体薬であるモガムリズマブは，内科療法の中では最も良好な成績が得られている。薬剤が高価であることから利用できる症例は限られ，適応症例の選択にも課題が残るが，飼い主に情報提供を行うことは重要である。

骨転移に対しては，可能であれば放射線療法や，ビスフォスフォネート製剤を用いた骨融解の抑制を行う。それらが実施困難な場合は，NSAIDs やオピオイドなどで疼痛緩和を図る。

腫瘍により尿路閉塞が生じた場合には，緊急的な対応が必要となる。カテーテルの設置は最も簡便で特別な技術も必要ないが，カテーテルが腫瘍部を通過でき

G

ない場合はほかの方法を選択する。ステントやバルーン拡張術（図25）は特殊な機材が必要となるため，どの方法も実施困難な場合は，姑息的な尿路変更術（膀胱腹壁瘻）を考慮する。

薬剤選択のポイント

飼い主が積極的な治療を希望

- ミトキサントロン：5〜6 mg/m^2，IV，3〜4 週おき
- カルボプラチン：250〜300 mg/m^2，IV，3〜4 週おき
- モガムリズマブ：1 mg/kg，IV，3 週おき

＋NSAIDs の併用

飼い主が緩和的な治療を希望

- NSAIDs：錠型や投与頻度など好みに応じて選択してかまわない。
  —ピロキシカム：0.3 mg/kg，sid〜eod
  —フィロコキシブ：5 mg/kg，sid　など

骨転移の進行抑制

- ビスフォスフォネート製剤（ゾレドロン酸）：0.1〜0.2 mg/kg を生理食塩水に溶解し，15 分以上かけて IV，3〜4 週おき

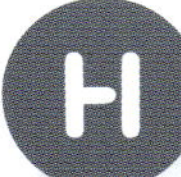

進める上での注意点

前立腺癌に対する放射線療法は，ほかの治療（外科切除＋抗がん剤や，抗がん剤＋NSAIDs など）と比較し，明らかな予後延長効果が報告されている[12]。骨盤腔内は放射線感受性の高い臓器が多く，放射線療法を検討する際は，放射線障害を含む合併症やリスク，費用面などについて丁寧なインフォームが必要となる。また，前立腺癌に対する放射線療法はまだ一般的な治療選択ではなく，紹介を検討している診療施設が対応しているかどうか，事前に確認すべきである。

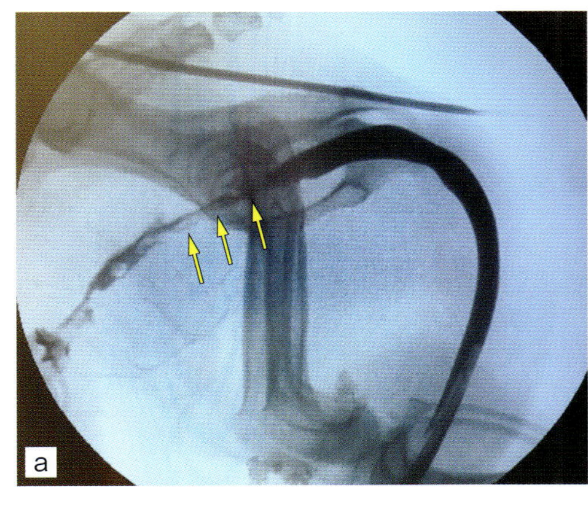

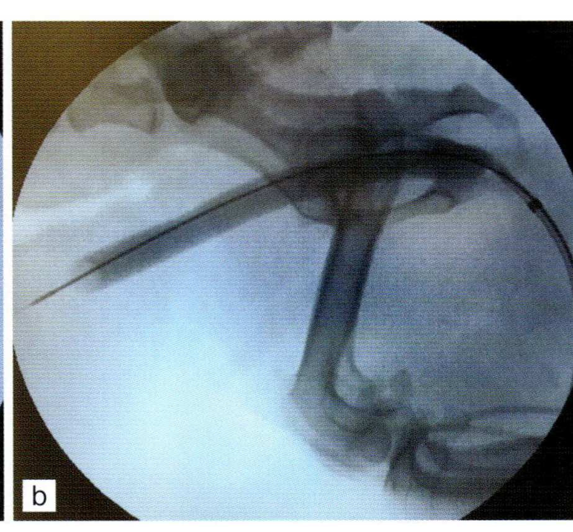

図25　バルーン拡張術

a：拡張前。前立腺癌により矢印の領域に狭窄がみられる。
b：拡張時。

フローチャート：犬の精巣腫瘍の場合

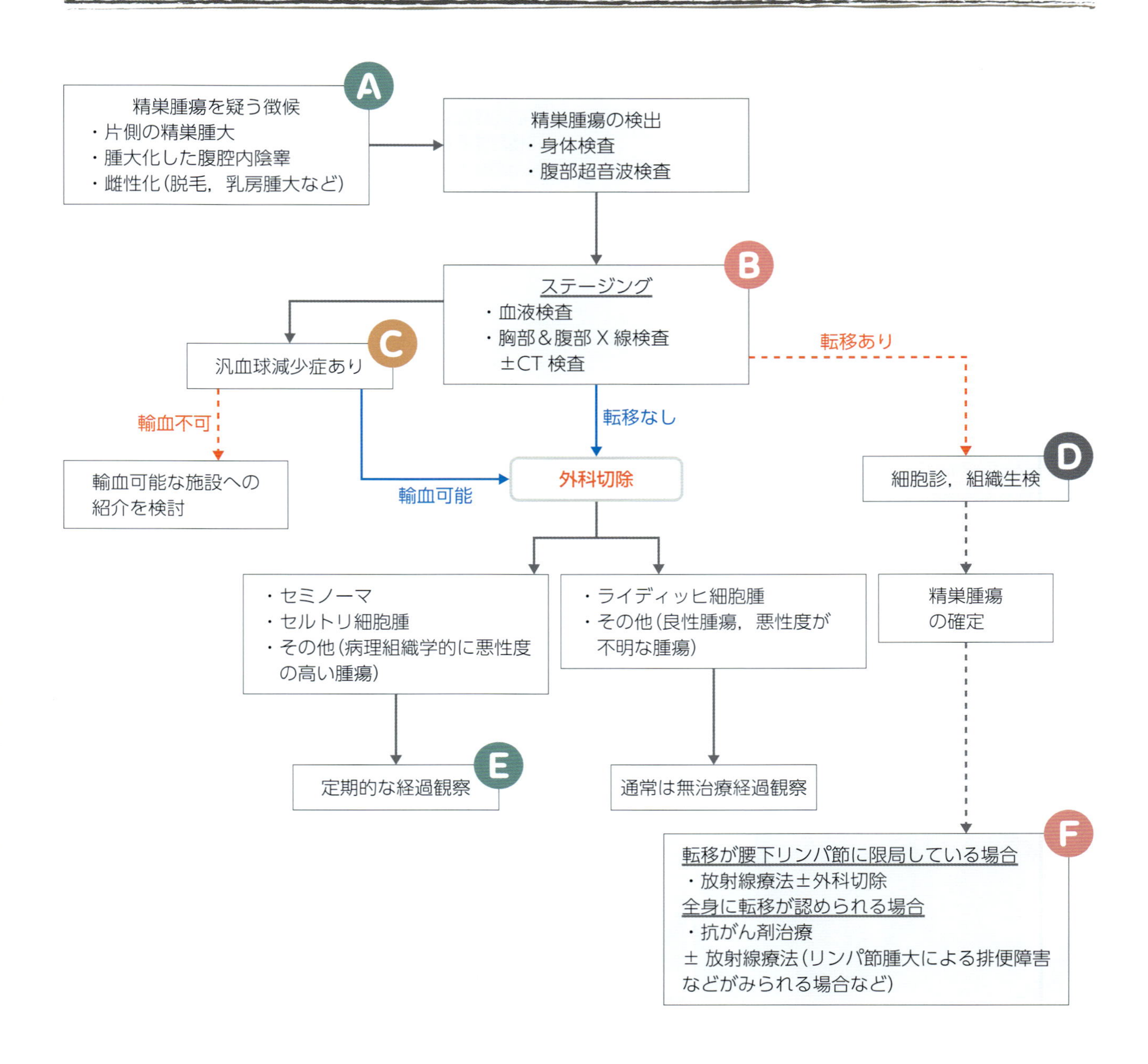

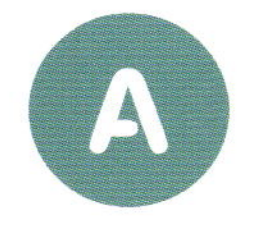

進める上での注意点

精巣の片側の腫大と対側の萎縮がみられる場合，精巣腫瘍が強く疑われる。腫瘍化した精巣が捻転を起こし，疼痛を認めることもある。腹腔内陰睾が腫瘍化した場合は，偶発的に発見されるか，性ホルモンによる臨床徴候が顕在化することで診断に至る場合が多い。腹腔内に由来不明の腫瘤が観察された場合は，去勢の有無を必ず確認する必要がある。未去勢で陰嚢内に精巣が2つ確認できない場合は，潜在精巣の可能性を考慮する。

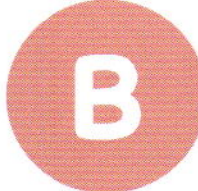

進める上での注意点

ステージングは血液検査，胸部・腹部X線検査により行い，必要に応じてCT検査を組み入れる。セルトリ細胞腫では汎血球減少症がみられることがあり，CBCは血液塗抹を含めて正確な評価を行う必要がある。特に，好中球減少症が最も早期に認められるため，注意深い評価が必要である。主な転移部位は腰下リンパ節であり，進行すると様々な臓器に転移がみられ，全身のリンパ節に転移することもある（図26）。

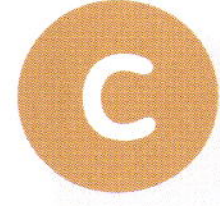

進める上での注意点

エストロジェンによる汎血球減少症がみられる場合は，手術前後での輸血が必要となる。輸血の用意ができない場合は，輸血が可能な診療施設への紹介を検討する。術後も数週間〜数カ月，場合によっては永続的に骨髄機能が回復しない可能性もあるため，複数回の輸血が実施可能であることが望ましい。

進める上での注意点

転移を認める症例では，精巣捻転により著しい疼痛を呈する場合や，周囲臓器の圧迫により何らかの徴候を認める場合を除き，基本的に外科切除は不適応である。その場合，腫瘍の由来を特定するために細胞診や組織生検（診断確定のための去勢手術を含む）を実施する。転移を伴う精巣腫瘍の多くはセミノーマであり，細胞診での診断は容易である（図12を参照）。ほかの腫瘍が疑われる場合や診断に迷う場合は，組織生検を検討する。

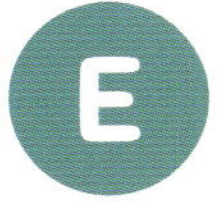

インフォームのポイント

セミノーマやセルトリ細胞腫は，ほかの精巣腫瘍と比較し転移率が高く，注意が必要である。精巣腫瘍の特徴として，転移が数年後に発見されることもあるため，定期的な検診を長期的に行う必要があることをインフォームする。主な評価部位は腰下リンパ節と肺であり，胸部X線検査と腹部超音波検査を継続的に実施する。

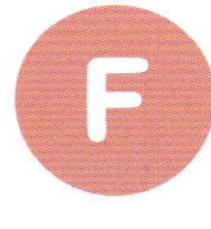

進める上での注意点

転移が形成されていて，転移が腰下リンパ節に限局している場合は，放射線療法を第一に考慮する。精巣腫瘍は放射線感受性が高く，顕著な病変縮小がみられることが多い。一方，全身性に転移を認める場合は，抗がん剤治療を考慮する。ただし，どの薬剤が有効かは分かっておらず，使い慣れた薬剤を，反応をみながら試験的に投与するのが実情である。なお，セミノーマの全身転移症例に対し様々な抗がん剤投与を行ったことがあるが，ドキソルビシンが唯一縮小効果を発揮した。

薬剤選択のポイント

- カルボプラチン：250〜300 mg/m^2，IV，3〜4週おき
- ドキソルビシン：25〜30 mg/m^2，IV，3週おき

など

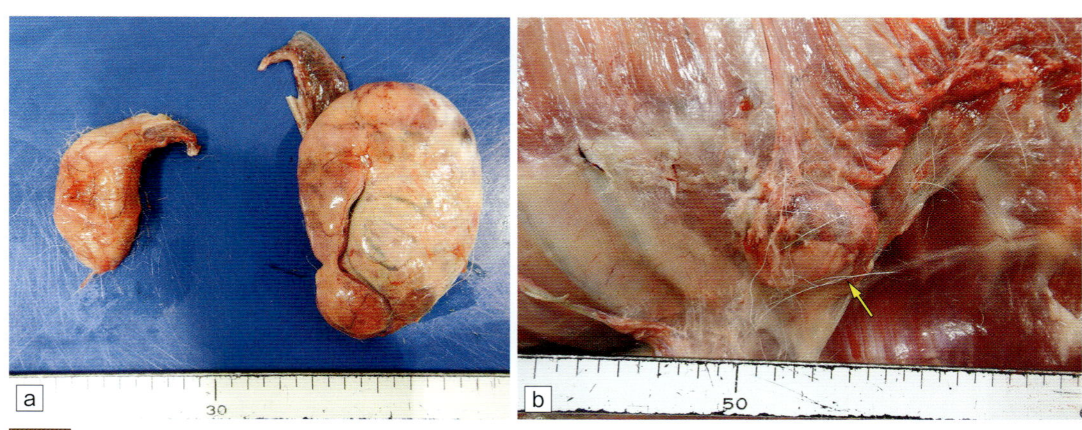

図26　セミノーマの全身転移症例の剖検写真

腋窩や鼠径など全身のリンパ節に転移がみられた。
a：セミノーマの肉眼像。
b：腫大した腋窩リンパ節（矢印）。

フローチャート：犬と猫の卵巣・子宮腫瘍の場合

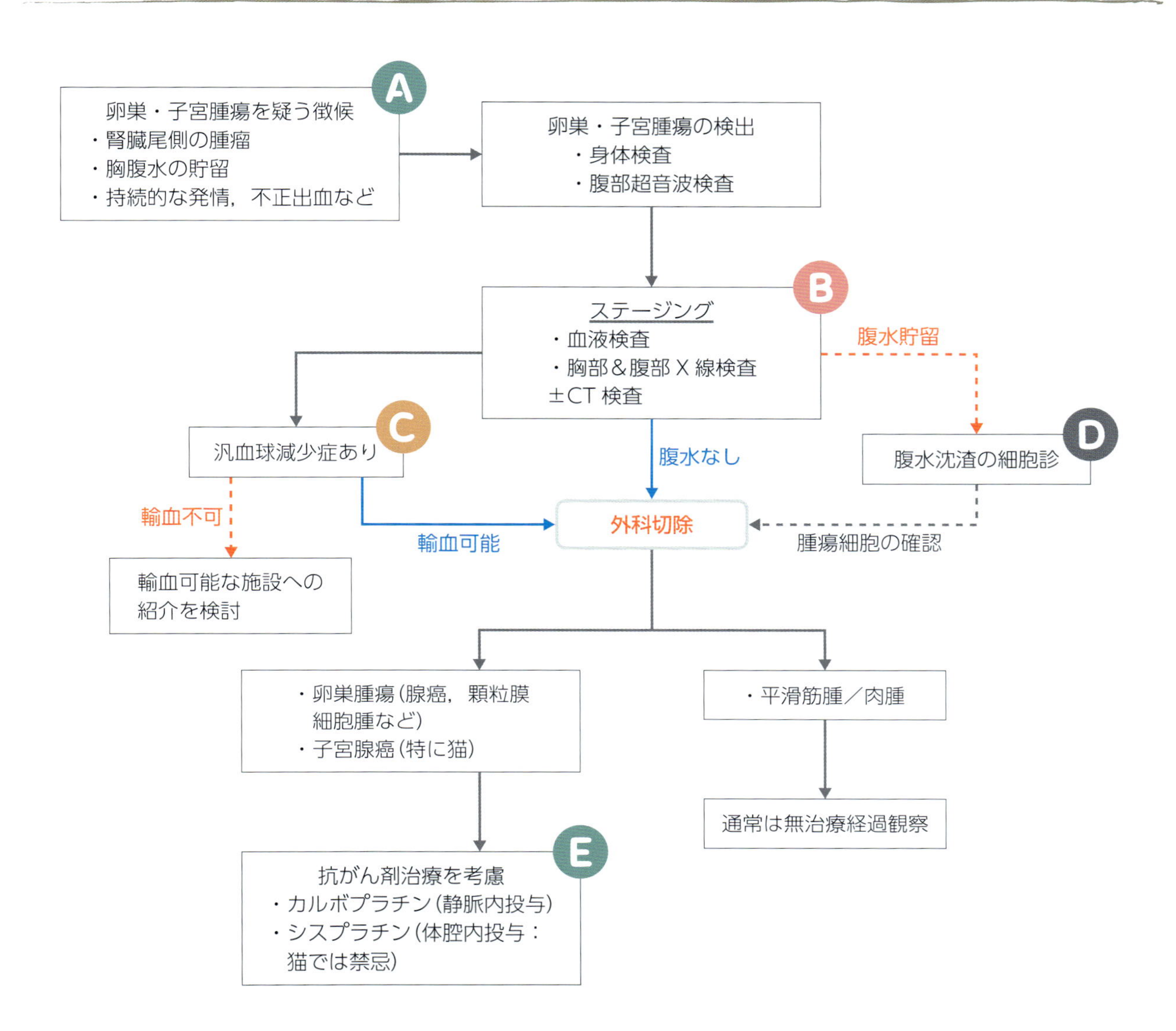

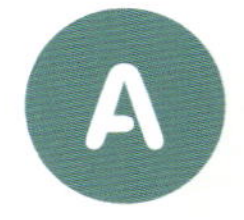

進める上での注意点

卵巣・子宮腫瘍の多くは偶発的に発見される。そのため進行していることが多く，胸膜や腹膜への播種による胸水，腹水貯留がみられることも多い。持続的な発情や不正出血は，生殖器腫瘍の特徴的な徴候であるため，そのような徴候を主訴として来院した際は，不妊手術の有無の確認と腹腔内の精査を行う必要がある。まれに不妊手術済みであっても，卵巣の取り残しが腫瘍化していることがあるため，注意が必要である。

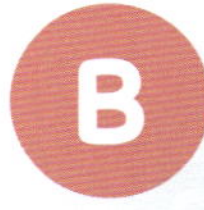

進める上での注意点

ステージングは血液検査，胸部，腹部X線検査により行い，必要に応じてCT検査を組み入れる。顆粒膜細胞腫では汎血球減少症がみられる場合があり，CBCは血液塗抹を含めて正確な評価を行う。特に，好中球減少症が最も早期に認められることが報告されている[36]。また子宮の平滑筋腫／肉腫では，大型化すると低血糖がみられることがある。

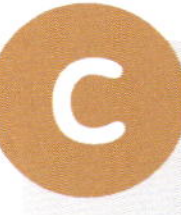

進める上での注意点

エストロジェンによる汎血球減少症がみられる場合は，手術前後での輸血が必要となる。輸血の用意ができない場合は，輸血が可能な診療施設への紹介を検討する。卵巣腫瘍に伴う汎血球減少症がどの程度で回復するかは不明であるが，複数回の輸血が実施可能であることが望ましい。

インフォームのポイント

特に卵巣腫瘍の症例では胸水や腹水中に腫瘍細胞が確認されることが多い。腫瘍細胞が確認された場合は術後の抗がん剤の使用が強く推奨されるため，事前に把握し，インフォームしておくことが望ましい。また，腫瘍細胞の存在が予後に大きく影響しない可能性もあるため，胸水や腹水中への腫瘍細胞の出現をもとに，予後不良と判断すべきではない。ただし，Pseudo-Meigs症候群のような病態がすべての卵巣腫瘍で起こるわけではないため，外科切除に進むかどうかは慎重な判断が必要である。

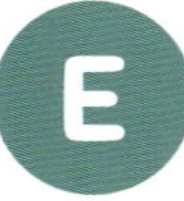

進める上での注意点

犬，猫の卵巣腫瘍（腺癌，顆粒膜細胞腫など）および猫の子宮腺癌では，術後抗がん剤の使用を検討する。特に，胸水や腹水中に腫瘍細胞の出現が認められた症例に対しては，積極的にカルボプラチンの投与を検討すべきである。体腔内投与を行う場合は，カルボプラチンよりもシスプラチンの方が組織浸透性が高く，有効ではないかと考えられている。しかし猫においては，シスプラチンは致死性の肺毒性を示すことから絶対に投与してはならない。そのため，猫の生殖器腫瘍に対する抗がん剤は，カルボプラチンが第一選択である。

薬剤選択のポイント

カルボプラチン

- 犬：250〜300 mg/m^2，IV，3〜4週おき
- 猫：200 mg/m^2，IV，3〜4週おき

シスプラチン（猫では禁忌）

①投与開始4時間前より生理食塩水の静脈内点滴を行う（15〜25 mL/kg/h）。
②制吐薬（オンダンセトロン IV，マロピタント SC）を投与する。
③シスプラチン50〜70 mg/m^{2}を生理食塩水500〜1,000 mL/m^{2}に溶解し，全量を体腔内に投与する。
④シスプラチン投与後も，生理食塩水の静脈内点滴を1〜2時間継続する。
※効果がみられる場合は，3〜4週間おきに継続する。

第11章
内分泌腫瘍

1 代表的な内分泌腫瘍とその概要

犬の甲状腺腫瘍
犬の副腎腫瘍
犬の膵内分泌腫瘍
犬の上皮小体腫瘍
猫の内分泌腫瘍

2 内分泌腫瘍の診断の進め方・治療方針の決め方

フローチャート：犬の甲状腺腫瘍の場合
フローチャート：犬の副腎腫瘍の場合
フローチャート：犬のインスリノーマの場合

1 代表的な内分泌腫瘍とその概要

内分泌腫瘍は，大きく機能性腫瘍と非機能性腫瘍に分けられます。ホルモン産生が亢進する機能性腫瘍では，特徴的な臨床徴候がみられるため診断は容易ですが，非機能性腫瘍では診断が遅れ大型化することも多くあります。また，比較的遠隔転移率が高い腫瘍が多く，その対応には注意が必要です。

犬の甲状腺腫瘍

犬の甲状腺腫瘍のうち甲状腺癌は，人や猫のものとは異なり非機能性である場合が多い。それゆえに大型化しやすく，切除困難な状態になることもしばしばであるため，頚部腫瘤をみつけた場合は早期の対応が求められる。

発生

甲状腺腫瘍の発生は，犬の全腫瘍の1.2～3.8%である[1]。そのうち8～9割が甲状腺癌であり，良性腫瘍は1～2割程度である[1,2]。甲状腺腫瘍の約2割は両側性に発生し[2]，また，約4割は偶発的に発見されると報告されている[2]。

なお，甲状腺癌は発生組織の違いにより，甲状腺濾胞細胞を起源とする甲状腺濾胞腺癌と，傍濾胞細胞を起源とする甲状腺髄様癌(C細胞癌)に分けられる。

年齢，性別

中～高齢での発生が多く(発生年齢中央値：9～10歳齢)，性差は知られていない。ボクサーは甲状腺腫瘍の発生が多く，ビーグル，ゴールデン・レトリーバーは甲状腺癌の発生リスクが高い[1]。

臨床徴候

頚部腫瘤を主訴として来院する場合が多く(図1)，そのほかには発咳，吐き気，発声障害などを伴う。腫瘍の浸潤の程度により，呼吸困難や嚥下障害，ホルネル症候群，前大静脈症候群などがみられることがある[1]。なお，甲状腺腫瘍の症例において，甲状腺機能低下症が30～40%，亢進症が10～20%で観察される[3]。機能性腫瘍の症例では，3割程度で多飲多尿，2割程度で体重減少がみられ，犬では猫のような甲状腺ホルモン産生亢進に伴う典型的な徴候はあまりみられない[4]。

ステージ分類

診断時転移率は低く，領域リンパ節への転移が8～20%，遠隔転移(主に肺転移)が4～8%程度の症例でみられる[2,3]。しかし，積極的にリンパ節を切除した報告では，深頚リンパ節，下顎リンパ節，内側咽頭後リンパ節，浅頚リンパ節などの領域リンパ節転移が45%の症例でみられ，また1980年代の報告では，診断時の遠隔転移率は38%，無治療での死亡時転移率は65～90%とされているため，注意が必要である[5,6]。甲状腺腫瘍のステージングには，TNM分類が使用されている(表1)。

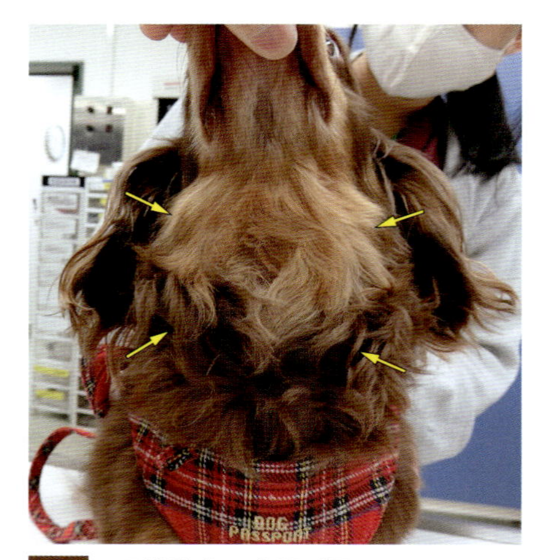

図1 甲状腺癌の肉眼所見

矢印で示す領域に頚部腫瘤が認められる。本症例は両側性に甲状腺癌が認められた。

表1 甲状腺腫瘍の TNM 分類とステージ分類

	T：原発腫瘍	N：領域リンパ節	M：遠隔転移
所見と評価	0：腫瘍なし	0：転移なし	0：遠隔転移なし
	1：腫瘍径が<2 cm —a：固着なし —b：固着あり	1：同側リンパ節への転移あり —a：固着なし —b：固着あり	1：遠隔転移あり
	2：腫瘍径が 2〜5 cm —a：固着なし —b：固着あり	2：両側リンパ節への転移あり —a：固着なし —b：固着あり	
	3：腫瘍径が>5 cm —a：固着なし —b：固着あり		

Stage	TNM 分類		
	T	N	M
Stage1	1 a/b	0	0
Stage2	0〜1 a/b	1	0
	2 a/b	0〜1a	0
Stage3	3	any（0〜2b）	0
	any（0〜3b）	1b or 2b	0
Stage4	any（0〜3b）	any（0〜2b）	1

（文献7をもとに作成）

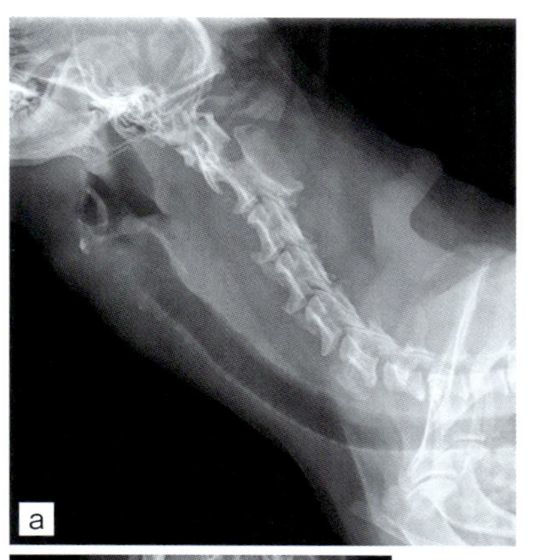

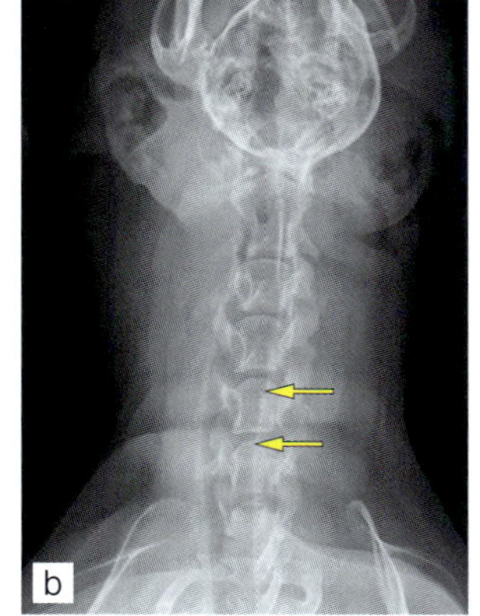

図2 甲状腺癌の X 線検査所見

頚部腫瘤によって気管が蛇行している（b：矢印）。

診断

鑑別診断，血液検査

頚部腫瘤の鑑別診断としては，頚動脈小体腫瘍，軟部組織肉腫，リンパ腫，頭頚部腫瘍のリンパ節転移（特に扁桃の扁平上皮癌）のほか，膿瘍，唾液腺嚢胞などがある。血液検査において，甲状腺ホルモンの上昇がみられるのは10〜20％程度，低下がみられるのは30〜40％程度である[3]。

画像検査

頚部のX線検査では，気管の変位や狭窄を確認できる（図2）。また，病変の描出には超音波検査が有用である。甲状腺癌では充実性〜液体貯留のある頚部腫瘤が確認され，内部に血流が豊富に観察される（図3）。CT検査では造影剤により濃染する腫瘍が観察され（図4，5），片側性／両側性の確認や，周囲組織（血管，気管，食道など）への浸潤性，血栓や転移の有無などを詳細に評価することができるため，外科切除が適応となるかどうかの判断に重要である。

細胞診，組織生検

甲状腺癌に対し細胞診を行う場合，腫瘍内の豊富な血流により血液混入が起きやすく，腫瘍細胞がほとんど採取されない。そのため腫瘍自体を手で圧迫し，血流を遮った状態で穿刺を行うと，細胞が採取されやすい。甲状腺癌では，やや広い細胞質を有する立方形の細胞が集塊状〜散在性に採取され，ロゼット様の配列がみられることも多い（図6a）。核の大小不同などの異型性は少なく，比較的均一な形態をとることが多

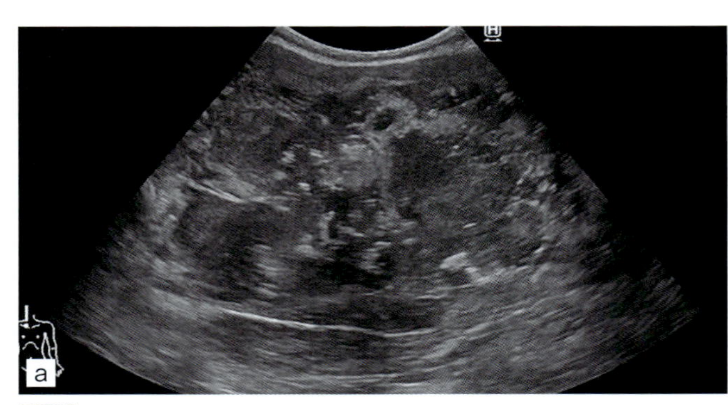

図3　甲状腺癌の超音波検査所見
カラードプラーにて豊富な血流が観察される(b)。

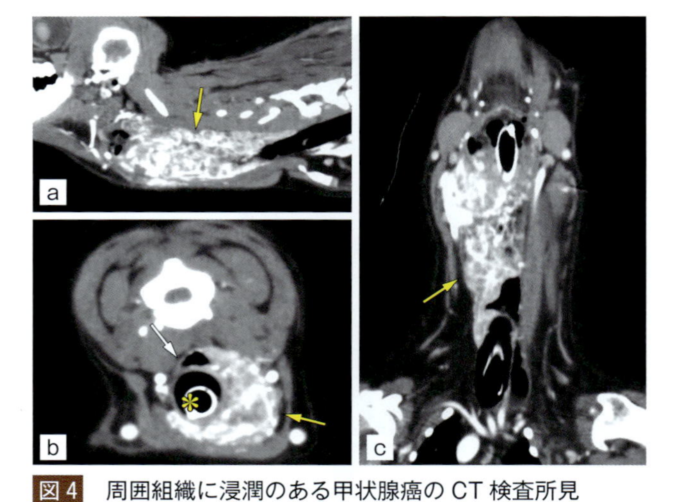

図4　周囲組織に浸潤のある甲状腺癌のCT検査所見
動脈相で著しい造影増強を認める腫瘤(黄矢印)が，食道(白矢印)や気管(*)に浸潤している。
(岡山理科大学　佐伯亘平先生のご厚意による)

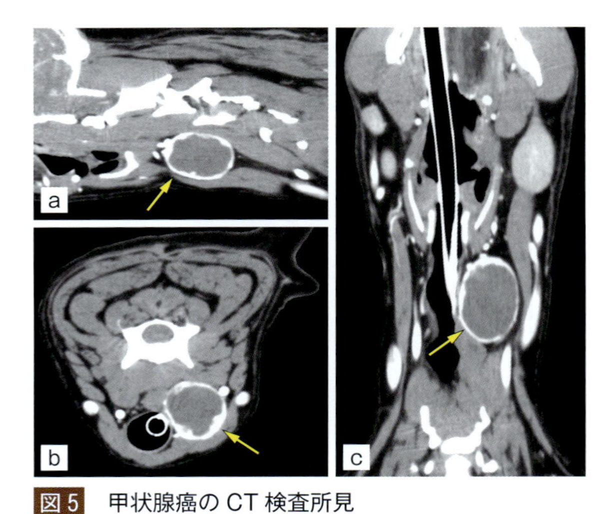

図5　甲状腺癌のCT検査所見
動脈相で腫瘍辺縁が強く造影増強されている(矢印)。本症例は甲状腺機能亢進症を呈していた。

い。細胞外にときおりピンク色のコロイド成分が観察されることがあり(図6a)，細胞質内にはチロシンを由来とする紺色の顆粒がみられることがある(図6b)。組織生検については出血のリスクが高く，外科切除が可能な症例での実施は推奨されない。

+α：頚動脈小体腫瘍との鑑別

頚動脈小体腫瘍は頚動脈外膜中の化学受容体である頚動脈小体から発生する傍神経節腫(パラガングリオーマ)であり，甲状腺癌との鑑別において問題になりやすい。頚動脈小体腫瘍は頚動脈分岐部に発生するため，甲状腺癌と比較し頭側に位置する場合が多く，周囲組織への浸潤性が強い(図7a，b)。外頚動脈を巻き込み，神経等に沿って脳底部へ浸潤することも多い[8]。細胞診では裸核の目立つ神経内分泌腫瘍が観察される(図7c)。対応は可能であれば外科切除，困難な場合は放射線療法やトセラニブが使用される。

治療

外科療法

甲状腺癌の治療の第一選択は外科切除である。両側性の発生の場合は上皮小体の温存が問題となり，温存が困難な場合は，術後の低カルシウム血症に対する対策が必要である。通常，術後に甲状腺ホルモンの補充は必要ないが，チロキシン(T4)および甲状腺刺激ホルモン(TSH)については，モニタリングが必要である。

- 固着のない腫瘍：生存期間802日〜36カ月以上[1,3]
- 固着のある腫瘍：生存期間10カ月未満[1]
- 血管内浸潤を伴う腫瘍：生存期間621日[5]

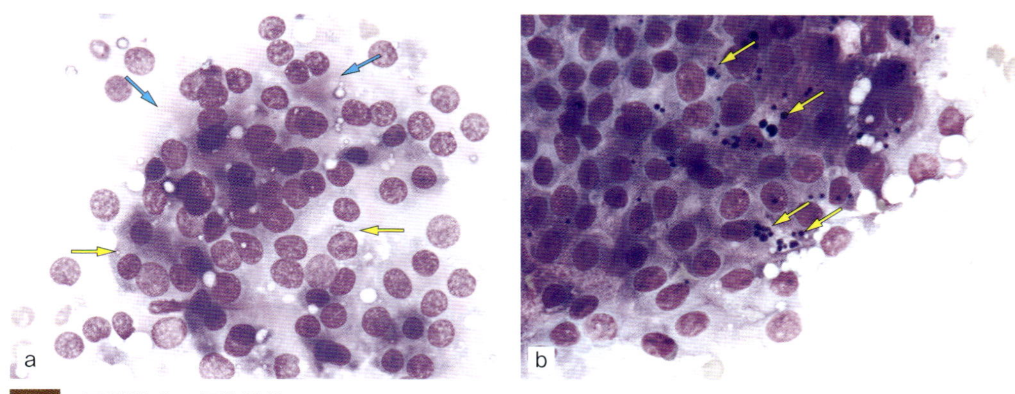

図6 甲状腺癌の細胞診像

a：ロゼット様構造(黄矢印)や，ピンク色のコロイド成分(青矢印)が観察される。
b：細胞内に紺色の顆粒(矢印)が観察される。

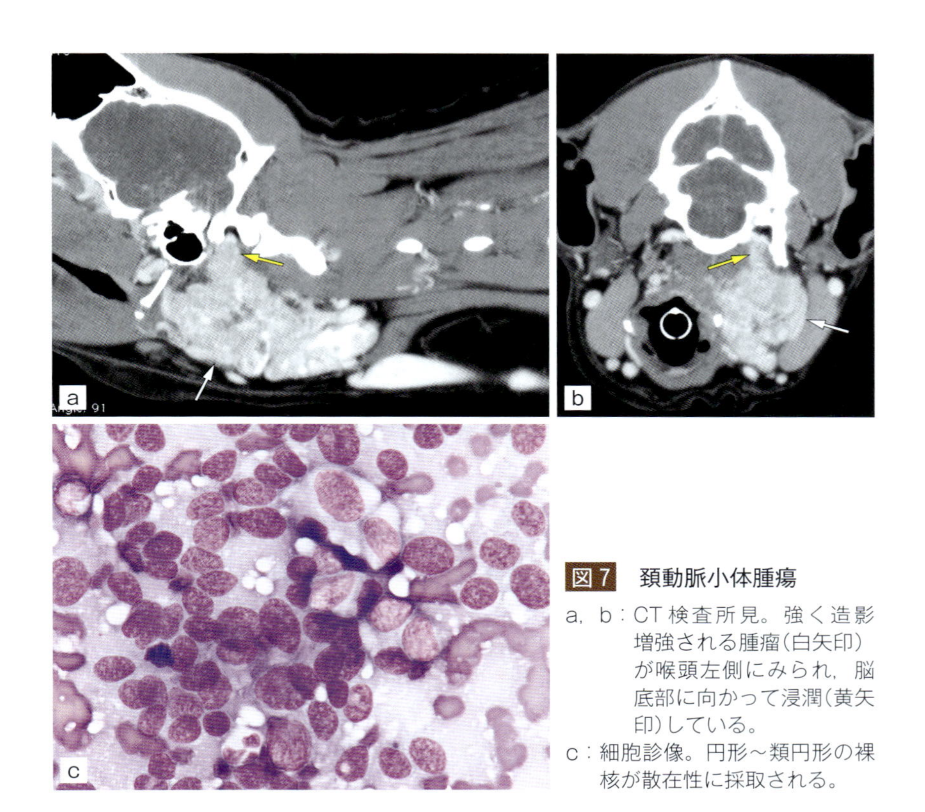

図7 頚動脈小体腫瘍

a，b：CT検査所見。強く造影増強される腫瘤(白矢印)が喉頭左側にみられ，脳底部に向かって浸潤(黄矢印)している。
c：細胞診像。円形～類円形の裸核が散在性に採取される。

放射線療法

大型で固着が著しい場合や，気管や食道への浸潤がみられる場合は切除困難と考え，放射線療法を検討する。

- 反応率：70～80%[9, 10]（縮小には数カ月かかる）
- 生存期間中央値：362日～24.5カ月[9, 10]
- 転移を認める場合：生存期間170～348日[9, 11]

化学療法

肉眼病変に対するドキソルビシンまたはシスプラチンの使用について，反応率は30～50%であると報告されている[1]。またトセラニブの使用については，肉眼病変に対する反応率は46%，臨床的有用率は88%，生存期間は563日であった[12]。なお，術後の補助療法としてカルボプラチンなどが使用されているが，生存期間の延長は得られていない[3]。

予後

腫瘍直径，腫瘍体積，両側での発生は，遠隔転移と

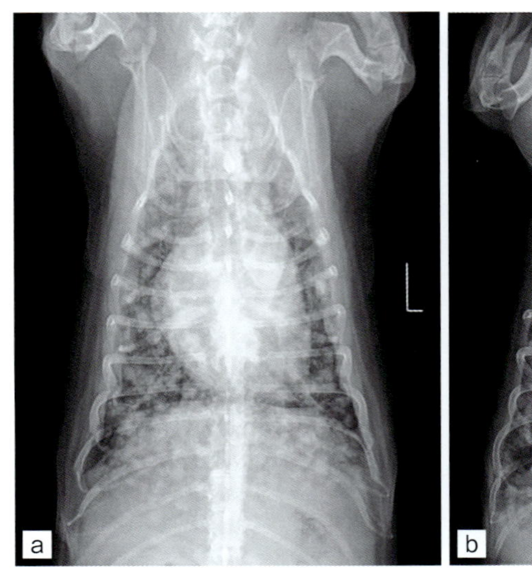

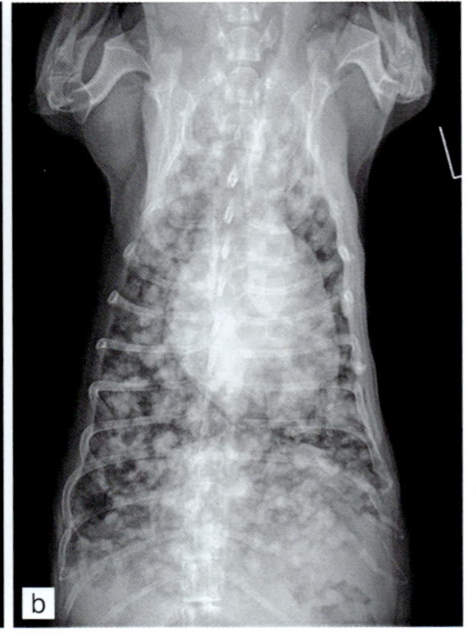

図 8 甲状腺癌の肺転移像

初診時(a)で重度の肺転移を認めるものの，半年後(b)も若干の進行に留まっている(本症例はトセラニブを使用した)。

関連があると報告されている[13]。また，遠隔転移，血栓症，濾胞腺癌以外の組織型，抗がん剤の使用は死亡との関連が認められている[3]。なお，stage1 の生存期間は 368 日，stage2 の生存期間は 602 日，stage3 の生存期間は 501 日，stage4 の生存期間は 202 日であり，ステージ進行と予後に明確な関連はみられない[14]。

原発腫瘍の固着[1]

- なし：生存期間＞36 カ月
- あり：生存期間 10 カ月

治療の有無[1]

- 無治療：生存期間 3 カ月

片側性／両側性[15]

- 片側腫瘍：生存期間 1,462 日
- 両側腫瘍：生存期間 365 日

インフォームの注意点

甲状腺癌は比較的緩やかに進行し，また非機能性腫瘍であることが多いため，発見が遅れがちである。一方で，遠隔転移は負の予後因子であるものの，診断時に遠隔転移を認めても転移病変の進行が緩やかであることから，多くの症例が 1 年以上生存する(図 8)。そのため，早期の転移であれば諦めずに，原発腫瘍の外科切除や放射線による局所制御を検討すべきである。また，転移や局所再発の抑制に対しては，トセラニブが有効である。症例の長期生存のためには，上記のような多角的なアプローチを行うことが非常に重要なポイントとなる。

犬の副腎腫瘍

犬の副腎腫瘍は，糖質コルチコイド産生を伴う副腎皮質腫瘍(腺癌，腺腫)と，カテコラミンを産生する褐色細胞腫に分けられる。比較的挙動の悪い腫瘍であるとともに，両側性の副腎腫瘍や非機能性腺腫など，診断に迷う例も多いため注意が必要である。

発生

発生はまれであり，犬の全腫瘍の 1～2％程度である[16]。副腎腫瘍のうち 41％が副腎皮質腫瘍(32％が腺腫，9％が腺癌)，32％が褐色細胞腫，27％が転移性腫瘍であったとされる[17]。

年齢，性別

副腎皮質腫瘍は中高齢に好発し，90％以上が 9 歳齢以上で発生する。性差は知られておらず，ある報告によると，半数が 20 kg 以上の大型犬であった[18]。褐色細胞腫の発生年齢中央値は 11～12 歳齢，好発犬種は知られておらず，雄に多い[19, 20]。

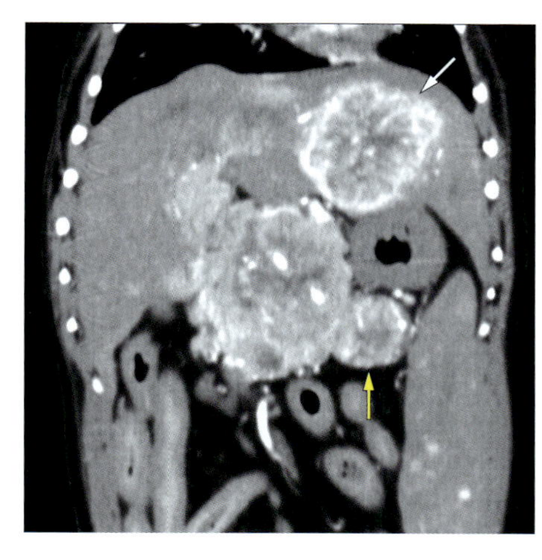

図 9 肝転移がみられた褐色細胞腫の CT 検査所見

原発腫瘍(黄矢印)が後大静脈に浸潤し，肝臓内に転移している(白矢印)。

表 2 副腎腫瘍の TNM 分類

	T：原発腫瘍	N：領域リンパ節	M：遠隔転移
所見と評価	0：腫瘍なし	0：転移なし	0：遠隔転移なし
	1：境界明瞭な腫瘍	1：転移あり	1：遠隔転移あり
	2：腫瘍が周囲組織に浸潤		
	3：腫瘍が血管内に浸潤		

(文献 7 をもとに作成)

臨床徴候

副腎皮質腫瘍ではほとんどの症例で，多飲多尿，腹囲膨満，多食，筋力低下，脱毛など副腎皮質機能亢進症(クッシング症候群)に関連する徴候がみられる[18]。褐色細胞腫では嗜眠，頻脈性不整脈，多飲多尿，虚脱などがみられるが，臨床徴候を呈するのは 3 割程度である[19]。

ステージ分類

副腎皮質腺癌の転移率は 22～50％で，主に肝臓，肺，腎臓，リンパ節にみられる[16,21,22]。褐色細胞腫の転移率は 13～28％で，転移の好発部位はリンパ節，肝臓，肺，骨などである[16] (図 9)。ステージ分類についてはTNM 分類が使用されている(表 2)。

診断

血液検査，尿を用いた検査

副腎皮質腫瘍では，赤血球増多，白血球のストレスパターン，ALP，T-Cho，ALT などの上昇がみられる。褐色細胞腫では，軽度の貧血や白血球のストレスパターン，ALP，ALT，AST などの肝酵素の上昇，低アルブミンなどがみられる。また，高血圧(最高血圧＞160 mmHg または最低血圧＞100 mgHg)が 43％の症例で認められる[19]。

内分泌学的な検査のうち，副腎皮質機能亢進症の診断として ACTH 刺激試験および低用量デキサメサゾン抑制試験，副腎皮質腫瘍の鑑別として高用量デキサメサゾン抑制試験が用いられるが，副腎皮質腫瘍では一貫した結果が得られない場合も多い[16]。副腎皮質腫瘍における ACTH 刺激試験の感度は 50～60％程度であり，高用量デキサメサゾン抑制試験では，下垂体性副腎皮質機能亢進症の 25％で偽陽性がみられるため，画像検査も含めて慎重に判断する必要がある[23,24]。

褐色細胞腫の診断には，尿中ノルメタネフリン／クレアチニン分画が有用であるが[25]，尿処理が煩雑である(本稿「フローチャート：犬の副腎腫瘍の場合」B を参照)。また海外では，血中遊離ノルメタネフリンの測定が行われており，感度 100％，特異度 97.6％と極めて有用な検査であるが[26]，国内の検査会社では測定系が異なるため診断に用いることはできない。

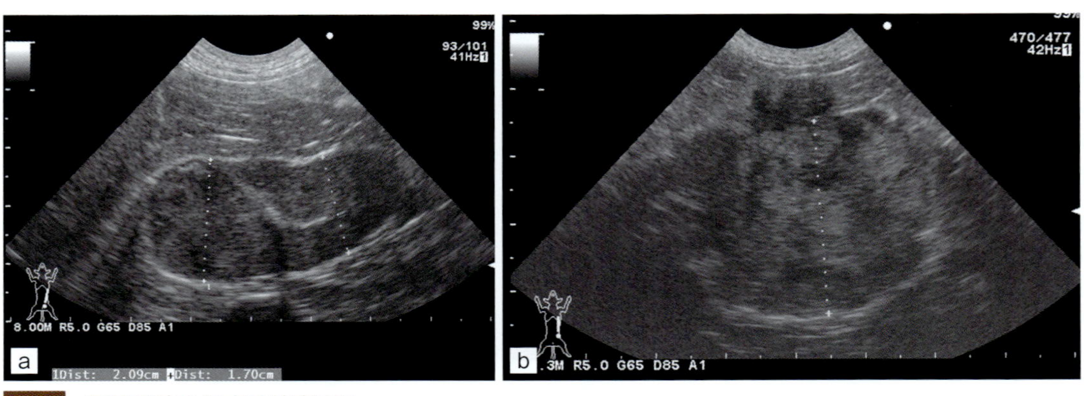

図10　副腎腫瘍の超音波検査所見

a：副腎皮質腺癌の超音波検査画像。
b：褐色細胞腫の超音波検査画像。

画像検査

画像検査において副腎に片側性の腫瘤を認め，クッシング徴候を伴う場合は，副腎皮質腫瘍を第一に考慮する。超音波検査は副腎腫瘍の検出に極めて有用であり（図10），機能性腫瘍では対側の副腎萎縮がみられるが，正常サイズのこともあるため注意が必要である。また副腎腫瘍の短径が2 cmを超える場合は，悪性腫瘍（副腎皮質腺癌または褐色細胞腫）である可能性が高いため，内分泌学的な検査の結果にかかわらず外科的な介入を検討すべきである[27]。

X線検査では，副腎皮質腫瘍の半数で石灰化がみられるが（図11），褐色細胞腫が石灰化することはまれである[28]。CT検査は術前に必須であり，血管内浸潤や腫瘍の新生血管などを詳細に評価することができる（図12）。なお副腎腫瘍では，血管内浸潤が10～46％の症例で観察されるとの報告がある[21]（図13）。褐色細胞腫で血管内浸潤を認めることが多い（33～71％）が，副腎皮質腫瘍においてもみられることがあり（13.5％），大きさや形態で両者を鑑別することは困難である[20, 29～31]。

細胞診，組織生検

副腎腫瘍は血流が豊富であり，また褐色細胞腫では，カテコラミンの産生を刺激し不整脈を誘発するおそれがあるため，通常は細胞診や組織生検を行うことはない。由来不明の腹腔内腫瘤を認め，細胞診を行い副腎由来の細胞が得られた場合は，出血や血圧の変動などがみられないか注意深く観察を行う。副腎皮質腫瘍では，微細な空胞を有する上皮細胞が集塊状に観察される（図14a）。一方，褐色細胞腫は神経内分泌腫瘍の形態をとり，円形の均一な細胞が散在し裸核が目立つ（図14b）。

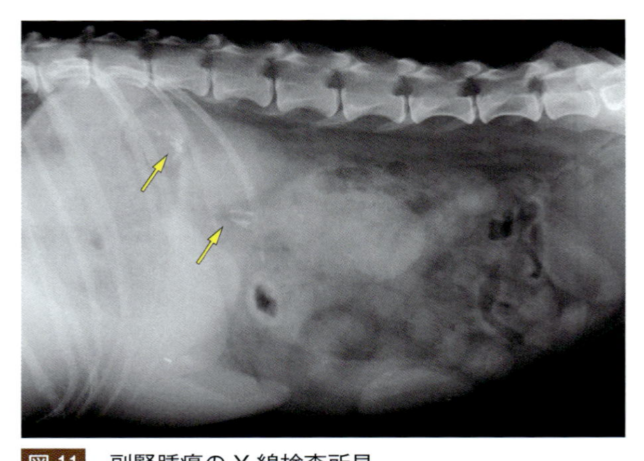

図11　副腎腫瘍のX線検査所見

両側性の副腎皮質腺癌の症例。副腎の石灰化（矢印）がみられる。

治療

外科療法

内分泌学的検査および画像検査にて副腎腫瘍が疑われる場合，外科切除を行う。また，無徴候であっても短径が2 cmを超える場合は悪性腫瘍の可能性が高く，切除を検討する。特に右副腎は後大静脈内に浸潤しやすく，その場合の摘出には高度な技術が必要となる。周術期死亡率は高く20％程度（術中出血，低血圧，血栓症などによる）であり，大型腫瘍（>5 cm），広範囲の腫瘍栓などは死亡リスクが高い[30, 32, 33]。術前の内科管理（副腎皮質腫瘍：トリロスタンの投与，褐色細胞腫：α受容体遮断薬の投与）は，周術期の合併症を減らす可能性はあるが，生存には影響しないよう

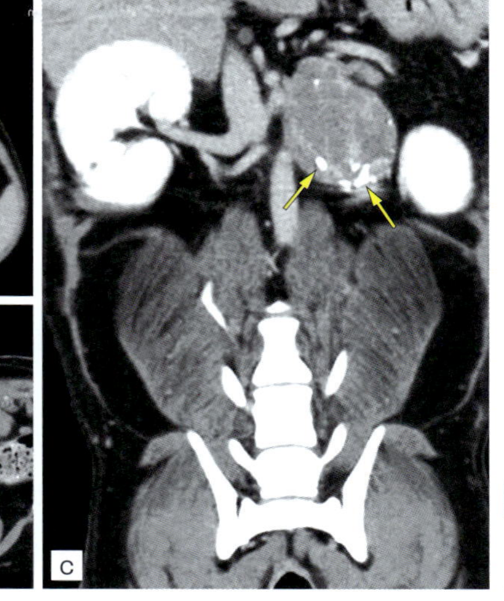

図 12　副腎腫瘍の CT 検査所見

副腎皮質腺癌の CT 画像。副腎腫瘍内に石灰化が目立つ(矢印)。

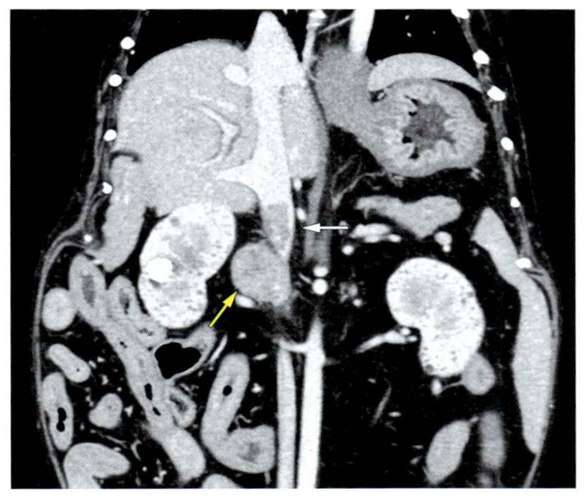

図 13　血管内浸潤を伴う副腎腫瘍の CT 検査所見

副腎腫瘍(黄矢印)の血管内浸潤(白矢印)を認める。

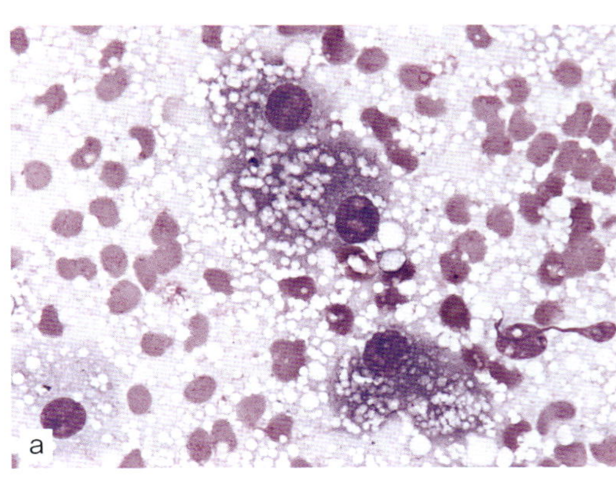

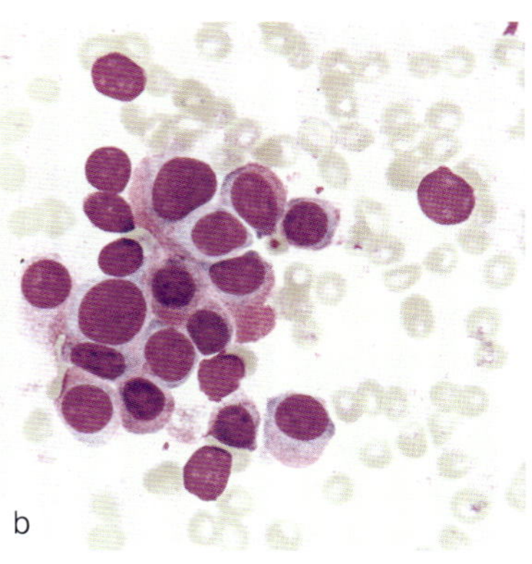

図 14　副腎腫瘍の細胞診像

a：副腎皮質腫瘍の細胞診像。細胞質内に微細な空胞がみられる。
b：褐色細胞腫の細胞診像。小型の円形核を有する細胞が散在性に採取され，神経内分泌腫瘍の形態をとる。

である[34, 35]。褐色細胞腫では，術前のフェノキシベンザミン投与により周術期死亡率が低下するとの報告がある(使用：13%，未使用：48%)[20]。また副腎摘出時には，血栓症のリスクを下げるために術中～術後に低分子ヘパリンの投与を行うことがある。

術後 14 日での生存率は，副腎皮質腺癌で 79%，褐色細胞腫で 48%だが，退院後の生存期間は 48 カ月以上である[16]。

放射線療法

副腎腫瘍に放射線療法が行われることはまれである。切除困難な褐色細胞腫での使用では，全例で臨床徴候や内分泌学的異常の改善が得られている[36]。

ある報告[36]では，評価可能な 6 例中 2 例において，放射線療法による腫瘍の消失がみられた。観察期間中に死亡した 3 例の生存期間は 10 カ月であったのに対し，生存した 5 頭の観察期間中央値は 28 カ月であった。

内科療法

外科切除が不適応である症例や，遠隔転移のある症例では内科管理が行われる。

副腎皮質腫瘍[31, 37]

- ミトタン：生存期間 102〜320 日
- トリロスタン：生存期間 353 日

褐色細胞腫[38]

- トセラニブ：5 例に使用され，1 例が PR，4 例が SD であった。

予後

術前の衰弱，血小板減少症，BUN の上昇，凝固異常，低カリウム血症，術中出血と輸血，腎臓摘出，膵炎，腎不全，後大静脈への浸潤，低血圧，褐色細胞腫であることなどが，周術期死亡と関連する[16, 33]。褐色細胞腫に限ると，高齢，術中の不整脈，手術時間の延長，術前のフェノキシベンザミン未使用が，周術期死亡と関連すると報告されている[20]。

- 腫瘍径＞5 cm：生存期間 156 日[32]
- 転移あり：生存期間 120 日[32]
- 静脈血栓あり：生存期間 2.5 日[32]

インフォームの注意点

副腎腫瘍のうち副腎皮質腫瘍は，クッシング徴候を伴いやすく早期に診断されることが多い腫瘍である。腫瘍が小型の場合は，内科療法に進むべきか外科切除を行うべきか，悩むことも多い。また褐色細胞腫については，臨床徴候に乏しいことも多く，発見時には大型化していることがほとんどである。いずれにせよ副腎腫瘍の手術難易度は高く，周術期死亡率は非常に高い。しかし，周術期を乗りこえることができれば長期生存が期待できるため，飼い主にはメリットとデメリットを正確に伝えた上で，治療方針を決定する必要がある。

犬の膵内分泌腫瘍

犬の膵内分泌腫瘍にはインスリノーマのほか，ガストリノーマ，グルカゴノーマ，ソマトスタチノーマなどがあり，それぞれ産生されるホルモンによって特徴的な臨床徴候を呈しやすい。ここでは，最も発生の多いインスリノーマを中心に解説する。

発生

犬の膵内分泌腫瘍はまれであり，その発生頻度は不明だが，β細胞を起源とするインスリノーマが最も多い[39]。インスリノーマの 60％は悪性である[40]。

年齢，品種

好発年齢は 9 歳齢前後。性差は知られていないが中〜大型犬に多く，ジャーマン・シェパード・ドッグ，アイリッシュ・セター，ボクサー，ゴールデン・レトリーバー，ラブラドール・レトリーバー，プードルのほか，ウエスト・ハイランド・ホワイト・テリアに多く発生する[41]。

臨床徴候

インスリノーマでは発作，虚弱，後肢麻痺，虚脱，筋痙攣，運動失調，多食，多飲多尿などがみられる[41]。これらは低血糖に関連してみられることが多く，臨床徴候は間欠的なことも多い。また，低血糖に対しアドレナリンが産生され，性格が変化（凶暴化）することがある。

そのほかの膵内分泌腫瘍でも産生されるホルモンに関連した臨床徴候がみられ，ガストリノーマでは難治性の嘔吐や下痢などの消化器徴候（ゾリンジャー・エリソン症候群），グルカゴノーマでは糖尿病や壊死性遊走性紅斑がみられる（表 3）。

ステージ分類

膵内分泌腫瘍では，転移が高率に観察される。インスリノーマの診断時転移率は 40〜50％であり（主にリンパ節，肝臓），最終的にはほとんどの症例で転移がみられる[41]。ガストリノーマにおいても診断時転移率は 72％に達し，肝臓，リンパ節，脾臓，小腸，腹膜などへの転移がみられる[42]。グルカゴノーマにおいても，診断時にはほとんどの症例で転移病変がみられる

表3 膵内分泌腫瘍と関連徴候

腫瘍	ホルモン	関連徴候
インスリノーマ	インスリン	低血糖
ガストリノーマ	ガストリン	ゾリンジャー・エリソン症候群※1
グルカゴノーマ	グルカゴン	糖尿病，壊死性遊走性紅斑※2
ソマトスタチノーマ	ソマトスタチン	糖尿病

※1：ガストリンによる胃酸の過剰分泌により胃～十二指腸潰瘍がみられ，慢性の消化器徴候(嘔吐，腹痛，下痢，下血など)を呈する病態である。
※2：アミノ酸などの複合栄養障害による表皮の蛋白合成障害によって生じる皮膚障害。刺激を受けやすい顔面や肉球などに浮腫性の紅斑，水疱，糜爛，痂疲などが混在する。

表4 インスリノーマのTNM分類とステージ分類

	T：原発腫瘍	N：領域リンパ節	M：遠隔転移
所見と評価	0：腫瘍なし	0：転移なし	0：遠隔転移なし
	1：膵臓に腫瘍あり	1：転移あり	1：遠隔転移あり

Stage	TNM分類		
	T	N	M
Stage1	1	0	0
Stage2	0～1	1	0
Stage3	0～1	0～1	1

(文献41，44をもとに作成)

(肝臓，脾臓，リンパ節など)[42]。インスリノーマのステージ分類を表4に示す。

診断

血液検査

典型的なインスリノーマでは，Whippleの3徴(①空腹時の低血糖徴候，②徴候出現時に低血糖がみられる，③ブドウ糖投与による徴候の消失)がみられるが，血糖値に関しては興奮などでも上昇することがあり，院内検査では正常～やや低値であることも多い。血糖値が正常であっても低血糖発作を疑う場合は，絶食させ1時間ごとに血糖値を確認することで，インスリノーマであれば24時間以内に低血糖を発現する[41]。低血糖を認めた場合は，インスリノーマ以外の要因を除外するとともに，血糖値が<60 mg/dL時のインスリン濃度を評価する。インスリノーマの56～83%の症例でインスリン濃度が高値となるが，正常範囲内の場合もあり，結果の解釈には注意が必要である。一方，インスリノーマ以外を原因とする低血糖であれば，インスリン濃度は低値もしくは検出限界以下である[41]。また，インスリノーマでは，糖化アルブミンやフルクトサミンなどの血糖値マーカーも低下している場合が多く，持続した低血糖かどうかを評価することができる。

画像検査

インスリノーマの病変は小型である場合が多く，X線検査で確認できることはまれである。肺転移も極めてまれであるため，X線検査はほかの低血糖を引き起こす疾患を鑑別する目的で行われる。腹部超音波検査では，膵臓に低エコー源性の円形腫瘤がみられることがあるが，検出感度は低く36%に留まる。膵臓周囲のリンパ節転移や，肝転移などが先にみつかることも多い(図15a)。

CT検査はインスリノーマの検出において極めて重要であり，病変は様々な時相で造影増強される膵臓腫瘤のほか，周囲のリンパ節転移や肝転移の検出も可能である(図15)。造影CT検査での検出感度は96%であり，リンパ節転移，肝転移の検出感度はそれぞれ67%，75%であった[41]。

細胞診，組織生検

細胞診では，小型の円形核を有する細胞が散在し，裸核の目立つ神経内分泌腫瘍の細胞が採取される(図16)。血液性状や除外診断によりインスリノーマが強く疑われる場合は，膵臓や領域リンパ節の病変に対して細胞診を行う必要性は低い。肝転移など，他疾患と

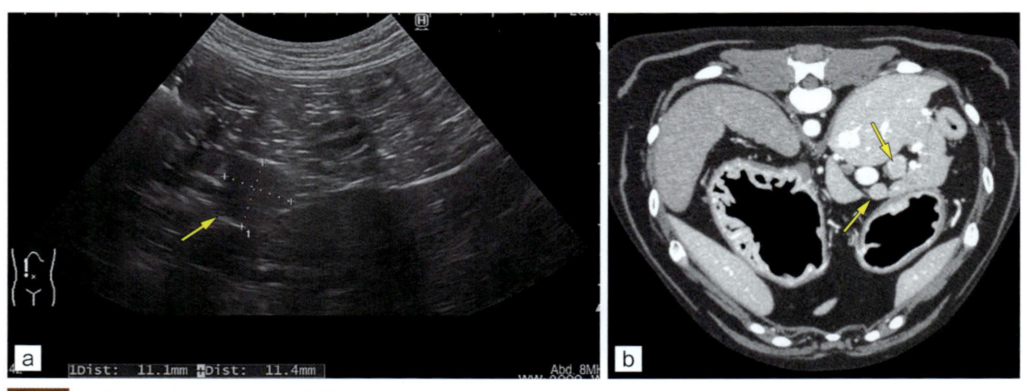

図15　インスリノーマの画像検査所見

a：超音波検査画像。1 cm 大の円形腫瘤（矢印）が右上腹部に観察された。最終的にはインスリノーマが転移したリンパ節であると判明した。
b：CT 画像。膵臓周囲に結節（矢印）が複数みられ，いずれもインスリノーマの病変であった。

の鑑別が必要な病変に対しては細胞診が有効であるが，組織生検まで行うことはまれである。

その他の腫瘍

ここではガストリノーマの診断について述べる。慢性的な消化器徴候に加え，腹部超音波検査にて膵臓腫瘤や，肝臓またはリンパ節の転移性病変を認めた場合，血中のガストリン濃度を測定することで診断を行う。ガストリノーマでは，ガストリン濃度は正常犬と比較し著しい高値を示すことが多い[42]。なお，細胞診の所見はインスリノーマと同様である。

治療

外科療法

病態のコントロールには，原発腫瘍および転移病変の“可能な限りの”外科切除が重要である。インスリノーマの病変は小型の場合が多く（0.5～4 cm），3～4％の症例では原発腫瘍を確認できない。術後早期に低血糖は改善するが，低血糖が持続する場合は病変の残存が示唆される。また，10％の症例で術後に膵炎が発生する[45]。外科切除後の生存期間を，以下に記載する[40, 46]。

- Stage1：生存期間 776～785 日
- Stage2：生存期間 547～574 日
- Stage3：生存期間 182～217 日

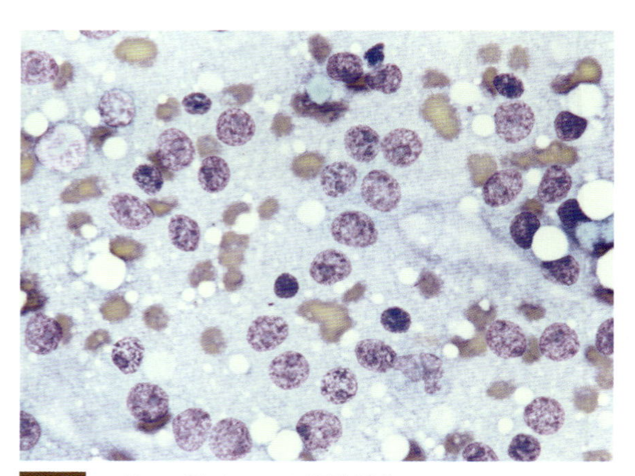

図16　インスリノーマの細胞診像

小型の円形核を有する細胞が散在性に採取され，神経内分泌腫瘍の形態をとる。

化学療法

古典的には，β 細胞を選択的に破壊するストレプトゾシンが使用されている。有害事象として，腎毒性，投与後の低血糖，糖尿病，嘔吐などが報告されている[47, 48]。

- ストレプトゾシン[47, 48]：
  500 mg/m^2，IV，2～3 週おき（投与前後の 7 時間は生理食塩水での水和が必要）
  ―Stage2～3：無進行期間 163～196 日，生存期間 308 日
- トセラニブ：肉眼病変に対する有用率 66.7％（CR：40％，PR：6.7％，SD：20％）[49]
  ―Stage1～3：生存期間 656 日[49]
  ―Stage3：生存期間 399 日[50]

内科療法

低血糖を呈する症例では少量頻回の高蛋白，高繊維食による食事管理を行う。また低血糖の管理には，プレドニゾロン，ジアゾキシド，オクトレオチドが用いられることがある。

その他の腫瘍

インスリノーマ以外の膵内分泌腫瘍では，外科切除や内科管理が行われるが，予後は不明である。臨床徴候の改善を目的として，オクトレオチドが用いられる[42, 51]。ガストリノーマの消化器徴候に対しては，プロトンポンプ阻害薬（オメプラゾール，ランソプラゾールなど）を使用する。

予後

インスリノーマの予後を以下に記載する。

外科切除の有無[44]

- あり：生存期間 14 カ月
- なし：生存期間 4 カ月

臨床ステージ[44]

- Stage1～2：生存期間 18 カ月
- Stage3：生存期間 6 カ月

術後血糖値[39]

- 正常～高血糖：生存期間 680 日
- 低血糖：生存期間 90 日

インフォームの注意点

膵内分泌腫瘍は転移率が高く，治療を行っても次々と転移が出現する。インスリノーマの診断は，低血糖さえ検出できればその後は比較的容易で，モニタリングに血糖値を利用することも可能である。ガストリノーマの主徴候は慢性的な消化器徴候であるため，難治性の嘔吐や下痢を呈する症例では，ガストリノーマを鑑別に入れるべきである。どの腫瘍も治療は外科切除が第一選択であり，転移病変がみられても可能な限り切除することで，徴候の改善が得られる場合が多い。トセラニブなど有効な薬剤も分かってきたため，積極的な管理を行い長期的な予後を目指すべきである。

犬の上皮小体腫瘍

発生，年齢，性別

上皮小体の過形成，腺腫または腺癌により，副甲状腺ホルモン（パラソルモン，PTH）産生が亢進し，上皮小体機能亢進症を示す。ほとんどは過形成または腺腫であり，腺癌はまれである。高齢犬に多く（発生年齢中央値：11 歳齢），性差は知られていない。キースホンド，ダックスフンド，ゴールデン・レトリーバーで発症リスクが高い[52]。

臨床徴候

臨床徴候は間欠的であり，4 割の飼い主が無関係の主訴で来院したとの報告がある[53]。主な徴候は高カルシウム血症に関連したものであり，多飲多尿，尿石症，活動性の低下，筋肉の痙攣，発作のほか，消化器徴候（食欲不振，嘔吐，便秘）を認める。

血液検査では，高カルシウムが 100%，低リンが 65%の症例でみられ，高カルシウムに関連し腎機能低下を認めることはまれである（5%程度）[53]。

診断

高カルシウム血症を認めた場合，ほかの鑑別診断の除外を行うとともに，イオン化カルシウム，PTH，副甲状腺ホルモン関連蛋白（PTHrP）の測定を行う（表 5）。通常，腫瘍随伴性の高カルシウム血症では PTHrP の上昇がみられる。上皮小体機能亢進症では PTH が正常～高値であり，73%の症例は正常範囲内であったことが報告されている[53]。高カルシウム時に PTH の産生があることが異常と考えるべきであり，結果の解釈には注意が必要である[53]。

画像検査は頚部の超音波検査を実施し，上皮小体の腫大（4～9 mm 程度）を確認する（図 17）。腫瘍化した上皮小体以外の上皮小体は，萎縮し確認できない場合が多い。上皮小体腫瘍の症例のうち，1 カ所のみ腫大が 70%，2 カ所腫大が 25%，3 カ所以上の腫大が 4%であったとされる[54]。一方で，4 つすべての上皮小体が均一に腫大している場合は，二次性（腎性または栄

表 5　高カルシウム血症を認める疾患と検査所見

疾患	カルシウム	リン	PTH	PTHrP
腫瘍随伴性高 Ca 血症	↑↑	↓	↓	↑
原発性上皮小体機能亢進症	↑↑	↓	→〜↑	↓
骨髄炎	↑	↓〜→	↓	↓
副腎皮質機能低下症（アジソン病）	↑	→	↓	↓
腎性二次性上皮小体機能亢進症	↓〜↑	↑↑	→〜↑	↓
ビタミン D 中毒	↑	→〜↑	↓	↓
脱水・若齢	↑	→〜↑	↓	↓
猫の特発性高 Ca 血症	↑	↓〜→	↓	↓

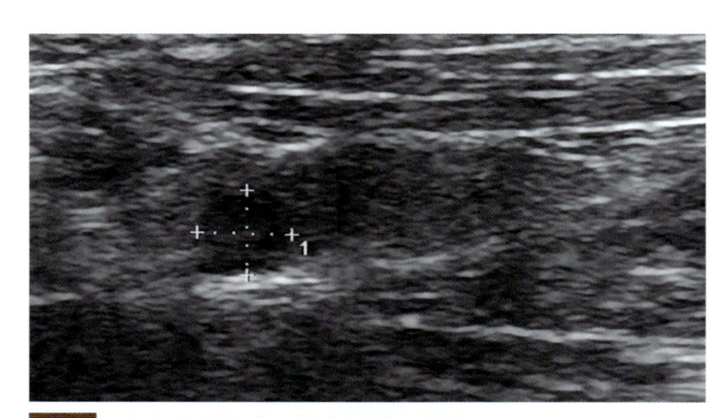

図 17　上皮小体腫瘍の超音波検査所見

甲状腺内部に，腫大した上皮小体が確認できる。

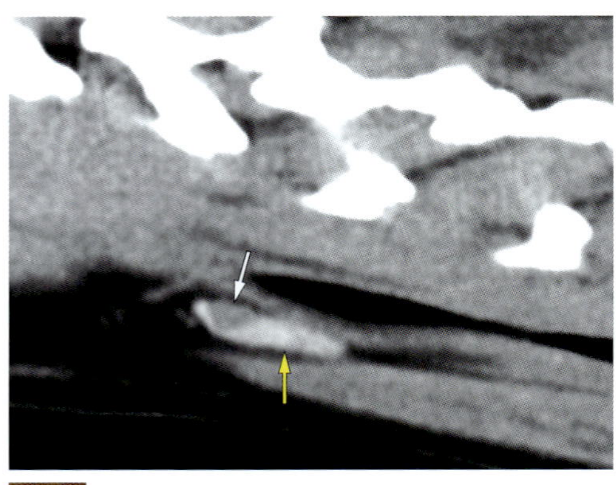

図 18　上皮小体腫瘍の CT 検査所見

甲状腺（黄矢印）内部に，腫大した上皮小体（白矢印）が確認できる。

養性）の上皮小体機能亢進症を検討する。CT 検査では，X 線吸収率の高い甲状腺組織の中に，X 線低吸収の上皮小体が観察できる（図 18）。

血液検査と画像検査で上皮小体腫瘍の診断は可能であり，細胞診を行うことはまれである。上皮小体は神経内分泌腫瘍であり，小型の円形核を有する細胞が散在性に採取される（図 19）。

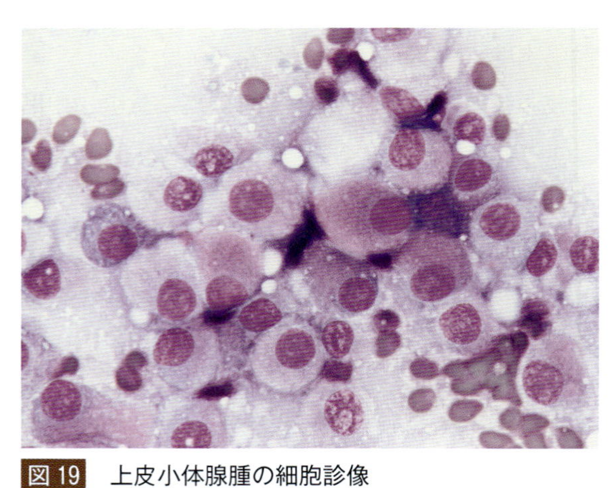

図 19　上皮小体腺腫の細胞診像

小型の円形核を有する細胞が散在性に採取され，神経内分泌腫瘍の形態をとる。

治療

以下に挙げる症例では，高カルシウムに対する早期の治療が必要であり，生理食塩水による静脈内点滴，利尿薬，プレドニゾロン等の投与により高カルシウムの改善を行う。

- 血中のカルシウム×リンが 70 を超える
- 高カルシウムによる臨床徴候が顕著
- 腎不全を認める

治療は外科切除が第一選択である。腫瘍化した上皮小体の切除により，高カルシウムは早期に解消する。3〜4 割の症例では，術後に低カルシウム血症が発現する。術後 3〜7 日にかけてカルシウム値が低下し，カルシウム値が 8.5 mg/dL を下回る，もしくは低カルシウム血症に伴う臨床徴候(顔面の掻痒感，部分発作，筋緊張など)がみられる場合は，カルシウム補充療法を開始する。急性期ではグルコン酸カルシウムの静脈内投与，慢性期では経口のカルシウム製剤やビタミンD製剤の投与が行われる。カルシウム値は正常まで回復させる必要はなく，多少低くても徴候が改善していれば問題ない。低カルシウムに対する治療は数カ月を要し，治療に対する反応は様々である。術後の予後は良好で，腺癌であっても術後の生存期間は2年に達する。また，転移は極めてまれである(1%)[53]。

なお，外科切除が困難な場合はエタノール注入療法が知られており，90%以上の症例でカルシウム値の低下がみられる[51]。

インフォームの注意点

上皮小体腫瘍は，治療介入を行えば多くの症例で臨床徴候を改善できる。高カルシウム血症が長期間にわたり継続していた症例では，術後，永続的に低カルシウム血症に対する対応が必要である可能性を伝える。

猫の内分泌腫瘍

犬と比較し，猫の内分泌腫瘍はまれである。代表的な内分泌腫瘍として，先端巨大症，甲状腺機能亢進症，原発性アルドステロン症などがある。

先端巨大症

機能性下垂体腺腫から成長ホルモンが過剰産生され，インスリン様成長因子(IGF-1，ソマトメジンC)が上昇する。その結果，インスリン抵抗性に伴う難治性糖尿病，多飲多尿，多食，体重増加，下顎の突出や額の拡大といった特徴的な顔貌の変化，粘膜肥厚に伴う呼吸困難，心筋の肥厚などがみられる[55]。

診断には，間接的に上昇するIGF-1を用いる。特に1,000 ng/mLを超える場合は，高い確率で先端巨大症がみられる。また，下垂体腫瘍はCTやMRI検査によって確認することができ，横断面で高さが4 mmを超える場合は腫大と考えられる[56]。

治療は主に放射線療法が用いられ，治療によりほとんどの症例でインスリン使用量の減少が可能である[57]。また，オクトレオチドが猫の先端巨大症に使用されているが，効果は不明である[58,59]。

甲状腺機能亢進症

多くは腺腫様過形成もしくは腺腫であり，腺癌は1〜3%程度である[60]。腺腫，腺癌ともに甲状腺ホルモン産生が亢進し，多食，体重減少，多飲多尿，活動性の亢進，ときには食欲低下といった典型的な臨床徴候がみられる。甲状腺癌は，腺腫や過形成と比較し大型化しやすく(図20)，頚部腫瘤が触知されることも多い。細胞診を行うことは少ないが，切除した組織のスタンプ標本では，犬と同様，濾胞構造を有する立方形の細胞が集塊状〜散在性に採取される(図21)。

甲状腺癌は悪性度が高く，リンパ節転移や肺転移がみられることがあるが，腫瘍が限局しているようであれば外科切除が有効である。チアマゾールによる内科療法は，甲状腺癌では無効である場合が多く，抗がん剤の有効性は知られていない[61]。欧米では放射性同位体を用いた治療が行われているが，国内では実施できない。

原発性アルドステロン症

中〜高齢猫に発生する副腎疾患である。副腎腫瘍からのアルドステロン産生亢進により生じる，高血圧や低カリウム血症を特徴とする疾患である(コーン症候群とも呼ばれる)[62]。高血圧に伴う眼徴候(網膜剥離，眼底出血，失明など)や，低カリウム性ミオパチーによる筋肉の虚弱(頚部の腹側への屈曲)がみられることがある。猫において副腎腫瘍は極めてまれであり，全腫瘍中の0.2%程度である[63]。組織学的には，腺癌が半数以上を占める[63]。

診断は特徴的な臨床徴候に加え，腹部超音波検査やCT検査にて副腎の片側性の腫大を確認することで行う(図22)。血液検査においては，低カリウム，血中アルドステロン濃度の上昇，およびレニン活性の低下がみられる(表6)。

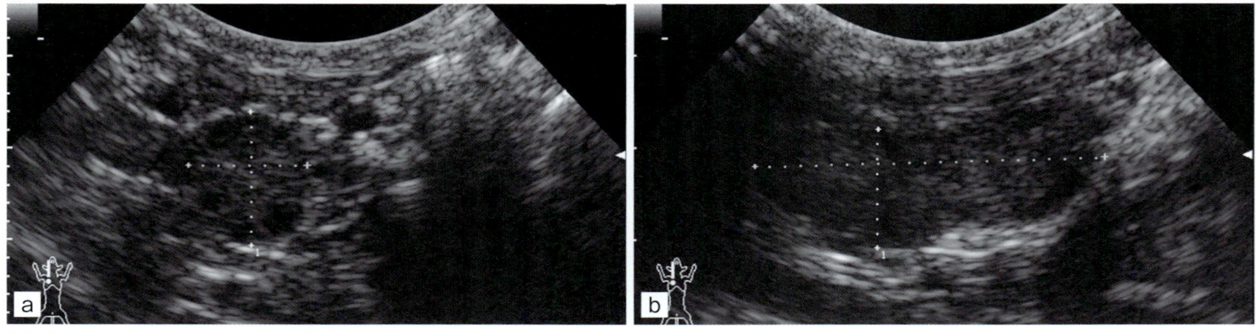

図 20　甲状腺癌の超音波検査所見

a：短軸像，b：長軸像。

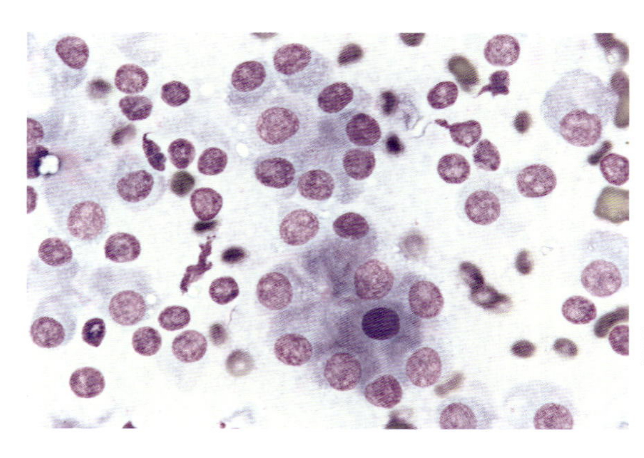

図 21　甲状腺癌の細胞診像

図 20 と同症例。小型の円形核を有する細胞が散在性に採取され，濾胞構造がみられる。

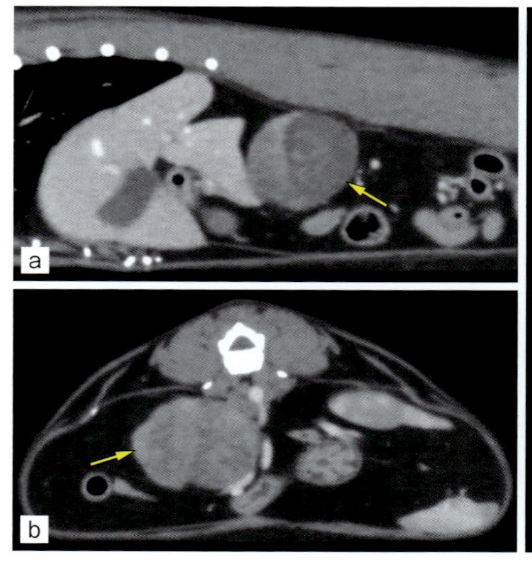

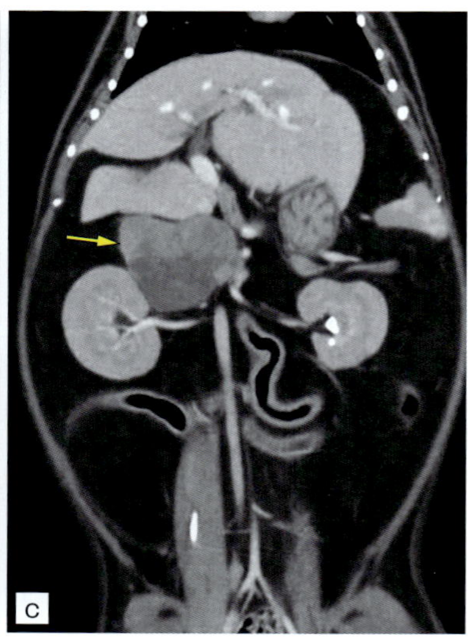

図 22　原発性アルドステロン症の CT 検査所見

右副腎に 3 cm 大の円形腫瘤が確認される（矢印）。

（岡山理科大学　糸井崇将先生のご厚意による）

治療は主に外科切除が行われるが，術前管理として，アルドステロン受容体拮抗薬であるスピロノラクトンの投与，高血圧に対してアムロジピンの投与，カリウム製剤による低カリウムの補正を行う。周術期死亡率は 23% とやや高いものの，外科切除が可能であれば長期生存が可能である[63]。

インフォームの注意点

猫の内分泌腫瘍はあまり遭遇する機会のない疾患だが，特徴的な臨床徴候や検査所見を知っておかなければ診断に時間を要することも多く，見落としやすい疾患である。治療介入により予後がよい場合がほとんどであるため，診断方法と治療選択について整理した上で対応してほしい。

表6 原発性アルドステロン症の症例の血液検査結果

項目	結果	項目	結果
WBC	8,500/μL	Na	154 mmol/L
PCV	28.7%	K	2.45 mmol/L
PLT	27.5×10^4/μL	Cl	114 mmol/L
ALT	53 U/L	CPK	60,530 U/L
AST	611 U/L	LDH	676 U/L
BUN	29.6 mg/dL	コルチゾール	1.4 μg/dL
Cre	1.3 mg/dL	アルドステロン	1,660 pg/mL

図22と同症例。低カリウム(青字)，筋肉由来の酵素の上昇(赤字)，アルドステロンの上昇(正常は200 pg/mL程度)が観察された。

参考文献

1. Liptak JM. Canine thyroid carcinoma. Clin Tech Small Anim Pract. 2007; 22(2): 75-81.
2. Bertolini G, Drigo M, Angeloni L, et al. Incidental and nonincidental canine thyroid tumors assessed by multidetector row computed tomography: a single-centre cross sectional study in 4520 dogs. Vet Radiol Ultrasound. 2017; 58(3): 304-314.
3. Enache D, Ferro L, Morello EM, et al. Thyroidectomy in dogs with thyroid tumors: survival analysis in 144 cases (1994-2018). J Vet Intern Med. 2023; 37(2): 635-647.
4. Scharf VF, Oblak ML, Hoffman K, et al. Clinical features and outcome of functional thyroid tumours in 70 dogs. J Small Anim Pract. 2020; 61(8): 504-511.
5. Latifi M, Skinner OT, Spoldi E, et al. Outcome and postoperative complications in 73 dogs with thyroid carcinoma with gross vascular invasion managed with thyroidectomy. Vet Comp Oncol. 2021; 19(4): 685-696.
6. Skinner OT, Souza CHM, Kim DY. Metastasis to ipsilateral medial retropharyngeal and deep cervical lymph nodes in 22 dogs with thyroid carcinoma. Vet Surg. 2021; 50(1): 150-157.
7. Owen LN. TNM Classification of Tumours in Domestic Animals. World Health Organization. 1980.
8. Mai W, Seiler GS, Lindl-Bylicki BJ, et al. CT and MRI features of carotid body paragangliomas in 16 dogs. Vet Radiol Ultrasound. 2015; 56(4): 374-383.
9. Lee BI, LaRue SM, Seguin B, et al. Safety and efficacy of stereotactic body radiation therapy (SBRT) for the treatment of canine thyroid carcinoma. Vet Comp Oncol. 2020; 18(4): 843-853.
10. Pack L, Roberts RE, Dawson SD, et al. Definitive radiation therapy for infiltrative thyroid carcinoma in dogs. Vet Radiol Ultrasound. 2001; 42(5): 471-474.
11. Tsimbas K, Turek M, Christensen N, et al. Short survival time following palliative-intent hypofractionated radiotherapy for non-resectable canine thyroid carcinoma: a retrospective analysis of 20 dogs. Vet Radiol Ultrasound. 2019; 60(1): 93-99.
12. Sheppard-Olivares S, Bello NM, Wood E, et al. Toceranib phosphate in the treatment of canine thyroid carcinoma: 42 cases (2009-2018). Vet Comp Oncol. 2020; 18(4): 519-527.
13. Campos M, Ducatelle R, Rutteman G, et al. Clinical, pathologic, and immunohistochemical prognostic factors in dogs with thyroid carcinoma. J Vet Intern Med. 2014; 28(6): 1805-1813.
14. Giannasi C, Rushton S, Rook A, et al. Canine thyroid carcinoma prognosis following the utilisation of computed tomography assisted staging. Vet Rec. 2021; 189(1): e55.
15. Nadeau ME, Kitchell BE. Evaluation of the use of chemotherapy and other prognostic variables for surgically excised canine thyroid carcinoma with and without metastasis. Can Vet J. 2011; 52(9): 994-998.
16. Barrera JS, Bernard F, Ehrhart EJ, et al. Evaluation of risk factors for outcome associated with adrenal gland tumors with or without invasion of the caudal vena cava and treated via adrenalectomy in dogs: 86 cases (1993-2009). J Am Vet Med Assoc. 2013; 242(12): 1715-1721.
17. Labelle P, De Cock HE. Metastatic tumors to the adrenal glands in domestic animals. Vet Pathol. 2005; 42(1): 52-58.
18. Reusch CE, Feldman EC. Canine hyperadrenocorticism due to adrenocortical neoplasia. Pretreatment evaluation of 41 dogs. J Vet Intern Med. 1991; 5(1): 3-10.
19. Barthez PY, Marks SL, Woo J, et al. Pheochromocytoma in dogs: 61 cases (1984-1995). J Vet Intern Med. 1997; 11(5): 272-278.
20. Herrera MA, Mehl ML, Kass PH, et al. Predictive factors and the effect of phenoxybenzamine on outcome in dogs undergoing adrenalectomy for pheochromocytoma. J Vet Intern Med. 2008; 22(6): 1333-1339.
21. Scavelli TD, Peterson ME, Matthiesen DT. Results of surgical treatment for hyperadrenocorticism caused by adrenocortical neoplasia in the dog: 25 cases (1980-1984). J Am Vet Med Assoc. 1986; 189(10): 1360-1364.
22. Labelle P, Kyles AE, Farver TB, et al. Indicators of malignancy of canine adrenocortical tumors: histopathology and proliferation index. Vet Pathol. 2004; 41(5): 490-497.
23. Feldman EC. Comparison of ACTH response and dexamethasone suppression as screening tests in canine hyperadrenocorticism. J Am Vet Med Assoc. 1983; 182(5): 506-510.
24. Feldman EC, Nelson RW, Feldman MS. Use of low- and high-dose dexamethasone tests for distinguishing pituitary-dependent from adrenal tumor hyperadrenocorticism in dogs. J Am Vet Med Assoc. 1996; 209(4): 772-775.
25. Salesov E, Boretti FS, Sieber-Ruckstuhl NS, et al. Urinary and plasma catecholamines and metanephrines in dogs with pheochromocytoma, hypercortisolism, nonadrenal disease and in healthy dogs. J Vet Intern Med. 2015; 29(2): 597-602.
26. Gostelow R, Bridger N, Syme HM. Plasma-free metanephrine and free normetanephrine measurement for the diagnosis of pheochromocytoma in dogs. J Vet Intern Med. 2013; 27(1): 83-90.
27. Pagani E, Tursi M, Lorenzi C, et al. Ultrasonographic features of adrenal gland lesions in dogs can aid in diagnosis. BMC Vet Res. 2016; 12(1): 267.

28. Besso JG, Penninck DG, Gliatto JM. Retrospective ultrasonographic evaluation of adrenal lesions in 26 dogs. Vet Radiol Ultrasound. 1997; 38(6): 448-455.

29. Gregori T, Mantis P, Benigni L, et al. Comparison of computed tomographic and pathologic findings in 17 dogs with primary adrenal neoplasia. Vet Radiol Ultrasound. 2015; 56(2): 153-159.

30. Mayhew PD, Boston SE, Zwingenberger AL, et al. Perioperative morbidity and mortality in dogs with invasive adrenal neoplasms treated by adrenalectomy and cavotomy. Vet Surg. 2019; 48(5): 742-750.

31. Helm JR, McLauchlan G, Boden LA, et al. A comparison of factors that influence survival in dogs with adrenal-dependent hyperadrenocorticism treated with mitotane or trilostane. J Vet Intern Med. 2011; 25(2): 251-260.

32. Massari F, Nicoli S, Romanelli G, et al. Adrenalectomy in dogs with adrenal gland tumors: 52 cases (2002-2008). J Am Vet Med Assoc. 2011; 239(2): 216-221.

33. Schwartz P, Kovak JR, Koprowski A, et al. Evaluation of prognostic factors in the surgical treatment of adrenal gland tumors in dogs: 41 cases (1999-2005). J Am Vet Med Assoc. 2008; 232(1): 77-84.

34. Appelgrein C, Hosgood G, Drynan E, et al. Short-term outcome of adrenalectomy in dogs with adrenal gland tumours that did not receive pre-operative medical management. Aust Vet J. 2020; 98(9): 449-454.

35. Enright D, Dickerson VM, Grimes JA, et al. Short- and long-term survival after adrenalectomy in 53 dogs with pheochromocytomas with or without alpha-blocker therapy. Vet Surg. 2022; 51(3): 438-446.

36. Linder T, Wakamatsu C, Jacovino J, et al. Stereotactic body radiation therapy as an alternative to adrenalectomy for the treatment of pheochromocytomas in 8 dogs. Vet Comp Oncol. 2023; 21(1): 45-53.

37. Kintzer PP, Peterson ME. Mitotane treatment of 32 dogs with cortisol-secreting adrenocortical neoplasms. J Am Vet Med Assoc. 1994; 205(1): 54-61.

38. Musser ML, Taikowski KL, Johannes CM, et al. Retrospective evaluation of toceranib phosphate (Palladia®) use in the treatment of inoperable, metastatic, or recurrent canine pheochromocytomas: 5 dogs (2014-2017). BMC Vet Res. 2018; 14(1): 272.

39. Capodanno Y, Altieri B, Elders R, et al. Canine insulinoma as a model for human malignant insulinoma research: Novel perspectives for translational clinical studies. Transl Oncol. 2022; 15(1): 101269.

40. Polton GA, White RN, Brearley MJ, et al. Improved survival in a retrospective cohort of 28 dogs with insulinoma. J Small Anim Pract. 2007; 48(3): 151-156.

41. Buishand FO. Current trends in diagnosis, treatment and prognosis of canine insulinoma. Vet Sci. 2022; 9(10): 540.

42. Hughes SM. Canine gastrinoma: a case study and literature review of therapeutic options. N Z Vet J. 2006; 54(5): 242-247.

43. Oberkirchner U, Linder KE, Zadrozny L, et al. Successful treatment of canine necrolytic migratory erythema (superficial necrolytic dermatitis) due to metastatic glucagonoma with octreotide. Vet Dermatol. 2010; 21(5): 510-516.

44. Caywood DD, Klausner JS, O'Leary TP, et al. Pancreatic insulin-secreting neoplasma: clinical, diagnostic, and prognostic features in 73 dogs. J Am Anim Hosp Assoc. 1988; 24(5):577-584.

45. Goutal CM, Brugmann BL, Ryan KA. Insulinoma in dogs: a review. J Am Anim Hosp Assoc. 2012; 48(3): 151-163.

46. Cleland NT, Morton J, Delisser PJ. Outcome after surgical management of canine insulinoma in 49 cases. Vet Comp Oncol. 2021; 19(3): 428-441.

47. Moore AS, Nelson RW, Henry CJ, et al. Streptozocin for treatment of pancreatic islet cell tumors in dogs: 17 cases (1989-1999). J Am Vet Med Assoc. 2002; 221(6): 811-818.

48. Northrup NC, Rassnick KM, Gieger TL, et al. Prospective evaluation of biweekly streptozotocin in 19 dogs with insulinoma. J Vet Intern Med. 2013; 27(3): 483-490.

49. Sheppard-Olivares S, Bello NM, Johannes CM, et al. Toceranib phosphate in the management of canine insulinoma: a retrospective multicentre study of 30 cases (2009-2019). Vet Rec Open. 2022; 9(1): e27.

50. Alonso-Miguel D, García-San José P, González Sanz S, et al. Evaluation of palliative therapy, alone or in combination with toceranib phosphate, in dogs diagnosed with metastatic or recurrent beta-cell neoplasia. N Z Vet J. 2021; 69(4): 234-239.

51. Oberkirchner U, Linder KE, Zadrozny L, et al. Successful treatment of canine necrolytic migratory erythema (superficial necrolytic dermatitis) due to metastatic glucagonoma with octreotide. Vet Dermatol. 2010; 21(5): 510-516.

52. Schaefer C, Goldstein RE. Canine primary hyperparathyroidism. Compend Contin Educ Vet. 2009; 31(8): 382-389.

53. Feldman EC, Hoar B, Pollard R, et al. Pretreatment clinical and laboratory findings in dogs with primary hyperparathyroidism: 210 cases (1987-2004). J Am Vet Med Assoc. 2005; 227(5): 756-761.

54. Erickson AK, Regier PJ, Watt MM, et al. Incidence, survival time, and surgical treatment of parathyroid carcinomas in dogs: 100 cases (2010-2019). J Am Vet Med Assoc. 2021; 259(11): 1309-1317.

55. Gouvêa FN, Pennacchi CS, Assaf ND, et al. Acromegaly in dogs and cats. Ann Endocrinol (Paris). 2021; 82(2): 107-111.

56. Costanza D, Coluccia P, Auletta L, et al. Computed tomographic assessment of pituitary gland dimensions in domestic short-haired cats. Animals (Basel). 2023 Jun 9; 13(12): 1935.

57. Wormhoudt TL, Boss MK, Lunn K, et al. Stereotactic radiation therapy for the treatment of functional pituitary adenomas associated with feline acromegaly. J Vet Intern Med. 2018; 32(4): 1383-1391.

58. Peterson ME, Taylor RS, Greco DS, et al. Acromegaly in 14 cats. J Vet Intern Med. 1990; 4(4): 192-201.

59. Slingerland LI, Voorhout G, Rijnberk A, et al. Growth hormone excess and the effect of octreotide in cats with diabetes mellitus. Domest Anim Endocrinol. 2008; 35(4): 352-361.

60. Hibbert A, Gruffydd-Jones T, Barrett EL, et al. Feline thyroid carcinoma: diagnosis and response to high-dose radioactive iodine treatment. J Feline Med Surg. 2009; 11(2): 116-124.

61. Barber LG. Thyroid tumors in dogs and cats. Vet Clin North Am Small Anim Pract. 2007; 37(4): 755-773.

62. Kooistra HS. Primary hyperaldosteronism in cats: an underdiagnosed disorder. Vet Clin North Am Small Anim Pract. 2020; 50(5): 1053-1063.

63. Daniel G, Mahony OM, Markovich JE, et al. Clinical findings, diagnostics and outcome in 33 cats with adrenal neoplasia (2002-2013). J Feline Med Surg. 2016; 18(2): 77-84.

2 内分泌腫瘍の診断の進め方・治療方針の決め方

フローチャート：犬の甲状腺腫瘍の場合

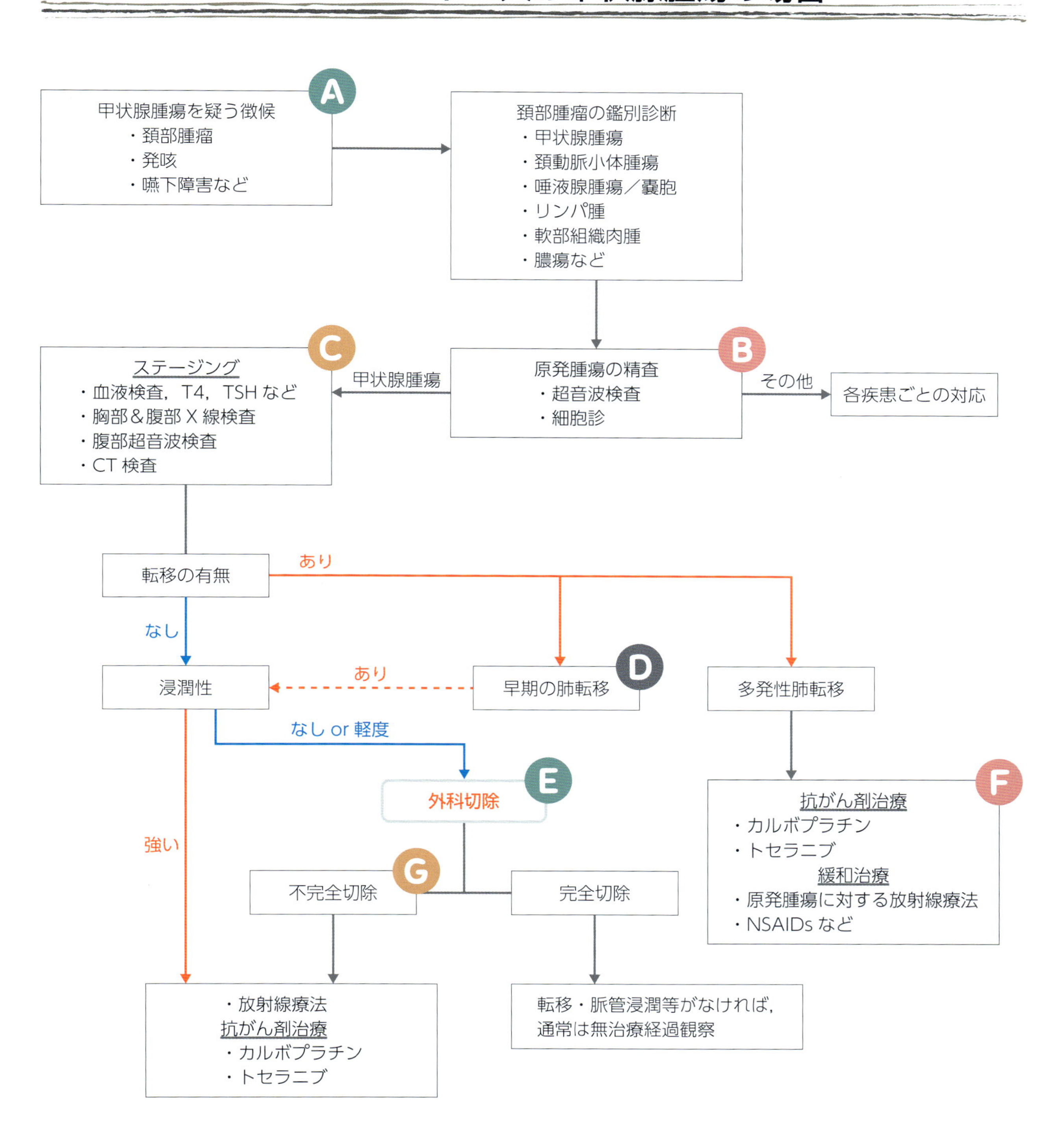

進める上での注意点

犬の甲状腺腫瘍は臨床徴候に乏しく，頚部腫瘤を主訴として来院する場合も多い。早期であるほど予後もよいため，好発犬種の健康診断時には頚部の触診も欠かさず行うべきである。嚥下障害などの強い臨床徴候を伴う場合は，気管や喉頭などへの浸潤も考慮されるため，対応は慎重にあたらなければならない。

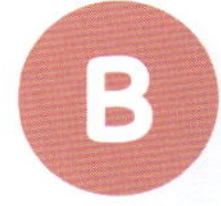

進める上での注意点

頚部腫瘤には様々な鑑別診断が含まれるが，甲状腺かどうかは超音波検査と細胞診で判断可能である。甲状腺癌の場合，腫瘍は頚部気管と総頚動脈の間に挟まれるかたちで位置し，カラードプラーにより著しい血流が確認される（図 3 を参照）。細胞診は超音波ガイド下で行うが，血流が豊富であるため，そのまま穿刺を行うと血液で希釈され診断に至らない場合が多い。穿刺の際は腫瘤を強く圧迫し，血流を遮った状態で行うと甲状腺由来の細胞が得られやすい。

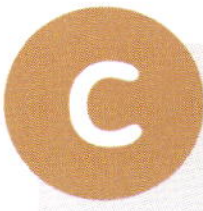

進める上での注意点

ステージングを行う場合，甲状腺癌の診断時転移率は低く，基本的には領域リンパ節と肺を評価するだけで十分である。血液検査では甲状腺ホルモンを測定しておくと，ホルモン補充の必要性を判断しやすい。CT 検査では，より詳細な肺転移の評価が可能であり，また腫瘍の周囲組織への浸潤を詳細に観察することができる。気管や食道などの周囲臓器に浸潤がみられた場合は外科不適応となりやすく，術前の CT 検査は必須である。

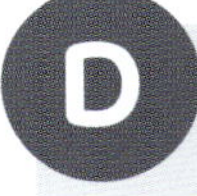

インフォームのポイント

甲状腺癌では肺転移を認めたとしても，まだ小さな転移病変であれば，原発腫瘍に対して局所治療を行う場合があることを理解してもらう必要がある。転移病変の進行は緩やかである場合が多いため，嚥下障害などの徴候を呈する場合は局所治療が QOL の改善に有効であり，様々な治療を併用することで長期生存が可能である。ただし，肺転移があること自体は予後不良因子であり，根治は困難であること，局所治療に加え抗がん剤などの治療が生涯にわたって必要となることを伝えておくべきである。

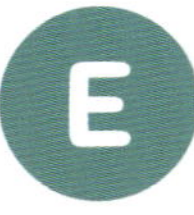

進める上での注意点

片側性かつ浸潤性の低い甲状腺癌の場合，治療の第一選択は外科切除である。外科切除は，被膜ごと切除を行う被膜外法で行い，気管や食道，大血管や反回喉頭神経の損傷に注意する。両側性の場合は上皮小体の温存が問題となるが，温存可能であれば，術後の低カルシウム血症の発生は避けることが可能である。また，術後に甲状腺ホルモンの補充が必要になることは少なく，低カルシウム血症と比較し緊急性は低い。固着が強く，明らかな周囲組織への浸潤が疑われる場合は，放射線療法を選択する。

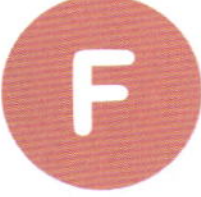

進める上での注意点

広範囲に肺転移が形成されている場合は予後不良であり，積極的な外科切除は不適応である。一般状態がよければ，抗がん剤による内科療法を検討する。ドキソルビシンやカルボプラチンのほか，近年ではトセラニブの有効性も報告されている。ただし，甲状腺癌は転移病変の進行も緩やかであることが多いため，抗がん剤が本当に有効かどうか慎重に判断する必要がある。

インフォームのポイント

甲状腺癌は徴候が非特異的であり，発見が遅れがちである。そのため診断時点で肺転移を認めることも多々あり，重度の肺転移がみられた場合，そのギャップに飼い主は強いショックを受けてしまう。甲状腺癌の場合は肺転移がみられても進行が緩やかであり，治療選択が残されていることを丁寧に説明する。また，トセラニブによる治療を行う場合は，治療期間が長期にわたる可能性があることから，経済的な負担や副作用についても事前にインフォームすべきである。

薬剤選択のポイント

- ドキソルビシン：25〜30 mg/m^2，IV，3 週おき
- カルボプラチン：250〜300 mg/m^2，IV，3〜4 週おき
- トセラニブ：2.8〜3.2 mg/kg，PO，週 3 回（月・水・金曜日に投与など）

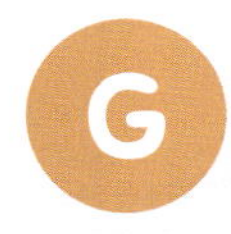

進める上での注意点

浸潤性が強く不完全切除であった場合は，放射線療法，もしくは抗がん剤による術後補助治療を検討する。また完全切除であっても，リンパ節転移や病理組織学的に脈管浸潤を伴うような場合は，術後抗がん剤を検討すべきであるが，転移や再発を抑制するという明確なエビデンスは存在しない。明らかな転移病変(肺転移など)が認められる場合は，術後にトセラニブを使用し，進行を抑制する。

フローチャート：犬の副腎腫瘍の場合

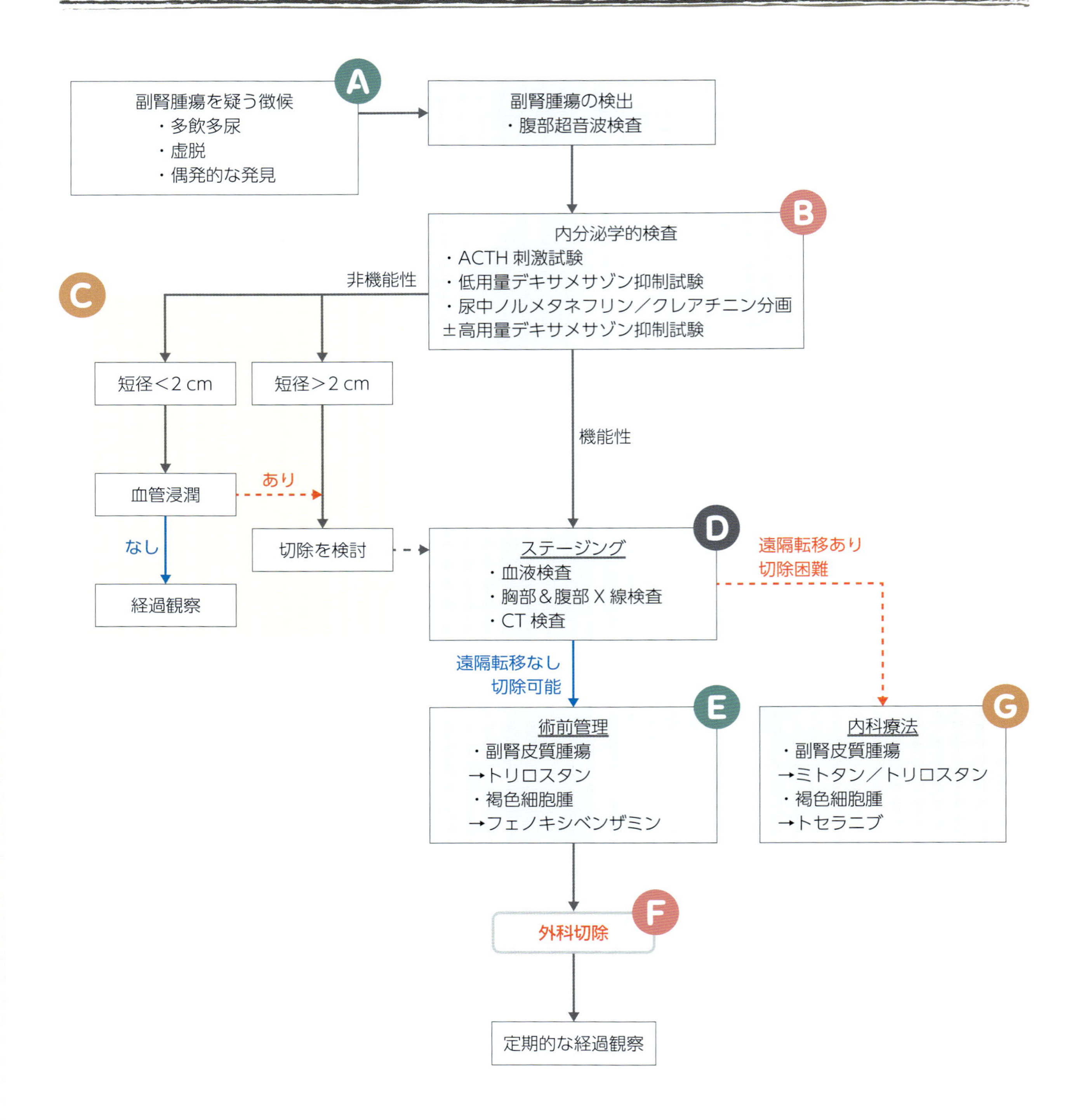

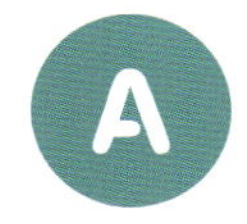

進める上での注意点

副腎皮質腫瘍では，糖質コルチコイド(コルチゾール)産生の亢進を伴う場合が多く，多飲多尿や腹囲膨満など典型的な徴候を呈しやすい。一方，偶発的に発見される非機能性腫瘍や褐色細胞腫では，無徴候であったり徴候が間欠的であったりすることも多い。特に悪性腫瘍の場合は，進行すると転移や血管内浸潤がみられることもあるため早期発見が重要である。

B

進める上での注意点

画像検査で副腎腫瘍を認めた場合は，内分泌学的検査を行い，診断を進める。臨床徴候にもよるが，明らかなクッシング徴候を呈している場合は，ACTH刺激試験のみで判断できる場合が多い。まれに両側性に腫瘍がみられることがあり，その場合は高用量デキサメサゾン抑制試験やACTHの定量を行うこともある。褐色細胞腫を疑う場合は，尿中ノルメタネフリン／クレアチニン分画を確認する(表7)。

表7 尿中ノルメタネフリン／クレアチニン分画の測定

①尿は可能な限りストレスのない環境で採取する(来院直後など)。

②尿10 mLに対し，6 N塩酸を120 μL添加し，pH≦2であることを確認する。

③即座に遮光，冷凍保存し，検査センターに「尿中メタネフリン2分画」および「尿中クレアチニン」の測定を依頼する。

④測定結果の判定には，単位の変換が必要となる。

- ノルメタネフリン：
  「mg/L」を「nM」に変換する。
  →測定結果「mg/L」×5,460
- クレアチニン：
  「mg/dL」を「mM」に変換する。
  →測定結果「mg/dL」×0.0884

⑤測定結果の判定。

- ノルメタネフリン(nM)÷クレアチニン(mM)
  ＝尿中ノルメタネフリン／クレアチニン分画
  →>400の場合，機能性褐色細胞腫の可能性が高いと判断する。

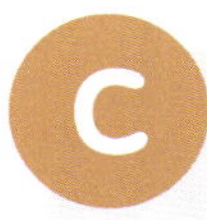

進める上での注意点

腫瘍が偶発的に発見され，各種内分泌学的検査を行っても診断に至らない場合は，非機能性と判断する。腫瘍の短径が2 cm未満であり，画像検査上で明らかな血管浸潤を伴わない場合は，定期的に腹部超音波検査を行い増大傾向の有無を確認する。一方，偶発的に発見された場合であっても短径が2 cmを超える場合は，悪性腫瘍(副腎皮質腺癌または褐色細胞腫)である可能性が高いため，早期の外科切除を検討すべきである。

進める上での注意点

ステージングで重要なポイントは，血管浸潤の有無である。巨大な腫瘍栓を形成しているような場合は外科切除の難易度が高く，予後も悪くなる。遠隔転移を認める場合，外科切除を行うメリットは限られるため，内科療法に移行する。

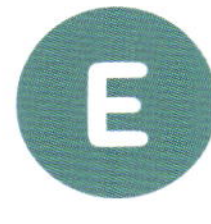

進める上での注意点

外科切除が可能と判断された場合，機能性腫瘍では術前に2週間程度内科管理を行い，ホルモン異常の是正を行う。副腎皮質腫瘍では，術前にトリロスタンによる管理を行うことで，血栓症や術後の癒合不全のリスクを低下できる可能性がある。なお，副腎皮質腫瘍は，下垂体性副腎皮質機能亢進症と比較しトリロスタンに対する感受性が高いため，少ない量から開始し，機能低下とならないよう注意する。褐色細胞腫では，フェノキシベンザミンの使用により周術期死亡率の低下が報告されているため[20]，入手可能であれば使用を検討する。

薬剤選択のポイント

副腎皮質腫瘍

- トリロスタン：0.5 mg/kg，PO，sidから開始し，反応をみて増量を検討する。

褐色細胞腫

- フェノキシベンザミン：0.5～2 mg/kg，PO，bid

フェノキシベンザミンが入手困難な場合は，以下の薬剤を使用する。

- プラゾシン：0.05～0.1 mg/kg，PO，bid～tid(高血圧に対して使用)
- プロプラノロール：0.2～1.0 mg/kg，PO，tid(頻脈に対して，α受容体遮断薬の投与開始数日後から使用する)

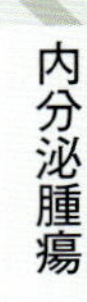

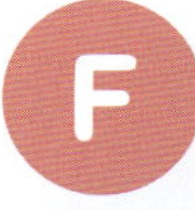

インフォームのポイント

副腎腫瘍の外科切除は，ほかの外科手術と比較しても高難度であり，周術期死亡率も高い。難易度は腫瘍の大きさや浸潤の程度，術者の技量にも大きく依存するため，一概に危険性が高いわけではないが，飼い主に対しては，周術期死亡率や術後合併症についての丁寧な説明が求められる。

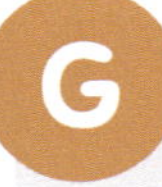

進める上での注意点

遠隔転移を認める副腎皮質腫瘍の場合は，副腎皮質機能亢進症の管理がメインとなり，トリロスタンとミトタンによる管理が行われる。以前はミトタンが第一選択であったが，トリロスタンでも同等の成績が得られることが報告されており[31,37]，投薬の煩雑さや安全性を考慮するとトリロスタンのほうが使用しやすい。遠隔転移を認める場合の予後は 2 カ月程度である。

遠隔転移を認める褐色細胞腫の管理は困難である。トセラニブも劇的な効果がみられるわけではない。高血圧や頻脈がみられる場合は，α 受容体遮断薬や β 受容体遮断薬の使用を検討する（前述の E も参照）。

フローチャート：犬のインスリノーマの場合

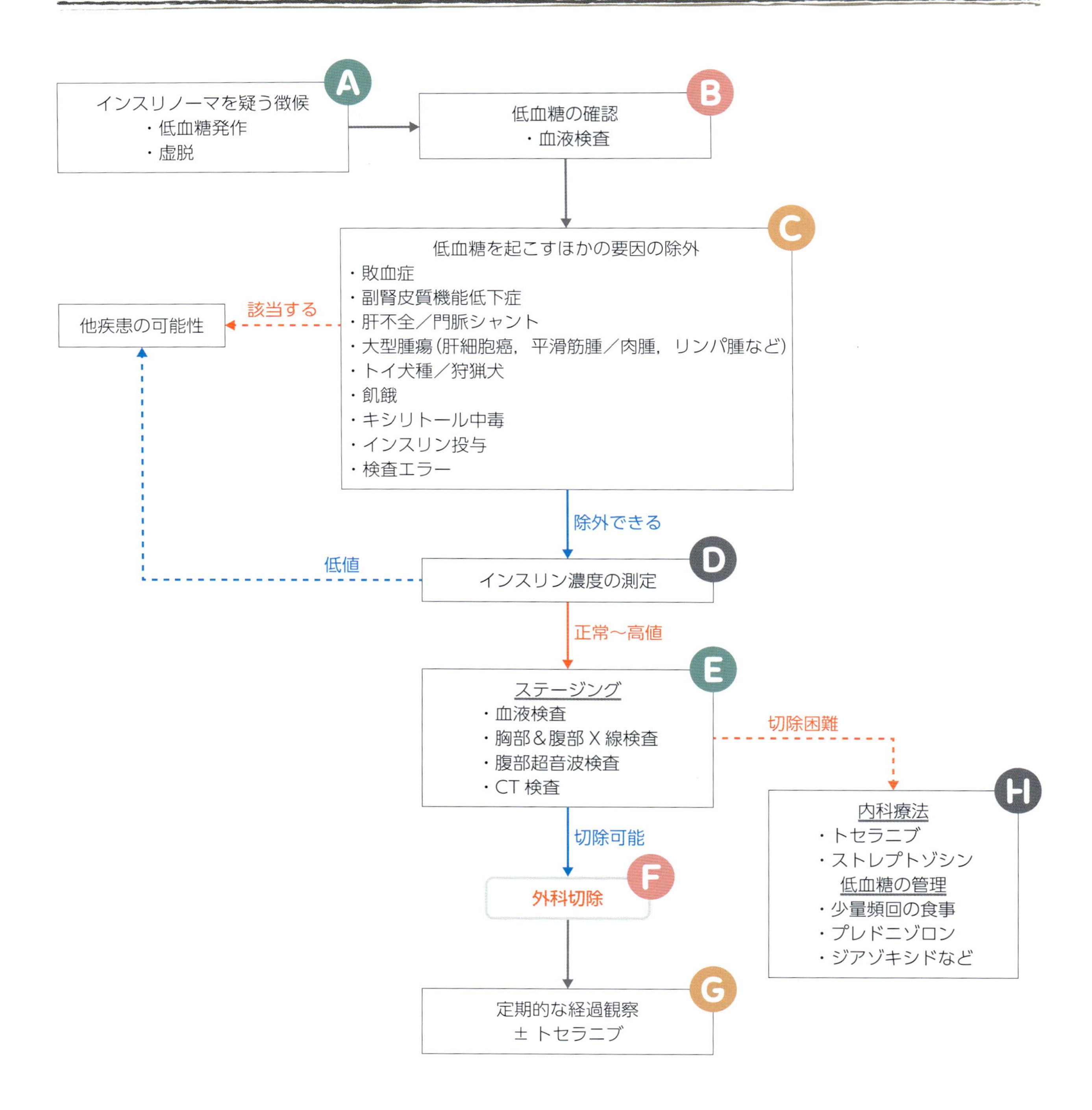

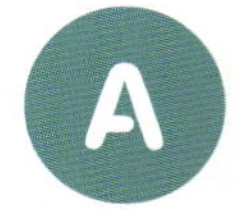

進める上での注意点

インスリノーマでは，低血糖に関連した発作，虚弱，後肢麻痺，虚脱などがみられるが，徴候は間欠的であることが多い。また神経疾患と誤認されることもあるため，低血糖に関連した徴候であるかを見抜けるかどうかが重要である。

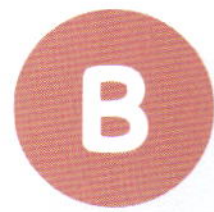

進める上での注意点

臨床徴候と同様，低血糖の発現は間欠的であるため常に低血糖を示すとは限らない。検査は絶食下で行い，疑わしい場合は複数回測定して確認を行う。糖化アルブミンやフルクトサミンも血糖値マーカーとなるが，インスリノーマの直接的な診断に結びつくわけではない。

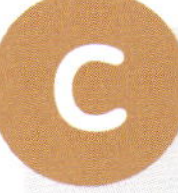

進める上での注意点

低血糖の鑑別診断には様々なものがあり，見落としがないよう，問診，身体検査，血液検査，画像検査等を丁寧に行う。大型腫瘍(特に肝細胞癌や平滑筋腫／肉腫，リンパ腫など)では，IGF-1の産生亢進により，腫瘍随伴症候群として低血糖がみられることがある。

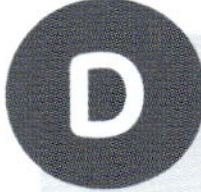

進める上での注意点

インスリン濃度の測定は，必ず低血糖がみられたタイミングで行う。“血糖値が低いにもかかわらずインスリンが産生されている”ことがインスリノーマの存在を示唆する証拠であり，他疾患では基本的にインスリン濃度は低下する。まれではあるが，大型腫瘍などの他疾患とインスリノーマが併発することがあり，低血糖時にインスリン濃度の上昇がみられた際は，必ず膵臓の精査を行う。

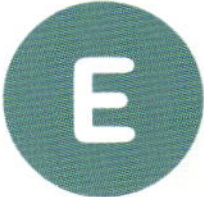

進める上での注意点

インスリノーマの診断時転移率は高く，最終的にはほとんどの症例で転移が認められる。CT検査を行う際は，膵臓のほかに周囲のリンパ節の腫大がないか，肝臓に転移がみられないか評価する。また膵臓の腫瘤が膵体部に位置している場合は，外科切除は困難と考え，内科療法へ移行する。

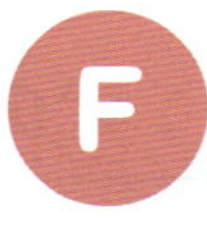

インフォームのポイント

インスリノーマの場合，原発腫瘍の切除を行っても経過観察中に転移がみられる場合が多い。しかし転移がみられたとしても可能な限り外科切除を行うべきであり，この場合，根治的というよりは血糖値のコントロールという意味合いが強い。また，術後に膵炎や糖尿病を発症することがあるため，その点についても伝えておく。

G

進める上での注意点

基本的には再発するため，定期的に血糖値をモニターする。低血糖がみられた際には再度CT検査を実施し，再発・転移の有無を確認する。切除後の補助療法の有効性は不明であるが，トセラニブを使用してもよいものと思われる。

H

進める上での注意点

重度の遠隔転移により外科切除が不適応である場合や，切除が困難な位置に発生している場合，飼い主が手術を希望されない場合は，内科療法を実施する。内科療法は大きく2つに分かれ，ひとつは腫瘍に対する治療(ストレプトゾシン，トセラニブ)で，もうひとつは低血糖に対する治療(食事管理，プレドニゾロン，ジアゾキシド，オクトレオチドなど)である。治療成績と副作用，投与の煩雑さを考慮すれば，現状ではトセラニブが第一選択と思われる。トセラニブを使用しながら，低血糖に対する治療を並行して行う。

薬剤選択のポイント

腫瘍に対する治療

- トセラニブ：2.8～3.2 mg/kg，PO，週3回(月・水・金曜日に投与など)

低血糖に対する治療

- プレドニゾロン：0.5 mg/kg，PO，bid
- ジアゾキシド：5 mg/kg，PO，bidから開始し，反応をみて増量を検討する。
- オクトレオチド：10～20 μg/kg，SC or IM

第 12 章
骨腫瘍

1 代表的な骨腫瘍とその概要

犬の骨肉腫
猫の骨肉腫

2 骨腫瘍の診断の進め方・治療方針の決め方

フローチャート

1 代表的な骨腫瘍とその概要

骨の腫瘍性疾患を疑う場合，原発性骨腫瘍，転移性骨腫瘍，骨髄炎などの非腫瘍性疾患が鑑別に挙がります。それぞれの予後や対応は大きく異なることから，確実に診断することも重要ですが，骨破壊が強い場合などでは，断脚といった診断を兼ねた治療を行う判断も必要となります。飼い主にとって断脚は大きな心理的負担であり，状況にあわせた慎重なインフォームが求められます。

犬の骨肉腫

犬の原発性骨腫瘍では骨肉腫が最も一般的な組織型であり，そのほかに軟骨肉腫，線維肉腫，血管肉腫などが発生し，これらは「4大骨腫瘍」と呼ばれる。原発性骨腫瘍の基本的な治療方針と予後に差異はなく，組織型の違いによって対応は変化しない。

一方で，付属骨格(四肢，骨盤など)で発生した場合は，体軸骨格(頭部，脊椎など)で発生したものと比較して挙動が悪いため注意が必要である。

発生

7歳齢前後での発生が多い。2歳齢前後にも発生の小さなピークがみられる。

品種

大～超大型犬に好発する。セント・バーナード，グレート・デーン，アイリッシュ・セター，ロットワイラー，ゴールデン・レトリーバーなどの大型犬種で発生リスクが増加する。

部位

犬の骨肉腫の75%が付属骨格，25%が体軸骨格に発生する。付属骨格では，"Far elbow，near knee" といわれるように，上腕骨近位，橈骨遠位，大腿骨遠位，脛骨近位の骨幹端での発生が多いが，どの部位でも発生しうるため発生部位のみで絞りこむべきではない。そのほかに骨盤や，体軸骨格では頭蓋骨，下顎骨，脊椎，肋骨などで発生がみられる。

臨床徴候

四肢に発生した場合，跛行や患肢の挙上は必発である。病変が増大してくると腫脹を認めることもあるが，後肢の近位など筋肉量の多い部位では分かりにくいことも多い。また，重度の疼痛により患肢の負重を避け，不使用性萎縮を生じることも多くある。

一方で，体軸骨格に発生した場合では，初期には明らかな臨床徴候がみられない場合が多い。下顎骨に発生した場合は開口障害や疼痛，脊椎に発生した場合は後肢麻痺やふらつきなどを認めることがある。いずれの発生部位であっても，慢性疼痛による食欲不振や活動性の低下は起こりうる。

ステージ分類

診断時の転移率は10%以下にもかかわらず，断脚術を実施した症例の72%が転移で死亡することから，ほとんどの症例は診断時点ですでに微小転移が存在していると考えるべきである[1,2]。診断時の転移率は，肺が5%，骨が7.9%，リンパ節が4.4%で，腹部臓器への転移は2.5%で認められる[3~6]。遠隔転移の評価はX線検査，腹部超音波検査，CT検査などで行うが，CT検査ではより詳細に全身を評価することができる(図1)。ステージングにおけるTNM分類を表1に示すが，リンパ節転移自体は後の経過に影響しないため，T(原発腫瘍)とM(遠隔転移)のみで評価する。

診断

患部が四肢の場合，必ず患肢とともに反対肢のX線画像を撮影し，左右差を確認する。骨肉腫では，骨幹端に骨融解と増殖像を認める場合が多い。皮質骨の融解や軟部組織の腫脹，コッドマン三角，サンバーストなど特徴的なX線検査所見を認めるが(図2a)，X

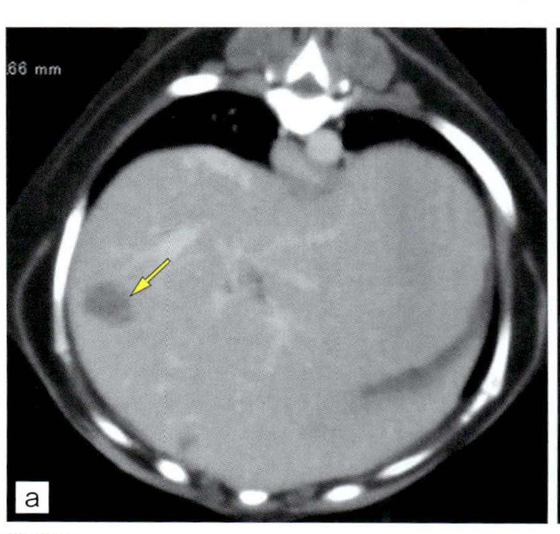

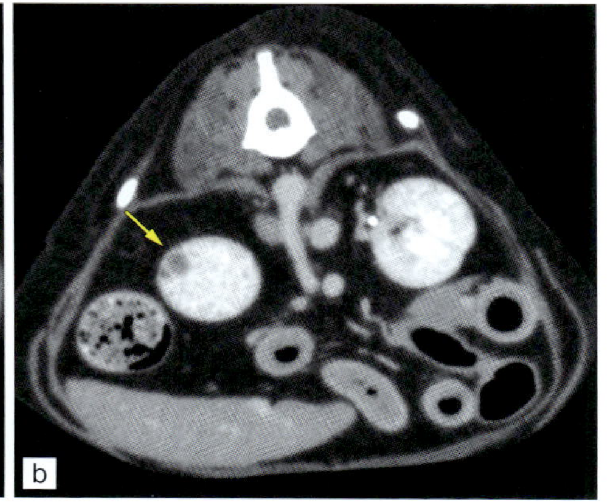

図1　四肢の骨肉腫症例の CT 検査所見
肝臓(a 矢印)，腎臓(b 矢印)に転移が確認できる。

表1　骨腫瘍の TNM 分類(WHO 分類)

	T：原発腫瘍	M：遠隔転移
所見と評価	0：腫瘍はみられない	0：遠隔転移なし
	1：腫瘍が皮質骨内に限局	1：遠隔転移あり
	2：骨膜の外への浸潤あり	

(文献 7 をもとに作成)

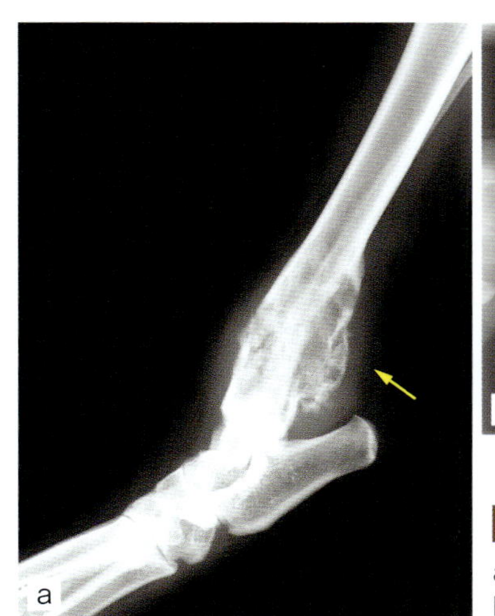

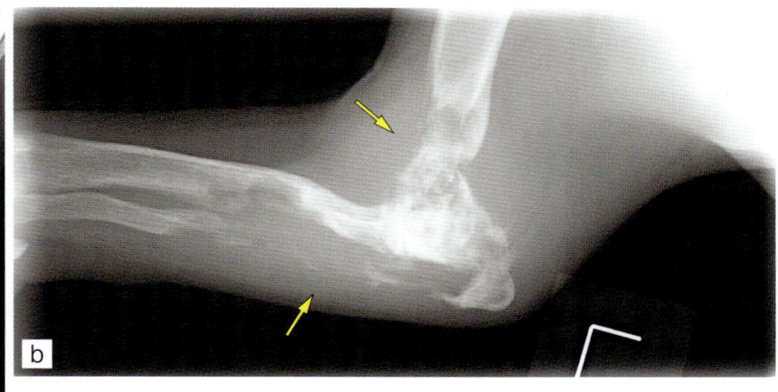

図2　骨肉腫の X 線検査所見
a：皮質骨の融解，軟部組織の腫脹などが観察される。
b：進行例では関節をまたぎ，複数の骨に病変を形成することがある。

線検査のみで原発性骨腫瘍，転移性骨腫瘍，骨髄炎を鑑別することは困難であり，骨腫瘍の組織型を特定することも困難である(図 3)。また，骨肉腫は一般に関節をまたがないとされているが，進行すると関節を越えて広がることもあり(図 2b)，すでに病的骨折を起こしていることもある(図 4)。

組織診断は，ジャムシディ骨髄生検針(BD 骨髄生検針，日本ベクトン・ディッキンソン㈱)や，切開生検などによって行うが，原発性骨腫瘍であればその組織型は治療や予後に影響しないこと，骨破壊が著しい場合はいかなる病態であっても断脚などの外科対応が必要となることから，組織採取を行う必要性は低い。また，骨生検は疼痛が強く鎮静もしくは全身麻酔が必要であり，医原性骨折のリスクも伴うことから，実施するのは骨髄炎など回復の見込みがある疾患を疑う場合や，飼い主が断脚に対して消極的である場合，すでに遠隔転移を認め積極的な治療が困難な場合，組織球性肉腫などまれな腫瘍を疑う場合に限られる。ただ

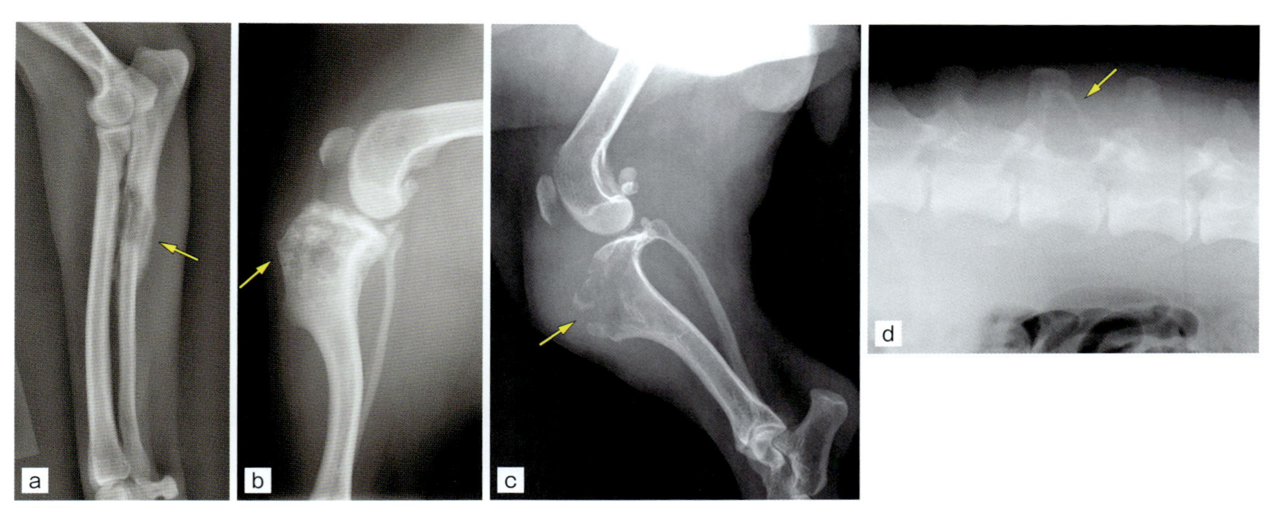

図3　様々な骨腫瘍のＸ線検査所見

矢印で示した領域に骨の透過性亢進，骨融解と増殖像を認める。
a：前立腺癌の骨転移と診断された症例。
b：乳腺癌の骨転移と診断された症例。
c：骨原発の血管肉腫と診断された症例。
d：軟骨肉腫と診断された症例。

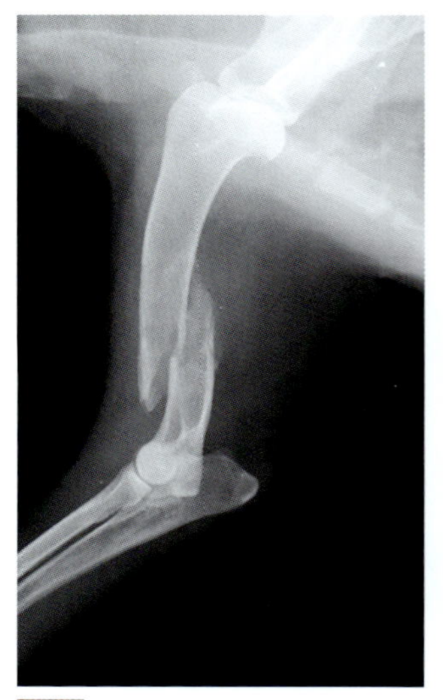

図4　上腕骨の骨肉腫により病的骨折がみられた症例のＸ線検査画像

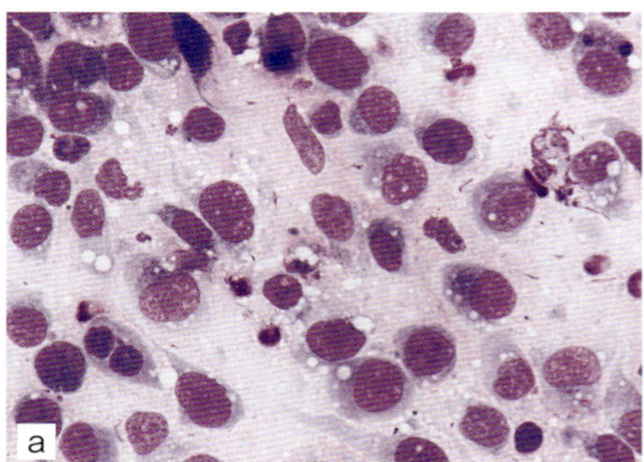

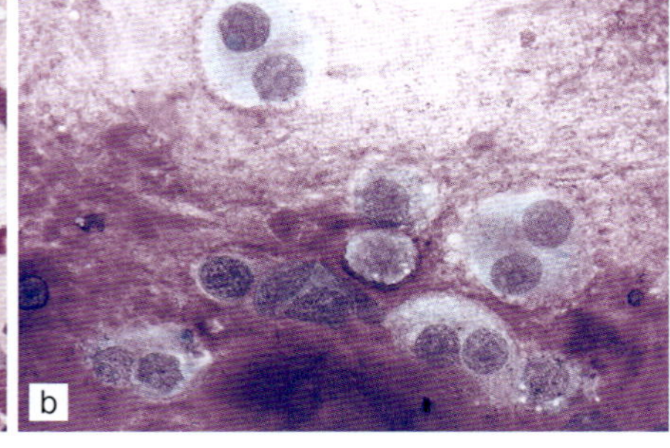

図5　骨腫瘍の細胞診像

a：骨肉腫の典型的な細胞診像。異型性の強い短紡錘形の細胞が散在性に採取される。
b：軟骨肉腫の細胞診像。好酸性に染色される軟骨基質の中に円形～短紡錘形の細胞が散在性に確認できる。

し，骨腫瘍の周囲組織には強い炎症反応がみられることも多く，炎症性肉芽腫などと診断されることもしばしばあるため，結果の解釈には注意が必要である。

Ｘ線検査の所見から，明らかに断脚などの外科対応が求められる症例では，細胞診での診断が有用である。針生検は無麻酔でも容易に実施可能であり，また骨腫瘍では通常，皮質骨の破壊や周囲組織への浸潤が認められるため，超音波ガイド下で骨の破壊部位を探索することも可能である。骨肉腫を含む間葉系腫瘍では，異型性の高い短紡錘形細胞が散在性に採取される（図5）。細胞診の診断精度は70～90％とされており，悪性腫瘍であることの確認は可能である[8]。

治療

四肢の骨肉腫の治療における第一選択は外科切除，すなわち断脚である。ただし，診断時にはすでにほとんどの症例で微小転移を認めることから，断脚はあくまで破壊された骨病変を取りのぞくという「緩和治療」に位置づけられ，断脚のみでは生存期間の延長は得られない。断脚後は抗がん剤治療を行うことが重要であり，これにより生存期間の延長が期待される。近年，放射線療法の適応も広がっているが，治療成績は

表2　犬の骨肉腫の予後因子

予後因子	生存期間	
リンパ節転移[20]	あり：59 日	なし：318 日
遠隔転移[21]	肺：59 日	骨：132 日
血液中 ALP 上昇[22]	あり：5.5 カ月	なし：12.5 カ月
体軸骨格(下顎骨を除く)での発生[23]	137〜154 日	
四肢近位での発生[24,25]	肩甲骨：246 日	四肢端：687 日

断脚と大きく変わらない。また患肢温存術についても，合併症発生率が高いことから実施施設は限られる。

体軸骨格の骨肉腫では，外科切除が可能な部位であれば切除を考慮する。困難な部位では，放射線療法が疼痛の緩和に役立つことがある。

外科療法

通常は断脚が適応となる。四肢の遠位に発生した症例で義足などを検討する場合や，重度の転移があり疼痛の緩和を目的として断脚を行う場合は，四肢の近位を残した切除を行うこともある。断脚の目的はあくまで疼痛緩和であり，断脚単独での生存期間は4〜5カ月である[1]。

放射線療法

高エネルギー放射線治療器であれば，患肢温存を目的とした照射が可能である。また疼痛緩和にも有用であるため，断脚を希望しない，もしくは不適応の場合は積極的に考慮するが，進行に伴う病的骨折は避けられない場合が多い。

化学療法

これまで，シスプラチン，カルボプラチン，ドキソルビシンとそれらを組み合わせた術後化学療法が報告されているが，費用面や副作用を考慮すると現状での第一選択はカルボプラチンである。

- シスプラチン：生存期間 282〜413 日[9,10]
- カルボプラチン：生存期間 207〜321 日[11,12]
- ドキソルビシン：生存期間 248〜366 日[13,14]

なお，上記薬剤を併用しても(カルボプラチン＋ドキソルビシンなど)，単剤と比較し生存期間の延長は得られていない[13,15]。また，カルボプラチンにメトロノーム化学療法(低用量シクロホスファミド)やトセラニブの追加治療が検討されているが，いずれも生存期間の延長は得られていない[16,17]。遠隔転移に対する化学療法も検討されているが(カルボプラチン，ミトキサントロン，トセラニブなど)，反応率は10%以下，生存期間は2〜3カ月であり，効果は認められていない[18,19]。

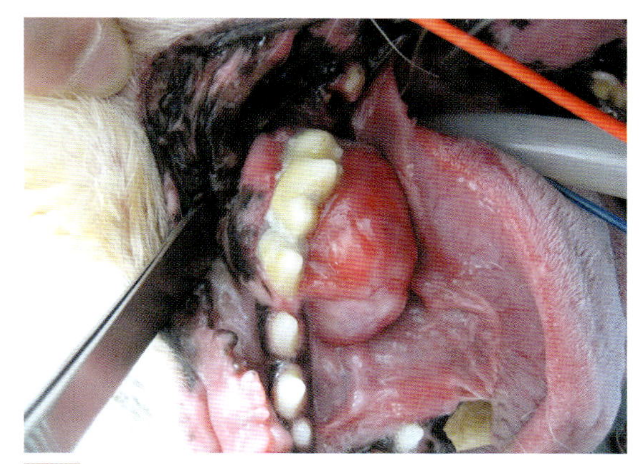

図6　下顎骨に発生した骨肉腫

予後

四肢での発生の場合，無治療と断脚のみを行った場合の生存期間に大きな差はない(4〜5カ月程度)。リンパ節転移，遠隔転移，血液中 ALP の上昇，体軸骨格(下顎骨を除く)での発生，四肢近位での発生は予後不良因子である(表2)。一方，下顎に発生する骨肉腫(図6)では，生存期間が外科療法単独で525日，化学療法の併用で1,023日と長期生存が報告されている[26]。軟骨肉腫に関しては，断脚のみでの長期生存が可能である(転移率：28%，生存期間：979日)[27]。

骨芽細胞型，血管拡張型といった組織型や，組織学的なグレードは予後には影響しない[28]。

インフォームの注意点

骨肉腫を含む骨原発の悪性間葉系腫瘍の多くは，診断時にすでに微小転移を伴うため，断脚などの外科療法はあくまで疼痛の緩和を目的としており，生存期間の延長は得られないことに留意する。

また，非腫瘍性疾患であっても，広範囲の骨破壊などを伴い不可逆的な状態にある場合は，術前に組織診断を行うメリットは少なく，早期に外科切除を行い治療と診断を同時に実施する必要性があることを十分にインフォームする。断脚によって生活の質（QOL）が低下することはまれであるが，超大型犬や変形性関節症などを有する症例では，術後に歩行の補助などが必要となる場合がある。

術後の抗がん剤については，生存期間の延長が証明されている数少ない腫瘍であることから，積極的に勧めるべきである。抗がん剤を使用していても，術後6～10カ月程度で肺転移を認めることが多いので，定期的な検診は必ず実施する。

猫の骨肉腫

猫の骨腫瘍はほとんどが骨肉腫であり，その診断や初期対応は犬と大きく変わらない。犬と同様，線維肉腫や軟骨肉腫，血管肉腫などがまれにみられるものの，その挙動は不明である。また，猫白血病ウイルス（FeLV）陽性の若齢猫における骨軟骨腫の発生が知られている。

発生

好発年齢は8～10歳齢であり高齢で発症することが多いものの，1～20歳齢まで幅広く発生する[29, 30]。品種や性別による偏りはみられない。発生の割合は，体軸骨格と付属骨格とで半々程度である。骨外性での発生も多く，注射部位肉腫の一組織型として骨肉腫がみられる。

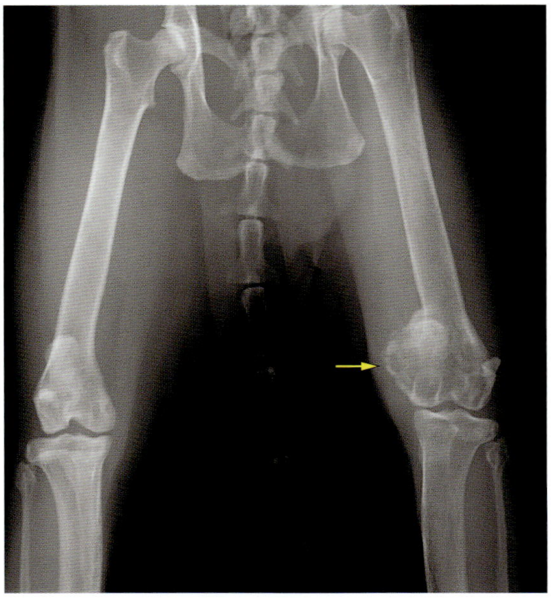

図7　骨肉腫のX線検査所見
大腿骨に骨融解を認める（矢印）。

臨床徴候

四肢に発生した場合，疼痛により患肢の跛行や挙上を呈することが多い。強い疼痛のため，NSAIDsなどの鎮痛薬を使用しても緩和されない場合が多い。

ステージ分類

転移はまれであり，5～10％の症例でみられる[30]。ステージングは胸部，腹部X線検査，腹部超音波検査などで評価する。詳細は，前述の「犬の骨肉腫」を参照。

診断

犬と同様，病変部に骨融解と増殖像を伴う骨破壊を認めることが多い（図7）。組織生検については，明らかな骨破壊があり断脚などの外科切除が避けられない場合，実施するメリットは低い。また，細胞診での診断も可能であるが（図8），診断精度は不明である。骨軟骨腫では強い骨増生により細胞が得られにくく，診断には組織生検が必要となる（図9）。

治療

転移が認められない場合，外科切除が第一選択となる。四肢の骨肉腫では，外科切除単独で24カ月以上の長期生存が可能である[29]。なお，猫では転移率が低いことから，術後化学療法は推奨されない（肉眼病変に対する効果も不明）。

予後

四肢および骨外性での発生では生存期間が12カ月程度であるのに対し，体軸骨格での発生では6カ月である[30]。

インフォームの注意点

猫の骨肉腫は，外科切除可能な部位であれば，外科切除単独で長期的なコントロールが可能である。高齢で発生する場合は，外科侵襲に耐えられるかどうか，全身状態の詳細な評価が必要となる。猫は断脚を行っても全く問題なく生活する場合が多いが，変形性関節症などの見落としには注意する必要がある。

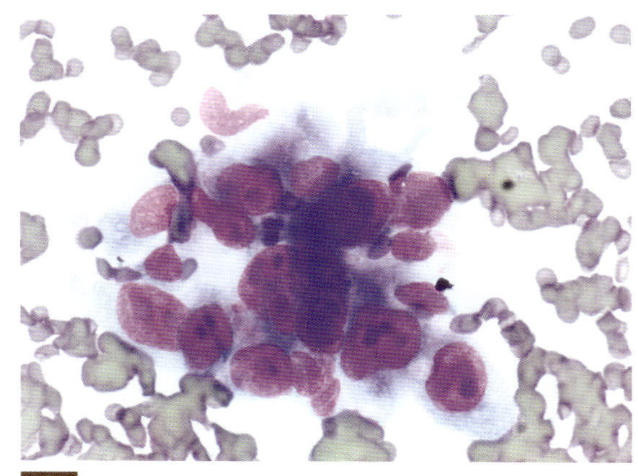

図8　骨肉腫の細胞診像

犬と同様，異型性の強い紡錘形細胞が散在～集塊状に採取される。

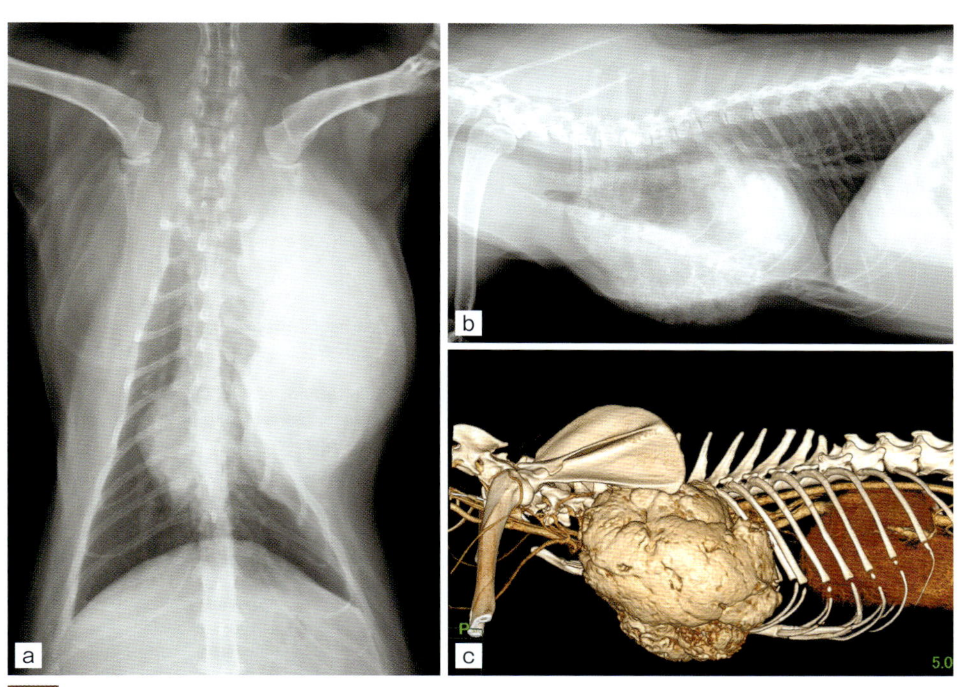

図9　骨軟骨腫のX線検査およびCT検査所見

参考文献

1. Spodnick GJ, Berg J, Rand WM, et al. Prognosis for dogs with appendicular osteosarcoma treated by amputation alone: 162 cases (1978-1988). J Am Vet Med Assoc. 1992; 200(7): 995-999.
2. Straw RC, Withrow SJ, Powers BE. Management of canine appendicular osteosarcoma. Vet Clin North Am Small Anim Pract. 1990; 20(4): 1141-1161.
3. Jankowski MK, Steyn PF, Lana SE, et al. Nuclear scanning with 99mTc-HDP for the initial evaluation of osseous metastasis in canine osteosarcoma. Vet Comp Oncol. 2003; 1(3): 152-158.
4. Hillers KR, Dernell WS, Lafferty MH, et al. Incidence and prognostic importance of lymph node metastases in dogs with appendicular osteosarcoma: 228 cases (1986-2003). J Am Vet Med Assoc. 2005; 226(8): 1364-1367.
5. Sacornrattana O, Dervisis NG, McNiel EA. Abdominal ultrasonographic findings at diagnosis of osteosarcoma in dogs and association with treatment outcome. Vet Comp Oncol. 2013; 11(3): 199-207.
6. Talbott JL, Boston SE, Milner RJ, et al. Retrospective Evaluation of Whole Body Computed Tomography for Tumor Staging in Dogs with Primary Appendicular Osteosarcoma. Vet Surg. 2017; 46(1): 75-80.
7. Owen LN. TNM Classification of Tumours in Domestic Animals. World Health Organization, 1980.
8. Loukopoulos P, Rozmanec M, Sutton RH. Cytological versus histopathological diagnosis in canine osteosarcoma. Vet Rec. 2005; 157(24): 784.

9. Straw RC, Withrow SJ, Richter SL, et al. Amputation and cisplatin for treatment of canine osteosarcoma. J Vet Intern Med. 1991; 5(4): 205-210.

10. Kraegel SA, Madewell BR, Simonson E, et al. Osteogenic sarcoma and cisplatin chemotherapy in dogs: 16 cases (1986-1989). J Am Vet Med Assoc. 1991; 199(8): 1057-1059.

11. Vail DM, Kurzman ID, Glawe PC, et al. STEALTH liposome-encapsulated cisplatin (SPI-77) versus carboplatin as adjuvant therapy for spontaneously arising osteosarcoma (OSA) in the dog: a randomized multicenter clinical trial. Cancer Chemother Pharmacol. 2002; 50(2): 131-136.

12. Bergman PJ, MacEwen EG, Kurzman ID, et al. Amputation and carboplatin for treatment of dogs with osteosarcoma: 48 cases (1991 to 1993). J Vet Intern Med. 1996; 10(2): 76-81.

13. Selmic LE, Burton JH, Thamm DH, et al. Comparison of carboplatin and doxorubicin-based chemotherapy protocols in 470 dogs after amputation for treatment of appendicular osteosarcoma. J Vet Intern Med. 2014; 28(2): 554-563.

14. Berg J, Weinstein MJ, Springfield DS, et al. Results of surgery and doxorubicin chemotherapy in dogs with osteosarcoma. J Am Vet Med Assoc. 1995; 206(10): 1555-1560.

15. Chun R, de Lorimier LP. Update on the biology and management of canine osteosarcoma. Vet Clin North Am Small Anim Pract. 2003; 33(3): 491-516, vi.

16. London CA, Gardner HL, Mathie T, et al. Impact of Toceranib/Piroxicam/Cyclophosphamide Maintenance Therapy on Outcome of Dogs with Appendicular Osteosarcoma following Amputation and Carboplatin Chemotherapy: A Multi-Institutional Study. PLoS One. 2015; 10(4): e0124889.

17. Gieger TL, Nettifee-Osborne J, Hallman B, et al. The impact of carboplatin and toceranib phosphate on serum vascular endothelial growth factor (VEGF) and metalloproteinase-9 (MMP-9) levels and survival in canine osteosarcoma. Can J Vet Res. 2017; 81(3): 199-205.

18. Boston SE, Ehrhart NP, Dernell WS, et al. Evaluation of survival time in dogs with stage III osteosarcoma that undergo treatment: 90 cases (1985-2004). J Am Vet Med Assoc. 2006; 228(12): 1905-1908.

19. Batschinski K, Dervisis NG, Kitchell BE. Evaluation of ifosfamide salvage therapy for metastatic canine osteosarcoma. Vet Comp Oncol. 2014; 12(4): 249-257.

20. Hillers KR, Dernell WS, Lafferty MH, et al. Incidence and prognostic importance of lymph node metastases in dogs with appendicular osteosarcoma: 228 cases (1986-2003). J Am Vet Med Assoc. 2005; 226(8): 1364-1367.

21. Boston SE, Ehrhart NP, Dernell WS, et al. Evaluation of survival time in dogs with stage III osteosarcoma that undergo treatment: 90 cases (1985-2004). J Am Vet Med Assoc. 2006; 228(12): 1905-1908.

22. Garzotto CK, Berg J, Hoffmann WE, et al. Prognostic significance of serum alkaline phosphatase activity in canine appendicular osteosarcoma. J Vet Intern Med. 2000; 14(6): 587-592.

23. Dickerson ME, Page RL, LaDue TA, et al. Retrospective analysis of axial skeleton osteosarcoma in 22 large-breed dogs. J Vet Intern Med. 2001; 15(2): 120-124.

24. Montinaro V, Boston SE, Buracco P, et al. Clinical outcome of 42 dogs with scapular tumors treated by scapulectomy: a Veterinary Society of Surgical Oncology (VSSO) retrospective study (1995-2010). Vet Surg. 2013; 42(8): 943-950.

25. Tremolada G, Thamm DH, Milovancev M, et al. Biological behaviour of primary osteosarcoma of the digits, metacarpal and metatarsal bones in dogs. Vet Comp Oncol. 2021; 19(4): 735-742.

26. Coyle VJ, Rassnick KM, Borst LB, et al. Biological behaviour of canine mandibular osteosarcoma. A retrospective study of 50 cases (1999-2007). Vet Comp Oncol. 2015; 13(2): 89-97.

27. Farese JP, Kirpensteijn J, Kik M, et al. Biologic behavior and clinical outcome of 25 dogs with canine appendicular chondrosarcoma treated by amputation: a Veterinary Society of Surgical Oncology retrospective study. Vet Surg. 2009; 38(8): 914-919.

28. Guim TN, Bianchi MV, De Lorenzo C, et al. Relationship Between Clinicopathological Features and Prognosis in Appendicular Osteosarcoma in Dogs. J Comp Pathol. 2020; 180: 91-99.

29. Bitetto WV, Patnaik AK, Schrader SC, et al. Osteosarcoma in cats: 22 cases (1974-1984). J Am Vet Med Assoc. 1987; 190(1): 91-93.

30. Heldmann E, Anderson MA, Wagner-Mann C. Feline osteosarcoma: 145 cases (1990-1995). J Am Anim Hosp Assoc. 2000; 36(6): 518-521.

31. Eberle N, Fork M, von Babo V, et al. Comparison of examination of thoracic radiographs and thoracic computed tomography in dogs with appendicular osteosarcoma. Vet Comp Oncol. 2011; 9(2): 131-140.

32. Dickerson VM, Coleman KD, Ogawa M, et al. Outcomes of dogs undergoing limb amputation, owner satisfaction with limb amputation procedures, and owner perceptions regarding postsurgical adaptation: 64 cases (2005-2012). J Am Vet Med Assoc. 2015; 247(7): 786-792.

33. Turner H, Séguin B, Worley DR, et al. Prognosis for dogs with stage III osteosarcoma following treatment with amputation and chemotherapy with and without metastasectomy. J Am Vet Med Assoc. 2017; 251(11): 1293-1305.

2 骨腫瘍の診断の進め方・治療方針の決め方

フローチャート

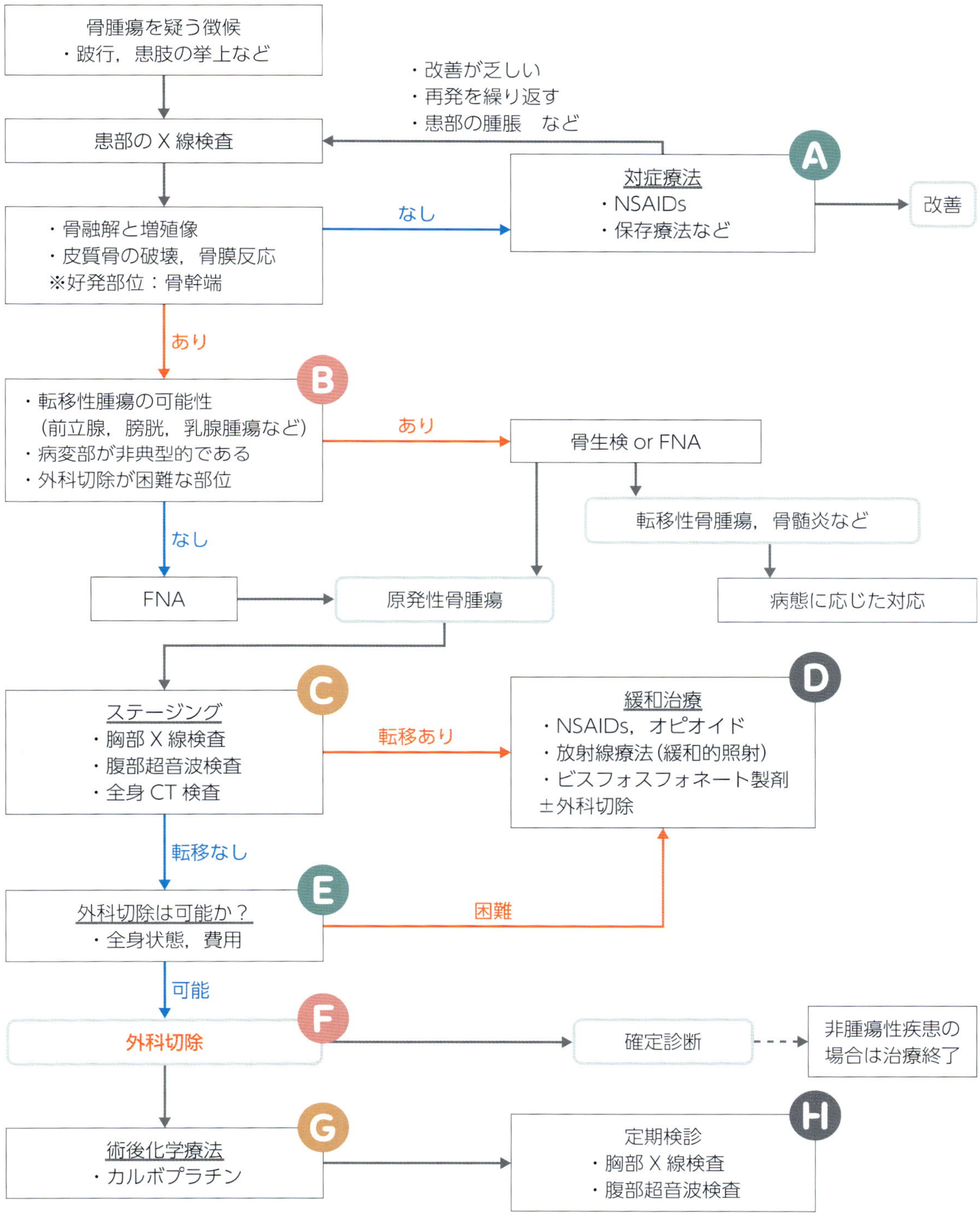

骨腫瘍を疑う徴候
・跛行，患肢の挙上など

↓

患部の X 線検査

↓

・骨融解と増殖像
・皮質骨の破壊，骨膜反応
※好発部位：骨幹端

なし → A 対症療法
・NSAIDs
・保存療法など

→ 改善

（A から患部の X 線検査へ）
・改善が乏しい
・再発を繰り返す
・患部の腫脹　など

あり ↓

B
・転移性腫瘍の可能性
（前立腺，膀胱，乳腺腫瘍など）
・病変部が非典型的である
・外科切除が困難な部位

あり → 骨生検 or FNA → 転移性骨腫瘍，骨髄炎など → 病態に応じた対応

骨生検 or FNA → 原発性骨腫瘍

なし ↓

FNA → 原発性骨腫瘍

↓

C ステージング
・胸部 X 線検査
・腹部超音波検査
・全身 CT 検査

転移あり → D 緩和治療
・NSAIDs，オピオイド
・放射線療法（緩和的照射）
・ビスフォスフォネート製剤
±外科切除

転移なし ↓

E 外科切除は可能か？
・全身状態，費用

困難 → D 緩和治療

可能 ↓

F 外科切除 → 確定診断 - - → 非腫瘍性疾患の場合は治療終了

↓

G 術後化学療法
・カルボプラチン

→ H 定期検診
・胸部 X 線検査
・腹部超音波検査

12 骨腫瘍

インフォームのポイント

大型犬で跛行を認める場合，骨病変が見逃され，関節疾患（変形性関節症，前十字靱帯断裂など）として対症療法や保存療法が選択されていることも多い。対症療法に対し反応が乏しい場合は，骨腫瘍の可能性を考慮しＸ線検査でのモニタリングを継続する必要がある。

進める上での注意点

骨腫瘍であれば，2～3週間程度でＸ線画像上に変化がみられることが多い。対症療法で明らかな改善がみられる場合は問題ないが，改善が乏しい場合は画像診断や生検などの追加検査を検討する。

薬剤選択のポイント

鎮痛薬はNSAIDsであればどの薬剤でも問題ない。

犬

- フィロコキシブ：5 mg/kg，PO，sid　など
- ロベナコキシブ：1 mg/kg，PO，sid

猫

- メロキシカム：0.05 mg/kg，PO，sid　など
- ロベナコキシブ：1 mg/kg，PO，sid

B

インフォームのポイント

骨転移が起こりやすい腫瘍として，乳腺癌，前立腺癌，膀胱移行上皮癌などが挙げられる。特に前立腺癌は見落とされることが多く，腹部超音波検査などで詳細に評価する必要がある。転移性骨腫瘍の場合，すでに根治は困難な状況であることを意味するため，状況を伝える際には飼い主の心情に配慮した対応が求められる。

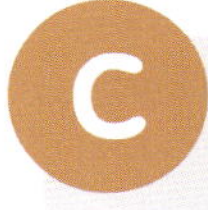

進める上での注意点

骨肉腫の症例で診断時に明らかな転移を認めることはまれであるが，最低限，胸部Ｘ線検査と腹部超音波検査は実施し，転移がないか評価を行う。

また，全身CT検査により，これまで見逃されていた骨転移などを検出できる可能性がある。肺転移の検出に関して，CT検査はＸ線検査よりも優位性が高いが，“Ｘ線検査ではみつけられないがCT検査では検出可能な肺転移”をもつ症例と，CT検査で肺転移が認められない症例の予後には差がないとする報告もあり[31]，ほとんどの症例で肺転移を来す骨肉腫に関していえば，CT検査で肺転移を検出することにそこまで大きな意味はないのかもしれない。

進める上での注意点

転移を認める骨肉腫の予後はかなり厳しく，進行に伴い著しい疼痛を認めることから，対応に苦慮することも多い。治療の重点は疼痛の管理であるため，NSAIDs，オピオイドなどの鎮痛薬の積極的な使用を検討する。骨の痛みは放射線療法でコントロールできる場合が多いが，疼痛が和らぎ患肢を使用することで骨折を誘発する可能性があるため，過度な運動は控える必要がある。また転移が軽度で外科切除が可能な部位の場合は，飼い主の希望に応じて疼痛緩和を目的に外科切除を行ってもよい。

薬剤選択のポイント

腎機能低下や胃腸障害がなければ，NSAIDsが第一選択である（使用薬剤はＡを参照）。NSAIDsでもコントロールが困難な場合は，オピオイドのトラマドールやブプレノルフィン，最終的にはフェンタニルの使用を検討する。トラマドールは経口投与できるが鎮痛効果は弱く，効果が得られない場合も多い。

例

- トラマドール：2～4 mg/kg，PO，bid
- ブプレノルフィン：5～15 μg/kg，経直腸投与（坐薬），bid～tid
- フェンタニル：2～5 μg/kg，経皮投与（貼付），3～7日程度で交換

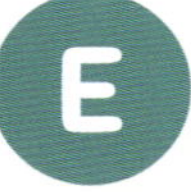

インフォームのポイント

残念ながら骨肉腫と診断された場合，一部の症例を除いて，断脚などに伴う外貌の変化と機能の欠損が生じることになる。ただ，断脚については飼い主の満足度は高いとされており，罹患動物のQOLが著しく阻害されるケースは少ない[32]。

断脚はあくまで疼痛の緩和を目的としており，その後の抗がん剤投与を行わなければ生存期間は無治療と大きく変わらない。そのため，断脚を選択したとしても，抗がん剤など術後の追加治療が必ず必要となることを事前に伝えておく。

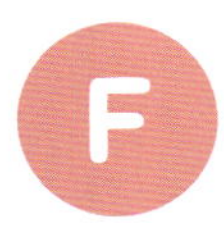

進める上での注意点

切除後の組織は必ず病理組織学的検査に供し，確定診断を得る。検査機関に提出する際は，一部を切除して提出するのではなく，可能な範囲で大型の組織塊を提出する必要がある（ホルマリンが十分浸透するよう，切開等を加える）。

骨髄炎など非腫瘍性疾患と診断される可能性もあるため，いかなる病態であっても骨破壊があり断脚が避けられない状態であることを術前にしっかりとインフォームすることが重要である。

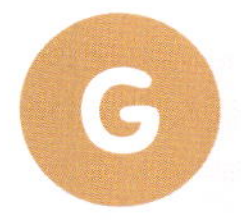

インフォームのポイント

犬の骨肉腫は，術後化学療法の有効性が示されている数少ない腫瘍である。カルボプラチン単剤であれば，強い副作用を経験することも少ないことから，外科切除後には積極的に抗がん剤の使用を勧める。ただし，飼い主の価値観や費用面から抗がん剤を希望されない場合もある。“抗がん剤を使用しなかったこと”を飼い主が後悔しないよう，選択しなかった場合であっても検診を行うなど，何らかの介入を続けるべきである。

一方，猫の骨肉腫は外科切除で根治可能な場合が多く，リンパ節転移などを認めない限り，抗がん剤の使用は推奨されない。

薬剤選択のポイント

犬の骨肉腫ではシスプラチン，カルボプラチン，ドキソルビシンによる治療が報告されている。シスプラチンは腎毒性および消化器毒性が強く，投与方法も煩雑であるため，効果と副作用のバランスを考えるとカルボプラチンが第一選択である。またドキソルビシンを使用する場合は，2週おきの投与が推奨されている。カルボプラチンとくらべて通院間隔が短く負担が大きいものの，トータルの治療期間が短縮できるという点や，他剤と比較して安価であることがメリットである。

例

- カルボプラチン：250～300 mg/m^2，IV，3週おき，4～6回。腎機能に問題がなければ，NSAIDsなどを併用してもよい。
- ドキソルビシン：25～30 mg/m^2，IV，2週おき，5回。心毒性があるため，心機能に問題がある場合は使用を避ける。

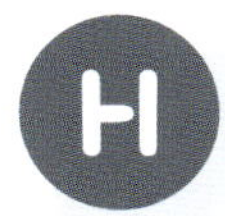

インフォームのポイント

検診は，抗がん剤終了時点，終了後1カ月，3カ月，6カ月，9カ月，12カ月に行う。通常は，胸部X線検査と腹部超音波検査のみで問題ない。術後化学療法を実施したとしても，ほとんどの症例が転移により死亡する。転移がみられた際には飼い主の心情に配慮したインフォームが必要であり，その後も検診を続けることで“最後まで診てくれた”“見捨てられなかった”と思っていただけるのではないだろうか。

肺転移を認めた場合，転移病変の外科切除が予後を改善することが示されている（肺転移切除後の生存期間：332日，無治療での生存期間：99日）[33]。外科切除を行う条件として，①原発腫瘍の切除から300日以上経過している，②転移病変が3個未満，③肺転移のみ，の3つがある。①～③の3つすべてに該当する場合は，肺転移病変の切除を考慮する。

第 13 章
胸腔内腫瘍

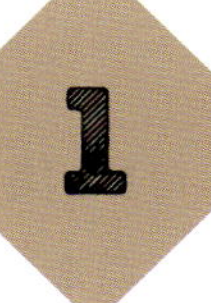

1 代表的な胸腔内腫瘍とその概要

犬の胸腔内腫瘍
猫の胸腔内腫瘍

2 胸腔内腫瘍の診断の進め方・治療方針の決め方

フローチャート：肺腫瘍を疑う場合
フローチャート：胸腺腫を疑う場合

1 代表的な胸腔内腫瘍とその概要

胸腔内腫瘍は肺腫瘍とそれ以外の腫瘍に分けられ，肺腫瘍では，原発性腫瘍であるか転移性腫瘍であるかが重要な鑑別ポイントとなります。肺腫瘍以外の胸腔内腫瘍としては，リンパ腫，胸腺腫，異所性甲状腺癌などの前胸部腫瘍と，心基底部腫瘍などが主に発生します。

犬の胸腔内腫瘍

肺腺癌

犬の原発性肺腫瘍は比較的まれであることから，転移性肺腫瘍との鑑別が重要となる。肺腺癌は犬の原発性肺腫瘍の中で最も多く発生し，外科切除で長期生存が得られる場合が多いため，早期の治療介入が重要である。

発生

原発性肺腫瘍は，犬の全腫瘍の1％程度である。そのうち7～9割が肺腺癌であり，そのほかには組織球性肉腫，扁平上皮癌，神経内分泌腫瘍（カルチノイド）などがみられ，腺腫などの良性腫瘍の発生は少ない[1, 2]。

年齢，性別

中～高齢での発生が多く（発生年齢中央値：10～11歳齢），性差は知られていない。ラブラドール・レトリーバー，ボクサー，バーニーズ・マウンテン・ドッグなどで発生しやすい[1, 3]。

臨床徴候

最も一般的な徴候は発咳であり，呼吸困難，胸水，活動性の低下，元気消失，体重減少，喀血などがみられる。ただし，臨床徴候がみられず偶発的に発見される場合が30％程度となっており，健康診断時などに見落としがないよう注意が必要である[3]。また，腫瘍随伴症候群として肥大性骨症を認める場合は，四肢の腫脹や跛行を呈する。

ステージ分類

領域リンパ節転移が28～38％，遠隔転移が5～18％の症例でみられる[1, 3, 4]。遠隔転移に関しては，多くが肺内転移であり，肺以外への転移は0.9％であったとされている[1]。肺腫瘍のステージングには，以前より提唱されているTNM分類と，人の肺腫瘍におけるステージ分類をあわせたものが使用されており，予後との強い関連が報告されている[3]（表1，2）。

表1 肺腫瘍のTNM分類

	T：原発腫瘍	N：領域リンパ節	M：遠隔転移
所見と評価	0：腫瘍なし	0：転移なし	0：遠隔転移なし
	X：分泌物中に悪性腫瘍細胞が認められるが，画像検査では検出できない	1：気管支リンパ節への転移あり	1：遠隔転移あり
	1：孤立性腫瘍	2：遠隔リンパ節への転移あり	
	2：多発性腫瘍		
	3：周囲組織への浸潤あり		

（文献5をもとに作成）

表2 犬の肺腫瘍のステージ分類(CLCSC：Canine Lung Carcinoma Stage Classification)

T：原発腫瘍	大きさ	孤立性 or 多発性	組織浸潤
1	<3 cm	孤立性	なし
2	3～5 cm	孤立性	臓側胸膜，主気管支(気管分岐部ではない)
3	5～7 cm	同一肺葉に多発	胸壁，心膜，横隔神経
4	>7 cm	同側肺葉に多発	縦隔，横隔膜，心臓，大血管，反回神経，気管分岐部，気管，食道，脊椎

N：領域リンパ節	
0	転移なし
1	同側の気管支リンパ節への転移あり
2	遠隔リンパ節への転移あり

M：遠隔転移	
0	遠隔転移なし
1	遠隔転移あり

Stage	TNM 分類		
	T	N	M
Stage1	1	0	0
Stage2	2～3	0	0
	1～2	1	0
Stage3	4	0	0
	3～4	1	0
	any	2	0
Stage4	any	any	1

(文献3をもとに作成)

診断

血液検査

血液検査で異常がみられる場合は少ないが，腫瘍随伴性の高カルシウム血症，および好中球増加症が報告されている[6,7]。

画像検査

胸部X線検査では，肺野に孤立性の結節性病変が観察される(図1)。肺野に結節がみられた際には様々な鑑別診断があり(表3)，画像検査のみでの鑑別は困難な場合があるため注意する。肺野に複数の結節を認めた場合は，他臓器に発生した腫瘍の転移や，感染性疾患(肺吸虫や真菌性肺炎など)の可能性を考慮し，既往歴や生活環境の確認と全身の精査を行う。前胸部や体壁と接している不透過性陰影について，肺腫瘍かどうか判断に迷う場合は，超音波検査が有用である(図2)。CT検査では，腫瘍がどの肺葉に位置するのかや，主要血管，気管分岐部との距離を把握することが可能である(図3)。さらに，胸腔内リンパ節の腫大や微小な肺内転移も評価可能であることから，外科切除を行う際には必ず実施する。

細胞診，組織生検

肺腫瘤が胸壁に接している場合，超音波ガイド下で穿刺が可能であるが，肺腺癌の症例で穿刺部位の胸壁播種が報告されており，実施する際はメリットとデメリットを十分に考慮する[8]。特に腫瘤が孤立性で外科切除が可能な場合，細胞診を行うメリットは少ないが，病変が外科適応でない場合には，細胞診は重要な役割をもつ(図4)。肺腺癌では，強い異型性をもつ上皮性細胞や分化度の高い細胞集塊など，症例によって得られる細胞形態は様々である(図5)。腫瘤の大きさがある程度ある場合は，麻酔下でTru-Cut®生検を行うことも可能であるが，実施後は出血や気胸が起きないか慎重に観察する。

治療

孤立性の肺腫瘍における第一選択は外科切除である(図6)。腫瘍が気管分岐部に接近している場合は，複数葉の切除が必要となる可能性がある。領域リンパ節転移の有無は重要な予後因子となるため，肺葉切除時には必ず評価を行う。リンパ節に腫大がなくても28％の症例で組織学的な転移がみられたことが報告されており[1]，注意が必要である。

外科療法

- 転移のない孤立性腫瘍：
  生存期間348～952日[3,4]

※国内の小型犬を対象とした研究では，生存期間716日[9]

- 腫瘍の大きさが>7 cm，またはリンパ節転移あり：生存期間158日[3]

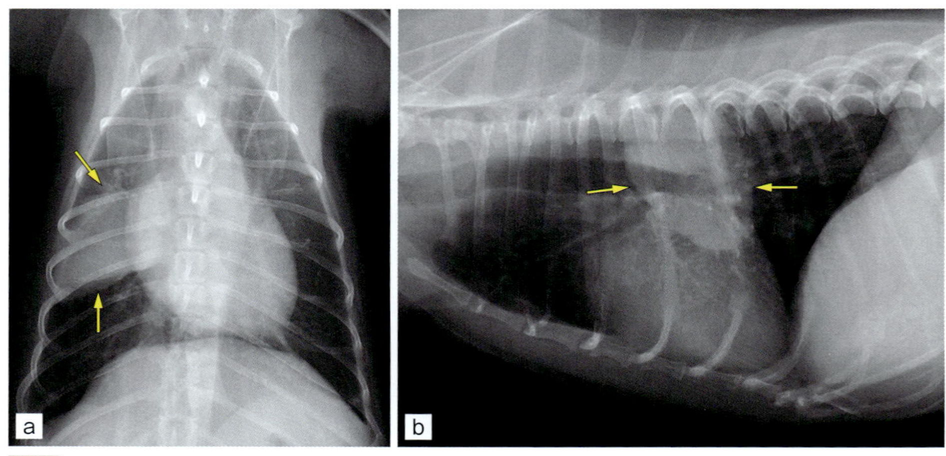

図1 肺腺癌のX線検査所見

矢印で示す領域に孤立性の腫瘤が確認できる。

表3 肺腫瘤の鑑別診断

原発性肺腫瘍	
● 肺腺癌 ● 扁平上皮癌 ● 組織球性肉腫	● リンパ腫 ● その他
転移性肺腫瘍	
● 前立腺癌 ● 膀胱腫瘍 ● 甲状腺癌	● 血管肉腫 ● 骨肉腫　など
非腫瘍性疾患	
● 液体を含んだ嚢胞 ● 膿瘍 ● 血腫	● 肉芽腫性肺炎 ● 肺吸虫 ● その他

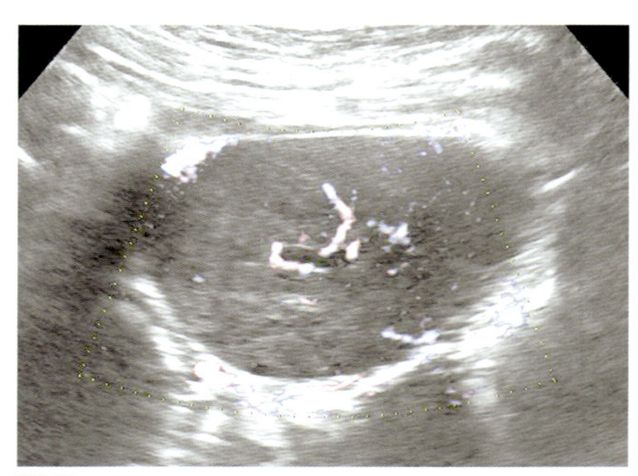

図2 肺腺癌の超音波検査所見

図1と同症例。肺由来の腫瘤の場合は，正常肺との連続性や呼吸運動に伴う腫瘤移動，内部の気管支構造などが観察される。

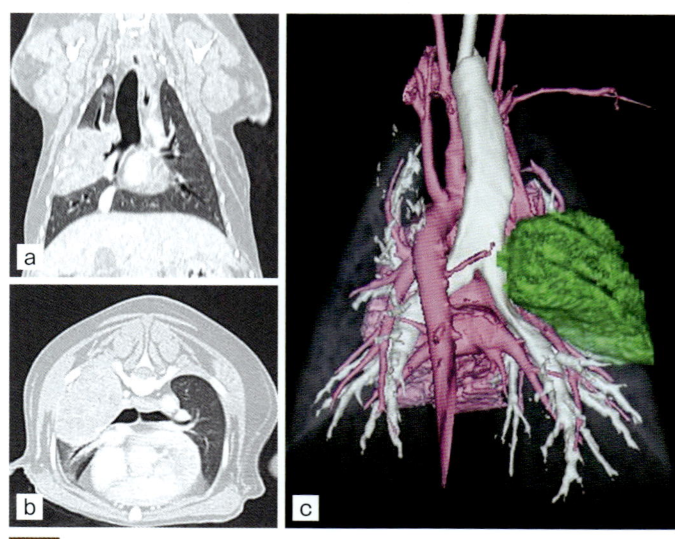

図3 肺腺癌のCT検査所見

図1と同症例。画像情報をもとに3D画像(c)を作成することも可能である(ピンク色：血管，緑色：腫瘤，白色：気管)。

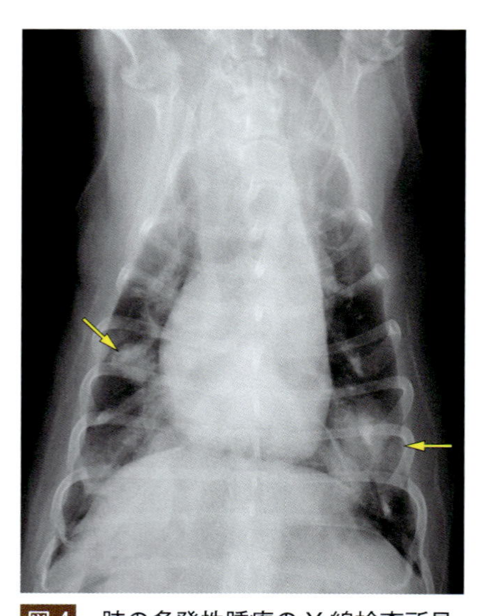

図4 肺の多発性腫瘤のX線検査所見

犬の肺にみられた多発性腫瘤(矢印)。本症例はリンパ腫であった。

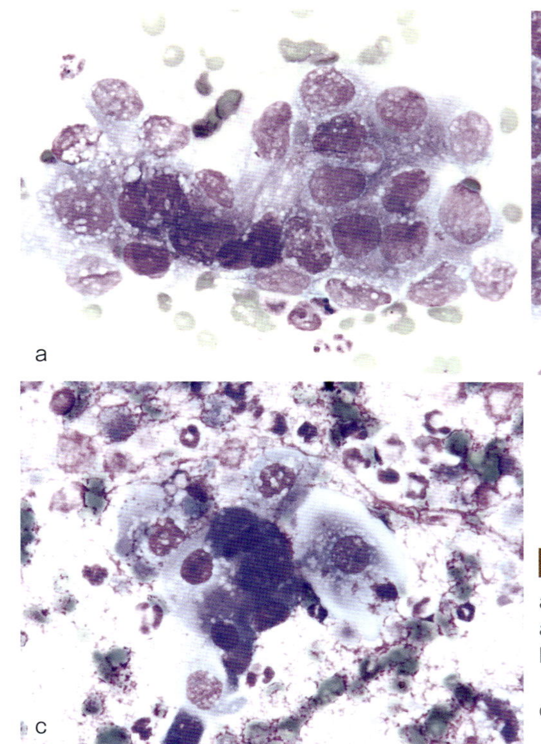
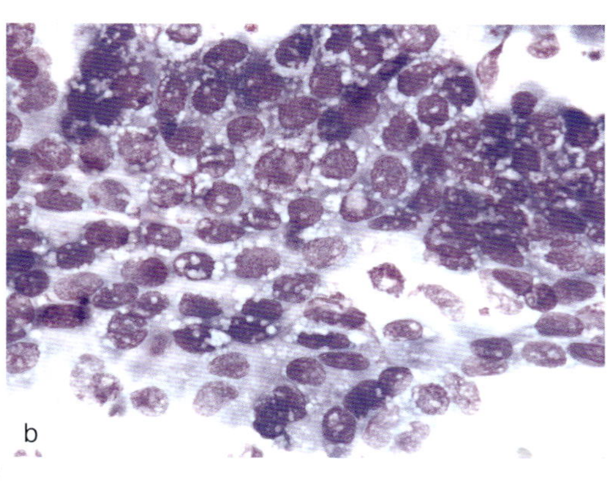

図5 肺腫瘍の細胞診像

a，b：肺腺癌の細胞診像。
a：異型性の高い上皮細胞が集塊状に採取されている。
b：異型性が低く均一の上皮細胞がシート状に採取されている。
c：扁平上皮癌の細胞診像。異型性を有する扁平上皮が採取されている。

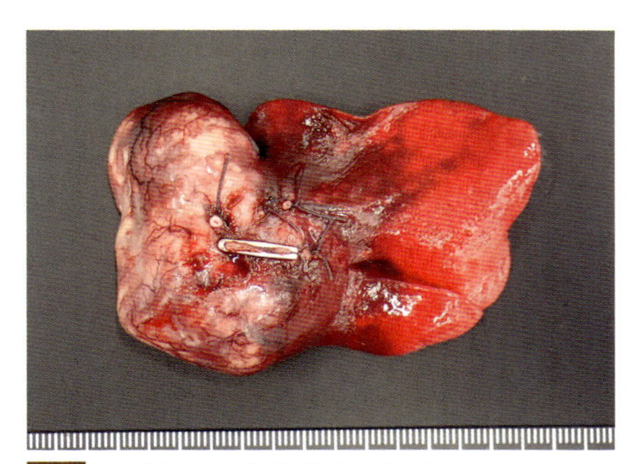

図6 外科切除した肺腺癌の肉眼所見

図1と同症例。

化学療法

術後の補助療法としてビノレルビンやカルボプラチンが使用されているが，有効性は不明である[1,3,4,9]。

肉眼病変に対する使用

- ビノレルビン：反応率12.5％（すべてPR）[10]
- メトロノーム化学療法（低用量シクロホスファミド，ピロキシカム，サリドマイド）：生存期間139日[11]

放射線療法

現状では，犬の肺腫瘍での使用は限定的である。

予後

OwenのTNM分類[5]（表1も参照）

- T1：生存期間348日，T2：生存期間72日，T3：生存期間23日[4]
- N0：生存期間186～456日，N1：生存期間58～167日[4,12]
- M0：生存期間459日，M1：生存期間52日[3]

CLCSCでのステージ分類[3]（表2も参照）

- Stage1：生存期間952日
- Stage2：生存期間658日
- Stage3：生存期間158日
- Stage4：生存期間52日

切除マージン[3]

- 完全切除～近接：生存期間467～731日
- 不完全切除：生存期間211日

これらのほかに，組織学的悪性度，核分裂指数，臨床徴候の有無，扁平上皮への分化などが予後因子として報告されている[1,3]。

インフォームの注意点

肺腺癌の多くは，診断時転移を認める場合や組織学的な悪性度が高い場合を除き，外科切除のみで長期生存が可能である。術後抗がん剤の有効性は不明であるため，切除が可能な症例に対しては，積極的な外科切除を推奨すべきである。ただし，肺腫瘍を疑う場合は，必ず他部位からの転移を除外するとともに，侵襲の大きな手術が必要となるため，症例の一般状態の評価とインフォームを丁寧に行うようにする。

胸腺腫

前胸部に腫瘤性陰影を認めた場合，胸腺腫は重要な鑑別診断のひとつである。胸腺腫は，胸腺上皮を由来とする腫瘍であり，様々な程度でリンパ球浸潤を認めることから，リンパ腫との鑑別が重要となる。良悪の定義として，細胞自体の異型性は低いが周囲臓器(主に前胸部の大血管)への浸潤性が強いものを“悪性胸腺腫”，細胞自体に強い悪性所見がみられるものを“胸腺癌”と分けている場合が多い。

発生

発生はまれであるが，前胸部腫瘤としてはリンパ腫に次いで多く発生する[13]。

年齢，性別

中高齢(9〜10歳齢)に発生し，性差は知られていない。ラブラドール・レトリーバー，ゴールデン・レトリーバー，ジャーマン・シェパード・ドッグなどに多く発生する[13]。

臨床徴候

発咳や呼吸促迫，元気消失，虚弱，嘔吐，吐出，多飲多尿，食欲低下などを認める[13,14]。また，前胸部腫瘤により前大静脈症候群が引き起こされることがあるが，まれである(1.7%)[13]。腫瘍随伴症候群として重症筋無力症，巨大食道症，高カルシウム血症があり，これらに関連した徴候を認めることもある[15]。ある報告では，高カルシウム血症が34%，胸水貯留が19%，巨大食道症が12%，重症筋無力症が11%の症例で認められている[13,14]。

ステージ分類

診断時転移率は低く3〜9%であるが，最終的には7〜20%程度で転移を認める[13,15,16]。主な転移部位は，領域リンパ節と肺である。ステージ分類については，医学領域で用いられている“正岡－古賀分類”が使用されている(表4)。

診断

血液検査

血液検査において，胸腺腫で特異的な所見は少なく，3割程度の症例で高カルシウム血症を認める。

画像検査

胸部X線検査では前胸部に大型の腫瘤を認める場合が多く，心臓の変位を伴うこともある(図7)。

胸腺腫の場合，超音波検査にて低〜混合エコー源性の腫瘤が前胸部に確認され(図8)，57%の症例で嚢胞を伴う。一方で，前縦隔型リンパ腫で嚢胞を伴うものは20%程度である[17]。CT検査は術前には必須であり，腫瘍の血管構造のほか，大血管との関係性や浸潤の有無などを評価することができる(図9)。

細胞診，組織生検

細胞診では，ほとんどの症例で小型リンパ球の浸潤が高度にみられ，大型リンパ球が主体となる前縦隔型リンパ腫との鑑別は容易である[18]。肥満細胞も少数みられることがあり，胸腺上皮が採取されることは少ない(図10)。腫瘤内に嚢胞が目立つ場合は，液体成分ばかりが採取されて細胞成分に乏しいこともあるため，可能であれば充実部から細胞を採取する。また，悪性度が高い腫瘤の場合，異型性の強い上皮細胞が採取されることがある。細胞診で判断できない場合や，外科不適応の症例に対し組織生検を行うことがある。細胞診と組織診断の一致率は高いが，組織診断では，

表4 胸腺腫の正岡－古賀分類

Stage	定義
Stage1	被膜に覆われた腫瘍
Stage2a	顕微鏡的な被膜への浸潤あり
Stage2b	●肉眼的な胸腺 or 周囲脂肪組織への肉眼的浸潤あり ●縦隔胸膜 or 心膜に接しているが浸潤はない
Stage3	隣接臓器への浸潤あり(肺，心膜，胸膜，大血管など)
Stage4a	胸膜 or 心膜への播種あり
Stage4b	リンパ節 or 遠隔転移あり

(文献13をもとに作成)

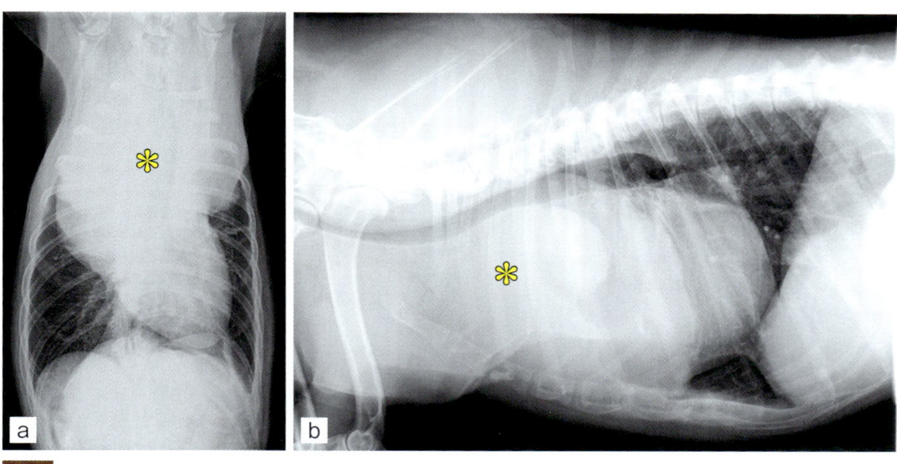

図7　胸腺腫のX線検査所見
前胸部に大型の腫瘤（＊）がみられた。

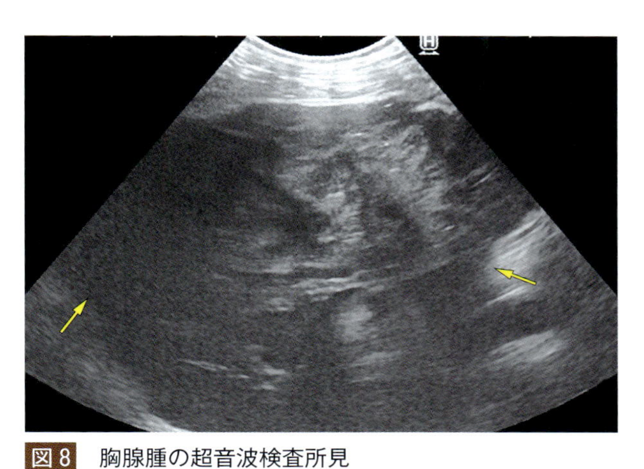

図8　胸腺腫の超音波検査所見
低～混合エコー源性の腫瘤が確認できる（矢印）。

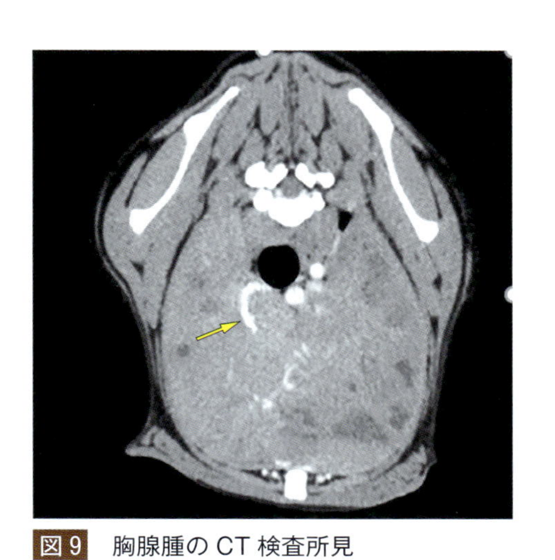

図9　胸腺腫のCT検査所見
前大静脈への浸潤を認め（矢印），外科切除不適応と判断された。

上皮細胞の確認や，その悪性度など，より詳細な評価が可能である。

治療

外科切除が第一選択だが，前胸部の大血管が腫瘍に巻きこまれている場合は，高度な技術が必要となる。周術期死亡率は10～20％であり，再発率は15％程度と報告されている[13～15]。腫瘤が大型で切除が困難な場合は，放射線療法を検討する（図11）。

切除が困難な症例や，不完全切除となった胸腺癌，転移症例に対しては，化学療法が行われることがある。カルボプラチン，ドキソルビシン，COP療法な

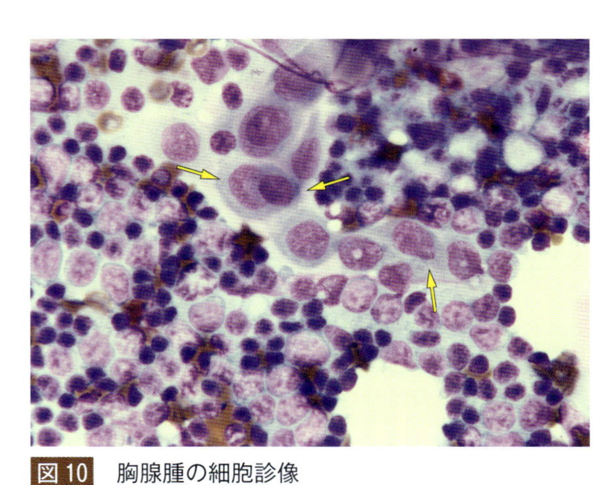

図10　胸腺腫の細胞診像
小型リンパ球が主体であり，ごくまれに上皮細胞集塊が観察される（矢印）。

どが用いられているが，効果は不明である。リンパ球が豊富な胸腺腫では，プレドニゾロンによりある程度縮小がみられる場合が多い。

- 外科療法：生存期間 449〜1,137 日[13, 14, 16]
- 放射線療法：反応率 33〜75%，生存期間 248〜250 日[19, 20]

予後

外科切除の有無[13]
- あり：生存期間 635 日
- なし：生存期間 76 日

ステージ分類[13]（表 4 も参照）
- Stage1〜2：生存期間 1,045 日
- Stage3〜4：生存期間 224 日

重症筋無力症の有無[14]
- なし：生存期間 466 日
- あり：生存期間 65 日

※巨大食道症は予後と関連せず[13]

転移の有無[14]
- なし：生存期間 669 日
- あり：生存期間 325 日

インフォームの注意点

胸腺腫の多くは，早期対応であれば，外科切除により長期生存が可能である。前胸部腫瘤を認めた場合，まずは細胞診でリンパ腫を除外した上で，胸腺腫が疑われる場合は外科切除を前提としたインフォームを行う。腫瘤が大型で切除が困難と思われる症例であっても，プレドニゾロンや放射線療法により，臨床徴候を一定期間改善することや，縮小が得られ外科切除が可能となる場合もあるため，あきらめず二次診療施設への紹介を検討すべきである。

巨大食道症や重症筋無力症を併発した症例について，外科切除後の改善率は 3 割程度である。吐出や嚥下障害により誤嚥性肺炎を起こし死亡する症例も多いため，食事管理指導が必要である。

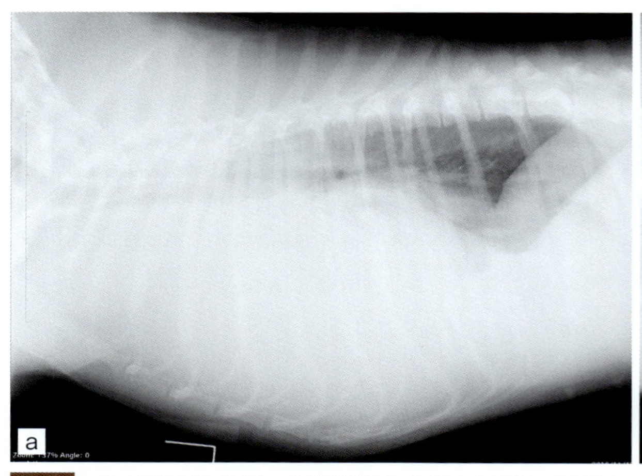

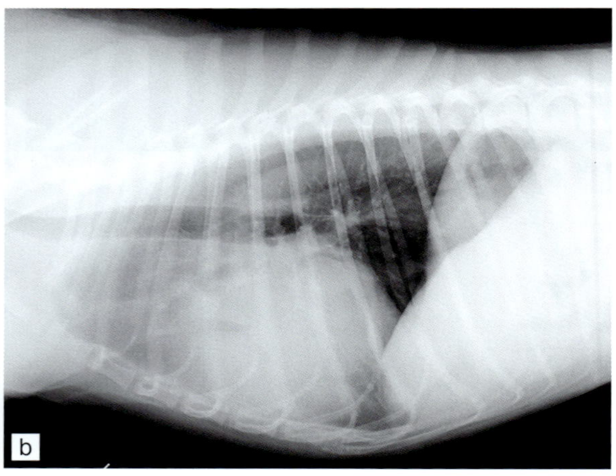

図 11 放射線療法を行った胸腺腫の症例の X 線検査所見

治療前の画像（a）には巨大な前胸部腫瘤が確認されるが，治療後には顕著な縮小がみられた（b）。

猫の胸腔内腫瘍

肺腺癌

猫の肺腫瘍，特に肺腺癌は予後不良である場合が多い。進行が早く，診断時にはすでに転移しており，根治的な治療が困難であることもしばしばである。

発生

猫の原発性肺腫瘍の発生はまれであり，猫の全腫瘍の 0.38% と報告されている[21]。原発性肺腫瘍の 80% 以上が腺癌であり，ほかに扁平上皮癌，未分化癌などが発生する。

年齢，品種

高齢での発症が多く，発生年齢中央値は12歳齢（2～20歳齢）である[22]。好発品種および性別は不明。

臨床徴候

主な臨床徴候は食欲不振，発咳，無気力，体重減少，呼吸困難などであり，下痢や嘔吐といった消化器徴候を示すこともある[22]。指端への転移（肺－肢症候群）が知られており（図12），跛行のみを主訴として来院することもある[23]。

ステージ分類

猫の肺腺癌における診断時転移率は高く，75％に達する[21]。気管支リンパ節のほか，胸腔内，骨格筋や皮膚への多発性転移（図13），肝臓，脾臓などへの転移がみられる[21]。なお，ステージ分類には犬と同様のTNM分類が使用されている（表1を参照）。

診断

通常，胸部X線検査にて孤立性の腫瘤が肺に認められるが，多発している場合や胸水が認められる場合も多い（図14）。超音波検査にて，腫瘤が確認できる場合や胸水が貯留している場合は，細胞診を実施する。腫瘍内の壊死や炎症細胞により診断に至らない場合もあるが，肺腺癌では高度な異型性を伴う上皮細胞集塊が観察され（図15a），胸水中にも腫瘍細胞が多数観察されることが多い[24]（図15b）。また，指端に転移病変がある場合は，同部位からも肺腫瘍と同様の上皮細胞集塊が採取される。なお，腫瘍が孤立しており外科切除を前提とする場合は，播種のリスクを考慮しFNA等の生検を行わない。

治療

転移を認めない場合は外科切除が第一選択である。ただし，外科切除症例の生存期間は11～115日と報告されている[24,25]。TNM分類においてT1・N0・M0であっても，切除後の生存期間は190日であった[24]。

化学療法の有効性は不明とされているが[26]，転移病変に対するトセラニブの使用では，70％の症例で病変の維持が可能であったとされる[23]。

予後

臨床徴候の有無，呼吸困難，胸水，転移の有無も予後に関連するとの報告がある[24]。また，肺－肢症候群の生存期間は58日と報告されている[23]。

組織学的な分化度[25]

- 高分化：生存期間698日
- 低分化：生存期間75日

臨床ステージ[24]

- T1・N0・M0：生存期間190日
- それ以外：生存期間3日

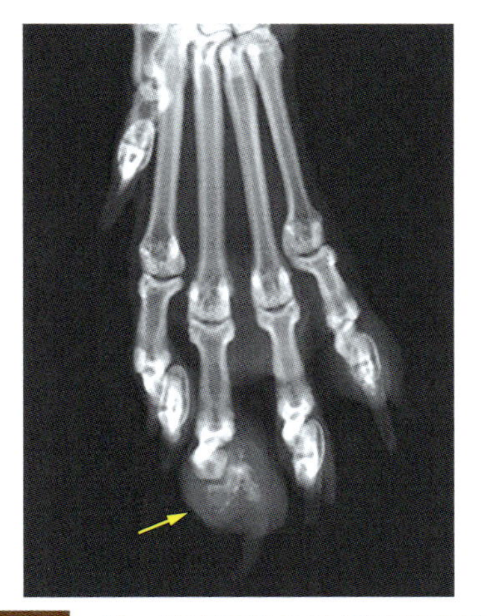

図12　肺－肢症候群のX線検査所見

肺に結節を認めた猫の第三指に転移がみられた（肺－肢症候群）。第三指の末節骨の骨融解と，軟部組織の腫脹が認められる（矢印）。
（岡山理科大学　水谷真也先生のご厚意による）

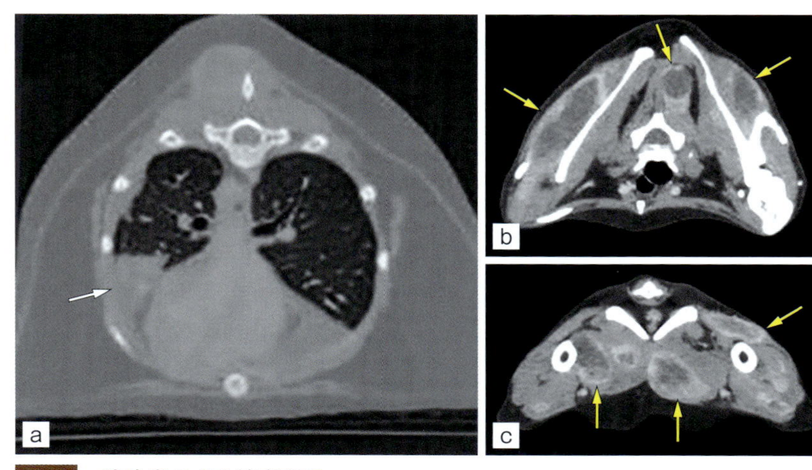

図13　肺腺癌のCT検査所見

a：横断像（肺）。矢印は原発腫瘍を示す。
b，c：横断像（b：前胸部，c：臀部）。全身の骨格筋に多発性転移がみられた（矢印）。
（岡山理科大学　水谷真也先生のご厚意による）

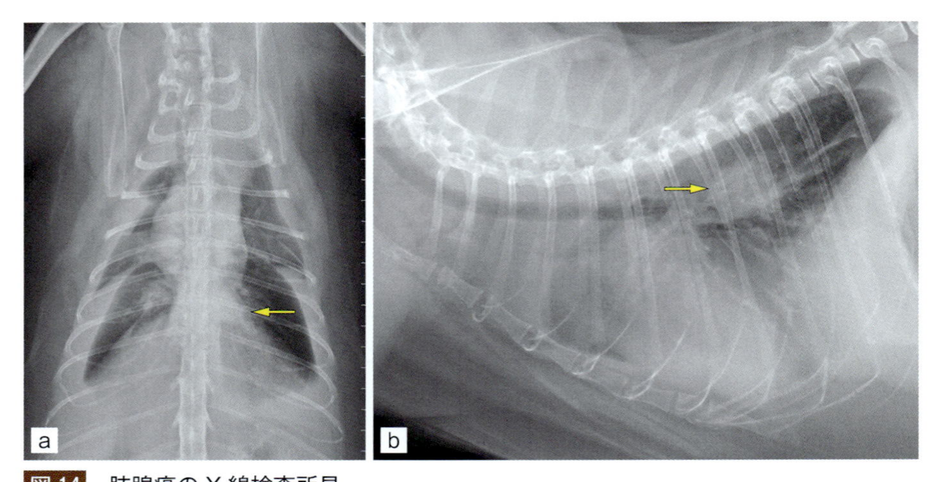

図 14　肺腺癌の X 線検査所見

原発腫瘍と思われる肺結節（矢印）と胸水貯留がみられる。

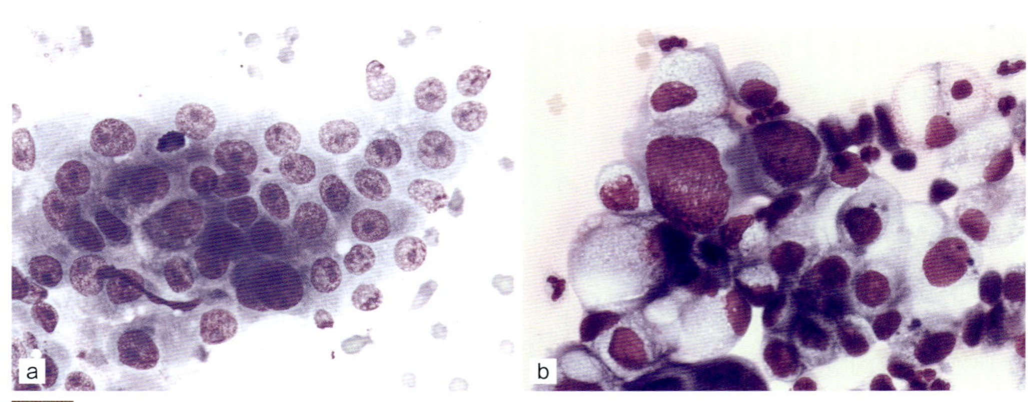

図 15　肺腺癌の細胞診像

a：大小不同を伴う異型性のある上皮細胞が集塊状に採取されている。
b：肺腺癌に伴う胸水沈渣の細胞診像。胸水中に浮遊する細胞は高度な異型性を有することが多い。

インフォームの注意点

猫の肺腫瘍は，診断時点で何らかの臨床徴候を呈している場合がほとんどである。発咳や呼吸困難などの徴候を呈している場合は，胸水貯留や広範囲の転移形成が生じていることも多く，現状では，その予後はかなり厳しい。また切除が可能であっても，多くは術後に転移で死亡するため，長期的な予後を得られる可能性は低いことを事前に伝えるべきである。緩和的な治療介入がメインとなるため，飼い主の心情に配慮した対応が求められる。

胸腺腫

犬と同様，猫の前胸部腫瘤はリンパ腫との鑑別が重要となるが，猫は犬とくらべリンパ腫の発症が圧倒的に多い。以前より，胸腺腫（図 16）は高齢，リンパ腫は猫白血病ウイルス（FeLV）陽性の若齢猫に多いといわれていたが，近年では FeLV 陰性の高齢猫の前縦隔型リンパ腫が増加しており，年齢やウイルス感染の有無での鑑別は困難となってきている。

発生

猫ではリンパ腫の発生が多く，胸腺腫はまれである。

年齢，品種

前縦隔型リンパ腫の好発年齢が 4 歳齢前後であるのに対し，胸腺腫の発生年齢は 9～10 歳齢である[15, 27]。好発品種は知られていない。

臨床徴候

呼吸困難や発咳などの呼吸器徴候を認める場合が多い。そのほかに，活動性の低下，体重減少，食欲不振などを認める。腫瘍随伴症候群である剥離性皮膚炎および重症筋無力症が 1 割程度の症例でみられるが，高カルシウム血症はまれである[15]。

ステージ分類

転移はまれであり，3％程度で生じる[15]。一方，嚢胞性胸腺腫では，21％の症例でリンパ節，肺に転移を認めている[28]。ステージ分類は犬と同様のものが使用されることがあるが(表4を参照)，予後との関連は不明である。

診断

画像検査

X線検査では胸骨直上に円形の腫瘤がみられ，進行すると大型化し，前胸部を占拠する病変を認める(図17)。超音波検査では，前胸部にて充実性〜嚢胞を伴う腫瘤性病変を認め(図18)，胸水貯留を伴うこともある。CT検査は犬と同様，血管構造との位置関係や浸潤の評価に重要である(図19)。

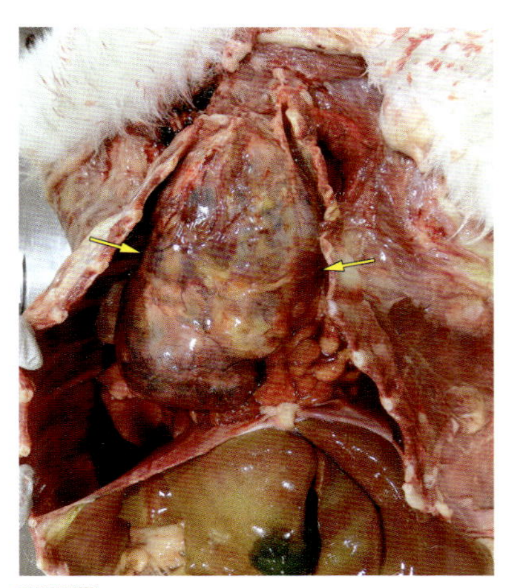

図16　胸腺腫の剖検所見
大型の腫瘤が前胸部にみられる(矢印)。

細胞診，組織生検

細胞診では犬の胸腺腫と同様，小型リンパ球が多数を占め，肥満細胞も少数みられる。嚢胞を伴う場合は細胞成分に乏しい漿液が採取され，小型リンパ球やマクロファージが散見される程度であることも多く，胸腺由来の上皮細胞が採取されることはまれである(図20a)。また，悪性度が高い腫瘤である場合，異型性の強い上皮細胞が採取されることがある(図20b)。高悪性度リンパ腫は細胞診で鑑別が可能であり，特に猫では大血管との距離も近く，組織生検は危険を伴う。そのため組織生検を実施する場合は，CTガイドを併用するなど慎重に行うべきである。

なお，皮膚病変を認める場合は，皮膚のパンチ生検により剥離性皮膚炎の診断が可能である。

治療

外科切除が第一選択である。

外科療法

- 生存期間：1,825日[29]
- 再発率：10％程度[15]
- 周術期死亡率：11〜22％[15, 29, 30]

外科切除が困難な症例や再発例では，放射線療法が行われる(図21)。縮小効果は高く，肉眼病変に対する使用では全例で腫瘍の縮小がみられている(CR：2/4頭，PR：2/4頭)[19]。

13
胸腔内腫瘍

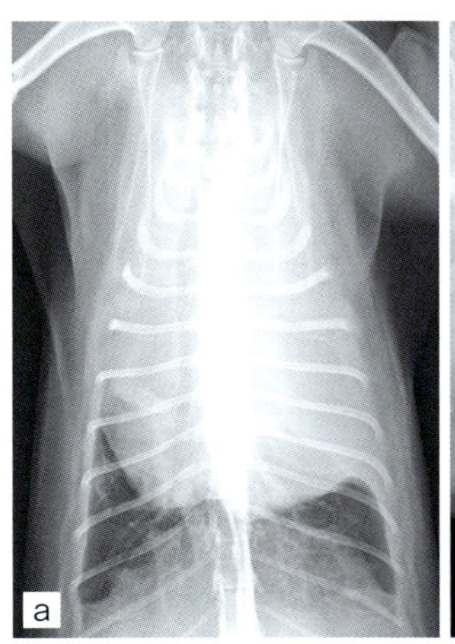

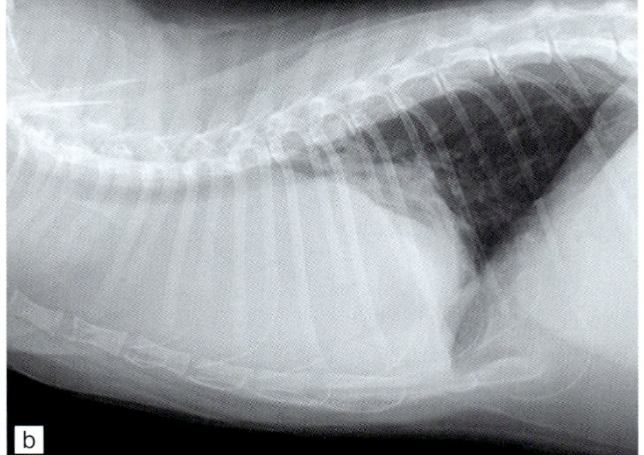

図17　胸腺腫のX線検査所見
前胸部に大型の胸腺腫がみられる。

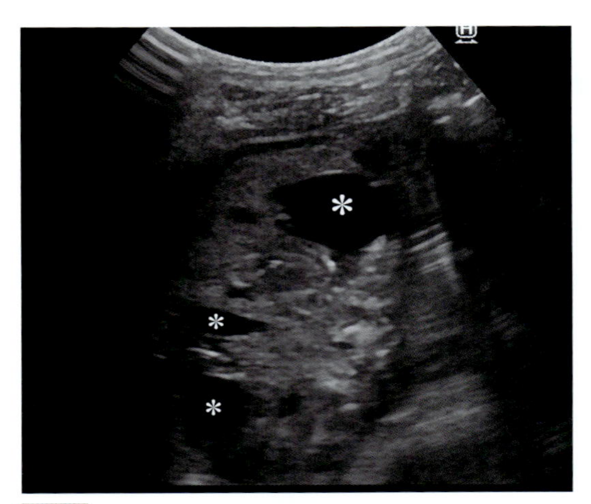

図 18　胸腺腫の超音波検査所見

図 17 と同症例。低～混合エコー源性の腫瘤内部に多数の嚢胞（＊）が確認できる。

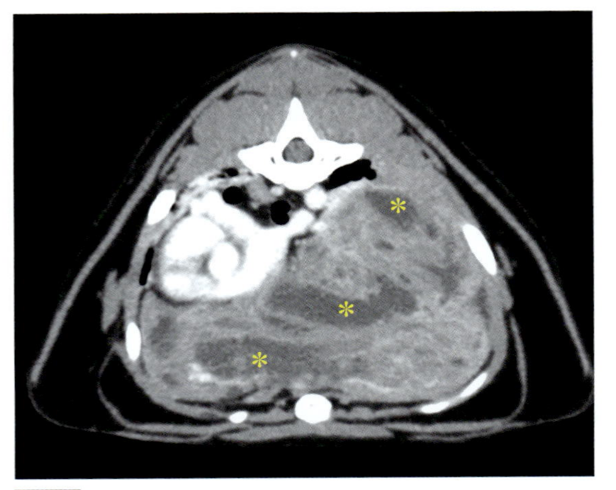

図 19　胸腺腫の CT 検査所見

図 17 と同症例。多数の嚢胞が形成され（＊），腫瘤によって心臓が変位している。

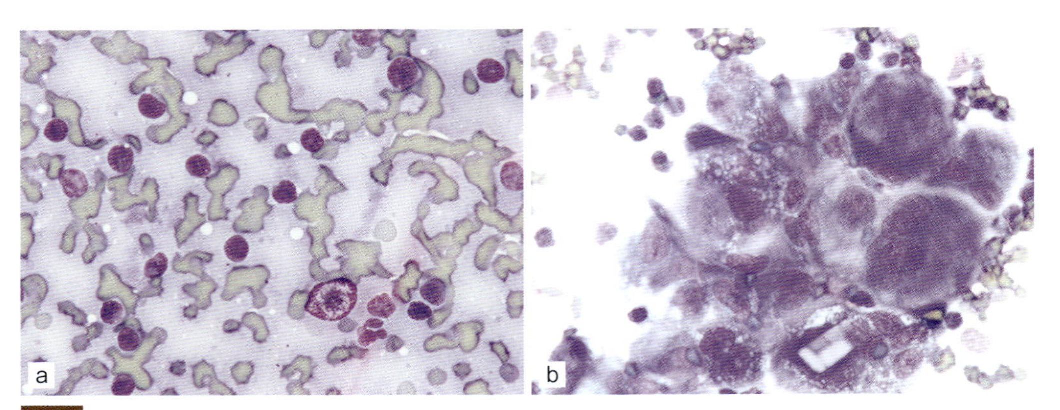

図 20　胸腺腫の細胞診像

a：嚢胞が目立つ胸腺腫の細胞診像（図 17 と同症例）。漿液が多く採取され，散在性に小型リンパ球と肥満細胞がみられるのみであった。

b：悪性度が高い腫瘤である場合，異型性の強い上皮細胞が採取されることがある。

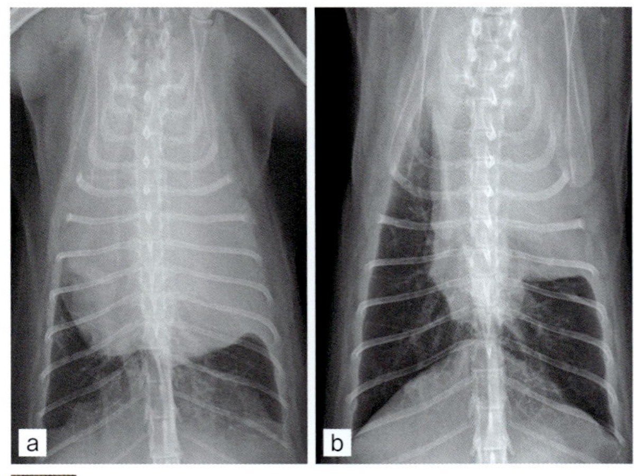

図 21　放射線療法を行った胸腺腫の症例の X 線検査所見

図 17 と同症例。治療前の画像（a）では巨大な前胸部腫瘤が確認されるが，治療後にはある程度の縮小がみられた（b）。

化学療法の有効性は不明であるが，プレドニゾロンにより縮小がみられることがある。

予後

リンパ球が豊富なほど予後がよいとされている[29]。

インフォームの注意点

外科切除が可能な胸腺腫では長期生存が得られる場合が多いものの，犬と比較し猫の胸腺腫では呼吸器徴候を伴うことが多く，また前胸部の大血管を巻きこむような大型腫瘍では，周術期に死亡するリスクも高い。そのため猫で大型化した胸腺腫では，外科不適応となる可能性や，減容積に留まる可能性があることを事前に説明すべきである。

参考文献

1. McPhetridge JB, Scharf VF, Regier PJ, et al. Distribution of histopathologic types of primary pulmonary neoplasia in dogs and outcome of affected dogs: 340 cases (2010-2019). J Am Vet Med Assoc. 2021; 260(2): 234-243.
2. Barrett LE, Pollard RE, Zwingenberger A, et al. Radiographic characterization of primary lung tumors in 74 dogs. Vet Radiol Ultrasound. 2014; 55(5): 480-487.
3. Lee BM, Clarke D, Watson M, et al. Retrospective evaluation of a modified human lung cancer stage classification in dogs with surgically excised primary pulmonary carcinomas. Vet Comp Oncol. 2020; 18(4): 590-598.
4. Polton GA, Brearley MJ, Powell SM, et al. Impact of primary tumour stage on survival in dogs with solitary lung tumours. J Small Anim Pract. 2008; 49(2): 66-71.
5. Owen LN. TNM Classification of tumours in domestic animals. World Health Organization, 1980.
6. Bergman PJ. Paraneoplastic hypercalcemia. Top Companion Anim Med. 2012; 27(4): 156-158.
7. Sharkey LC, Rosol TJ, Gröne A, et al. Production of granulocyte colony-stimulating factor and granulocyte-macrophage colony-stimulating factor by carcinomas in a dog and a cat with paraneoplastic leukocytosis. J Vet Intern Med. 1996; 10(6): 405-408.
8. Warren-Smith CM, Roe K, de la Puerta B, et al. Pulmonary adenocarcinoma seeding along a fine needle aspiration tract in a dog. Vet Rec. 2011; 169(7): 181.
9. Ichimata M, Kagawa Y, Namiki K, et al. Prognosis of primary pulmonary adenocarcinoma after surgical resection in small-breed dogs: 52 cases (2005-2021). J Vet Intern Med. 2023; 37(4): 1466-1474.
10. Poirier VJ, Burgess KE, Adams WM, et al. Toxicity, dosage, and efficacy of vinorelbine (Navelbine) in dogs with spontaneous neoplasia. J Vet Intern Med. 2004; 18(4): 536-539.
11. Polton G, Finotello R, Sabattini S, et al. Survival analysis of dogs with advanced primary lung carcinoma treated by metronomic cyclophosphamide, piroxicam and thalidomide. Vet Comp Oncol. 2018; 16(3): 399-408.
12. Rose RJ, Worley DR. A contemporary retrospective study of survival in dogs with primary lung tumors: 40 cases (2005-2017). Front Vet Sci. 2020; 7: 519703.
13. Robat CS, Cesario L, Gaeta R, et al. Clinical features, treatment options, and outcome in dogs with thymoma: 116 cases (1999-2010). J Am Vet Med Assoc. 2013; 243(10): 1448-1454.
14. Yale AD, Priestnall SL, Pittaway R, et al. Thymic epithelial tumours in 51 dogs: Histopathologic and clinicopathologic findings. Vet Comp Oncol. 2022; 20(1): 50-58.
15. Garneau MS, Price LL, Withrow SJ, et al. Perioperative mortality and long-term survival in 80 dogs and 32 cats undergoing excision of thymic epithelial tumors. Vet Surg. 2015; 44(5): 557-564.
16. Martano M, Buracco P, Morello EM. Canine epithelial thymic tumors: Outcome in 28 dogs treated by surgery. Animals (Basel). 2021; 11(12): 3444.
17. Patterson MM, Marolf AJ. Sonographic characteristics of thymoma compared with mediastinal lymphoma. J Am Anim Hosp Assoc. 2014; 50(6): 409-413.
18. Pintore L, Bertazzolo W, Bonfanti U, et al. Cytological and histological correlation in diagnosing feline and canine mediastinal masses. J Small Anim Pract. 2014; 55(1): 28-32.
19. Smith AN, Wright JC, Brawner WR Jr, et al. Radiation therapy in the treatment of canine and feline thymomas: a retrospective study (1985-1999). J Am Anim Hosp Assoc. 2001; 37(5): 489-496.
20. Trageser E, Martin T, Hoaglund E, et al. Outcomes of dogs with thymoma treated with intensity modulated stereotactic body radiation therapy or non-modulated hypofractionated radiation therapy. Vet Comp Oncol. 2022; 20(2): 491-501.
21. Miles KG. A review of primary lung tumors in the dog and cat. Vet Radiol Ultrasound. 1988; 29(3): 122-128.
22. Hahn KA, McEntee MF. Primary lung tumors in cats: 86 cases (1979-1994). J Am Vet Med Assoc. 1997; 211(10): 1257-1260.
23. Gottfried SD, Popovitch CA, Goldschmidt MH, et al. Metastatic digital carcinoma in the cat: a retrospective study of 36 cats (1992-1998). J Am Anim Hosp Assoc. 2000; 36(6): 501-509.
24. Maritato KC, Schertel ER, Kennedy SC, et al. Outcome and prognostic indicators in 20 cats with surgically treated primary lung tumors. J Feline Med Surg. 2014; 16(12): 979-984.
25. Hahn KA, McEntee MF. Prognosis factors for survival in cats after removal of a primary lung tumor: 21 cases (1979-1994). Vet Surg. 1998; 27(4): 307-311.
26. Treggiari E, Pellin MA, Valenti P, et al. Tolerability and outcome of palliative treatment for metastatic pulmonary carcinoma in cats. J Small Anim Pract. 2021; 62(11): 992-1000..
27. Day MJ. Review of thymic pathology in 30 cats and 36 dogs. J Small Anim Pract. 1997; 38(9): 393-403.
28. Patnaik AK, Lieberman PH, Erlandson RA, et al. Feline cystic thymoma: a clinicopathologic, immunohistologic, and electron microscopic study of 14 cases. J Feline Med Surg. 2003; 5(1): 27-35.
29. Zitz JC, Birchard SJ, Couto GC, et al. Results of excision of thymoma in cats and dogs: 20 cases (1984-2005). J Am Vet Med Assoc. 2008; 232(8): 1186-1192.
30. Gores BR, Berg J, Carpenter JL, et al. Surgical treatment of thymoma in cats: 12 cases (1987-1992). J Am Vet Med Assoc. 1994; 204(11): 1782-1785.

2 胸腔内腫瘍の診断の進め方・治療方針の決め方

フローチャート：肺腫瘍を疑う場合

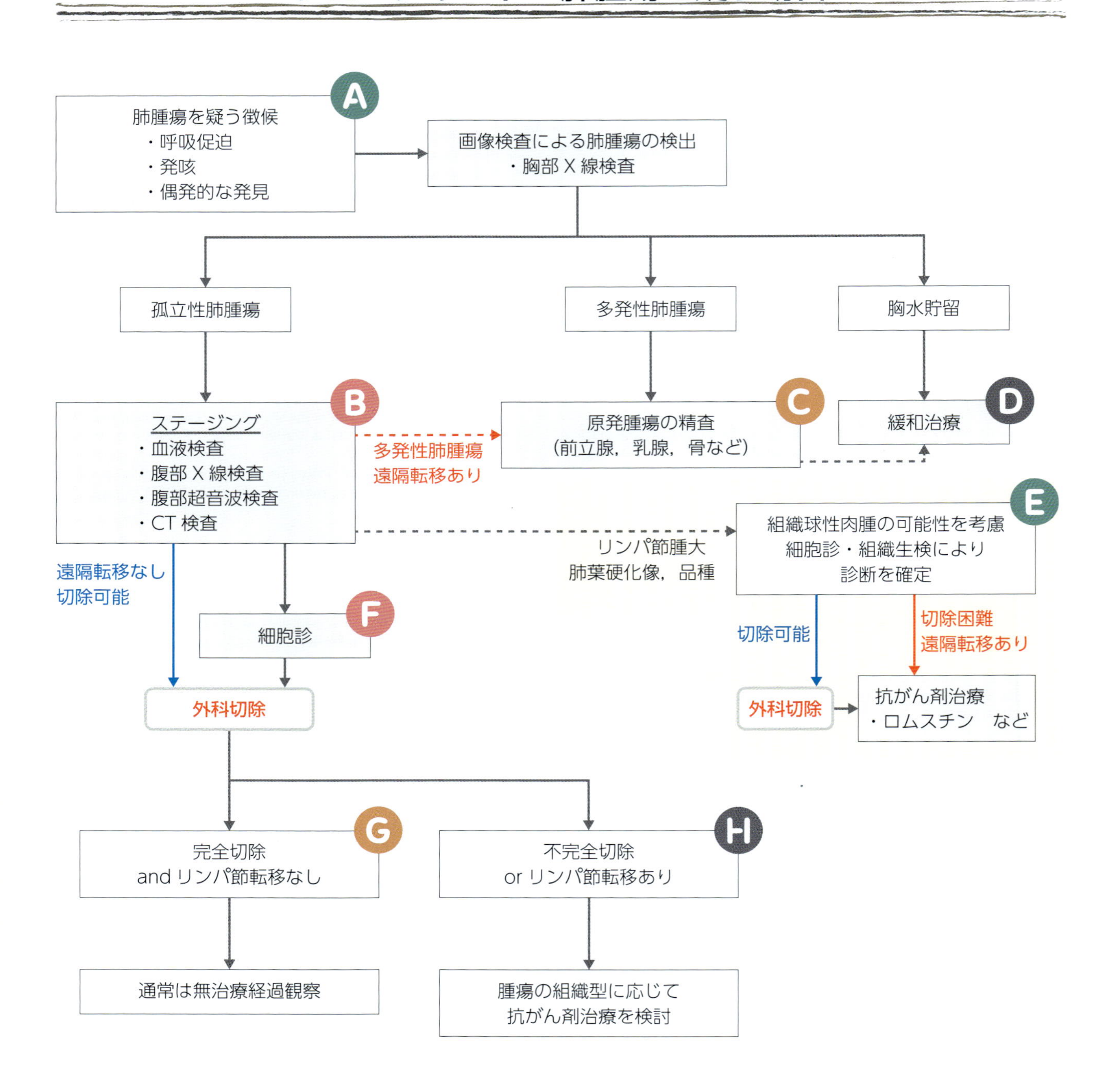

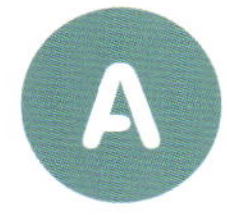

進める上での注意点

犬の肺腫瘍は無徴候であることも多く，健康診断時などに偶発的に発見されることも多い。早期の病変では細胞診の実施も困難であり，非腫瘍性疾患も鑑別に含まれるため，早期の外科切除を希望されない場合は定期的に観察し，増大傾向の有無を確認する。

一方で，猫では呼吸器徴候を呈することが多く，徴候を発現するころにはすでに病変が広範囲に拡がっていることが多い。

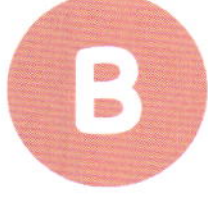

進める上での注意点

犬の肺腫瘍では胸腔内のリンパ節を除き，転移を認めることは少ない。腫瘤の位置によっては広範囲の肺葉切除が必要となるため，可能であれば事前にCT検査を行い，気管分岐部や主要血管との位置関係を把握する。なお，肺に結節性病変を認めた場合，転移性肺腫瘍や非腫瘍性疾患(図22)など様々な鑑別疾患が含まれるため(表3も参照)，全身の精査を怠ってはならない。また，猫の肺腫瘍では，CT検査で全身に多発性転移を認めることがある(図14)。

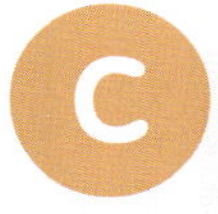

進める上での注意点

肺野に多発性の結節を認めた場合は，転移性肺腫瘍の可能性を常に考慮する。通常，同じような大きさの結節が多発する場合は転移性肺腫瘍を，大型の肺腫瘤のほかに小型の結節がいくつか認められる場合は原発性肺腫瘍の肺内転移を第一に考慮するが，その限りではない(図23)。転移性肺腫瘍の場合，前立腺や乳腺，膀胱，骨腫瘍などがないか全身の精査を行うとともに，過去の既往歴なども確認する。

進める上での注意点

肺の結節とともに胸水貯留を認める場合は，必ず胸水の抜去を行い腫瘍細胞の有無を確認する。特に猫は癌性胸膜炎を起こしやすく，その場合の予後は極めて厳しいため，正確な予後を伝えることが重要である。

また，転移や癌性胸膜炎を起こしている場合，積極的な治療は困難であり，少しでも生活の質(QOL)が向上するよう，必要に応じて胸水抜去，酸素療法，抗炎症薬や鎮咳薬の投与などによる緩和治療を行っていく必要がある。

薬剤選択のポイント

- 抗炎症薬：NSAIDs，プレドニゾロンなど
- 鎮咳薬：コデイン，ジプロフィリン，ブトルファノールなど

※このほか緩和治療としては，胸水抜去，胸腔ドレーンの設置，酸素療法などが実施可能である。最終的には安楽死も考慮する。

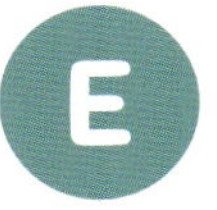

進める上での注意点(犬のみ)

犬では，肺腫瘍の鑑別として組織球性肉腫が含まれる。組織球性肉腫は肺腺癌と比較しリンパ節転移が認められやすく，また転移リンパ節が大型化しやすい(図24)。さらに，腫瘍自体も肺葉硬化像を呈しやすい(図25)。このほか，バーニーズ・マウンテン・ドッグ，ウェルシュ・コーギー，ミニチュア・シュナウザーなどに好発するなどの特徴をもつ。組織球性肉腫は肺腺癌とは挙動と治療方針が異なるため，上記の特徴を有する場合は，細胞診や組織生検を積極的に実施し鑑別を進める。

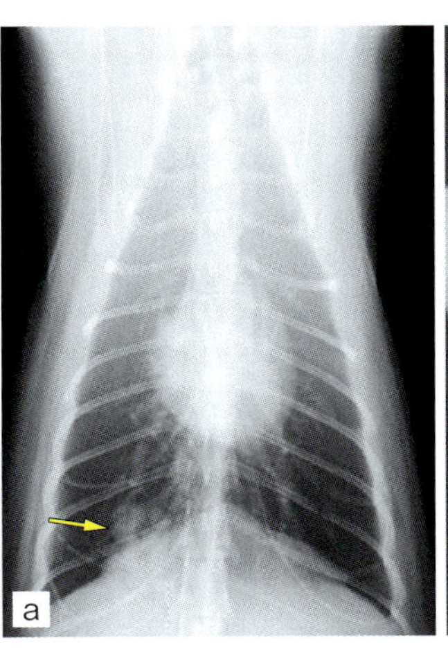

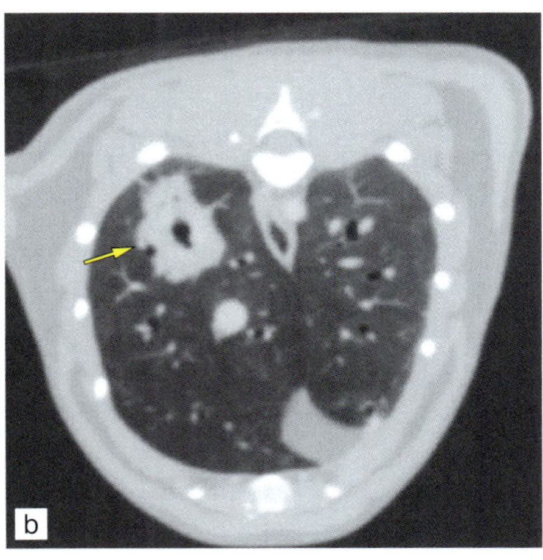

図22　肺の結節性病変(猫)

X線検査(a)およびCT検査(b)において，結節性病変が認められた(矢印)。病理組織診断は，肉芽腫性肺炎であった。

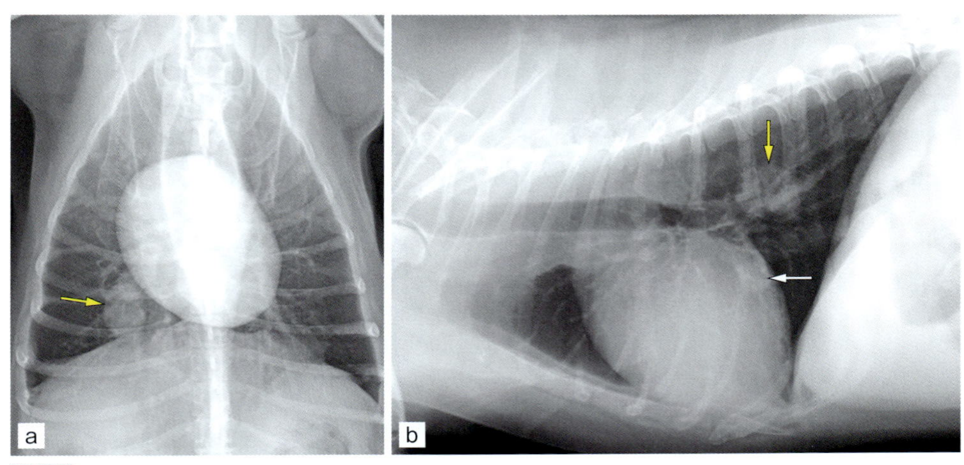

図23　肺の結節性病変（犬）のX線検査所見

X線検査にて，大型の結節（黄矢印）と小型の結節（白矢印）を認めたため，当初は肺腫瘍の肺内転移が疑われたが，最終的には前立腺癌の肺転移と診断された。

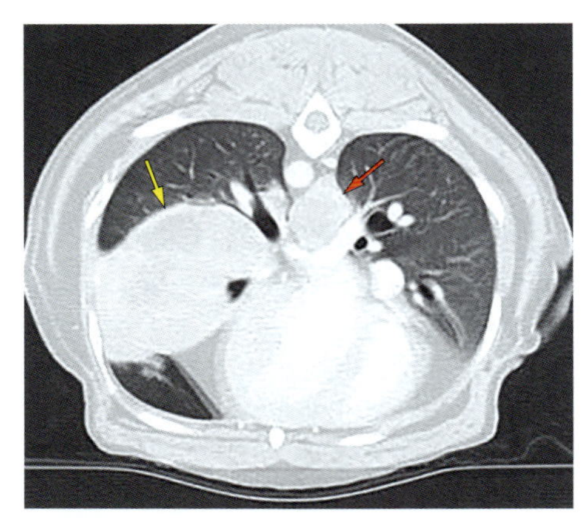

図24　組織球性肉腫が疑われた症例のCT検査所見

組織球性肉腫と思われる腫瘤（黄矢印）と気管支リンパ節（赤矢印）の腫大がみられた。
（岡山理科大学　水谷真也先生のご厚意による）

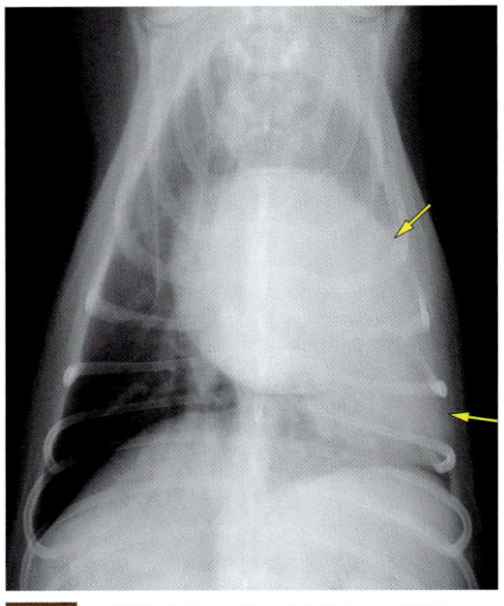

図25　組織球性肉腫のX線検査所見

肺葉硬化を示す大型の腫瘤（矢印）がみられる。

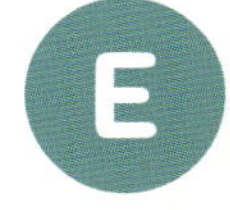

薬剤選択のポイント

肺原発の組織球性肉腫に対する治療

- ロムスチン：50～90 mg/m^2，PO，3～4週おき
- ドキソルビシン：25～30 mg/m^2，IV，3週おき

など

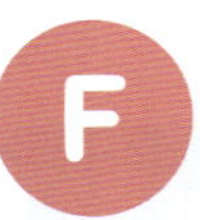

インフォームのポイント

肺腫瘤の細胞診は，腫瘤が胸壁に接している場合は超音波ガイド下で容易に実施できる。この際，保定が難しい症例や状態の悪い症例では急変するリスクもあるため，実施は慎重に判断し，必要に応じ鎮静や麻酔下での実施を考慮する。

肺腺癌の場合，基本的には外科切除が前提となるため，播種や気胸のリスクを考えると細胞診を行うメリットは少ない。一方，まれではあるが，肺のリンパ腫（図4，26）や組織球性肉腫，多発性の肺病変などの外科切除以外の治療選択が存在する疾患や，肺腺癌と予後の異なる疾患を疑う場合は，細胞診のメリットを伝え実施を考慮する。

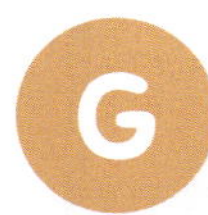

進める上での注意点

犬の肺腺癌では，完全切除が達成されリンパ節転移がない症例の予後は良好であり，術後の追加治療は必要ない場合がほとんどである。猫では，組織の分化度が予後に大きく影響し，高分化の場合は切除後に長期生存が得られる可能性がある。そのような場合も追加治療は必要ない。

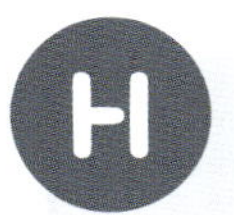

進める上での注意点

特に，リンパ節転移が確認された場合は術後の追加治療を考慮するが，明らかな有効性を示すエビデンスは存在しない[1,3,4,9]。経験的に，ビノレルビン，カルボプラチン，ドキソルビシンなどが選択されており，近年ではトセラニブなども使用されている。

薬剤選択のポイント

飼い主が積極的な治療を希望する場合

- ビノレルビン
  - 犬：15 mg/m^2，IV，1〜2 週おき
  - 猫：11.5 mg/m^2，IV，1〜2 週おき
- カルボプラチン
  - 犬：250〜300 mg/m^2，IV，3〜4 週おき
  - 猫：200 mg/m^2，IV，3〜4 週おき
- ドキソルビシン
  - 犬：25〜30 mg/m^2，IV，3 週おき
  - 猫：25 mg/m^2，IV，3 週おき

飼い主が緩和的な治療を希望する場合

- トセラニブ：2.8〜3.2 mg/kg，PO，週 3 回（月・水・金曜日に投与）

NSAIDs は，錠型や投与頻度など好みに応じて選択してかまわない。

- ピロキシカム
  - 犬：0.3 mg/kg，PO，sid〜eod
- フィロコキシブ
  - 犬：5 mg/kg，PO，sid　など

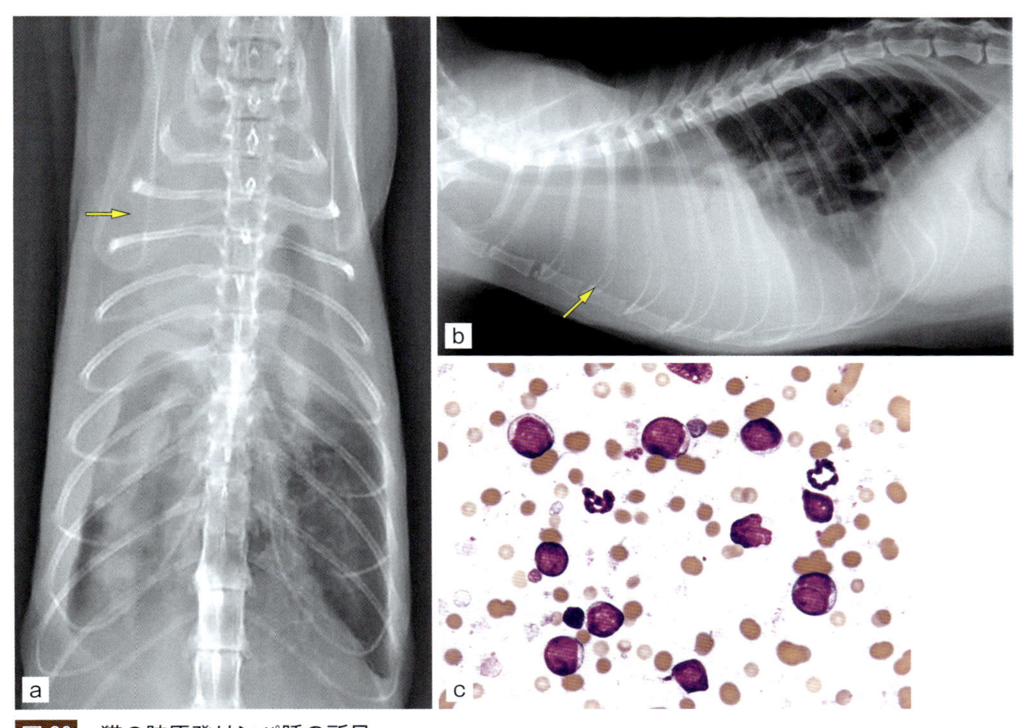

図 26　猫の肺原発リンパ腫の所見

a，b：X 線検査画像，c：細胞診像。
a，b：前胸部の不透過性陰影（矢印）は，リンパ腫の肺浸潤であった。
c：FNA で大型のリンパ芽球が観察された。

フローチャート：胸腺腫を疑う場合

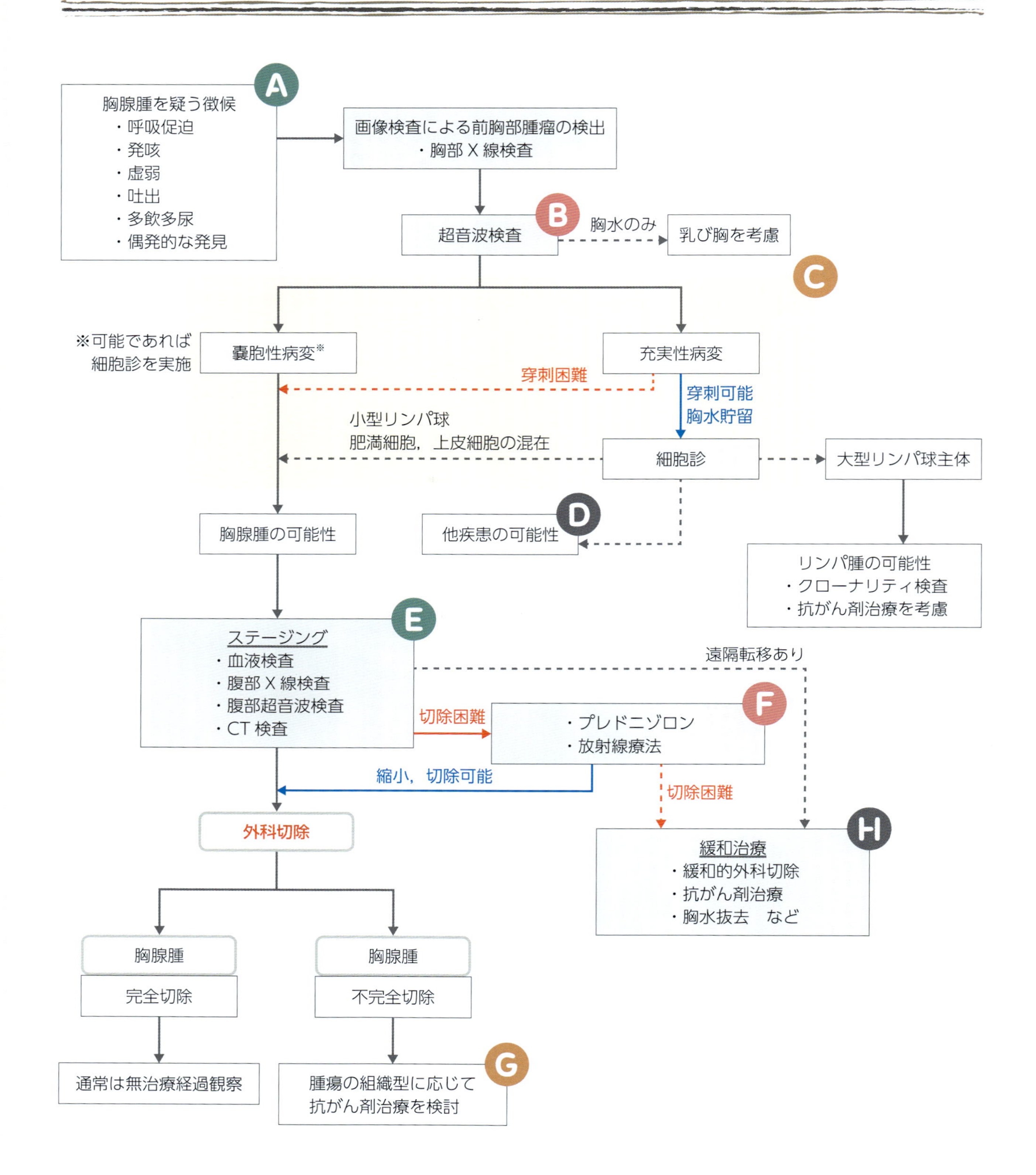

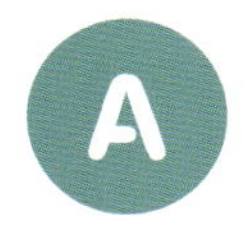

進める上での注意点

前胸部腫瘤の場合，初期にはほとんど徴候を呈さないものの，ある程度の大きさとなったり，胸水貯留を伴ったりする場合は呼吸器徴候を呈しやすい。また，重症筋無力症などの腫瘍随伴症候群を伴う場合には多彩な臨床徴候を呈するため，腫瘍の存在を見落とさないことが重要である。

進める上での注意点

X 線検査で確認できる大きさの腫瘤であれば，通常は超音波検査でも描出可能である。前胸部腫瘤の鑑別のひとつに肺腫瘤があるが，発生部位によっては各種画像診断を行っても鑑別が困難な場合がある。腫瘤が大型で呼吸状態が悪い症例に検査を行う場合は，無理な体位変換や保定は避け，酸素吸入を行いながら立位で実施するなど，患者の状態には細心の注意を払う。

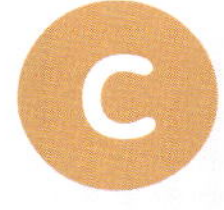

進める上での注意点

前胸部の病変に嚢胞が目立つ場合は，胸腺腫を第一に考慮する。充実性病変の場合は，胸腺腫のほか，リンパ腫やその他様々な腫瘍が鑑別に挙がるため，積極的に穿刺し鑑別を進める。ただし，胸水貯留を伴う場合は，まず胸水を抜去して胸水沈渣の細胞診を行ってから，腫瘤の穿刺が必要かどうか判断すべきである。前縦隔型リンパ腫では，胸水中に大型リンパ球が多数観察されることから，鑑別が可能である。

また，胸水貯留がある状態で腫瘤を穿刺すると出血が止まらなくなることがある。そのような場合には胸水を抜去し，腫瘤内の血流を十分に確認するなど，安全に実施できるかどうか慎重に判断する。

なお，充実部を含む嚢胞性病変である場合には，充実部を穿刺することで診断が得られることもあるが，嚢胞が主体の場合は十分な細胞が得られない場合も多い。このような場合や腫瘤が小さく穿刺が難しい場合は，外科切除に進むことを検討する。

進める上での注意点

前胸部腫瘤の鑑別診断には，胸腺腫，前縦隔型リンパ腫のほか，異所性甲状腺癌，前葉の肺腫瘤，鰓嚢胞，大動脈小体腫瘍，甲状舌管嚢胞などが挙げられる。異所性甲状腺癌や大動脈小体腫瘍の場合，細胞診にて裸核が目立つ神経内分泌由来細胞が採取される。

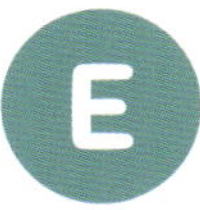

進める上での注意点

犬猫ともに胸腺腫の診断時転移率は低く，実際に転移が検出されることはまれである。スクリーニング検査の目的は，腫瘍随伴症候群の検出と合併症の有無を評価することにある。また，CT 検査では，外科切除が可能かどうか，特に大型化した胸腺腫では，前胸部の大血管への浸潤程度を評価することが重要である。

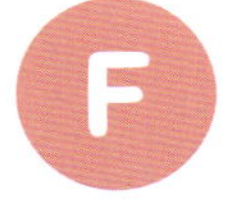

進める上での注意点

腫瘍が極端に大型の場合や，血管を巻きこみ外科切除が困難な場合，また飼い主が積極的な治療を希望しない場合は，プレドニゾロンの投与や放射線療法にて，縮小を図る。放射線療法を行うと，胸壁などの周囲組織と腫瘤の癒着が問題となりやすいため，外科切除を前提に進める場合は，まずプレドニゾロンを使用し反応を確認する。いずれの方法も，腫瘍内のリンパ球を減らすことで腫瘍が縮小することを狙ったものであり，リンパ球浸潤が少ない場合や嚢胞が主体の場合は効果が得られにくい。

薬剤選択のポイント

- プレドニゾロン：1～2 mg/kg/day，PO，1～2 週間程度継続し反応を確認する

※胸腺腫に対するプレドニゾロンの薬用量はよく分かっていない。リンパ球の抑制を目的とするため，ある程度高用量で使用する必要がある。

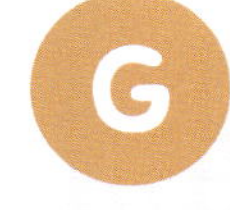

インフォームのポイント

胸腺腫で完全切除が得られた場合，術後は無治療で問題ないが，再発のリスクは残るため経過観察を勧める。一方で，不完全切除となった場合や，悪性度の高い胸腺腫や胸腺癌である場合は，術後の追加治療を検討するが，実際に有効性が確認されているものはなく，十分な検討も行われていない。そのため追加治療を行う場合は，上記について飼い主に伝え，同意を得た上で実施すべきである。

また，併発した巨大食道症や重症筋無力症は，術後に回復する場合もあるが，外科切除後の改善率は 3 割程度である。改善しない場合には長期にわたる管理が必要となることも，事前に伝えるべきである。

薬剤選択のポイント

- 犬：カルボプラチン，ドキソルビシンなど
- 猫：不明

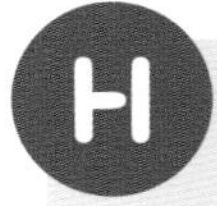

進める上での注意点

遠隔転移を認める場合や，放射線療法を実施しても外科切除が困難な症例は，予後不良である。腫瘍増大によって呼吸器徴候が著しい場合は緩和的な外科切除が適応となるが，癒着や出血などが問題となりやすく，周術期死亡リスクも高い。抗がん剤治療についても効果が得られる可能性は低く，実際は胸水抜去や酸素療法などに留まる場合が多い。

第14章
肥満細胞腫

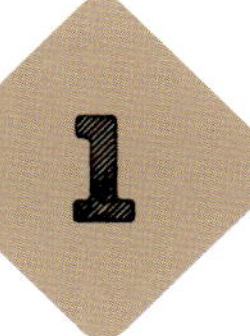

肥満細胞腫の概要

犬の肥満細胞腫
猫の肥満細胞腫

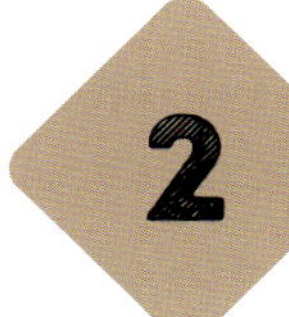

肥満細胞腫の診断の進め方・治療方針の決め方

フローチャート：犬の肥満細胞腫の場合
フローチャート：猫の肥満細胞腫の場合

1 肥満細胞腫の概要

肥満細胞腫は，顆粒球の一種である肥満細胞を起源とした血液腫瘍ですが，固形がんとしての性質が強く，対応には多様な知識が求められます。また，良性〜悪性まで様々な挙動を取るため，予後の予測には慎重な判断が必要となります。特に犬の肥満細胞腫は情報が多く，それらを適切に解釈した上で治療にあたる必要があります。

犬の肥満細胞腫

犬の肥満細胞腫は，外科切除単独で治癒するものから早期に転移を認めるものまで，挙動の幅が広い。早期に外科切除が可能であれば根治も十分に可能であり，挙動の悪いタイプをいかに予測するかが重要である。

発生

皮膚腫瘍の7〜21％を占め，肥満細胞腫のうち5〜25％は多発性に発生する。皮膚や皮下の肥満細胞腫では，50〜60％が体幹部，25〜40％が四肢，10％が頭頚部に発生する[1]。そのほかに結膜や鼻腔，口腔内，消化管，脊髄などでの発生が報告されている。

年齢，性別

好発年齢は8〜9歳齢だが，4〜6カ月齢の若齢犬でも発症する。性差による偏りはなく，ボクサー，ボストン・テリア，ブル・テリアなどのブルドッグ系品種，ゴールデン・レトリーバー，ラブラドール・レトリーバー，ビーグル，パグ，シュナウザー，シャー・ペイ，ワイマラナーなどでの好発が知られる[1]。

臨床徴候

皮膚の肥満細胞腫では，孤立し脱毛した腫瘤が観察される（図1a）。分化度が高いものでは数カ月以上かけ緩やかに増大するが，分化度の低いものは急速な増大や潰瘍形成を認める（図1b）。肥満細胞腫の特性として，細胞内顆粒の脱顆粒により，ヒスタミンやヘパリン，プロテアーゼが放出され，腫瘍周辺の浮腫や発赤，腫脹がみられる（ダリエ徴候，図1c）。特に，ヒスタミンにより消化管潰瘍が形成されやすく，過去の報告では下痢，嘔吐，メレナなどの徴候が肥満細胞腫

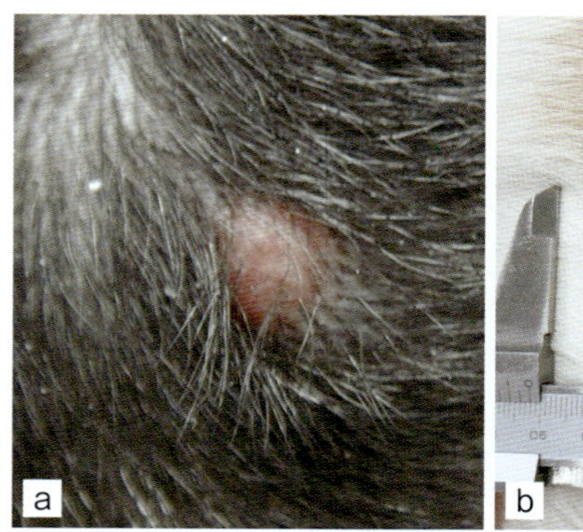
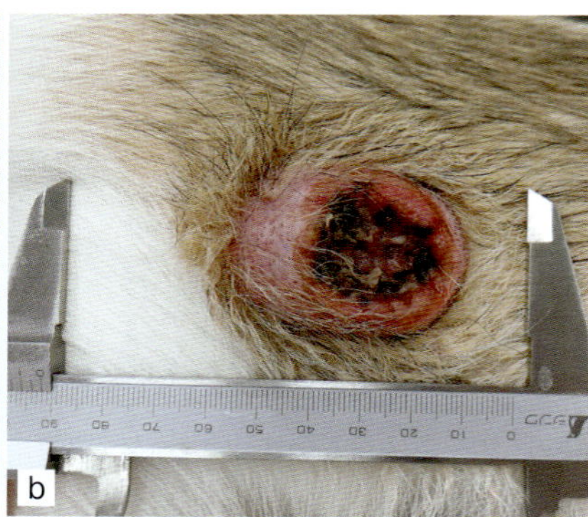
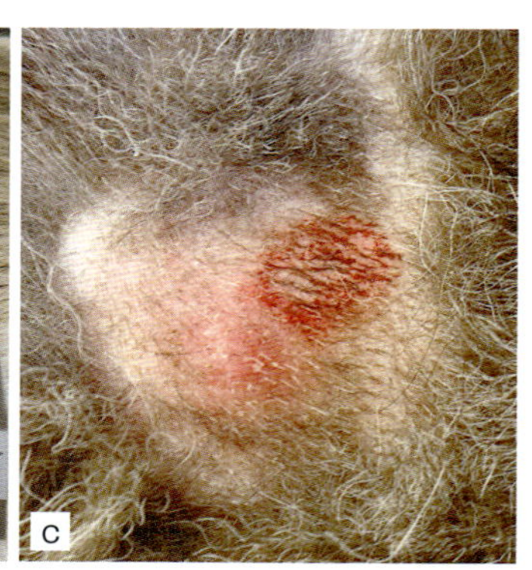

図1　皮膚型肥満細胞腫の肉眼所見

a：脱毛したピンク色の皮膚腫瘤がみられる。
b：増大が著しく潰瘍化がみられる。
c：皮膚型肥満細胞腫にみられたダリエ徴候。腫瘤周囲に発赤と出血がみられる。

症例の35%でみられ，剖検例の83%で消化管潰瘍が確認されている[2]。

ステージ分類

診断時の領域リンパ節転移率は18〜30%であり，遠隔転移は4〜7%でみられる。遠隔転移は遠隔リンパ節，脾臓，肝臓，骨髄などに起こり，肺転移を認めることは極めてまれ(0〜4%)である[3~5]。ステージ分類については，WHO臨床ステージ分類が使用されている(表1)。

+α：ステージ分類のポイント

リンパ節転移

原発腫瘍の位置と対応する領域リンパ節の関係を，図2に示す。肥満細胞腫では，リンパ節が触診できないサイズ，または正常サイズであっても半数の症例で転移が確認され，前転移病変を含むと65%の症例で転移が形成されている[8]。そのため領域リンパ節の穿刺は必ず行い，治療前に転移の有無を確認する。リンパ節転移の程度については，組織学的に4段階に分類されている[9](表2)。

細胞診での転移評価に明確な基準はないが，リンパ節の穿刺塗抹あたり3%以上もしくは全部で20個以上の肥満細胞があり，①顆粒が乏しい，②細胞の大小不同，③核の大小不同，④N/C比の増大，⑤核または核小体の形態の異常や数の増加，⑥好酸球の出現や集塊状の肥満細胞の出現，以上6つのうち3つ以上該当で“転移あり”とする[10]。または，2〜3個の肥満細胞の集塊が2〜3カ所みられる場合，“転移あり”とする[11]などの指標が利用されている(図3)。なお，リンパ節には正常でも一定数の肥満細胞が存在し，炎症や皮膚疾患に伴って増加する[12]。さらに，肥満細胞腫のリンパ節転移では，顆粒の染色性がヘマカラーなどの簡易染色では低下することが報告されており(図4)，細胞診での転移評価には十分な注意が必要である[13]。

肝臓，脾臓転移

肥満細胞腫は臓器向性があり，肝臓，脾臓に転移しやすいとされている(図5)。しかし実際の転移率は低

表1 犬の肥満細胞腫のWHO臨床ステージ分類(一部改変)

Stage	所見と評価
Stage0	皮膚腫瘍の不完全切除＋リンパ節転移なし
Stage1	単発の皮膚腫瘍＋リンパ節転移なし
Stage2	単発の皮膚腫瘍＋リンパ節転移あり
Stage3	多発性の皮膚腫瘍 or 大型で浸潤性あり
Stage4	遠隔転移(肥満細胞血症や骨髄浸潤を含む)

Stage0〜3については，サブステージ(全身徴候なし：a，全身徴候あり：b)も記載する。
(文献6をもとに作成)

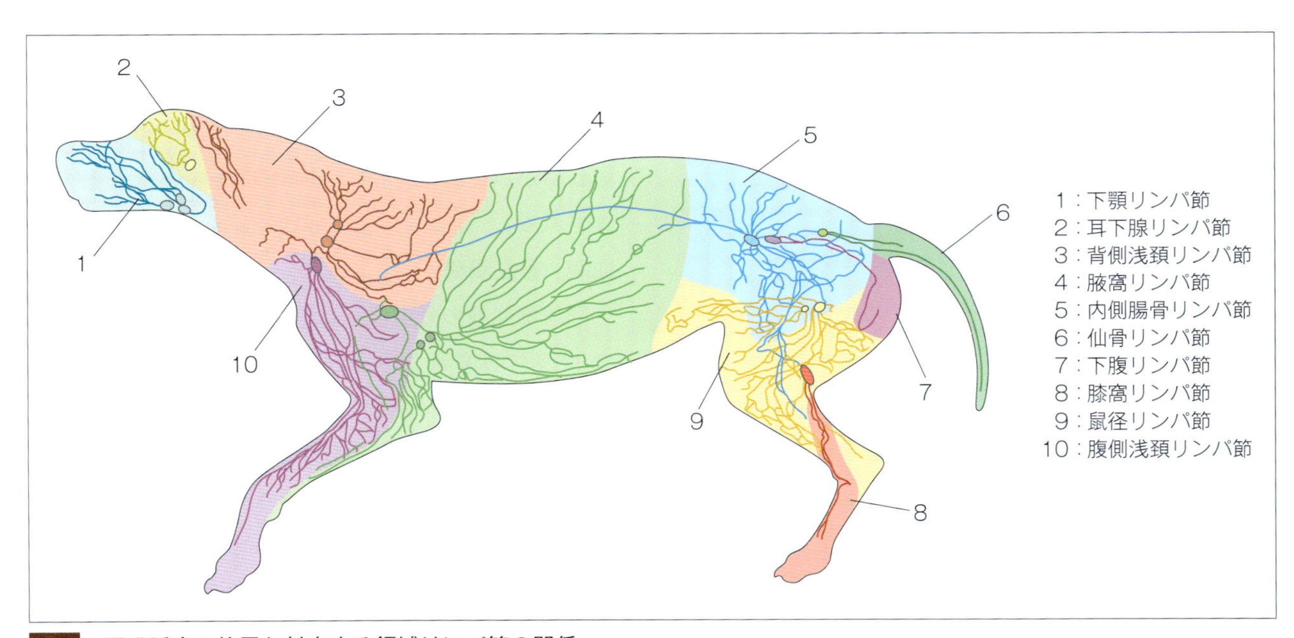

図2 原発腫瘍の位置と対応する領域リンパ節の関係
(文献7をもとに作成)

表2　リンパ節転移の組織学的分類

分類	基準	評価
HN0	静脈洞内 or 実質内に孤立した肥満細胞が観察される（0～3個 /HPF）	転移なし
HN1	静脈洞内 or 実質内に孤立した肥満細胞が観察される（>3個 /HPF）	前転移
HN2	3個以上の肥満細胞が集塊を形成	早期転移
HN3	肥満細胞の集塊により正常構造が破壊	明確な転移

（文献9をもとに作成）

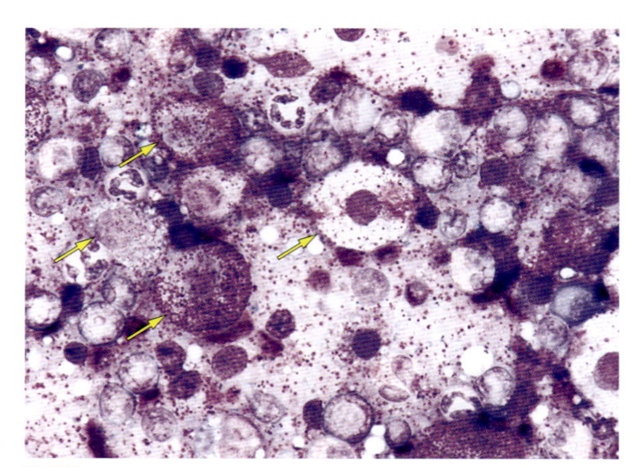

図3　明確な転移が形成されたリンパ節の細胞診像

多数の肥満細胞（矢印）によりリンパ節が置換されている。

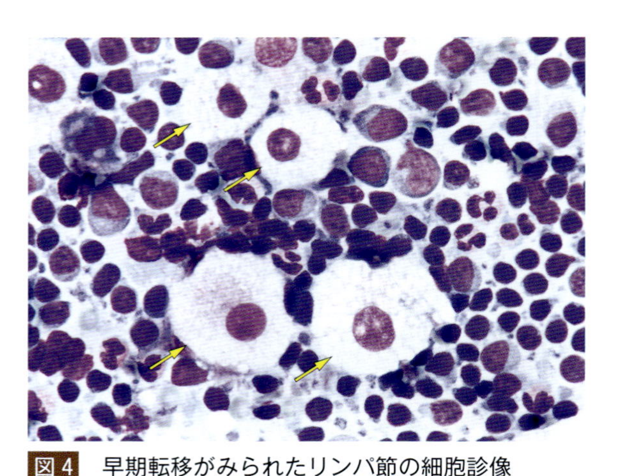

図4　早期転移がみられたリンパ節の細胞診像

ヘマカラー染色で染色を行っており，肥満細胞（矢印）の顆粒が染まっていない。

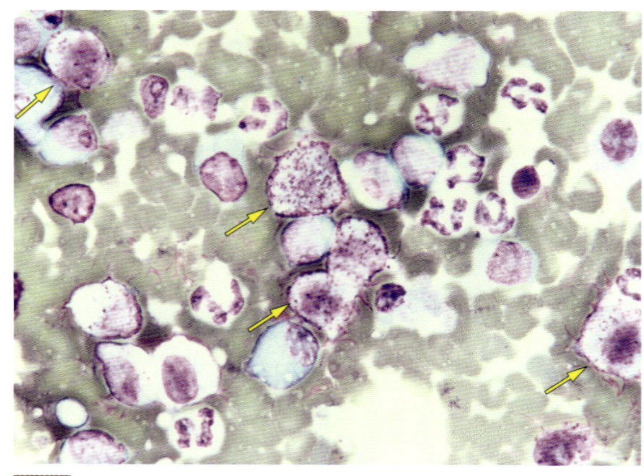

図5　脾臓転移の細胞診像

肥満細胞（矢印）が散見される。

く，特に低悪性度の肥満細胞腫において，肝臓，脾臓転移が検出されることは極めてまれである（0.7%）[14]。さらに領域リンパ節転移のない症例では，ほかの遠隔転移がみられる可能性は極めて低く[10]，肝臓，脾臓の細胞診を実施するのはリンパ節転移を評価してからでも問題ない。また，肝臓，脾臓ともに正常でも少数の肥満細胞が観察される。

転移の評価には表3の判定基準が用いられている[15]。肝臓，脾臓の転移は，腹部超音波検査では明らかな異常所見を伴わないことも多いため，領域リンパ節転移がみられた場合は肝臓と脾臓のFNAを行うべきである。

血液，骨髄浸潤

肥満細胞腫の骨髄浸潤は診断時で2.8%，最終的には4.5%でみられる[16]。浸潤の判断は，骨髄有核細胞1,000個中に肥満細胞が10個以上（1%以上），もしくは肥満細胞に明らかな異型性がみられる場合とされている[16]。骨髄浸潤のある症例のうち，血液塗抹中に肥満細胞が観察されたのは半数以下であり，また正常犬であっても，血液塗抹中に肥満細胞が観察されることがあるため注意する[17]。

診断

細胞診

ほとんどの肥満細胞腫は細胞診で診断可能である。穿刺を行う際は脱顆粒による有害反応を抑制するため，事前にH_1とH_2ブロッカーをどちらも投与する。細胞診では，好塩基性の顆粒を多数含んだ円形細胞が多量に採取される（図6a）。顆粒が少ない場合は，形質細胞腫やリンパ腫などほかの独立円形細胞腫瘍との鑑別が必要となるが（図6b），複数の視野を観察すれば，ほとんどの場合で顆粒を有する肥満細胞をみつけることができる。前述のとおり，簡易染色では顆粒が十分に染まらない場合があるため，肥満細胞腫を疑う場合はライトギムザ染色などで観察を行う。無顆粒性であったり，多数の分裂像や核の大小不同など異型性が強くみられる場合があり（図6c），細胞診所見から2段階の組織グレードを推定することが可能である（表4）。

組織生検

細胞診では判断が困難な場合や，切除困難な部位での発生，組織グレードを治療前に把握したい場合は，組織生検を実施する。組織生検は腫瘍の発生部位や大きさに応じ，Tru-Cut® 生検やトレパンによる切除生検を行う。組織学的なグレード分類は，これまでPatnaikらが報告した3段階のもの（表5）が広く利用されていたが，Kiupelらが2段階グレード（表6）を報告し，現在は両者を併用して表記される場合が多い。

治療

治療方針の決定は，これまでの臨床経過や細胞診（もしくは組織）所見，予後不良因子を加味した上で検討を行う。急激な増大や潰瘍形成を伴う腫瘍，大型の

表3　肥満細胞腫における肝臓および脾臓の細胞診による転移評価

評価	肝臓	脾臓
転移なし	肥満細胞が0〜1個 / 肝細胞100個	0個〜まれに散在性に肥満細胞がみられる
早期転移	肥満細胞が2〜4個 / 肝細胞100個	肥満細胞が散在し軽度に増加
明確な転移	肥満細胞が集塊状に存在 または，≧5個 / 肝細胞100個	肥満細胞が集塊状 or 多数みられる もしくは，異型性がみられる

（文献15をもとに作成）

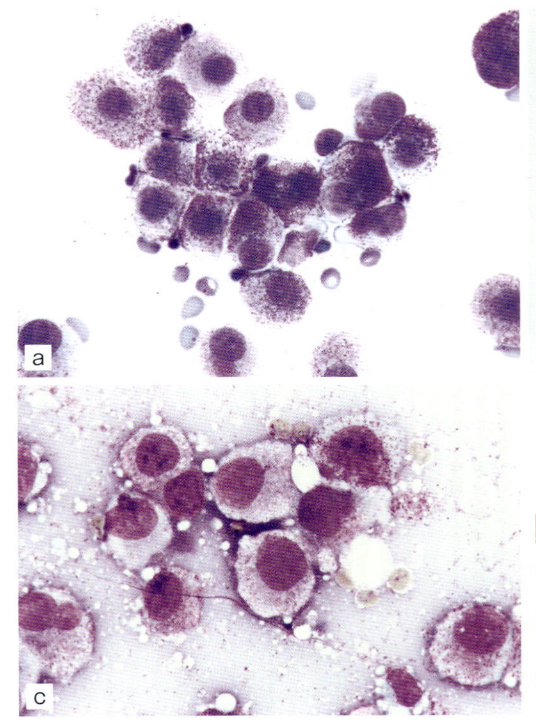

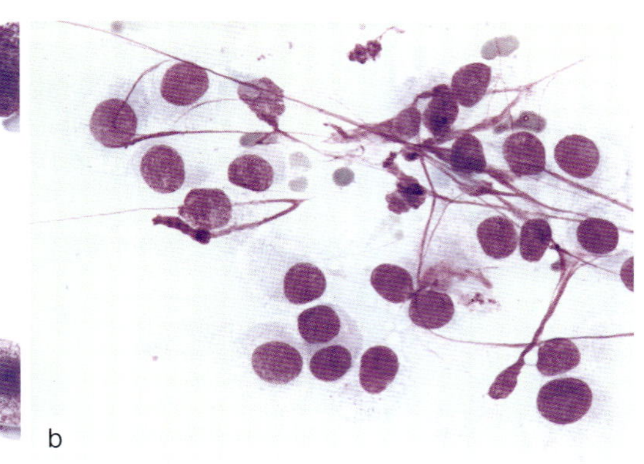

図6　肥満細胞腫の細胞診像

a：好塩基性の顆粒を豊富に有する円形細胞が採取される。
b：顆粒が少ないタイプでは，ほかの独立円形細胞腫瘍との鑑別が問題となる。
c：顆粒は散在性で少なく，核の多形性や大小不同が観察される。

表4 細胞診でのグレード分類

評価	細胞診所見	
	顆粒	核
High grade	顆粒がない〜少ない	
High grade	顆粒が豊富	●核分裂像 ●核の多形性 ●多核 ●核の大小不同 ※上記のうち2つ以上該当
Low grade	顆粒が豊富	※上記のうち該当項目が2つ未満

（文献18をもとに作成）

表5 Patnaikの組織グレード分類

Grade	組織所見
Grade1 （高分化型）	●真皮に限局した腫瘤 ●よく分化し，比較的豊富な細胞質内顆粒をもつ肥満細胞 ●腫瘍による壊死や水腫は最小限である
Grade2 （中程度分化型）	●腫瘍細胞が真皮の下層 or 皮下組織まで浸潤 ●分化度がやや低い腫瘍細胞で，細胞質内顆粒は様々 ●核分裂指数は0〜2/HPF ●浮腫，壊死がみられる
Grade3 （低分化型）	●腫瘍細胞が皮下組織まで深く広く浸潤 ●分化度の低い腫瘍細胞で，細胞質内顆粒はみづらく，頻繁な核分裂像，著しい核異型がみられる ●核分裂指数は3〜6/HPF ●広範な浮腫，出血，壊死がみられる

（文献19をもとに作成）

表6 Kiupelの組織グレード分類

Grade	組織所見
High grade （低分化型）	●核分裂像が≧7個/10 HPF ●多核（核が3個以上）細胞が≧3個/10 HPF ●奇怪な（bizarre）核が≧3個/10 HPF ●巨核細胞が≧10% ※上記のうち1つ以上該当
Low grade （高分化型）	※上記の4項目に1つも該当しない

（文献20をもとに作成）

腫瘍は，悪性度が高く挙動が悪い可能性が高い（図7）。発生部位では，皮下での発生は予後がよく，マズル，口唇，口腔内，肛門，陰嚢，包皮などでの発生は，予後が悪いことが知られている（図8）。また組織グレードが低いものについては，ほとんどの症例で外科切除単独で根治が可能である。詳細な治療方針の決定方法は，後述の「フローチャート：犬の肥満細胞腫の場合」を参照。

外科療法

切除可能な肥満細胞腫では，外科療法が第一選択である。悪性度が低いと思われる肥満細胞腫に対しては側方マージン2 cm，底部マージンは筋膜1枚での切除が推奨される。近年，腫瘍直径と同サイズをマージンとして切除する方法が報告され，良好な成績が得られている[21, 22]。

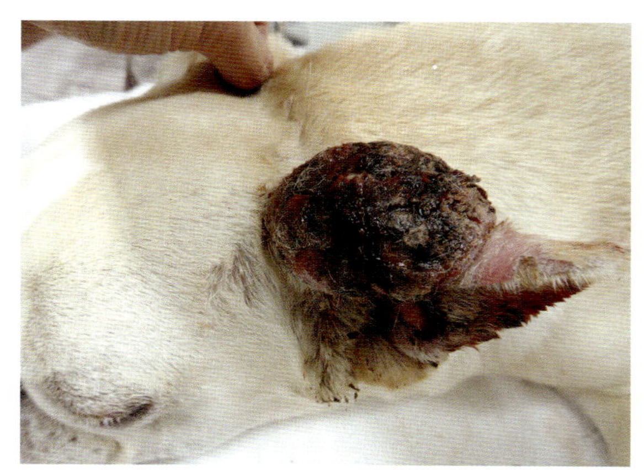

図7　耳介に発生した肥満細胞腫
増大が早く，自壊している。

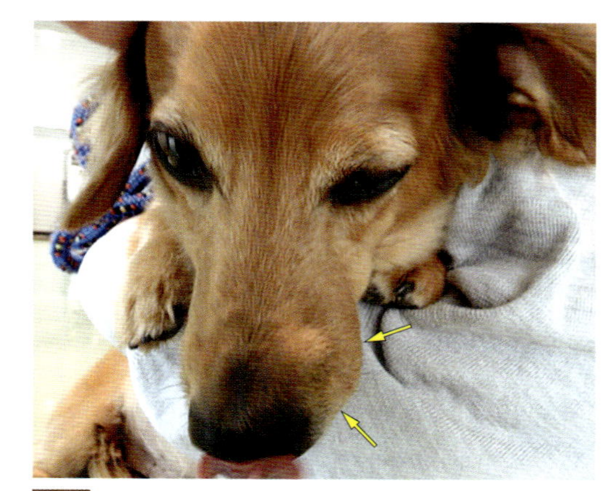

図8　マズルに発生した肥満細胞腫(矢印)

再発率

- Low grade：再発率 4%に対し，High grade：再発率 36%[23]
- Low grade：マージンが 3 mm 未満であっても再発に影響しない。
- High grade：マージンの距離にかかわらず再発しやすい。
- 腫瘍が切除縁に接触している場合の再発率は 38%(無治療でも 6 割は再発しない)であり，再切除を行うことで再発率は 13%に低下する[24]。
- 腫瘍が切除縁に接触している grade2 の再発率は 8.7%であり，再切除を行うことで再発率は 4.5%に低下する[25]。

領域リンパ節の同時切除

- Stage1 (リンパ節転移なし)，stage2 (リンパ節転移あり)のいずれも，原発腫瘍の切除と同時にリンパ節を摘出すると予後が改善する。特に stage2 では，リンパ節摘出を実施した症例の生存期間が 2,213 日であるのに対し，摘出未実施では生存期間 360 日と顕著な差がみられる[26, 27]。
- Low grade で早期のリンパ節転移であれば，外科切除(原発腫瘍切除＋領域リンパ節切除)単独での腫瘍関連死は 0%とされる[28]。

遠隔転移がある場合

- 遠隔転移がある症例であっても原発腫瘍の切除により予後の改善が得られる(切除あり：生存期間 278 日，切除なし：生存期間 91 日)[29]。

放射線療法

切除困難な原発腫瘍に対して，また不完全切除時の再発率低下を目的として，放射線療法が行われる。近年では，領域リンパ節を含めた照射により予後の改善がみられている。

- 肉眼病変に対する使用：反応率 43%，反応期間 12 カ月[30]。
- Grade2 の不完全切除例に対する術後の補助的な放射線療法では，再発率は低下しない[25]。
- Grade2 (リンパ節転移あり)では，術後の原発部位とリンパ節領域に対して放射線療法を行うと，予後が改善する(放射線あり：無病期間中央値に達せず，放射線なし：無病期間 757 日)[31]。
- High grade に対する術後の放射線療法は，生存期間に影響しない[32]。
- High grade (リンパ節転移あり)では，術後の原発部位とリンパ節領域に対して放射線療法を行うと，予後が改善する可能性がある[33]。

表7　肥満細胞腫の肉眼病変に対する化学療法

プロトコル	反応率(%)	CR(%)	反応期間	参考文献
Pre	20	4	3〜6カ月	4〜13，20〜70
	70	13	−	4〜13，20〜70
VBL	12	0	77日	36
VBL＋Pre	30	4	78日	4〜28，30〜47
	47	28	154日	4〜28，30〜47
VBL＋CPA＋Pre	63	45	74日	39
CCNU	42	5	62日	40
CCNU＋VBL＋Pre	64	30	125日	41
CB＋Pre	38	14	114日	42
TOC＋Pre	46	13	95.5日	37
TOC＋CCNU＋Pre	46	21	53日	43
TOC＋VBL＋Pre	92	23	45日	44
IMA＋Pre	31	23	−	45

Pre：プレドニゾロン，VBL：ビンブラスチン，CPA：シクロホスファミド，CCNU：ロムスチン，CB：クロラムブシル，TOC：トセラニブ，IMA：イマチニブ

化学療法：肉眼病変に対する使用

切除困難な原発腫瘍やすでに形成された転移病変に対して，また悪性度が高い場合の術後の補助治療として，化学療法が行われる。肉眼病変に対する使用において，どのプロトコルも反応率30〜40％，反応期間は2〜4カ月程度である(表7)。腫瘍崩壊症候群の予防のため，治療開始時はH_1とH_2ブロッカーを併用する。

これまで，ビンブラスチンとロムスチンを中心に治療プロトコルが組み立てられてきたが，両者を併用しても治療成績に顕著な改善は得られていない。また近年，複数の分子標的薬が上市されており，c-kitに変異を有する症例に対しては優先して使用する[46]。トセラニブとほかの抗がん剤(ビンブラスチン，ロムスチン)の併用は，副作用増強のリスクがあり，薬用量の減量が必要となるため，使用は慎重に判断する。特に，トセラニブとロムスチンの併用により重篤な肝障害の発生が報告されている[47]。

c-kit遺伝子の変異，特にexon11の遺伝子内縦列重複(internal tandem duplication：ITD)が認められる場合は，分子標的薬が著効しやすい。トセラニブについては，c-kit遺伝子の変異ありで反応率69％，変異なしで36.8％，イマチニブについては，変異ありで反応率100％(CR20％)，変異なしで31％となっている[48, 49]。ただしトセラニブに関して，近年の報告ではc-kit遺伝子の変異の有無と反応率に関連はなく，両者とも40％程度となっており[37]，c-kit遺伝子の変異が認められる場合においては，イマチニブが第一選択と考えられる。

多くのプロトコルでプレドニゾロンが併用されるが，プレドニゾロン単独であっても病変の縮小が可能であり，反応率は20〜70％と幅がある。薬用量は1 mg/kg/day以上が必要であり，0.5 mg/kg/dayでは効果が得られない。一方，1 mg/kg/dayと2.2 mg/kg/dayに大きな治療効果の差はない[35]。

肉眼病変に対する治療プロトコルの具体例を，表8〜11に示す。

化学療法：術後補助療法としての使用

ビンブラスチン＋プレドニゾロンや，ロムスチンの使用が報告されている。対照群の設定がない報告が多く，効果の解釈には注意が必要である。報告のある術後補助療法の効果について，表12に示す。

表8 VBL＋Pre

薬剤＼週	1	2	3	4	5	6	7	8	9	10	11	12
ビンブラスチン 2 mg/m^2，IV	○	○	○	○		○		○		○		○※1
プレドニゾロン 2 mg/kg，PO，漸減※2	○	○	○	○	○	○	○	○	○	○	○	○

※1：肉眼病変が残存している場合は，2週おきで継続する。
※2：1週目2 mg/kg (sid)，2週目1 mg/kg (sid)，3週目以降1 mg/kg (eod)で継続する。
(文献38をもとに作成)

表9 CCNU＋Pre

薬剤＼週	1	2	3	4	5	6	7	8	9	10	11	12
CCNU 70 mg/m^2，PO	○			○			○			○※1		
プレドニゾロン 0.5〜1 mg/kg，PO	○	○	○	○	○	○	○	○	○	○	○	○※2

※1：3〜4週おきに合計6回投与する。肉眼病変が残存している場合は投与を継続するが，肝毒性(ALT上昇)や蓄積性の骨髄毒性(好中球数低下，血小板減少)に注意する。
※2：6カ月間継続する。
(文献50をもとに作成)

表10 CCNU＋VBL＋Pre

薬剤＼週	1	3	5	7	9	12	15	18	21	24
CCNU 70 mg/m^2，PO	○		○		○		○		○※1	
ビンブラスチン 3.5 mg/m^2，IV		○		○		○		○		○※1
プレドニゾロン 2 mg/kg，PO，漸減※2	○	○	○	○	○	○	○	○	○	○

※1：肉眼病変が残存している場合は，投与を継続する。
※2：1〜2週目2 mg/kg (sid)，3〜4週目1 mg/kg (sid)，5〜24週目1 mg/kg (eod)，25週目以降は4週間かけて漸減する。
(文献41をもとに作成)

その他

肉眼病変に対する緩和治療として，トリアムシノロンの腫瘍内注射が報告されている[63]。1〜2 mg/cm (腫瘍直径)を腫瘍内に直接投与する。トリアムシノロンの腫瘍内注射単独で，1/5例でCR，3/5例でPRが得られ，反応期間は1〜2カ月程度であった。効果がみられる場合は1〜2週おきに投与を行う(図9)。

予後

犬種

ボクサー，パグ，ラブラドール・レトリーバー，ゴールデン・レトリーバーはlow gradeの発生が多く，シャー・ペイ，ワイマラナー，ロットワイラー，フレンチ・ブルドッグ，ピットブル，ブル・テリア，シー・ズーはhigh gradeの発生が多い[64〜66]。

年齢

若齢(4〜6歳齢)での発生はlow gradeが多い[65]。

14 肥満細胞腫

表 11 TOC＋VBL＋Pre

薬剤＼週	1	2	3	4	5	6	7	8	9	10	11	12
トセラニブ 2.5 mg/kg，PO ※1	○	○	○	○	○	○	○	○	○	○	○	○※2
ビンブラスチン 1.6 mg/m^2，IV	○		○		○		○		○		○※2	
プレドニゾロン 1 mg/kg，PO	○	○	○	○	○	○	○	○	○	○	○	○※2

※1：週 3 回投与する（月・水・金曜日など）。
※2：16 週目まで継続する。完全寛解が維持されている場合は，トセラニブとプレドニゾロンを 1 年間継続する。
（文献 44 をもとに作成）

表 12 術後補助療法の効果

分類	治療内容	再発率（%）	転移率（%）	1 年生存率（%）	2 年生存率（%）※1	生存期間（日）	参考文献
Low grade または grade1～2 ※2	CCNU±Pre	0	0～14	95～100	77～90 （0～9）※1	－	51，52
	VBL＋Pre	5～10	0～16	－	－ （0～12）※1	－	28，53
	外科切除単独	5～11	5～22	85	84 （17）※1	－	54～56
High grade または grade2～3 ※3	VBL＋Pre	11～21	15～28	70	58～70	1374	57，58
	TOC＋VBL＋Pre	18	18	－	－	567～893	44，59
	CCNU＋Pre	13	13	60	40	904	60
	外科切除単独	19	－	46～69	25	278～1,179 ※4	61，62

CCNU：ロムスチン，Pre：プレドニゾロン，VBL：ビンブラスチン，TOC：トセラニブ
※1：（ ）内の数字は，腫瘍関連死（%）を示す。
※2：Low grade/grade1～2，かつ早期のリンパ節転移までの症例に対しては，術後抗がん剤の有効性は否定的である[28]。
※3：High grade/grade2～3 の症例に対しては，術後抗がん剤が推奨されるが，抗がん剤の使用は予後に影響しないとする報告もある[62]。
※4：平均値を示す。

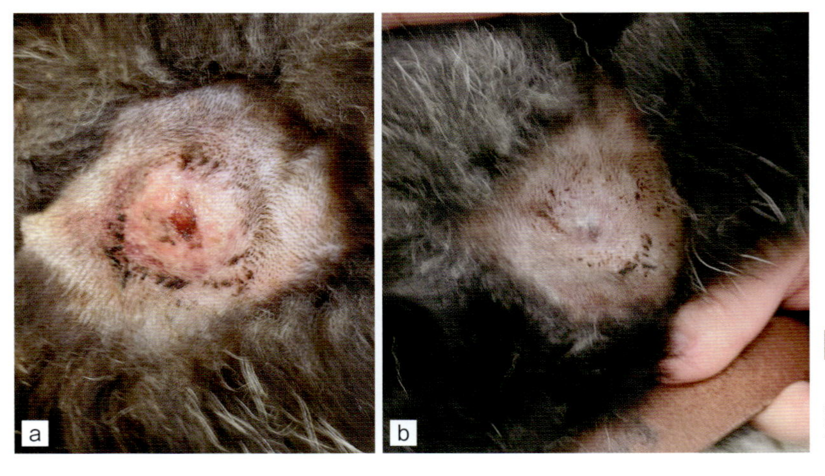

図 9 トリアムシノロンの腫瘍内注射を行った肥満細胞腫

治療前にみられた腫瘤（a）が，投与後に縮小している（b）。

発生部位

皮下の肥満細胞腫は予後がよい。外科切除単独での再発率は7〜8%，転移率は2〜4%，生存期間は1,968日以上である[67,68]。ただし近年の報告では，再発率19%，転移率35%(領域リンパ節)であり，一部の症例では予後が悪い可能性が指摘されている[69]。

結膜の肥満細胞腫は予後がよい(図10)。外科切除単独での再発率は6%(83%がマージン不完全)，転移率は0%，無進行期間の平均は21カ月との報告がある[67,68]。

口腔粘膜や粘膜皮膚移行部，マズルの肥満細胞腫は，リンパ節転移率が高い(55〜60%)。診断時に転移がみられる症例の生存期間は，転移のない症例と比較し短い(転移あり：生存期間8〜14カ月，転移なし：中央値に達せず)[70〜72]。

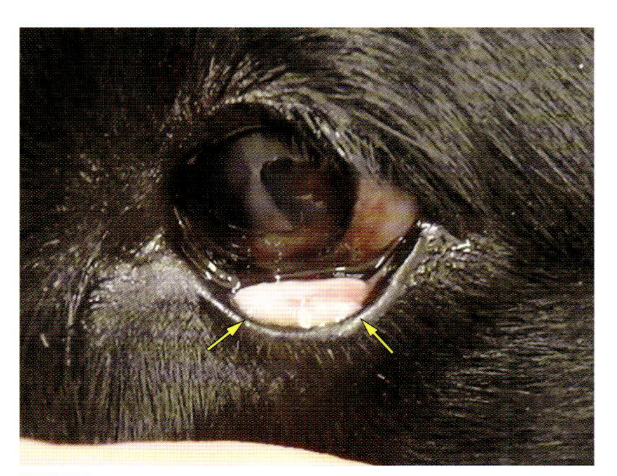

図10　結膜に発生した肥満細胞腫(矢印)

陰嚢，包皮，会陰部などの生殖器周辺，肛門，鼠径，腋窩では high grade の発生が多い[64〜66]。

腫瘍の増殖形態

急速増大，潰瘍形成は予後不良[73]。

全身徴候の有無

食欲不振や嘔吐，黒色便，広範囲の紅斑や浮腫は予後不良因子である[1]。

組織グレード

Patnaik の組織グレード分類(表5も参照)，Kiupel のグレード分類(表6も参照)に関して，それぞれの予後を表13，14に示す。

ステージ

リンパ節転移(stage2)は予後に影響しない場合が多い[1,15]。また，多発性腫瘍(stage3)の予後は良好である(転移率11〜15%，生存期間1,917日)[76,77]。一方で，遠隔転移(stage4)は予後不良とされる(生存期間110日)[73,78]。

肝臓，脾臓への転移について，明確な転移である場合の生存期間は81日，早期転移病変である場合の生存期間は322日，転移なしの場合の生存期間は中央値に達せず[15]とされている。

KIT 蛋白の発現パターンおよび遺伝子変異

KIT 蛋白の高発現，c-kit 遺伝子変異は予後不良因子である[37]。

インフォームの注意点

犬の肥満細胞腫の大半は良性経過であり，外科切除

表13　Patnaik のグレード分類の予後

Grade	転移率(%)	1年生存率(%)	2年生存率(%)※1	1500日生存率(%)	腫瘍関連死(%)	生存期間(日)
Grade1	5.8	100	100	83	7	中央値に達せず
Grade2	16.5	92	46	44	56	中央値に達せず
Grade3	48.8	89	36	6	94	278日

(文献19，61をもとに作成)

表14　Kiupel のグレード分類の予後

Grade	転移率(%)	1年生存率(%)	腫瘍関連死(%)	生存期間(日)
Low grade	14.9	95	4.9	中央値に達せず
High grade	30.8	24	90	100〜150日

(文献20，74，75をもとに作成)

のみで問題ない。重要なことは，臨床経過（増大速度，潰瘍形成の有無など）や，前述の予後不良因子（犬種，転移の有無，発生部位，grade など）を事前に正確に把握した上で，治療戦略を計画するということである。予後の悪いタイプをいかに見抜き，適切に対応するかが鍵となる腫瘍であるため，情報を整理し，最適な診断と治療方針を提案できるよう努めていただきたい。

猫の肥満細胞腫

猫の肥満細胞腫は，犬と比較し発生は少ない。皮膚，または内臓（脾臓，腸管）での発生に分かれ，皮膚の肥満細胞腫は良性挙動を取るものが多いが，内臓原発の肥満細胞腫の予後は様々である。

発生

猫の全腫瘍の 2～15% を占め，皮膚型と内臓型に分かれる（図 11）。皮膚型は皮膚腫瘍の 28% を占め，肥満細胞型（さらに高分化型と多形型に分かれる）と非定形型（組織球型）に分かれる。皮膚型肥満細胞腫の多くが単発性であり，多発性は 12～18% 程度である[79～81]。内臓型は，脾臓に発生するものと腸管に発生するものに分かれる[82]。

年齢，性別

好発年齢は 8～11 歳齢であり，非定形型については 4 歳齢以下での発生がみられる。肥満細胞型と非定形型については，シャム猫に好発する[82, 83]。性差は知られていない。

臨床徴候

皮膚型は頭頸部や体幹に好発し，単発～多発性に円形の皮膚腫瘤が形成される（図 12a）。腫瘤は脱毛していることが多く，出血し痂疲が付着しているものや，プラーク状の場合もある。掻痒を伴うことがあ

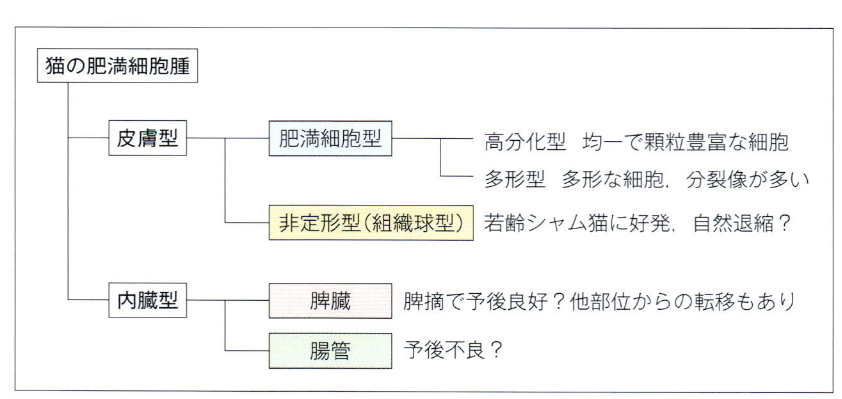

図 11　猫の肥満細胞腫
（文献 79～82 をもとに作成）

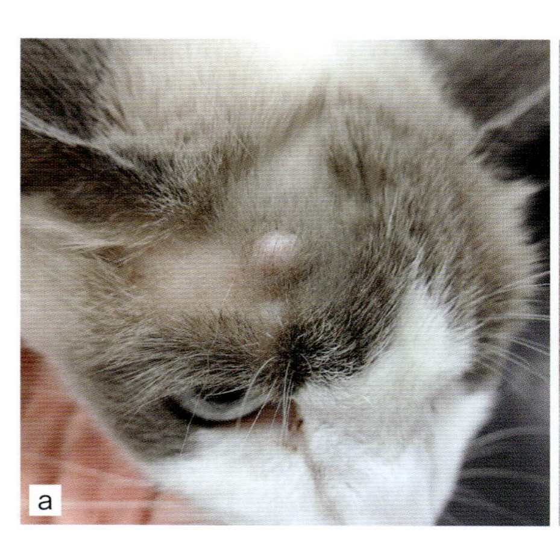

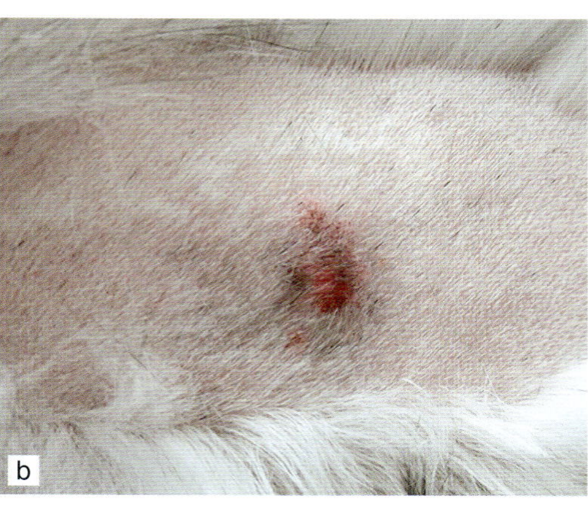

図 12　皮膚型肥満細胞腫の肉眼所見
a：脱毛し薄ピンク色の皮膚腫瘤がみられる。
b：腫瘤周辺に紅斑と出血がみられる。

り，犬と同様，脱顆粒によるダリエ徴候(紅斑，腫脹など)や，消化器徴候がみられることもある(図12b)。内臓型では脾臓の腫大や消化器徴候(食欲不振，下痢，嘔吐，体重減少など)がみられる。

ステージ分類

従来，高分化の皮膚型肥満細胞腫の転移はまれとされており，低分化のものについては33%でリンパ節転移を認める[79]。しかし近年の報告では，分化が高い症例であっても，リンパ節切除を同時に行うと59%で転移が確認されており，注意が必要である[80]。なお，皮膚型肥満細胞腫の15%程度は内臓型の皮膚転移とされているため[79]，再発性や多発性の場合は腹腔内の評価を行う。

脾臓の肥満細胞腫では，皮膚への転移が30%，リンパ節転移が40%，肝臓浸潤が52%，肥満細胞血症が35%でみられる[84]。腸管の肥満細胞腫では，リンパ節転移が66～100%，脾臓浸潤が83%，肝臓浸潤が66～80%，肥満細胞血症が33%でみられる[85]。

ステージ分類については，犬と同様である。

診断

血液検査

血液検査所見に特異的な変化は少なく，消化管潰瘍を伴う症例では貧血がみられることがある。また内臓型の肥満細胞腫において，腫瘍随伴性の好酸球増多が報告されており，1/3の症例では好酸球を多く含む胸腹水の貯留がみられる[82,86]。肥満細胞腫症例の43%(皮膚型の33%，内臓型の100%)で，バフィーコートスメアに肥満細胞が確認される[87]。肥満細胞腫以外の症例で末梢血中に肥満細胞が確認されることは極めてまれであることから，血液塗抹中に肥満細胞が確認された際は，肥満細胞腫の存在を疑うべきである[88](図13)。

画像検査

画像検査においては，脾臓の肥満細胞腫では脾腫が観察される。超音波検査では混合エコー源性の脾腫や結節がみられることがあるが，画像上異常がみられない場合もある。消化管の肥満細胞腫では，層構造の消失を伴う結節や腸壁の肥厚がみられる。肝臓への浸潤がある場合，正常肝もしくはび漫性に低エコー源性となり腫大する[89]。

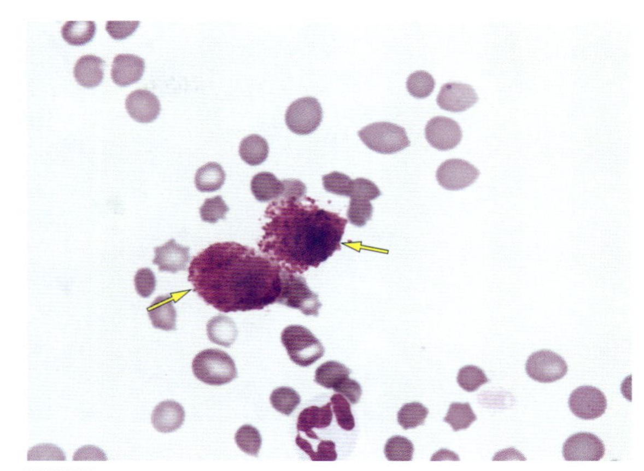

図13 末梢血に確認された肥満細胞(矢印)
本症例は脾臓の肥満細胞腫であった。

細胞診，組織生検

高分化型の細胞診では，好塩基性の顆粒を多量に含んだ均一な大きさの円形細胞が採取される(図14a)。脾臓や腸管の肥満細胞腫でも同様に肥満細胞が採取され(図14b)，肝臓への浸潤の評価も可能である(図14c)。分化の低いものでは分裂数の増加や核異型，大小不同などが観察される。

組織生検は，外科切除が不適応の皮膚型肥満細胞腫や，切除困難な腸管の肥満細胞腫に対して行われることがある。

猫の皮膚型肥満細胞腫においても組織グレード分類が利用されており，Patnaikの分類をもとにした3段階のものと，腫瘍の肉眼的な大きさも含めた2段階の分類がある[79,81](表15)。

治療

皮膚型肥満細胞腫の治療の第一選択は外科切除である。

外科療法

ほとんどの皮膚型肥満細胞腫は，局所浸潤性と転移率が低く，外科切除単独で治癒する。再発率は15%前後だが，マージンの距離と再発率に関連はない[81,90]。

脾臓の肥満細胞腫では，肝臓や骨髄に浸潤があっても脾臓摘出によってそれらの病変が消失することが報告されているため，転移がみられても治療の第一選択は脾臓摘出である(図15)。脾臓摘出後の生存期間は348～856日である[84,91,92]。

腸管の肥満細胞腫では，マージンが5～10 cm程度

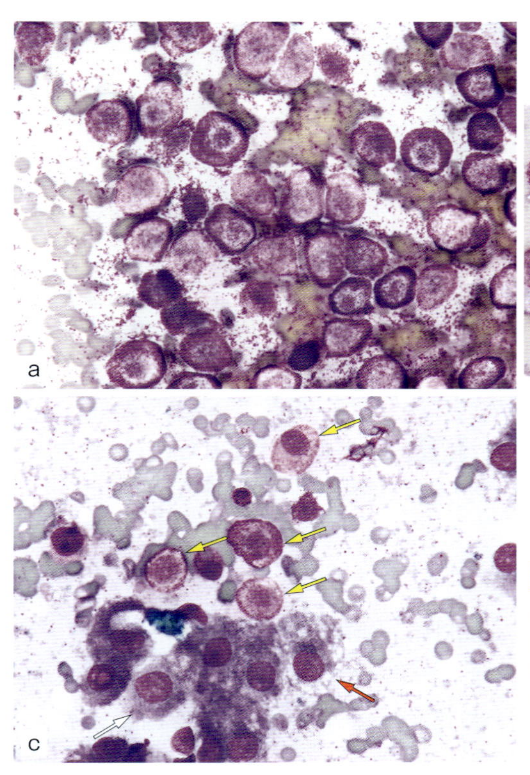

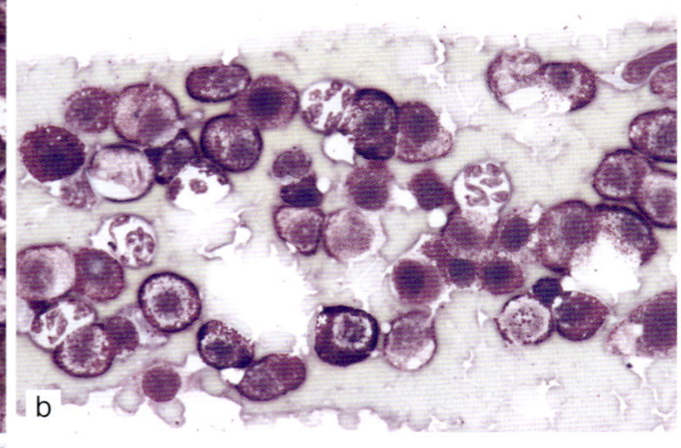

図 14　肥満細胞腫の細胞診像

a：皮膚型肥満細胞腫，b：脾臓の肥満細胞腫。
好塩基性の顆粒を豊富に含有した円形細胞が多数採取される。
c：肝臓に浸潤した肥満細胞腫の細胞診像。正常肝細胞（赤矢印）に混在して，肥満細胞（黄矢印）が散見される。

表 15　猫肥満細胞腫の組織グレード分類

評価	所見	
	核分裂数	その他
Low grade	核分裂数≦5/10 HPF	
	核分裂数＞5/10 HPF	● 直径＞1.5 cm（肉眼所見） ● 核形態の不整 ● クロマチン凝集 ※上記のうち該当項目が２つ未満
High grade		※上記のうち２つ以上該当

（文献 79 をもとに作成）

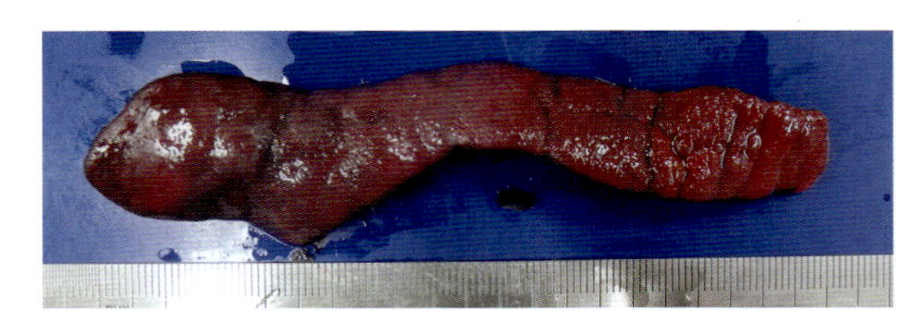

図 15　外科切除した脾臓の肉眼所見

脾臓の肥満細胞腫の症例。摘出された脾臓は軽度に腫大し，全体的に褪色している。

必要となる。腫瘍により閉塞がみられる場合や，穿孔している場合は外科切除が必要となるが，それ以外の場合において外科切除が有益かどうかはよく分かっていない。外科切除後の生存期間は２カ月未満～396 日と幅がある[85, 93]。

放射線療法

皮膚の肥満細胞腫の 98％が局所制御可能であり，再発率は 3％，生存期間は 1,075 日とされる[94]。外科切除が困難な部位ではよい選択肢となりうる。

内科療法

ロムスチンの使用が報告されている[95]。そのほかにクロラムブシル，ビンブラスチン，シクロホスファミドなどの使用が少数例で報告されている。なお，脾臓，腸管の肥満細胞腫に対する術後抗がん剤の効果は不明である[84, 85, 92, 93]。

また，分子標的薬は反応率，反応期間ともに，既存の抗がん剤治療よりも優れている可能性がある。c-kit遺伝子変異は，60～70％の症例で確認されている。変異を有する症例のイマチニブの反応率は89％(8/9例)であるのに対し，変異のない症例の反応率は50％(1/2例)であった[96]。トセラニブについては，c-kit遺伝子変異の有無と治療効果の関係性は不明である。

腸管の肥満細胞腫では，プレドニゾロン単独でも長期生存可能な症例が存在するとの報告がある[85]。

- ロムスチン：反応率50％(CR18％，PR32％)，反応期間168日[95]

分子標的薬
- イマチニブ：反応率80％(CR10％，PR70％)，治療期間2～32週間[97]
- トセラニブ：反応率70％(CR26％，PR44％)，反応期間32週間[98]

予後

皮膚型肥満細胞腫

- マージン(完全切除の有無)：予後に影響しない[79]
- Patnaikの3段階の組織グレード分類(表5を参照)：予後と関連しない[81]
- 皮膚型肥満細胞腫の組織分類(図11を参照)：肥満細胞型，多形型，非定形型は予後と関連しない[99]
- 2段階の組織グレード分類[79] (表15を参照)
  - High grade：生存期間349日
  - Low grade：中央値に達せず

※分裂指数＞5/10 HPF，直径＞1.5 cm，核形態の不整，クロマチン凝集は予後不良因子とされる。
- ステージ(表1を参照)：予後と関連あり[100]
  - Stage1，2：中央値に達せず
  - Stage3：生存期間582日
  - Stage4：生存期間283.5日(多発，内臓への浸潤は予後悪化の可能性)

脾臓の肥満細胞腫

脾臓摘出を行った場合の生存期間は856日で，行わなかった場合は342日である[84]。

腸管の肥満細胞腫

小腸に発生した場合の生存期間は343日で，大腸に発生した場合は1,130日である[85]。外科切除の有無，抗がん剤の有無は予後に影響しない[85]。また，c-kit遺伝子変異が56～68％でみられるが，予後との関連性は知られていない[101]。

インフォームの注意点

皮膚型肥満細胞腫の多くは単発性であり，犬のような広範囲のマージンを確保できない切除であっても根治に至る。多発性や再発性の皮膚型肥満細胞腫である場合は，内臓型の皮膚転移である可能性を伝え，腹腔内の精査を行う。たとえ全身性に肥満細胞腫が広がっていても，脾摘や内科療法を組み合わせることで長期的なコントロールが可能な場合が多く，積極的な治療介入を行うべきである。

参考文献

1. Welle MM, Bley CR, Howard J, et al. Canine mast cell tumours: a review of the pathogenesis, clinical features, pathology and treatment. Vet Dermatol. 2008; 19(6): 321-339.
2. Fox LE, Rosenthal RC, Twedt DC, et al. Plasma histamine and gastrin concentrations in 17 dogs with mast cell tumors. J Vet Intern Med. 1990; 4(5): 242-246.
3. Warland J, Amores-Fuster I, Newbury W, et al. The utility of staging in canine mast cell tumours. Vet Comp Oncol. 2014; 12(4): 287-298.
4. Stefanello D, Buracco P, Sabattini S, et al. Comparison of 2- and 3-category histologic grading systems for predicting the presence of metastasis at the time of initial evaluation in dogs with cutaneous mast cell tumors: 386 cases (2009-2014). J Am Vet Med Assoc. 2015; 246(7): 765-769.
5. Lamb CR, Whitlock J, Foster-Yeow ATL. Prevalence of pulmonary nodules in dogs with malignant neoplasia as determined by CT. Vet Radiol Ultrasound. 2019; 60(3): 300-305.
6. Owen LN. TNM classification of tumours in domestic animals. World Health Organization. 1980.
7. Suami H, Yamashita S, Soto-Miranda MA, et al. Lymphatic territories (lymphosomes) in a canine: an animal model for investigation of postoperative lymphatic alterations. PLoS One. 2013; 8(7): e69222.
8. Ferrari R, Marconato L, Buracco P, et al. The impact of extirpation of non-palpable/normal-sized regional lymph nodes on staging of canine cutaneous mast cell tumours: a multicentric retrospective study. Vet Comp Oncol. 2018; 16(4): 505-510.

9. Weishaar KM, Thamm DH, Worley DR, et al. Correlation of nodal mast cells with clinical outcome in dogs with mast cell tumour and a proposed classification system for the evaluation of node metastasis. J Comp Pathol. 2014; 151(4): 329-338.

10. Warland J, Amores-Fuster I, Newbury W, et al. The utility of staging in canine mast cell tumours. Vet Comp Oncol. 2014; 12(4): 287-298.

11. Krick EL, Billings AP, Shofer FS, et al. Cytological lymph node evaluation in dogs with mast cell tumours: association with grade and survival. Vet Comp Oncol. 2009; 7(2): 130-138.

12. Mutz ML, Boudreaux BB, Royal A, et al. Cytologic comparison of the percentage of mast cells in lymph node aspirate samples from clinically normal dogs versus dogs with allergic dermatologic disease and dogs with cutaneous mast cell tumors. J Am Vet Med Assoc. 2017; 251(4): 421-428.

13. Sabattini S, Renzi A, Marconato L, et al. Comparison between May-Grünwald-Giemsa and rapid cytological stains in fine-needle aspirates of canine mast cell tumour: diagnostic and prognostic implications. Vet Comp Oncol. 2018; 16(4): 511-517.

14. Rinaldi V, Crisi PE, Vignoli M, et al. The role of fine needle aspiration of liver and spleen in the staging of low-grade canine cutaneous mast cell tumor. Vet Sci. 2022; 9(9): 473.

15. Pecceu E, Serra Varela JC, Handel I, et al. Ultrasound is a poor predictor of early or overt liver or spleen metastasis in dogs with high-risk mast cell tumours. Vet Comp Oncol. 2020; 18(3): 389-401.

16. Endicott MM, Charney SC, McKnight JA, et al. Clinicopathological findings and results of bone marrow aspiration in dogs with cutaneous mast cell tumours: 157 cases (1999-2002). Vet Comp Oncol. 2007; 5(1): 31-37.

17. McManus PM. Frequency and severity of mastocytemia in dogs with and without mast cell tumors: 120 cases (1995-1997). J Am Vet Med Assoc. 1999; 215(3): 355-357.

18. Camus MS, Priest HL, Koehler JW, et al. Cytologic criteria for mast cell tumor grading in dogs with evaluation of clinical outcome. Vet Pathol. 2016; 53(6): 1117-1123.

19. Patnaik AK, Ehler WJ, MacEwen EG. Canine cutaneous mast cell tumor: morphologic grading and survival time in 83 dogs. Vet Pathol. 1984; 21(5): 469-474.

20. Kiupel M, Webster JD, Bailey KL, et al. Proposal of a 2-tier histologic grading system for canine cutaneous mast cell tumors to more accurately predict biological behavior. Vet Pathol. 2011; 48(1): 147-155.

21. Itoh T, Kojimoto A, Uchida K, et al. Long-term postsurgical outcomes of mast cell tumors resected with a margin proportional to the tumor diameter in 23 dogs. J Vet Med Sci. 2021; 83(2): 230-233.

22. Pratschke KM, Atherton MJ, Sillito JA, et al. Evaluation of a modified proportional margins approach for surgical resection of mast cell tumors in dogs: 40 cases (2008-2012). J Am Vet Med Assoc. 2013; 243(10): 1436-1441.

23. Donnelly L, Mullin C, Balko J, et al. Evaluation of histological grade and histologically tumour-free margins as predictors of local recurrence in completely excised canine mast cell tumours. Vet Comp Oncol. 2015; 13(1): 70-76.

24. Kry KL, Boston SE. Additional local therapy with primary re-excision or radiation therapy improves survival and local control after incomplete or close surgical excision of mast cell tumors in dogs. Vet Surg. 2014; 43(2): 182-189.

25. Vincenti S, Findji F. Influence of treatment on the outcome of dogs with incompletely excised grade-2 mast cell tumors. Schweiz Arch Tierheilkd. 2017; 159(3): 171-177.

26. Sabattini S, Kiupel M, Finotello R, et al. A retrospective study on prophylactic regional lymphadenectomy versus nodal observation only in the management of dogs with stage I, completely resected, low-grade cutaneous mast cell tumors. BMC Vet Res. 2021; 17(1): 331.

27. Marconato L, Polton G, Stefanello D, et al. Therapeutic impact of regional lymphadenectomy in canine stage II cutaneous mast cell tumours. Vet Comp Oncol. 2018; 16(4): 580-589.

28. Marconato L, Stefanello D, Kiupel M, et al. Adjuvant medical therapy provides no therapeutic benefit in the treatment of dogs with low-grade mast cell tumours and early nodal metastasis undergoing surgery. Vet Comp Oncol. 2020; 18(3): 409-415.

29. Miller RL, Van Lelyveld S, Warland , et al. A retrospective review of treatment and response of high-risk mast cell tumours in dogs. Vet Comp Oncol. 2016; 14(4): 361-370.

30. Allan GS, Gillette EL. Response of canine mast cell tumors to radiation. J Natl Cancer Inst. 1979; 63(3): 691-694.

31. Lejeune A, Skorupski K, Frazier S, et al. Aggressive local therapy combined with systemic chemotherapy provides long-term control in grade II stage 2 canine mast cell tumour: 21 cases (1999-2012). Vet Comp Oncol. 2015; 13(3): 267-280.

32. Burge R, Woolard KD, Willcox JL, et al. High-grade, stage 2 mast cell tumors: outcome in dogs with local and systemic therapy. J Am Anim Hosp Assoc. 2023; 59(4): 167-176.

33. Mendez SE, Drobatz KJ, Duda LE, et al. Treating the locoregional lymph nodes with radiation and/or surgery significantly improves outcome in dogs with high-grade mast cell tumours. Vet Comp Oncol. 2020; 18(2): 239-246.

34. McCaw DL, Miller MA, Ogilvie GK, et al. Response of canine mast cell tumors to treatment with oral prednisone. J Vet Intern Med. 1994; 8(6): 406-408.

35. Stanclift RM, Gilson SD. Evaluation of neoadjuvant prednisone administration and surgical excision in treatment of cutaneous mast cell tumors in dogs. J Am Vet Med Assoc. 2008; 232(1): 53-62.

36. Rassnick KM, Bailey DB, Flory AB, et al. Efficacy of vinblastine for treatment of canine mast cell tumors. J Vet Intern Med. 2008; 22(6): 1390-1396.

37. Weishaar KM, Ehrhart EJ, Avery AC, et al. C-kit mutation and localization status as response predictors in mast cell tumors in dogs treated with prednisone and toceranib or vinblastine. J Vet Intern Med. 2018; 32(1): 394-405.

38. Thamm DH, Mauldin EA, Vail DM. Prednisone and vinblastine chemotherapy for canine mast cell tumor: 41 cases (1992-1997). J Vet Intern Med. 1999; 13(5): 491-497.

39. Camps-Palau MA, Leibman NF, Elmslie R, et al. Treatment of canine mast cell tumours with vinblastine, cyclophosphamide and prednisone: 35 cases (1997-2004). Vet Comp Oncol. 2007; 5(3): 156-167.

40. Rassnick KM, Moore AS, Williams LE, et al. Treatment of canine mast cell tumors with CCNU (lomustine). J Vet Intern Med. 1999; 13(6): 601-605.

41. Rassnick KM, Bailey DB, Russell DS, et al. A phase II study to evaluate the toxicity and efficacy of alternating CCNU and high-dose vinblastine and prednisone (CVP) for treatment of dogs with high-grade, metastatic or nonresectable mast cell tumours. Vet Comp Oncol. 2010; 8(2): 138-152.

42. Taylor F, Gear R, Hoather T, et al. Chlorambucil and prednisolone chemotherapy for dogs with inoperable mast cell tumours: 21 cases. J Small Anim Pract. 2009; 50(6): 284-249.

43. Burton JH, Venable RO, Vail DM, et al. Pulse-administered toceranib phosphate plus lomustine for treatment of unresectable mast cell tumors in dogs. J Vet Intern Med. 2015; 29(4): 1098-1104.

44. Olsen JA, Thomson M, O'Connell K, et al. Combination vinblastine, prednisolone and toceranib phosphate for treatment of grade II and III mast cell tumours in dogs. Vet Med Sci. 2018; 4(3): 237-251.

45. Macedo TR, de Queiroz GF, Casagrande TAC, et al. Imatinib mesylate for the treatment of canine mast cell tumors: assessment of the response and adverse events in comparison with the conventional therapy with vinblastine and prednisone. Cells. 2022; 11(3): 571.

46. Coelho YNB, Soldi LR, da Silva PHR, et al. Tyrosine kinase inhibitors as an alternative treatment in canine mast cell tumor. Front Vet Sci. 2023; 10: 1188795.

47. Bavcar S, de Vos J, Kessler M, et al. Combination toceranib and lomustine shows frequent high grade toxicities when used for treatment of non-resectable or recurrent mast cell tumours in dogs: A European multicentre study. Vet J. 2017; 224: 1-6.

48. London CA, Malpas PB, Wood-Follis SL, et al. Multi-center, placebo-controlled, double-blind, randomized study of oral toceranib phosphate (SU11654), a receptor tyrosine kinase inhibitor, for the treatment of dogs with recurrent (either local or distant) mast cell tumor following surgical excision. Clin Cancer Res. 2009; 15(11): 3856-3865.

49. Isotani M, Ishida N, Tominaga M, et al. Effect of tyrosine kinase inhibition by imatinib mesylate on mast cell tumors in dogs. J Vet Intern Med. 2008; 22(4): 985-988.

50. Hay JK, Larson VS. Lomustine (CCNU) and prednisone chemotherapy for high-grade completely excised canine mast cell tumors. Can Vet J. 2019; 60(12): 1326-1330.

51. Néčová S, Mason SL, North SM. Outcome of dogs with intermediate grade low mitotic index high Ki67 mast cell tumours treated with surgery and single agent lomustine. Aust Vet J. 2021; 99(5): 146-151.

52. Hosoya K, Kisseberth WC, Alvarez FJ, et al. Adjuvant CCNU (lomustine) and prednisone chemotherapy for dogs with incompletely excised grade 2 mast cell tumors. J Am Anim Hosp Assoc. 2009; 45(1): 14-18.

53. Davies DR, Wyatt KM, Jardine JE, et al. Vinblastine and prednisolone as adjunctive therapy for canine cutaneous mast cell tumors. J Am Anim Hosp Assoc. 2004; 40(2): 124-130.

54. Maglennon GA, Murphy S, Adams V, et al. Association of Ki67 index with prognosis for intermediate-grade canine cutaneous mast cell tumours. Vet Comp Oncol. 2008; 6(4): 268-274.

55. Séguin B, Leibman NF, Bregazzi VS, et al. Clinical outcome of dogs with grade-II mast cell tumors treated with surgery alone: 55 cases (1996-1999). J Am Vet Med Assoc. 2001; 218(7): 1120-1123.

56. Weisse C, Shofer FS, Sorenmo K. Recurrence rates and sites for grade II canine cutaneous mast cell tumors following complete surgical excision. J Am Anim Hosp Assoc. 2002; 38(1): 71-73.

57. Thamm DH, Turek MM, Vail DM. Outcome and prognostic factors following adjuvant prednisone/vinblastine chemotherapy for high-risk canine mast cell tumour: 61 cases. J Vet Med Sci. 2006; 68(6): 581-587.

58. Hayes A, Adams V, Smith K, et al. Vinblastine and prednisolone chemotherapy for surgically excised grade III canine cutaneous mast cell tumours. Vet Comp Oncol. 2007; 5(3): 168-176.

59. Todd JE, Nguyen SM, White J, et al. Combination vinblastine and palladia for high-grade and metastatic mast cell tumors in dogs. Can Vet J. 2021; 62(12): 1335-1340.

60. Hay JK, Larson VS. Lomustine (CCNU) and prednisone chemotherapy for high-grade completely excised canine mast cell tumors. Can Vet J. 2019; 60(12): 1326-1330.

61. Murphy S, Sparkes AH, Smith KC, et al. Relationships between the histological grade of cutaneous mast cell tumours in dogs, their survival and the efficacy of surgical resection. Vet Rec. 2004; 154(24): 743-746.

62. Moore AS, Frimberger AE, Taylor D, et al. Retrospective outcome evaluation for dogs with surgically excised, solitary Kiupel high-grade, cutaneous mast cell tumours. Vet Comp Oncol. 2020; 18(3): 402-408.

63. Case A, Burgess K. Safety and efficacy of intralesional triamcinolone administration for treatment of mast cell tumors in dogs: 23 cases (2005-2011). J Am Vet Med Assoc. 2018; 252(1): 84-91.

64. Martins AL, Carvalho FF, Mesquita JR, et al. Analysis of risk factors for canine mast cell tumors based on the Kiupel and Patnaik grading system among dogs with skin tumors. Open Vet J. 2021; 11(4): 619-634.

65. Śmiech A, Ślaska B, Łopuszyński W, et al. Epidemiological assessment of the risk of canine mast cell tumours based on the Kiupel two-grade malignancy classification. Acta Vet Scand. 2018; 60(1): 70.

66. Kim S, Matsuyama A. Canine mast cell tumors: when to worry about aggressive behavior pre-surgically. Can Vet J. 2022; 63(12): 1261-1263.

67. Miller RL, Van Lelyveld S, Warland J, et al. A retrospective review of treatment and response of high-risk mast cell tumours in dogs. Vet Comp Oncol. 2016; 14(4): 361-370.

68. Gill V, Leibman N, Monette S, et al. Prognostic indicators and clinical outcome in dogs with subcutaneous mast cell tumors treated with surgery alone: 43 cases. J Am Anim Hosp Assoc. 2020; 56(4): 215-225.

69. Marconato L, Stefanello D, Solari Basano F, et al. Subcutaneous mast cell tumours: a prospective multi-institutional clinicopathological and prognostic study of 43 dogs. Vet Rec. 2023; 193(1): e2991.

70. Fife M, Blocker T, Fife T, et al. Canine conjunctival mast cell tumors: a retrospective study. Vet Ophthalmol. 2011; 14(3): 153-160.

71. Hillman LA, Garrett LD, de Lorimier LP, et al. Biological behavior of oral and perioral mast cell tumors in dogs: 44 cases (1996-2006). J Am Vet Med Assoc. 2010; 237(8): 936-942.

72. Elliott JW, Cripps P, Blackwood L, et al. Canine oral mucosal mast cell tumours. Vet Comp Oncol. 2016; 14(1): 101-111.

73. Fejös C, Troedson K, Ignatenko N, et al. Extensive staging has no prognostic value in dogs with low-risk mast cell tumours. Vet Comp Oncol. 2022; 20(1): 265-275.

74. Stefanello D, Buracco P, Sabattini S, et al. Comparison of 2- and 3-category histologic grading systems for predicting the presence of metastasis at the time of initial evaluation in dogs with cutaneous mast cell tumors: 386 cases (2009-2014). J Am Vet Med Assoc. 2015; 246(7): 765-769.

75. Sabattini S, Scarpa F, Berlato D, et al. Histologic grading of canine mast cell tumor: is 2 better than 3? Vet Pathol. 2015; 52(1): 70-73.

76. O'Connell K, Thomson M. Evaluation of prognostic indicators in dogs with multiple, simultaneously occurring cutaneous mast cell tumours: 63 cases. Vet Comp Oncol. 2013; 11(1): 51-62.

77. Mullins MN, Dernell WS, Withrow SJ, et al. Evaluation of prognostic factors associated with outcome in dogs with multiple cutaneous mast cell tumors treated with surgery with and without adjuvant treatment: 54 cases (1998-2004). J Am Vet Med Assoc. 2006; 228(1): 91-95.

78. Pizzoni S, Sabattini S, Stefanello D, et al. Features and prognostic impact of distant metastases in 45 dogs with de novo stage IV cutaneous mast cell tumours: a prospective study. Vet Comp Oncol. 2018; 16(1): 28-36.

79. Sabattini S, Bettini G. Grading cutaneous mast cell tumors in cats. Vet Pathol. 2019; 56(1): 43-49.

80. Arz R, Chiti LE, Krudewig C, et al. Lymph node metastasis in feline cutaneous low-grade mast cell tumours. J Feline Med Surg. 2023; 25(1): 1098612X221138468.

81. Molander-McCrary H, Henry CJ, Potter K, et al. Cutaneous mast cell tumors in cats: 32 cases (1991-1994). J Am Anim Hosp Assoc. 1998; 34(4): 281-284.

82. Henry C, Herrera C. Mast cell tumors in cats: clinical update and possible new treatment avenues. J Feline Med Surg. 2013 Jan; 15(1): 41-47.

83. Oliveira MT, Campos M, Lamego L, et al. Canine and feline cutaneous mast cell tumor: a comprehensive review of treatments and outcomes. Top Companion Anim Med. 2020; 41: 100472.

84. Evans BJ, O'Brien D, Allstadt SD, et al. Treatment outcomes and prognostic factors of feline splenic mast cell tumors: a multi-institutional retrospective study of 64 cases. Vet Comp Oncol. 2018; 16(1): 20-27.

85. Barrett LE, Skorupski K, Brown DC, et al. Outcome following treatment of feline gastrointestinal mast cell tumours. Vet Comp Oncol. 2018; 16(2): 188-193.

86. Peaston AE, Griffey SM. Visceral mast cell tumour with eosinophilia and eosinophilic peritoneal and pleural effusions in a cat. Aust Vet J. 1994; 71(7): 215-217.

87. Skeldon NC, Gerber KL, Wilson RJ, et al. Mastocytaemia in cats: prevalence, detection and quantification methods, haematological associations and potential implications in 30 cats with mast cell tumours. J Feline Med Surg. 2010; 12(12): 960-966.

88. Garrett LD, Craig CL, Szladovits B, et al. Evaluation of buffy coat smears for circulating mast cells in healthy cats and ill cats without mast cell tumor-related disease. J Am Vet Med Assoc. 2007; 231(11): 1685-1687.

89. Sato AF, Solano M. Ultrasonographic findings in abdominal mast cell disease: a retrospective study of 19 patients. Vet Radiol Ultrasound. 2004; 45(1): 51-57.

90. Johnson TO, Schulman FY, Lipscomb TP, et al. Histopathology and biologic behavior of pleomorphic cutaneous mast cell tumors in fifteen cats. Vet Pathol. 2002; 39(4): 452-457.

91. Rossanese M, Williams H, Puerta B, et al. Prevalence of malignancy and factors affecting outcome of cats undergoing splenectomy. J Am Vet Med Assoc. 2023; 261(11): 1646-1652.

92. Kraus KA, Clifford CA, Davis GJ, et al. Outcome and prognostic indicators in cats undergoing splenectomy for splenic mast cell tumors. J Am Anim Hosp Assoc. 2015; 51(4): 231-238.

93. Halsey CH, Powers BE, Kamstock DA. Feline intestinal sclerosing mast cell tumour: 50 cases (1997-2008). Vet Comp Oncol. 2010; 8(1): 72-79.

94. Turrel JM, Farrelly J, Page RL, et al. Evaluation of strontium 90 irradiation in treatment of cutaneous mast cell tumors in cats: 35 cases (1992-2002). J Am Vet Med Assoc. 2006; 228(6): 898-901.

95. Rassnick KM, Williams LE, Kristal O, et al. Lomustine for treatment of mast cell tumors in cats: 38 cases (1999-2005). J Am Vet Med Assoc. 2008; 232(8): 1200-1205.

96. Bonkobara M. Dysregulation of tyrosine kinases and use of imatinib in small animal practice. Vet J. 2015; 205(2): 180-188.

97. Isotani M, Yamada O, Lachowicz JL, et al. Mutations in the fifth immunoglobulin-like domain of kit are common and potentially sensitive to imatinib mesylate in feline mast cell tumours. Br J Haematol. 2010; 148(1): 144-153.

98. Berger EP, Johannes CM, Post GS, et al. Retrospective evaluation of toceranib phosphate (Palladia) use in cats with mast cell neoplasia. J Feline Med Surg. 2018; 20(2): 95-102.

99. Melville K, Smith KC, Dobromylskyj MJ. Feline cutaneous mast cell tumours: a UK-based study comparing signalment and histological features with long-term outcomes. J Feline Med Surg. 2015; 17(6): 486-493.

100. Litster AL, Sorenmo KU. Characterisation of the signalment, clinical and survival characteristics of 41 cats with mast cell neoplasia. J Feline Med Surg. 2006; 8(3): 177-183.

101. Tamlin VS, Bottema CDK, Peaston AE. Comparative aspects of mast cell neoplasia in animals and the role of KIT in prognosis and treatment. Vet Med Sci. 2020; 6(1): 3-18.

2 肥満細胞腫の診断の進め方・治療方針の決め方

フローチャート：犬の肥満細胞腫の場合

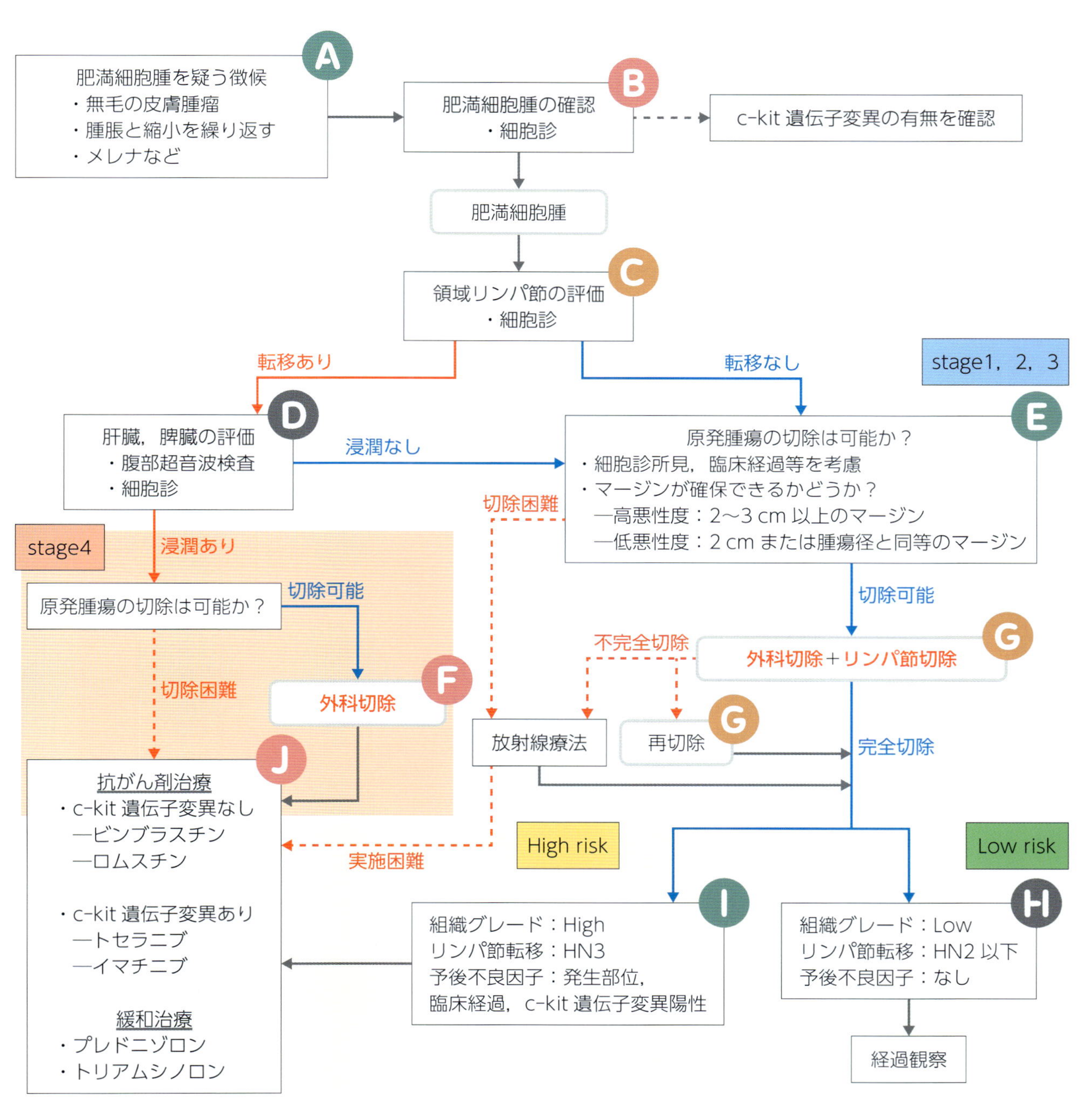

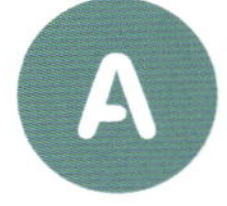

進める上での注意点

犬の皮膚型肥満細胞腫は，ピンク色で無毛の円形腫瘤から大きく潰瘍化したものまで肉眼所見は多様であり，皮膚腫瘤に対しては，常に肥満細胞腫を考慮した対応を行う必要がある。特に，腫瘤が大きくなったり小さくなったりするというエピソードは，肥満細胞腫を強く疑うべきである。また，消化器徴候を伴う場合や著しいダリエ徴候は，腫瘍が広範囲に転移している可能性があるため注意が必要である。

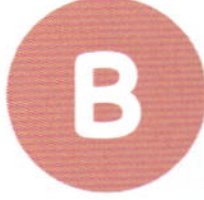

進める上での注意点

肥満細胞腫を疑って細胞診を行う場合は，穿刺前に H_1 および H_2 ブロッカーをどちらも投与しておく。また腫瘍を過度に触診すると，脱顆粒を引き起こし腫脹が悪化することがあるため注意する。

- ファモチジン：1 mg/kg，SC
- クロルフェニラミン：0.4 mg/kg，SC

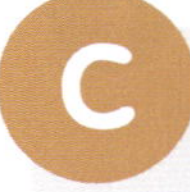

進める上での注意点

肥満細胞腫では，領域リンパ節の評価がその後の対応に大きく影響するため，必ずリンパ節の状況を治療前に把握すべきである。リンパ節は腫大がなくても転移がみられることも多く，領域と思われるリンパ節については，触診のみでなくFNAを行い転移の有無を確認する。領域リンパ節に転移がみられない場合，その他の臓器に転移がみられる可能性は極めて低い。

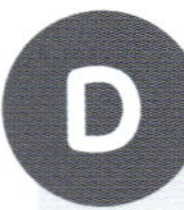

進める上での注意点

リンパ節転移が疑われる場合は，腹腔内臓器の精査を追加する。特に肝臓，脾臓は，肥満細胞腫が浸潤していても画像での変化に乏しいため，穿刺により浸潤の有無を確認する必要がある。肝臓，脾臓への浸潤の有無はその後の治療方針と予後に大きく影響するため，確実な評価を行う。

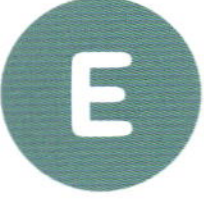

進める上での注意点

肥満細胞腫の治療を進める上で重要なポイントは，外科切除前に悪性度を把握しておくことである。細胞診での異型性や，腫瘍の増大スピード，潰瘍の有無などは特に重要であり，犬種や発生部位も悪性度に影響する。それらを総合的に判断した上で切除範囲を決定する必要があり，高悪性度が疑われる場合は2〜3 cm以上の水平マージンを確保する。悪性度が低い場合は，2 cm程度または腫瘍直径と同程度のマージンでも問題ない。

インフォームのポイント

広範囲の切除が可能な部位(体幹部，臀部など)では，十分なマージンを確保しても術後に問題となることは少ない。一方，四肢やマズルなど，マージンの確保が難しい部位では対応に苦慮する場合が多い。臨床所見や細胞診で低悪性度が予想される場合は，辺縁部切除によりダウンステージングを行い，その後に放射線療法や抗がん剤，プレドニゾロンなどの追加治療を行うという選択もある(図16)。その場合，癒合不全や再発，経過中に他臓器に転移を起こしてしまうリスクもあるため，年齢や症例の状態，飼い主の意向なども踏まえ，方針を決定する必要がある。

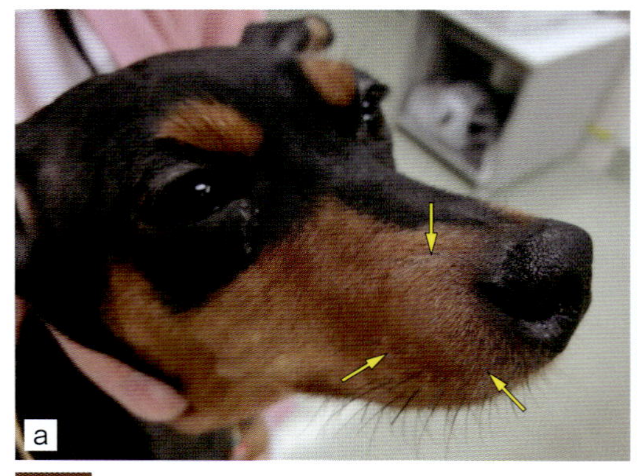

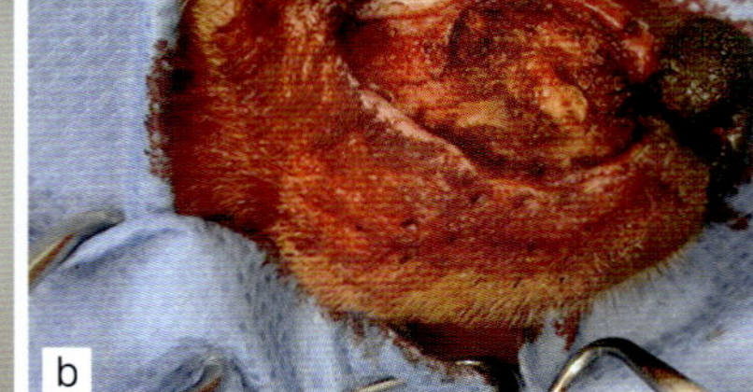

図16 マズルに発生した肥満細胞腫

a：術前の外貌，b：術中写真。
マージンの確保が困難な部位であったため，辺縁部切除を実施し，術後に放射線療法を行った。術後の病理組織学的検査の結果では，腫瘍が辺縁に接していたが，再発はみられなかった。

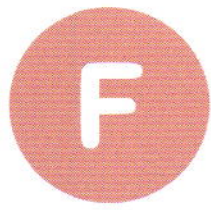

進める上での注意点

遠隔転移(リンパ節，肝臓，脾臓など)を認める場合であっても，原発腫瘍の切除を行った方が，予後が改善する可能性が報告されており[29]，飼い主の同意が得られる場合は原発腫瘍の切除を行う。術後は抗がん剤の使用が必須となるため，術創の治癒遅延によって抗がん剤治療の開始が遅れてしまわないよう，注意が必要である。

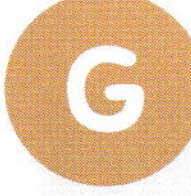

進める上での注意点

外科切除の際は，必ず領域リンパ節を同時に切除する。領域リンパ節の切除によりステージングを正確に行うことが可能であり，予後の改善と，術後の抗がん剤使用の必要性を判断するのにも役立つ。領域リンパ節の特定は，リンパの流れを臨床的に判断するか，術前にインドシアニングリーンを腫瘍内に投与することで判断する方法もある。

術後の病理組織学的検査にて不完全切除の可能性が指摘された場合は，可能であれば，再切除を行うべきである。ただし，通常は再切除が困難である場合が多く，その場合は放射線療法を考慮するか，low grade であれば，経過観察も誤った選択ではない(腫瘍が切除縁に接触していても 6 割は再発しない[24])。

また，術後の残存病変(特に再発の予防)に対する抗がん剤の有効性は不明であり，実施する際はメリットとデメリットを考慮した上で判断する。

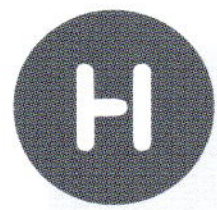

進める上での注意点

これまでの報告をまとめると，低悪性度(Patnaik 組織グレード分類の grade2 以下，Kiupel 組織グレード分類の low grade)の肥満細胞腫で，リンパ節転移が早期(HN2 以下)までのものについては，完全切除が達成されているのであれば，術後の追加治療は必要ない。

c-kit 遺伝子変異の有無については，予後不良因子とされているものの，この結果には c-kit 遺伝子変異陽性が high grade で多いということも影響しているため，それ以外の予後不良因子がない状況であれば，術後に補助療法へ進む必要性は低い。

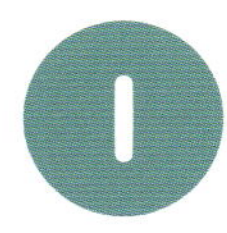

進める上での注意点

組織学的に高悪性度(Patnaik 組織グレード分類の grade3，Kiupel 組織グレード分類の high grade)，明確なリンパ節転移(HN3)，マズル，口腔粘膜，会陰，包皮，陰嚢などでの発生，著しい増大傾向など，負の予後因子がみられた場合は術後補助療法を検討する。また悪性度が高いものは，経過中に局所再発や新規の皮膚病変，遠隔転移などがみられることが多いため，定期的な検査(主に腹部超音波検査)を行う。

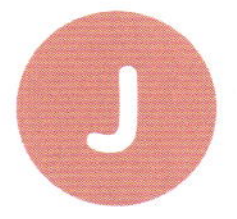

進める上での注意点

すでに遠隔転移を認めている症例や，組織学的に高悪性度と診断された症例，予後不良因子が多数みられる症例では，術後(もしくは肉眼病変に対する)抗がん剤治療を検討する。肉眼病変に対する効果は限定的であり(反応率 30～40%，反応期間 2～4 カ月程度)，抗がん剤が無効となった症例に対しては，トリアムシノロンの腫瘍内注射により腫瘍の一時的な退縮が得られることがある[63]。

薬剤選択のポイント

肉眼病変に対して治療を行う際は，腫瘍崩壊症候群の予防のため，以下の薬剤を併用する。
- ファモチジン：1 mg/kg，PO，bid
- クロルフェニラミン：0.4 mg/kg，PO，bid

肉眼病変(切除困難な原発腫瘍 or 遠隔転移病変)に対して
- c-kit 遺伝子変異なし

以下の薬剤から，症例の通院可能頻度，基礎疾患，獣医師の習熟度に応じて選択する。
—ビンブラスチン＋プレドニゾロン
—ロムスチン＋プレドニゾロン
—トセラニブ：2.8～3.2 mg/kg，PO，週 3 回(月・水・金曜日に投与など)

- c-kit 遺伝子変異あり(特に exon11)

これまでの報告から，exon11 変異を有する症例に対してはイマチニブが第一選択と考えられる。効果が低い場合やイマチニブに対する耐性がみられた場合は，トセラニブまたはほかの抗がん剤への変更を検討する。
—イマチニブ：10 mg/kg，sid，PO
—トセラニブ：2.8～3.2 mg/kg，PO，週 3 回(月・水・金曜日に投与など)

High risk 症例の術後補助療法として
- ビンブラスチン＋プレドニゾロン
- ロムスチン＋プレドニゾロン

なお，術後の微小残存病変に対する分子標的薬(トセラニブ，イマチニブ)の有効性は不明である。

フローチャート：猫の肥満細胞腫の場合

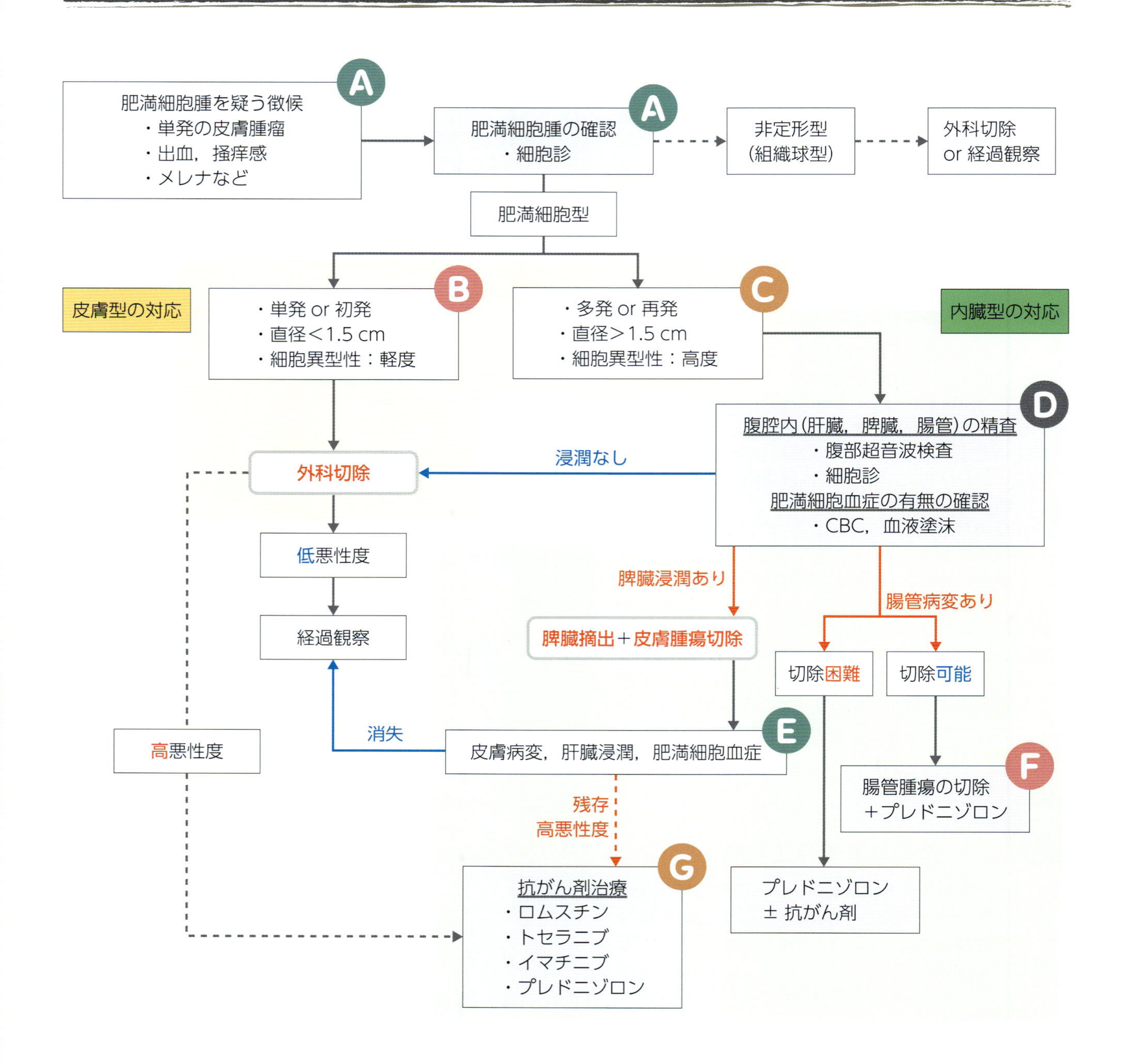

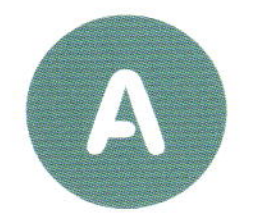

進める上での注意点

猫の皮膚型肥満細胞腫は頭頚部や体幹に好発し，数 mm の皮膚腫瘤が形成される。出血や掻痒感を伴うこともあり，粟粒性皮膚炎の皮膚病変とも類似する。複数の皮膚病変のうち一部だけが肥満細胞腫ということもあるため，複数の皮膚病変が観察される場合は，可能な限りすべての病変から FNA を行い肥満細胞腫かどうか確認する。

また，若齢のシャム猫に非定形型（組織球型）の肥満細胞腫が発生することがあり，これは自然退縮することがあるため経過観察を行い，退縮しない場合は外科切除を考慮する。

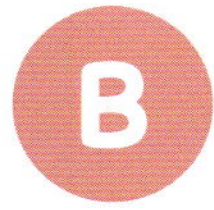

進める上での注意点

単発で，腫瘍径が 1.5 cm 未満，細胞診の所見が分化度の高い（異型性の低い）肥満細胞腫である場合は，切除を前提に診察を進める。外科切除の際は，犬のようなマージンを確保した切除は必要なく，ある程度の余裕をもって切除を行えば問題ない。また，マージンの距離と再発率に関連はない。

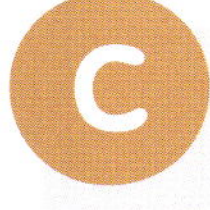

進める上での注意点

多発する皮膚の肥満細胞腫や，切除後に新規病変が再発した場合，直径が 1.5 cm を超える場合，細胞診にて細胞異型が顕著な場合は，内臓型の肥満細胞腫の皮膚転移を疑い，腹腔内の精査に進む。

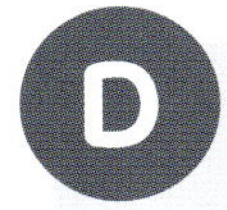

進める上での注意点

腹腔内臓器（肝臓，脾臓）への浸潤を評価する場合，画像検査では異常がみられない場合もあり，浸潤の正確な評価は FNA により行う。この際，正常であっても肝臓，脾臓には少数の肥満細胞が存在するため注意する。一方，肥満細胞腫以外の疾患で末梢血液中に肥満細胞が観察されることは極めてまれであることから，血液塗抹中に肥満細胞が観察される場合は肥満細胞血症と判断する。

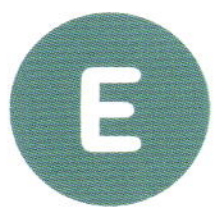

インフォームのポイント

脾臓の肥満細胞腫では，脾臓摘出を行うことで皮膚の多発性病変や肝臓浸潤，肥満細胞血症が消失することが報告されている[84, 91, 92]。そのため広範囲に病変が観察されたとしても，まずは脾臓摘出を行い，経過をみていくということを伝える必要がある。ただし全例で消失するわけではないため，改善が乏しい場合は，抗がん剤の使用を検討する。脾臓の肥満細胞腫では脾臓摘出によって予後が改善するものの，脾臓や肝臓への浸潤自体は予後不良因子でもあるため，その点についても丁寧な説明が求められる。

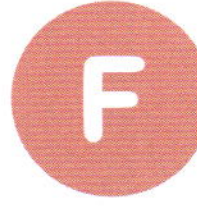

進める上での注意点

腸管の肥満細胞腫は，かつては予後不良疾患と考えられていたが，積極的に外科切除を行うことで，長期生存が得られる可能性がある。外科切除が不適応の場合，抗がん剤＋プレドニゾロンと，プレドニゾロン単独の治療に予後の差はなく，抗がん剤が有益かどうかは分かっていない（使用する薬剤は G を参照）。

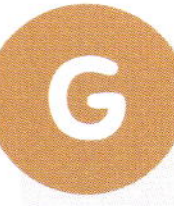

進める上での注意点

猫の肥満細胞腫に対して抗がん剤を用いるケースは少なく，皮膚腫瘤が著しく多発する場合や，脾臓摘出後も病変が消失しない場合，組織学的な悪性度が顕著な場合などに限られる。使用する薬剤については効果を比較した報告もなく，どの薬剤が優れているかは不明である。費用や投薬頻度，副作用などを含めて検討する必要があるが，分子標的薬（トセラニブもしくはイマチニブ）を第一に考慮し，反応が悪ければ薬剤を切り替える。また，プレドニゾロン単独でもある程度の効果が期待できるため，まずはプレドニゾロンのみから開始してもよく，抗がん剤と併用してもよい。

薬剤選択のポイント

- ロムスチン：50～60 mg/m^2，PO，4～6 週おき
- トセラニブ：2.5 mg/kg，PO，週 3 回（月・水・金曜日に投与など）
- イマチニブ：5～10 mg/kg，PO，sid
- プレドニゾロン：1～2 mg/kg，PO，sid から開始し，漸減

肉眼病変がある場合は，以下の薬剤を併用する。

- ファモチジン：1 mg/kg，PO，bid
- クロルフェニラミン：0.4 mg/kg，PO，bid

第 15 章
リンパ系腫瘍

1 代表的なリンパ系腫瘍とその概要

犬の高悪性度リンパ腫
犬の低悪性度リンパ腫
猫のリンパ腫
犬と猫の白血病
犬と猫の形質細胞腫瘍～多発性骨髄腫・骨髄腫関連疾患～

2 リンパ系腫瘍の診断の進め方・治療方針の決め方

フローチャート：犬のリンパ腫の場合
フローチャート：猫のリンパ腫の場合
フローチャート：白血病の場合
フローチャート：犬の多発性骨髄腫・猫の骨髄腫関連疾患の場合

1 代表的なリンパ系腫瘍とその概要

リンパ腫と白血病はともに血液腫瘍であり，末梢のリンパ組織を原発とするものをリンパ腫，骨髄を原発とするものを白血病と呼びます。初期から進行期まで，症例によって病態は様々ですが，発生部位や進行度の違い，さらには分化度の違いによって対応は変化し，積極的な治療から緩和治療まで幅広い知識と経験が求められます。

犬の高悪性度リンパ腫

犬のリンパ腫は，多中心型であれば抗がん剤治療により長期生存が可能であるが，消化器型など予後の悪いタイプも存在する。緩和治療も重要な選択肢であり，飼い主の希望に寄りそった治療選択が求められる。

発生

犬の腫瘍の7〜24%，血液腫瘍の80%を占める。体表リンパ節の腫大を特徴とする多中心型が最も多く，そのほかに前縦隔型，消化器型，皮膚型などが発生する。レトロウイルス感染，除草剤への曝露，電磁波，染色体異常，免疫機能の異常などが発症要因と指摘されているが，正確な病因は分かっていない[1]。

年齢，性別

どの年齢でも発症するが，発症年齢中央値は6〜9歳齢である。性差による偏りはなく，ゴールデン・レトリーバーでは早期の避妊により発症リスクが増加する可能性がある[2]。好発犬種は中〜大型犬とされ，バセット・ハウンド，バーニーズ・マウンテン・ドッグ，ボクサー，ブルドッグ，マスティフ，コッカー・スパニエル，ジャーマン・シェパード・ドッグ，レトリーバー，セント・バーナード，スコティッシュ・テリアなどでリスクが高く，チワワ，ダックスフンド，ポメラニアン，トイ・プードル，ヨークシャー・テリアなどでリスクが低い[2]。

臨床徴候

多中心型リンパ腫

体表リンパ節の腫脹を特徴とするタイプであり，単発のリンパ節腫大から全身性の腫大まで，進行度により様々な病態を呈する（図1a）。初期は無徴候である

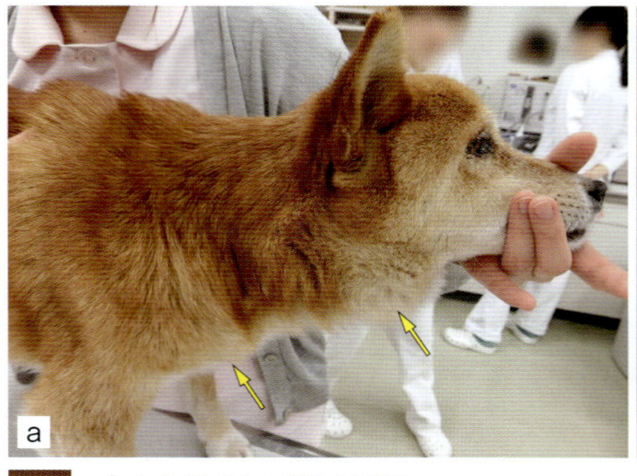

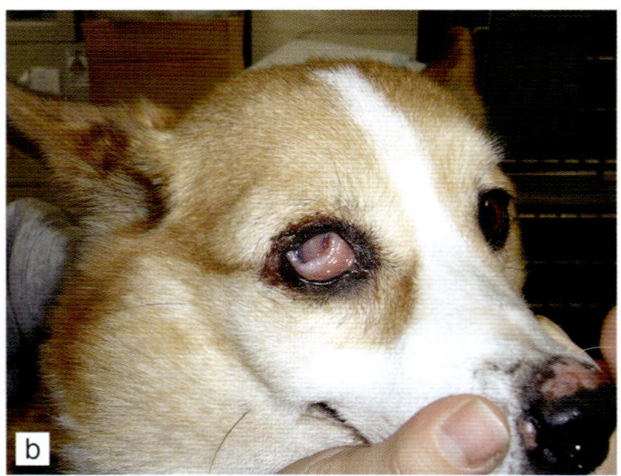

図1　多中心型リンパ腫の外貌

a：全身のリンパ節腫大（矢印）を認めた。
b：多中心型リンパ腫の症例にみられた眼病変。角膜や結膜に腫瘍浸潤を認め，抗がん剤治療により消失した。

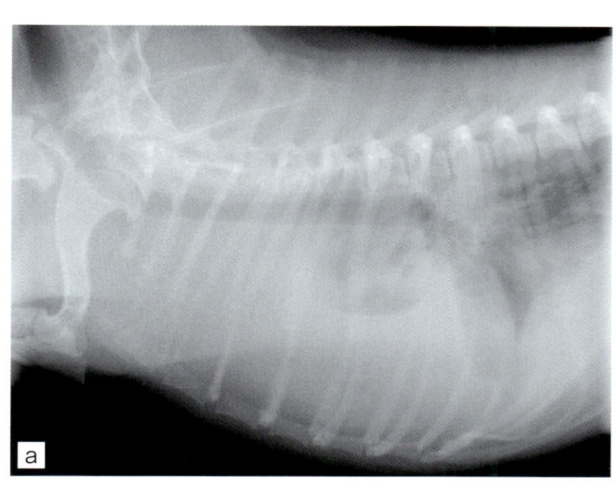

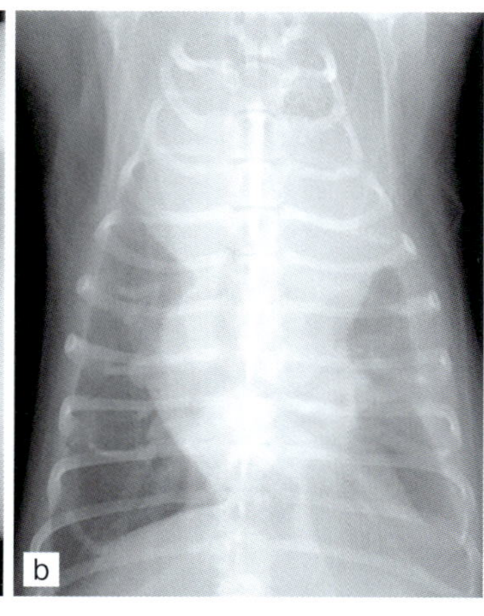

図2 前縦隔型リンパ腫の胸部X線検査画像

前胸部に大型の腫瘤がみられ，胸水も貯留している。

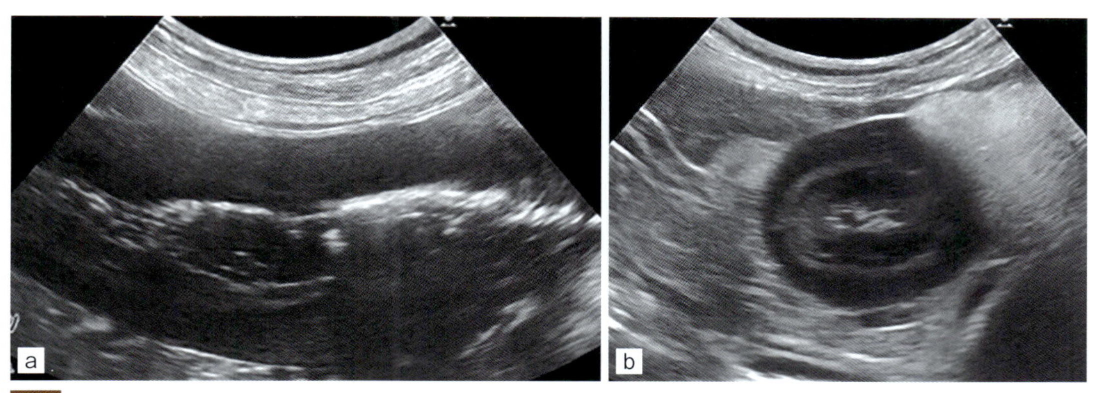

図3 消化器型リンパ腫の超音波検査画像

a：長軸像，b：短軸像。
層構造の消失，および異常を伴う腸管の肥厚がみられる。

ことも多く，非特異的な徴候として食欲不振，体重減少，嘔吐，下痢，削痩がみられる。肝腫大や腹水貯留を伴う場合は腹囲膨満，呼吸器系に病変がある場合は呼吸促迫や呼吸困難，そのほかには多飲多尿，発熱，眼病変がみられることもある（図1b）。

前縦隔型リンパ腫

前胸部の胸腺組織や縦隔リンパ節を原発とするタイプで，若齢に多く発生する。胸腔外に病変を形成することはまれである。腫瘤により前大静脈が圧迫されると，頭頚部～前肢にかけての浮腫や頚静脈の怒張を認めることがある（＝前大静脈症候群）。胸水貯留を伴うことが多く（図2），呼吸困難や発咳，運動不耐性がみられる。また，高カルシウム血症に伴う多飲多尿を認めることがある。

消化器型リンパ腫

消化管のうち特に小腸に腫瘤を形成し（図3），食欲不振，下痢，嘔吐などの消化器徴候を呈するとともに，著しい体重減少を伴う。腹部の触診で腫大した腸管が触知できることもある。進行すると消化管穿孔や閉塞を起こすことがあり，その場合は著しい状態悪化を認める。肝臓や脾臓を原発とするタイプでは，それら臓器の腫大によって腹囲膨満がみられ（図4），黄疸を呈することもある。

皮膚型リンパ腫

全身性に掻痒を伴う脱毛や紅斑，プラーク形成を認める（図5a）。口腔粘膜や結膜などの皮膚粘膜境界部にびらんと潰瘍を形成することもあり（図5b），強い疼痛により食欲不振や流涎がみられ，さらに体表リンパ節の腫大を伴うこともある。

＋α：皮膚型リンパ腫の分類

表皮および毛包に腫瘍浸潤がみられる上皮向性リンパ腫と，真皮を主体に病変が形成される非上皮向性リンパ腫に分かれる。上皮向性リンパ腫は，病変の分布と病態により以下の3つに大別される。

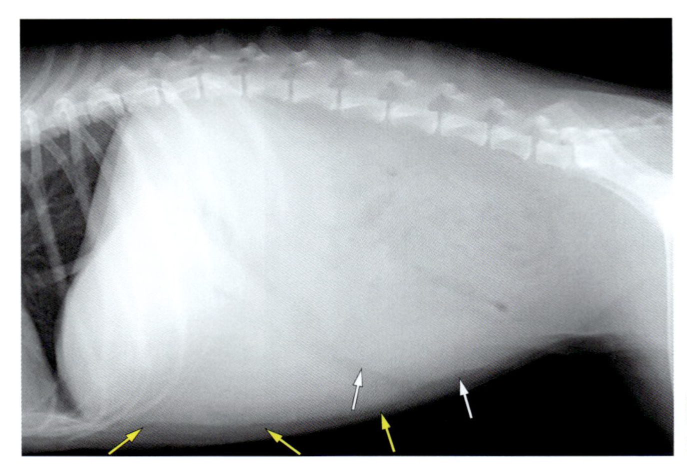

図4　肝脾リンパ腫の腹部X線検査画像
著しい肝腫大（黄矢印）と脾腫（白矢印）がみられる。

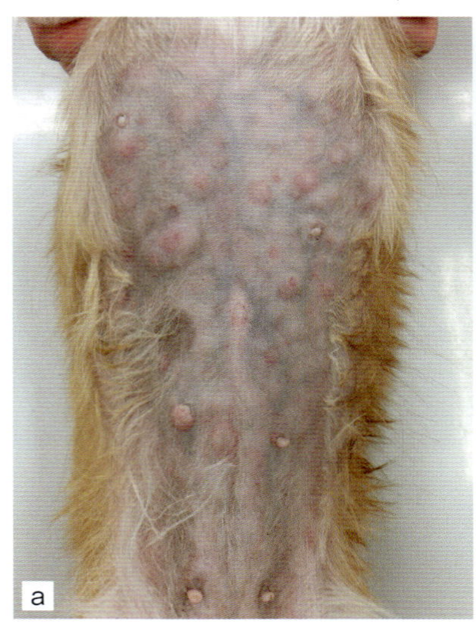

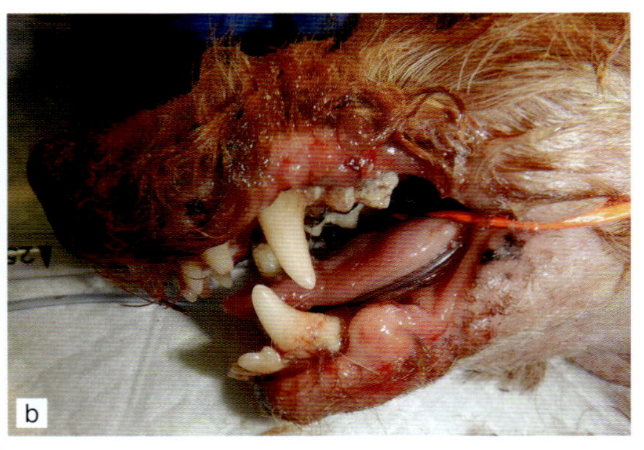

図5　皮膚型リンパ腫の外貌
a：紅斑を伴う皮膚腫瘤が多発性にみられた。
b：口腔粘膜にびらんと潰瘍を認め，著しい疼痛を呈していた。

- 菌状息肉腫：表皮～真皮に病変を形成する。
- セザリー症候群：菌状息肉腫に末梢血液浸潤が合併する。
- パジェット様細網症：腫瘍が表皮，毛包のみに限局する。

ステージ分類

リンパ腫は血液腫瘍であり，原発部位に病変が限局していることはまれで，進行とともに全身に浸潤する。ステージ分類についてはWHO臨床ステージ分類が使用されている（表1）。

全身のリンパ節を触診で評価するとともに，胸部および腹部の画像検査により進行度を評価する。胸部X線検査では胸腔内のリンパ節腫大がみられることがあり（図6a），肺に病変がみられることもある（図6b）。肝臓への浸潤があると肝臓はび漫性に腫大し，超音波検査では高エコーもしくは低エコー源性となる場合や，低エコー源性の結節が多発してみられる場合など様々な変化がみられる（図7a）。また，脾臓浸潤時には脾腫を認め，超音波検査では低エコー源性の結節が多発し，蜂の巣状やスイスチーズ病変と呼ばれる変化がみられる（図7b）。末梢血液中への腫瘍性リンパ球の出現は，血液塗抹や骨髄生検により確認する。大型のリンパ芽球が多数観察される場合は，stage5と判断する（図8）。

診断

血液検査

血液検査では軽度～中程度の貧血がみられる。多くは慢性疾患に伴う非再生性貧血であるが，二次性の免疫介在性溶血性貧血（IMHA）や消化管出血により再生

表1 犬のリンパ腫ステージ分類

Stage	基準
Stage1	単一のリンパ節 or 単一臓器（骨髄を除く）のリンパ系組織に限局した病変
Stage2	一領域に複数のリンパ節病変
Stage3	全身のリンパ節に病変
Stage4	肝臓 and/or 脾臓への浸潤（±stage3）
Stage5	● 血液中への腫瘍性リンパ球の出現 ● 骨髄浸潤 and/or 他臓器に病変（±stage1～4）
Substage	
a	全身徴候なし
b	全身徴候あり

（文献3をもとに作成）

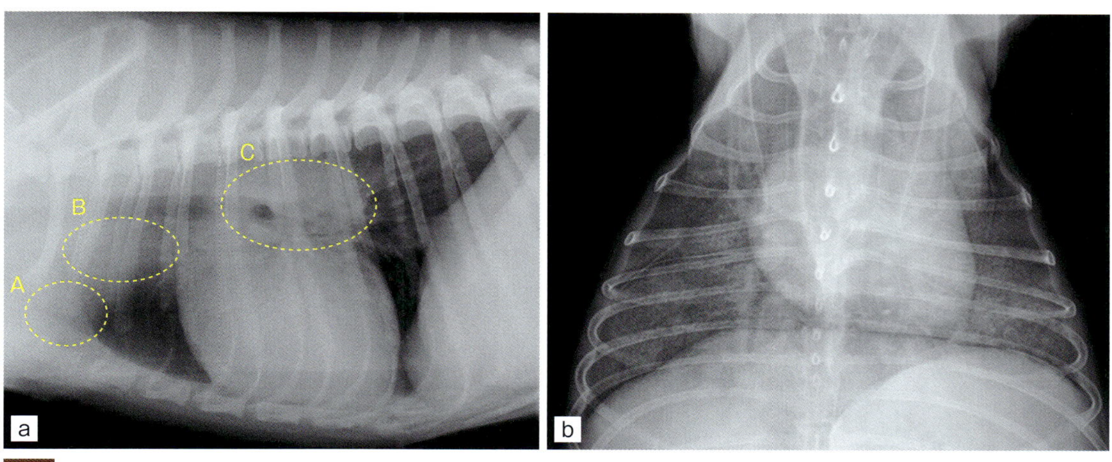

図6 多中心型リンパ腫の胸部X線検査画像

a：胸骨リンパ節（A），前縦隔リンパ節（B），肺門部のリンパ節（C）に腫大がみられる。
b：肺野全体がすりガラス様であり，リンパ腫の肺浸潤が疑われた。

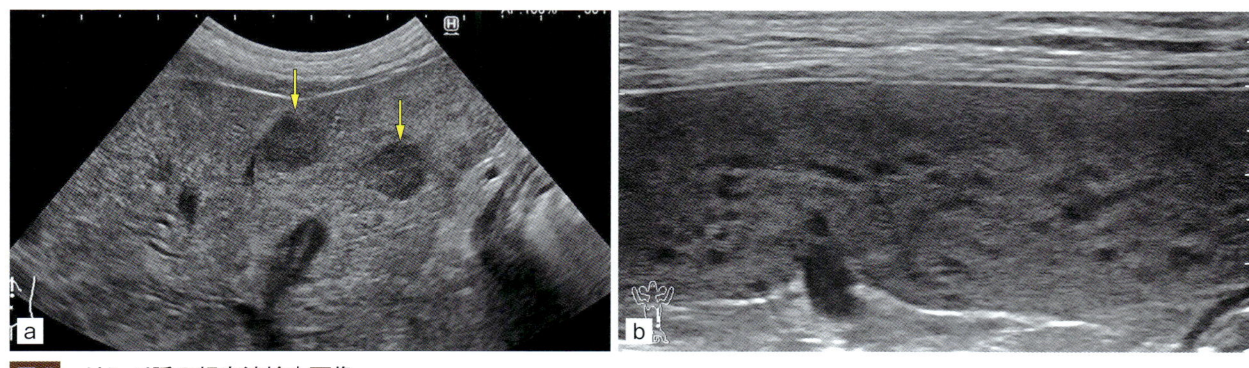

図7 リンパ腫の超音波検査画像

a：肝臓にみられたリンパ腫病変。低エコー源性の結節（矢印）が観察される。なお，このような所見がみられることは少ない。
b：脾臓のリンパ腫病変。低エコー源性の結節が多発性に観察される。

性貧血を呈することもある。血小板減少は出血や播種性血管内凝固（DIC）に関連し，リンパ腫の骨髄浸潤により末梢血液中に大型の腫瘍性リンパ球がみられる場合もある。血液化学検査では肝浸潤に伴う肝酵素の上昇や，LDH，CRP の上昇がみられやすく，T 細胞性リンパ腫では高カルシウムがみられることがある。

細胞診

身体検査所見と画像検査所見をもとに，病変部の細胞診により診断を行う。リンパ組織(リンパ節，脾臓，胸腺など)から採材を行う場合，リンパ腫では中～大型のリンパ芽球が50%以上を占めることが診断基準となる(図9a)。反応性過形成などの非腫瘍性疾患でもリンパ芽球が目立つようになるが，増加しても20%程度である(図9b，表2)。そのほか消化管，皮膚，肝臓などの通常ではリンパ球がほとんどみられない臓器では，大量のリンパ球浸潤をもってリンパ腫と判断できる場合もある(図10)。

組織生検

細胞が十分採取されず診断に至らない場合や，皮膚病変がみられる場合は組織生検を実施する。組織生検は腫瘍部位や大きさに応じ，ツルーカット®生検やトレパンによる切除生検を行う。低悪性度リンパ腫を疑う場合，ツルーカットではリンパ節構造の評価が困難であるため，切除生検を実施する必要がある。また組織の免疫染色によりT/B分類を行うことが可能である。

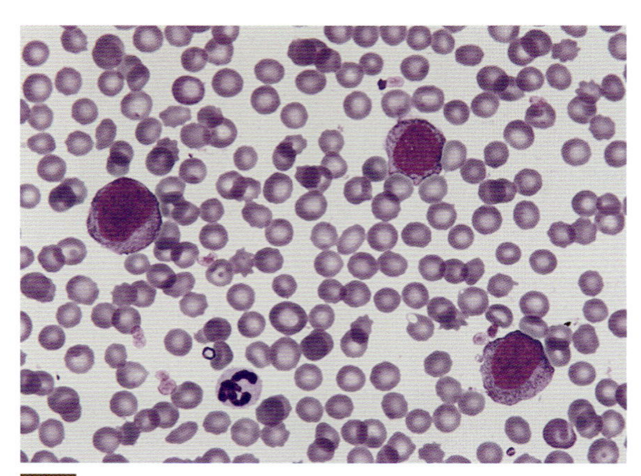

図8　末梢血液中に観察された腫瘍性リンパ球

クローナリティ解析

リンパ腫の免疫表現型(T/B分類)は，クローナリティ解析によっても確認可能である。検査センターやサンプルの質にも左右されるが，感度は80～90%，特異度は>95%であり，組織検体が得られない場合などの補助的な診断に有用である[5]。ただし本検査は，得られたリンパ球の増殖がモノクローナルかポリクローナルかを判断するものであり，陽性＝リンパ腫の確定診断ではないことに注意が必要である。またまれではあるが，クローナリティ解析の結果と，組織での表面抗原の発現が一致しない場合がある。

治療

リンパ腫は血液腫瘍であり，抗がん剤治療が第一選択である。消化管穿孔時や診断を目的とした外科切除を除き，外科療法が行われることはほとんどない。放射線療法についても，限局した皮膚型リンパ腫や抗がん剤が無効となった際の緩和治療などに限られる。

化学療法

これまで様々な治療が報告されているが，B細胞性リンパ腫において，現状で最も有効な治療はCHOP療法(シクロホスファミド，ドキソルビシン，ビンクリスチン，プレドニゾロン)である。COP療法(シクロホスファミド，ビンクリスチン，プレドニゾロン)は，CHOP療法と比較し効果に劣る。そのほかにドキ

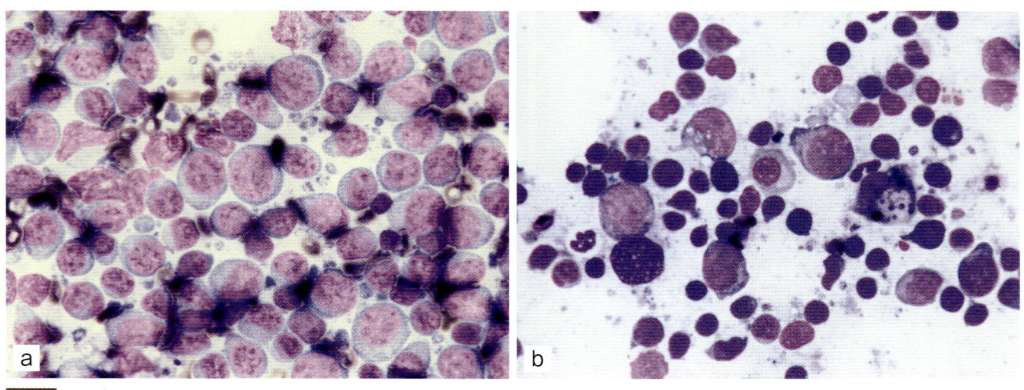

図9　リンパ腫とリンパ節反応性過形成の細胞診像の比較

a：リンパ腫の細胞診像。中～大型のリンパ芽球がほとんどを占めている。
b：リンパ節反応性過形成の細胞診像。中～大型のリンパ芽球が増加しているが主体は小型リンパ球であり，形質細胞も散見される。

ソルビシン単剤療法，緩和治療としてプレドニゾロン単剤療法が選択肢となる。それぞれの治療効果などについては表3を参照されたい。また，各プロトコルを表4～9に示す。

表2　リンパ節の各病態におけるリンパ球の割合

病態	リンパ芽球	小型リンパ球	形質細胞
正常リンパ節	＜10%	＞90%	＜3%
反応性過形成	15～20%	80～90%	＜10%
リンパ腫	＞80%	＜20%	様々

（文献4をもとに作成）

T細胞性リンパ腫はドキソルビシンに対する反応性が低く，ロムスチンを使用したプロトコルが効果を発揮する場合が多い。CHOP療法とロムスチン単剤の治療効果はおおむね同等であり，CHOPをベースにロムスチンを組みこんだプロトコル（LEOP療法）は高い有効性を発揮するが，難易度が高く安易な実施は避ける。

レスキュー療法

前述の一次（初期）治療が終了した後の経過観察中に再燃した場合は，再度一次治療を実施する。一次治療

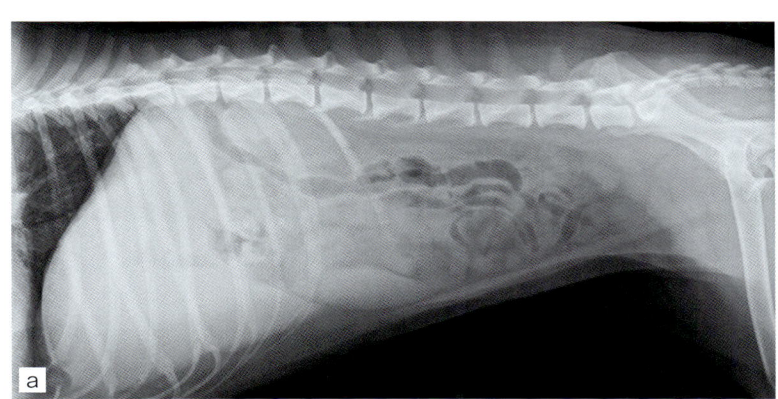

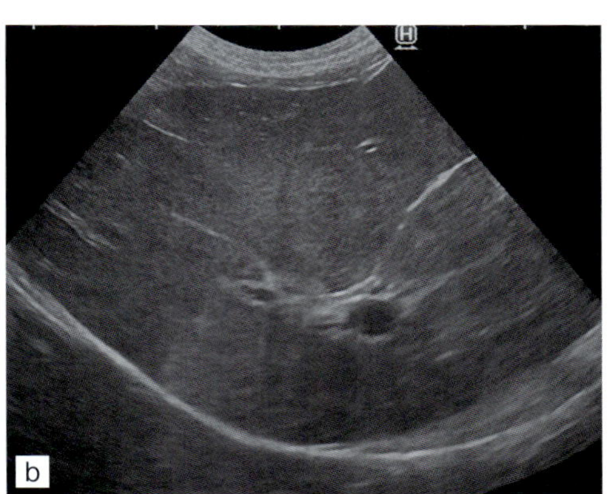

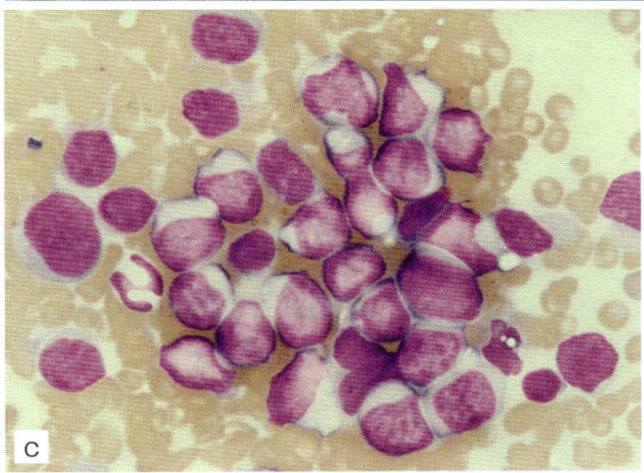

図10　肝臓のリンパ腫の検査所見

X線検査にて肝腫大が観察され（a），超音波検査では肝臓はび漫性に高エコー源性を呈していた（b）。肝臓の細胞診を行ったところ，中型のリンパ球が多量に採取された（c）。

表3　各プロトコルによる治療効果

プロトコル	反応率	生存期間	メリット	デメリット
CHOP	80～95%	10～12カ月	●最も効果が高い	●副作用が多い ●毎週の通院が必要 ●高価
COP	70～75%	7～8カ月	●副作用が少ない	●効果はCHOPに劣る ●毎週の通院が必要
ドキソルビシン	50～80%	8～10カ月	●副作用が少ない ●通院が少ない ●安価	●効果はCHOPに劣る ●心毒性がある
プレドニゾロン	40～50%	2～3カ月	●副作用が軽微 ●最も安価	●効果は短期的

（文献6～9をもとに作成）

表4 CHOP療法（UW-25）

薬剤＼週	1	2	3	4	5	6	7	8	9	10	11	13	15	17	19	21	23	25
L-アスパラギナーゼ 10,000 IU/m^2, SC or IM	○※1																	
ビンクリスチン 0.5〜0.7 mg/m^2，IV	○※1		○			○		○			○		○		○		○	
シクロホスファミド 200〜250 mg/m^2，IV		○					○					○				○		
ドキソルビシン 25〜30 mg/m^2，IV				○					○					○				○
プレドニゾロン※2	○	○	○	○														

※1：同時投与は副作用増強のリスクがあるため避ける（L-アスパラギナーゼの有無は予後に影響しない）。
※2：1週目は2 mg/kg（sid），2週目は1.5 mg/kg（sid），3週目は1 mg/kg（sid），4週目は0.5 mg/kg（sid）で経口投与する。
（文献8をもとに作成）

表5 COP療法①

薬剤＼週	1	2	3	4	5	6	7	8	9	10	11	12	13※1
ビンクリスチン 0.5〜0.7 mg/m^2，IV	○	○	○	○			○			○			○
シクロホスファミド 200〜250 mg/m^2，IV	○			○			○			○			○
プレドニゾロン※2	○	○	○	○	○	○	○	○	○	○	○	○	○

※1：3週おきで1年間継続し，その後は4週おきにして6カ月間継続する。
※2：2 mg/kg（sid）から開始し，1 mg/kg（eod）まで漸減して継続する。
（文献9をもとに作成）

表6 COP療法②

薬剤＼週	1	2	3	4	5	6	7	8	9	10	11	12	13※1
ビンクリスチン 0.5〜0.7 mg/m^2，IV	○	○	○	○	○	○	○	○		○		○	
シクロホスファミド※2 50 mg/m^2，PO，eod	○	○	○	○	○	○	○	○		○		○	
プレドニゾロン※3	○	○	○	○	○	○	○	○	○	○	○	○	○

※1：2週おきで6カ月間継続し，その後は3週おきで6カ月継続，さらにその後は4週おきに6カ月継続する。
※2：無菌性出血性膀胱炎が懸念される場合はクロラムブシル20 mg/m^2，POに変更する。
※3：2 mg/kg（sid）で1週間投与した後は，1 mg/kg（eod）で継続する。
（文献10をもとに作成）

実施中に再燃する場合や治療効果が得られない場合は，二次治療としてレスキュー療法を実施する。これまでDMAC療法（表10），LAP療法（表11），LOPP療法，ビンクリスチン単剤，メルファラン単剤など複数のプロトコルが報告されているが，反応率は30〜60%，反応期間は40〜80日程度であり，効果は短期的である。

消化器型リンパ腫の治療

リンパ腫の中でも治療反応の悪いタイプであり，抗がん剤治療によって消化器徴候が増悪しやすい。CHOP療法，ロムスチンともに抵抗性であり，反応率は56%，生存期間は13〜77日である[15,16]。L-アスパラギナーゼ単剤治療が報告されており，反応率は56%と多剤併用療法と同等だが，臨床徴候の改善率

表7 ドキソルビシン単剤療法

薬剤＼週	1	2	3	4	5	6	7	8	9	10※1
ドキソルビシン※2 25～30 mg/m^2，IV	○			○			○			○
プレドニゾロン※3	○	○	○	○	○	○	○	○	○	○

※1：4回目以降は心機能を確認した上で投与し，最大でも6回投与（累積投与量 180 mg/m^2）に留める。
※2：心毒性を避けたい場合は，エピルビシンに変更する。
※3：1 mg/kg（sid）。状況に応じて漸減する。
（文献6をもとに作成）

表8 ロムスチン単剤療法

薬剤＼週	1	2	3	4	5	6	7	8	9	10※1
ロムスチン 60～70 mg/m^2，PO	○			○			○			○
プレドニゾロン※2	○	○	○	○	○	○	○	○	○	○

※1：副作用（主に骨髄毒性）の回復に応じて3～4週間隔で投与し，効果がみられるあいだは継続する。
※2：1 mg/kg（sid）。状況に応じて漸減する。
（文献11をもとに作成）

表9 LEOP 療法

薬剤＼週	1	2	3	4	5	6	7	8	9	10	11	13	15	17	19	21	23	25	27
ビンクリスチン 0.5～0.7 mg/m^2，IV	○			○			○			○		○		○		○		○	
ロムスチン 70 mg/m^2，PO		○						○					○				○		
エピルビシン 25～30 mg/m^2，IV					○						○				○				○
プレドニゾロン※	○	○	○	○	○														

※：1週目は2 mg/kg（sid），2週目は1.5 mg/kg（sid），3週目は1 mg/kg（sid），4週目は0.5 mg/kg（sid），5週目は0.5 mg/kg（eod）で経口投与する。
（文献12をもとに作成）

表10 DMAC 療法

薬剤＼週	1	2	3	4	5	6※1
アクチノマイシンD 0.6～0.7 mg/m^2，IV	○		○		○	
シトシンアラビノシド※2 200 mg/m^2，SC	○		○		○	
デキサメサゾン 1 mg/kg，SC	○	○	○	○	○	○
メルファラン 20 mg/m^2，PO		○		○		○

※1：効果がある限り継続する。
※2：2週目に投与してもよい。
（文献13をもとに作成）

表11 LAP 療法

薬剤＼週	1	2	3	4	5	6※1
L-アスパラギナーゼ 400 IU/kg，SC or IM	○			○		
ロムスチン 60～70 mg/m^2，PO	○			○		
プレドニゾロン※2	○	○	○	○	○	○

※1：効果がある限り3～4週おきで継続する。
※2：2 mg/kg（sid）から開始し，1 mg/kg（eod）まで漸減して継続する。
（文献14をもとに作成）

94%，生存期間147日と，ほかの治療法と比較し安全かつ有益な治療法といえる[17]。

- L-アスパラギナーゼ：400 IU/kg，SC or IM，1～2週おき

消化器型リンパ腫のうち，結直腸に限局するタイプは予後がよい可能性がある。CHOP療法への反応率100%，生存期間1,845日との報告がある[18]。若齢(3歳齢程度)のミニチュア・ダックスフンドにみられる，Mott cellへの分化を伴う消化器型リンパ腫も治療反応が比較的よく，長期生存が可能である[19]。

ほかには，大顆粒リンパ球性リンパ腫(LGLリンパ腫)がある。肝臓や消化管に発生する，細胞障害性リンパ球もしくはNK細胞を起源とする悪性度の高いリンパ腫であり，この場合，治療反応に乏しく予後は不良(生存期間28日)[20]。

皮膚型リンパ腫の治療

治療反応や予後は発生部位により様々である。皮膚粘膜境界部～粘膜での発生は，皮膚での発生と比較し長期生存が可能とされる[21]。治療法とその反応率，生存期間は以下のとおり。

- ロムスチン：
反応率70～80%，生存期間4～6カ月
- CHOP療法：反応率80%，生存期間6～9カ月
- プレドニゾロン：
反応率40～50%，生存期間4～10カ月

表12　犬の高悪性度リンパ腫における予後因子

因子	予後悪化	予後良好
免疫表現型	T細胞性	B細胞性
ステージ	Stage5	Stage1～2
サブステージ	b(全身徴候あり)	a(全身徴候なし)
解剖学的分類	その他	多中心型
治療開始前のステロイド使用	あり	なし
高カルシウム血症	あり	なし
血液異常(貧血，血小板減少)	あり	なし

(文献2，22～24をもとに作成)

- レチノイド：
反応率40%，生存期間8～11カ月

予後

犬の高悪性度リンパ腫における予後因子を表12に示す。

インフォームの注意点

犬のリンパ腫においては，様々な治療法が報告されているものの，実際の治療選択は数種類に限られる。飼い主の通院の可否，経済状況，治療への考え方などを踏まえた提案が必要であり，副作用への対応や，得られる治療効果も含めた慎重なインフォームが求められる。積極的な治療を行ったとしても，残念ながら多くのリンパ腫は再燃し，亡くなってしまう。再燃時や治療が十分な効果を示さず予後が限られた状態になったときには，飼い主と患者に寄りそう姿勢が重要である。

犬の低悪性度リンパ腫

前述の高悪性度リンパ腫と異なり，比較的進行の緩やかなタイプのリンパ腫である。緩慢型，小細胞性，高分化型とも呼ばれ，診断には組織構造の評価が必要となる。積極的な抗がん剤治療は必要としないなど，高悪性度のものとは治療方針や予後も大きく異なる。

発生

犬のリンパ腫のうち，5.3～29%が低悪性度リンパ腫である。WHO分類における表13に示す組織型が低悪性度と考えられている。

年齢，性別

高悪性度リンパ腫と比較し高齢で発生しやすく，発症年齢中央値は9～10歳齢である。性差による偏りはなく，ゴールデン・レトリーバー，シー・ズーでの発生が多い[25,26]。

臨床徴候

70～80%がサブステージa(全身徴候なし)であり，

一般状態は良好な場合が多い。T-zoneリンパ腫では全身性のリンパ節腫大がみられ，免疫能の低下により膿皮症やニキビダニ症などの皮膚病変を伴うことがある（図11a）。また舌に赤色の結節を形成することがある（図11b）。元気・食欲の低下を示すのは，症例の1割程度である。

表13　犬の低悪性度リンパ腫

T細胞性	B細胞性
● T-zoneリンパ腫 ● 小細胞性リンパ腫	● マントル細胞性リンパ腫 ● 濾胞性リンパ腫 ● マージナルゾーンリンパ腫※1 ● 小細胞性リンパ腫 ● T cell rich large B cell リンパ腫※2

※1：リンパ節に発生したものは高悪性度と考える。
※2：発生が少なく予後はよく分かっていない。
（文献25をもとに作成）

ステージ分類

ステージ分類については，前述の高悪性度リンパ腫と同じWHO臨床ステージ分類を用いる（表1を参照）。肝臓，脾臓の腫大は半数程度で認められ，リンパ球増多症は25〜60％でみられる。

診断

血液検査では軽度の貧血がみられることがあり，T-zoneリンパ腫ではリンパ球増多症を伴うことがある（図12）。

T-zoneリンパ腫の細胞診では，小型で細胞質の一部が足を伸ばしたような形態（偽足）のリンパ球が90％以上で観察されるが（図13），正常リンパ節や反応性過形成との鑑別が問題となる。確定には組織診断によるリンパ節構造の評価が必要であり，組織検査を行う場合はリンパ節切除が必要となる（図14，ツ

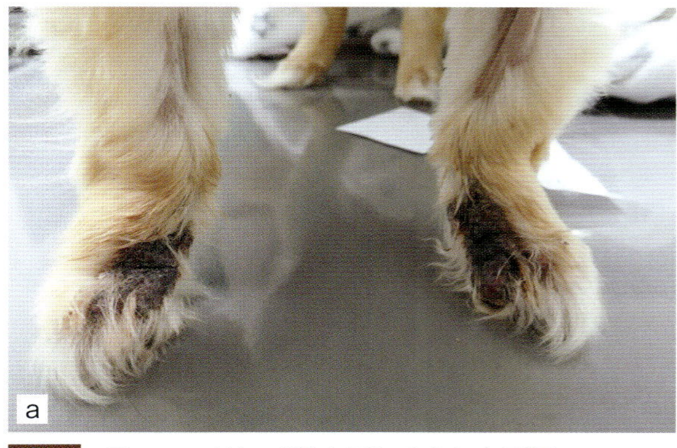
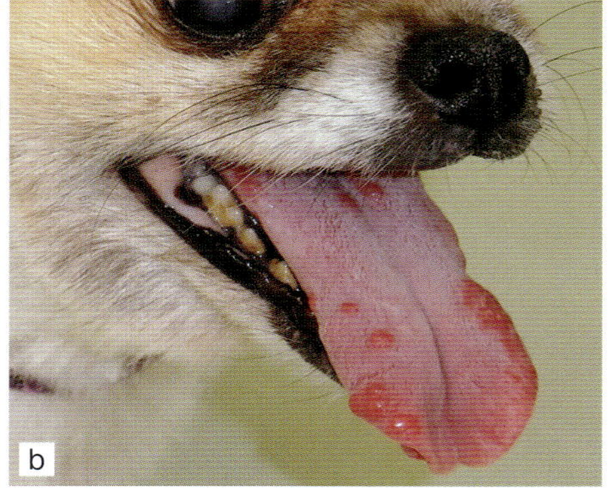

図11　T-zoneリンパ腫症例にみられた所見
a：皮膚病変。皮膚検査の結果，ニキビダニの感染が確認された。
b：舌病変。舌粘膜に多発性の結節が観察され，病理組織学的検査により腫瘍浸潤が確認された。

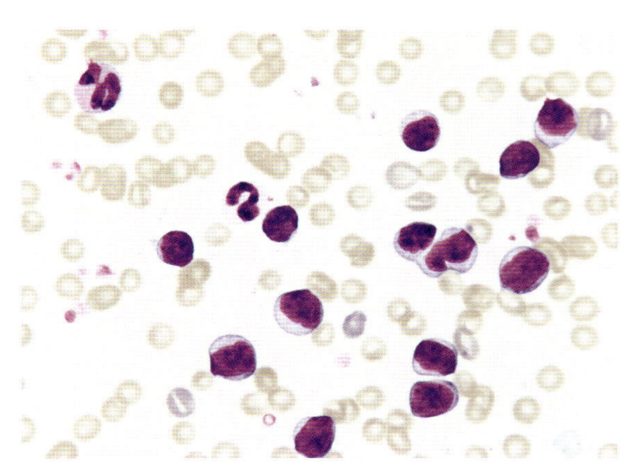

図12　T-zoneリンパ腫症例の血液塗抹
やや形態の不整な小型リンパ球の増多がみられる。リンパ球数は126,334/μLであった。

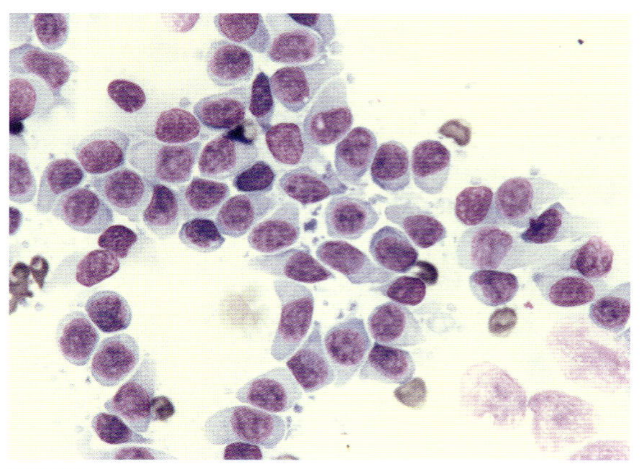

図13　T-zoneリンパ腫の細胞診像
リンパ節の細胞診像。小型で細胞質の一部が足を伸ばしたような形態（偽足）のリンパ球が観察される。

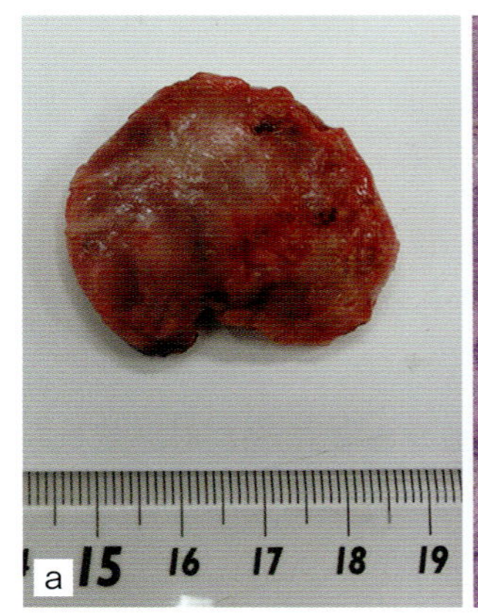

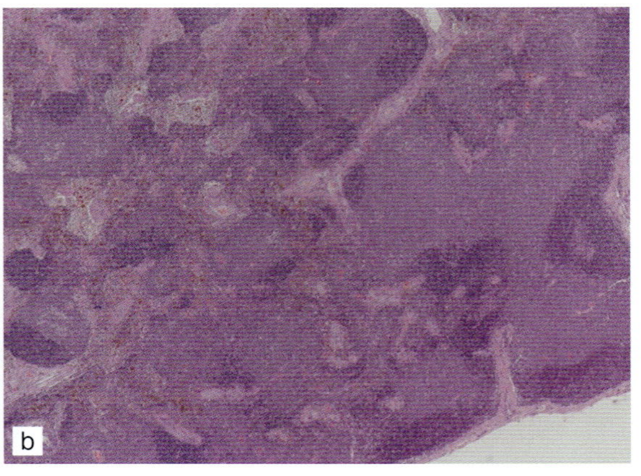

図 14　切除生検を行った T-zone リンパ腫の所見

a：切除したリンパ節の肉眼像，b：組織所見

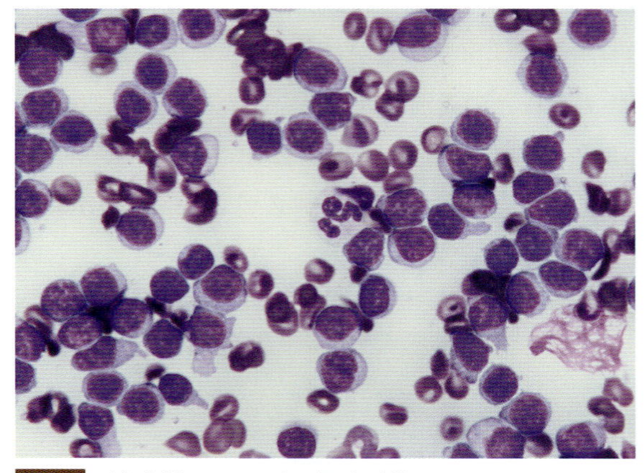

図 15　濾胞性リンパ腫の細胞診像

リンパ節の細胞診像。小型のリンパ球が採取される。

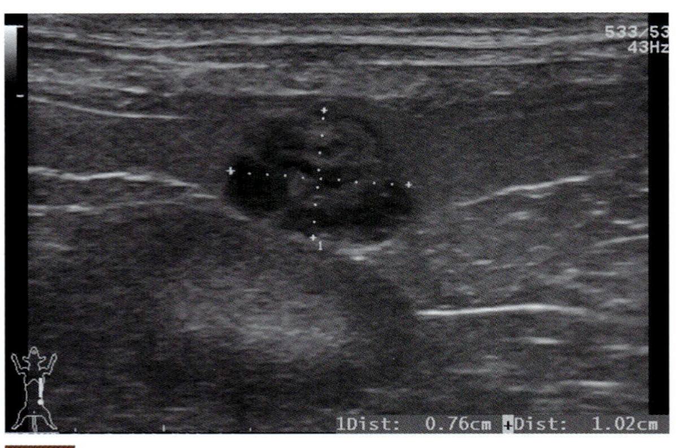

図 16　脾臓の濾胞性リンパ腫の超音波検査画像

本症例は脾臓摘出のみで経過観察を行っているが，再発はみられていない。

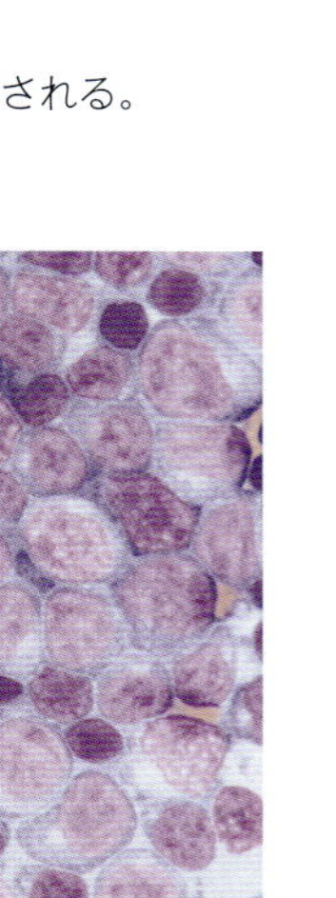

図 17　高悪性度リンパ腫に移行した T-zone リンパ腫の細胞診像

図 13 と同症例。小型リンパ球が残存しているが，主体が大型のリンパ芽球へと変化している。

ルーカット生検での診断は困難）。その他の低悪性度リンパ腫においても，細胞診では小型リンパ球が主体で採取され（図 15），確定には病変の摘出が必要である。クローナリティ解析は組織採取が困難な場合の診断補助として利用可能である。

治療

脾臓に限局するマントル細胞性リンパ腫，濾胞性リンパ腫，マージナルゾーンリンパ腫の場合は，脾臓摘出のみで，その後の追加治療は必要ない（図 16）。リンパ節にマージナルゾーンリンパ腫が発生した場合は，通常の CHOP 療法が適応となる。T-zone リンパ腫では，臨床徴候を伴う場合や著しい臓器腫大がみられる場合，顕著なリンパ球増多症や貧血，血小板減少などが問題となる場合に限って，治療介入を検討する。なお，低悪性度リンパ腫が高悪性度リンパ腫に移行することがあり，リヒター症候群と呼ばれている（図 17）。その場合は通常の高悪性度リンパ腫に対する治療が適応となる。

化学療法

治療が必要な場合は，クロラムブシル＋プレドニゾロン，もしくはプレドニゾロン単独治療を行う。

- クロラムブシル：2〜6 mg/m^2，PO，sid または 0.1〜0.2 mg/kg，PO，sid〜eod
- プレドニゾロン：1〜2 mg/kg，PO，sid〜eod

予後

リンパ球増多症（>9,000/μL）は，<9,000/μL の症例と比較し生存期間が短縮するとの報告がある（15.4 カ月 vs 中央値に達せず）[25]。

T 細胞性リンパ腫では，低悪性度は高悪性度と比較し長期生存が可能である。また B 細胞性については，低悪性度と高悪性度で予後が変わらないとする報告がある[27]。

インフォームの注意点

低悪性度リンパ腫を疑う場合，確定診断には組織診断が必要となる。脾臓での発生の場合は，破裂リスクも考慮すると切除に進みやすい。一方，T-zone リンパ腫の場合は無徴候のことも多く，細胞診とクローナリティ解析に留まることも多いのが実情であるが，治療の開始には組織学的な診断が必須となる。

正確な診断を行うことの重要性と，治療の開始時期，また高悪性度リンパ腫に移行する可能性があることを丁寧にインフォームする。

猫のリンパ腫

猫のリンパ腫はどのタイプであっても予後が悪いものが多く，長期生存が可能な症例がいる一方で，抗がん剤に反応せず早期に死亡する症例も多い。抗がん剤による有害事象（特に食欲不振や便秘）に悩まされる場合も多く，治療を完遂するには有害事象への対応も重要となる。

発生，年齢，性別

猫に最も高率に発生する腫瘍であり，全腫瘍の 30％を占める。猫白血病ウイルス（FeLV）感染に関連し若齢（4〜6 歳齢）で発症するタイプと，FeLV が関与しない高齢（10〜12 歳齢）で発症するタイプに分けられる（表 14）。以前は FeLV に関連した前縦隔型の発生が多かったが，現在は消化器型が 50％を占め，節外型（鼻腔型，神経型，腎臓型など）が 20％，前縦隔型，多中心型はそれぞれ 5％程度となっている[29,30]。猫免疫不全ウイルス（FIV）感染は直接的な発症要因とはならないが，感染によって 5 倍程度リスクが増すとされる。また，シャム系の品種に好発する[28]。

表 14　猫のリンパ腫の解剖学的分類と FeLV 感染の関係

解剖学的分類	発症年齢	FeLV 感染との関連
消化器型	12〜13 歳齢	−
鼻腔型	9〜10 歳齢	−
腎臓型	9 歳齢	−
皮膚型	10〜13 歳齢	−
多中心型	1 歳齢	+
前縦隔型	2〜4 歳齢	+
神経型	3〜4 歳齢	+

FeLV：猫白血病ウイルス
（文献 28，29 をもとに作成）

臨床徴候

消化器型リンパ腫

消化管とその近傍のリンパ節に病変を形成する。食欲不振，体重減少，嘔吐，下痢などを認めやすく，腹部の触診で腫瘤が触知されることもある（図 18a，b）。小腸での発生が多いが，胃（図 18c，d）や回盲部，結腸でもみられる。

大顆粒リンパ球性リンパ腫（LGL リンパ腫）も小腸に発生しやすく，腹腔内リンパ節，肝臓，脾臓などにも浸潤しやすい。また一部の消化器型リンパ腫は，肝臓（図 19），脾臓を原発として発生することがあり，黄疸や肝酵素の上昇，肝腫，脾腫などがみられる。

前縦隔型リンパ腫

FeLV に関連した若齢での発症が多いが，近年では FeLV 陰性で高齢の症例も増加しており，胸腺腫や特発性乳び胸との鑑別が問題となる。前縦隔腫瘤および胸水貯留（図 20）によって，呼吸困難や呼吸促迫がみられる。ホルネル症候群がみられることは少ない。

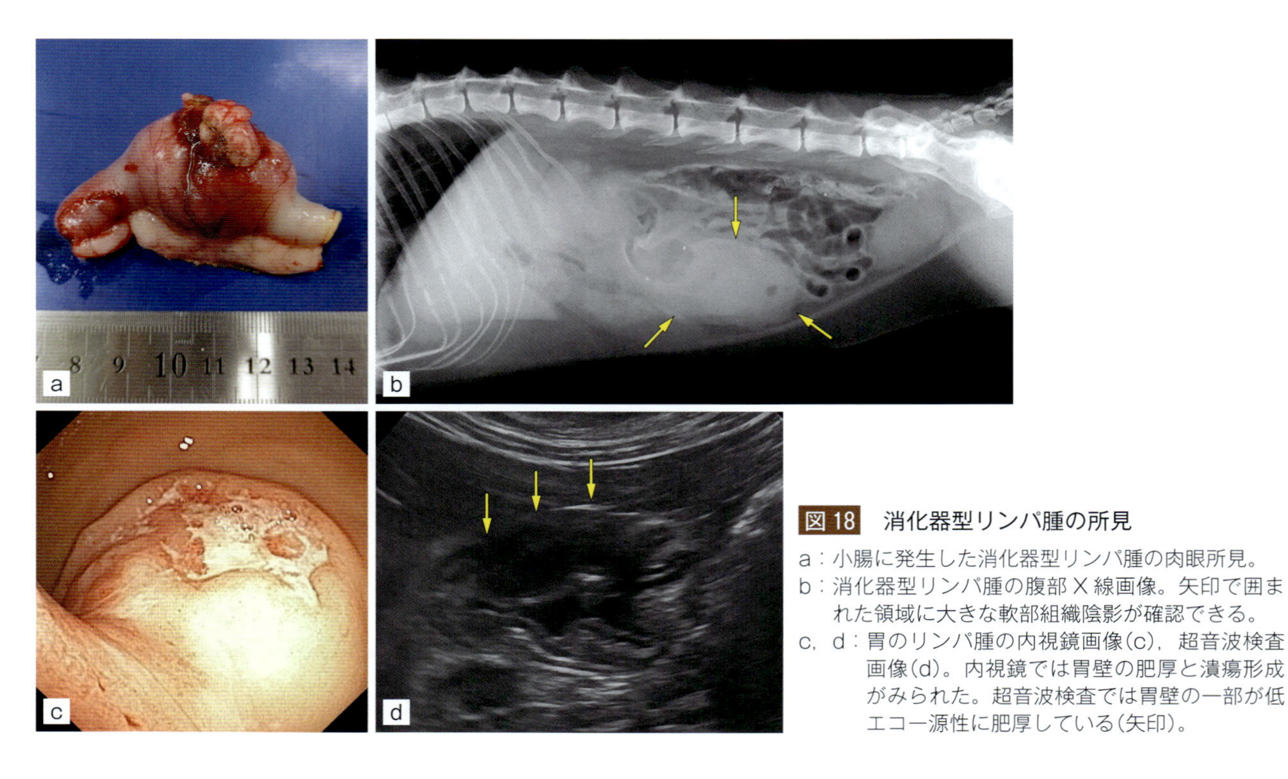

図 18　消化器型リンパ腫の所見

a：小腸に発生した消化器型リンパ腫の肉眼所見。
b：消化器型リンパ腫の腹部Ｘ線画像。矢印で囲まれた領域に大きな軟部組織陰影が確認できる。
c，d：胃のリンパ腫の内視鏡画像(c)，超音波検査画像(d)。内視鏡では胃壁の肥厚と潰瘍形成がみられた。超音波検査では胃壁の一部が低エコー源性に肥厚している(矢印)。

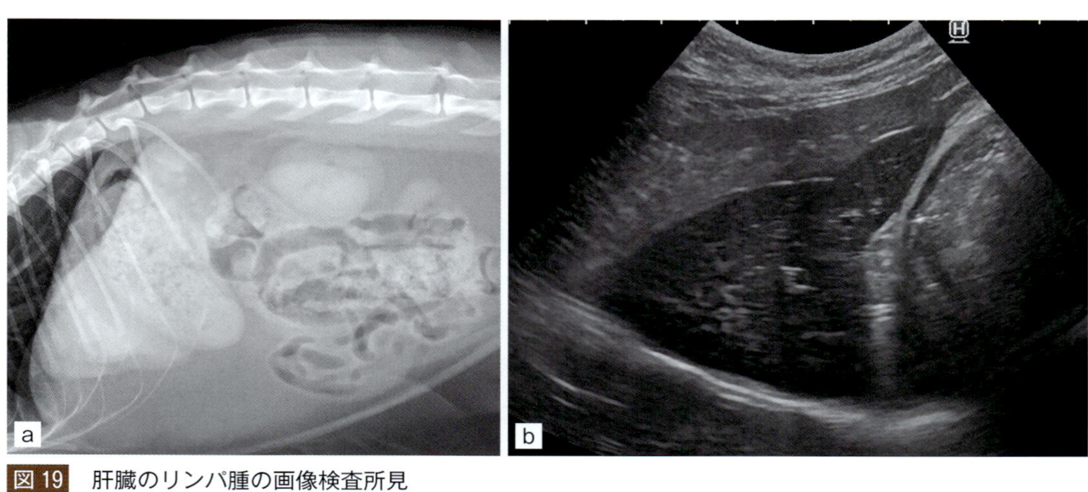

図 19　肝臓のリンパ腫の画像検査所見

a：腹部Ｘ線画像，b：超音波検査画像。肝臓の腫大は明らかではないが，超音波検査では低エコー源性を呈していた。

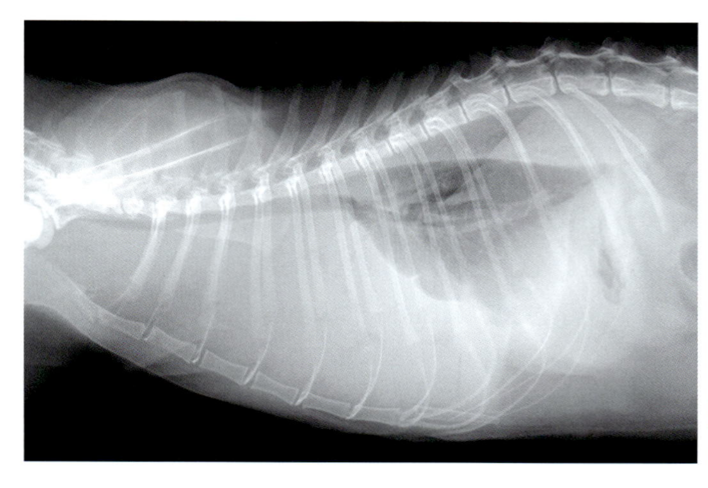

図 20　前縦隔型リンパ腫の胸部Ｘ線画像

前胸部腫瘤と胸水貯留がみられる。

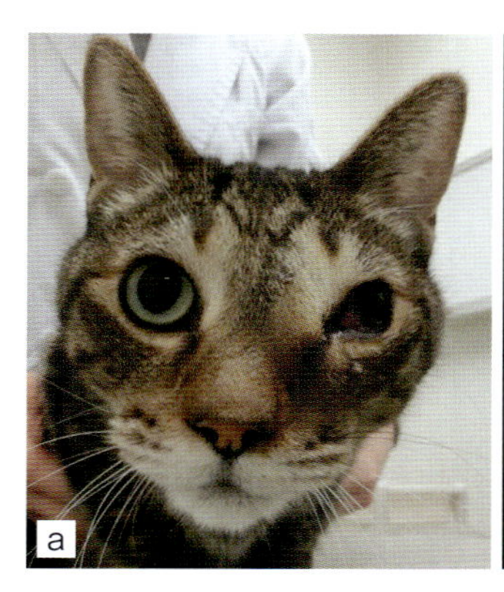

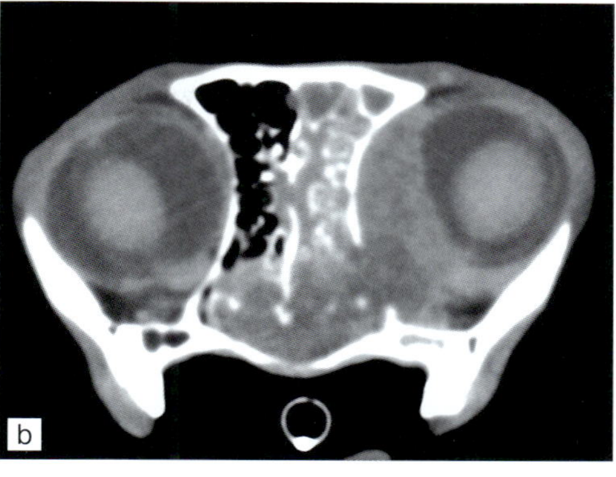

図 21　鼻腔型リンパ腫の所見
a：外貌，b：CT 検査画像。鼻腔内に軟部組織が充満し眼窩に浸潤することで，眼球の変位がみられる。

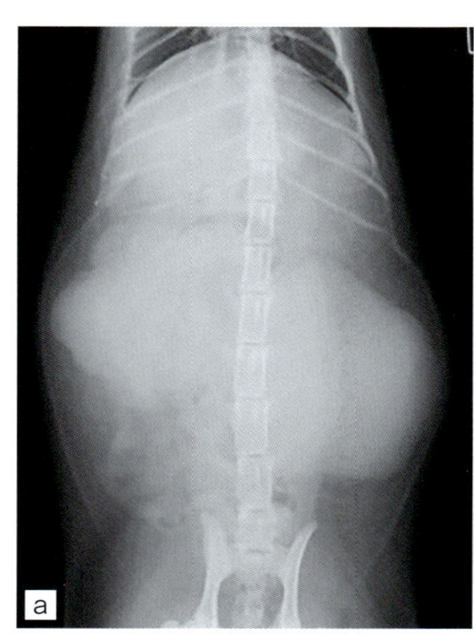

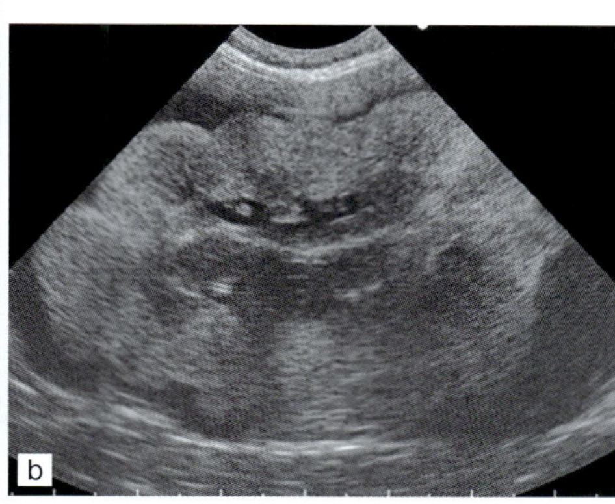

図 22　腎臓型リンパ腫の画像所見
a：腹部 X 線画像，b：超音波検査画像。腎臓は両側性に著しく腫大し，形態は不整であった。腎臓の内部構造も不整であり，被膜下の低エコー帯が確認できる(b)。

鼻腔型リンパ腫

くしゃみや鼻汁，鼻出血を認め，鼻咽頭に病変が存在する場合はスターターなどの異常呼吸音が聴取されることもある。進行すると流涙，眼球突出，顔面変形を呈し，脳浸潤により神経徴候がみられることもある(図 21)。鼻腔外に病変を形成することは少ないが，2〜3 割の症例で腎臓に転移がみられる。

腎臓型リンパ腫

原発の場合と他部位のリンパ腫が浸潤した場合があり，両側性に発生しやすい(図 22)。胸腰部の脊髄に転移することもある。両側性に腎腫大を認め，半数では腎機能低下を伴い，多飲多尿や食欲不振，脱水などの徴候を呈する。

神経型リンパ腫

脊髄での発生が多く，特に胸腰椎で発生し，ふらつきや進行性の後肢不全麻痺を認める(図 23)。腎臓型リンパ腫に関連してみられることもある。

多中心型リンパ腫

犬と異なり，猫では全身性のリンパ節腫大がみられることは少ない(図 24)。頭頚部のリンパ節が単発性に腫大することが多く，組織学的には T cell rich large B cell リンパ腫と診断される。

皮膚型リンパ腫

孤立性〜多発性の皮膚腫瘤が形成され，脱毛や紅斑，掻痒を伴う(図 25)。病変が全身性にみられる場合は，元気・食欲の低下や活動性の低下を伴う。

気道のリンパ腫

喉頭や気管内にリンパ腫が形成されることがある(図 26)。鳴き声の変化，発咳，呼吸困難やチアノーゼを認める。病変は孤立性で限局している場合が多く，治療反応もよい。

ステージ分類

犬と同様のステージ分類が使用されているが，一部修正がある(表 15)。

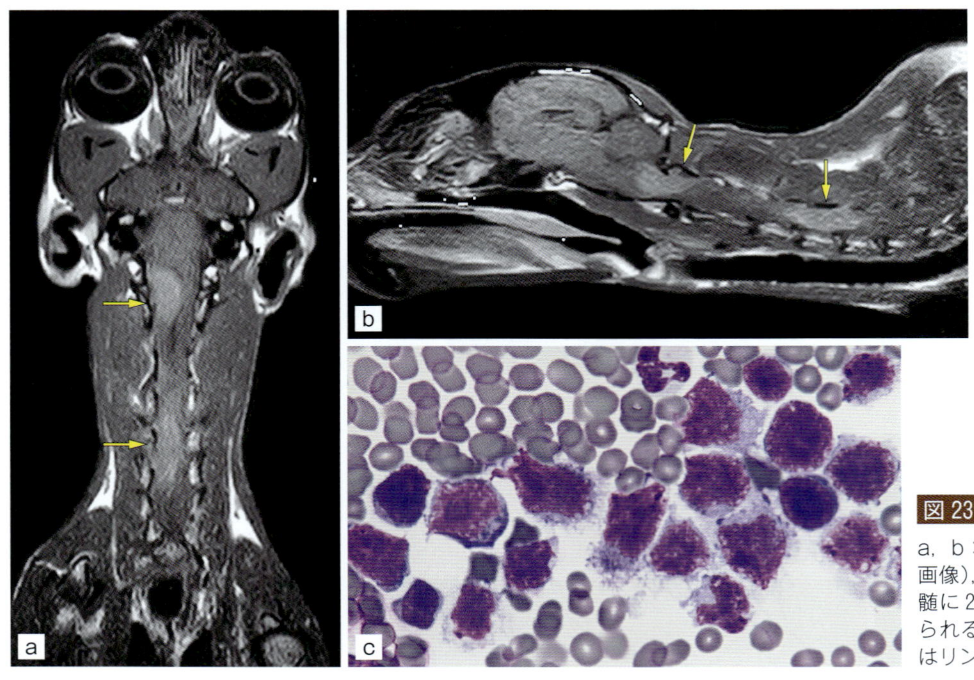

図 23 神経型リンパ腫の所見

a，b：MRI 検査画像（造影 T1 強調画像），c：脳脊髄液の細胞診像。頚髄に 2 箇所，造影される領域が認められる（矢印）。また，脳脊髄液中にはリンパ芽球が確認された。

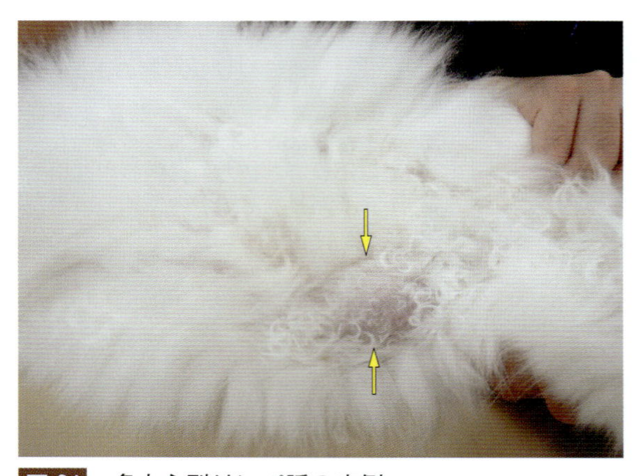

図 24 多中心型リンパ腫の症例

鼠径リンパ節（矢印）を中心に，全身のリンパ節腫大がみられた。

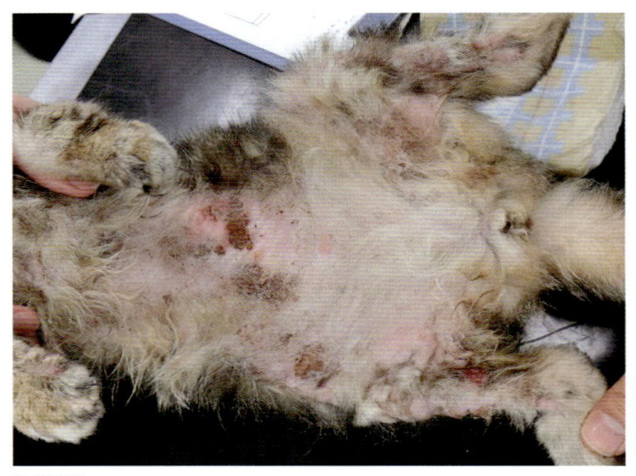

図 25 皮膚型リンパ腫の外貌

腹部～後肢にかけて，紅斑を伴う多発性の皮膚腫瘤が観察される。

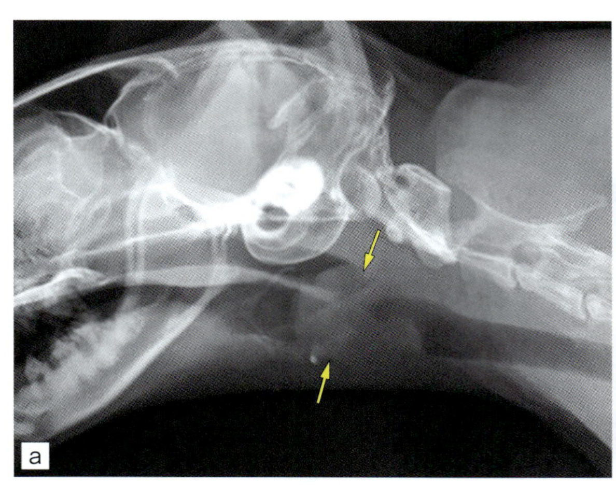

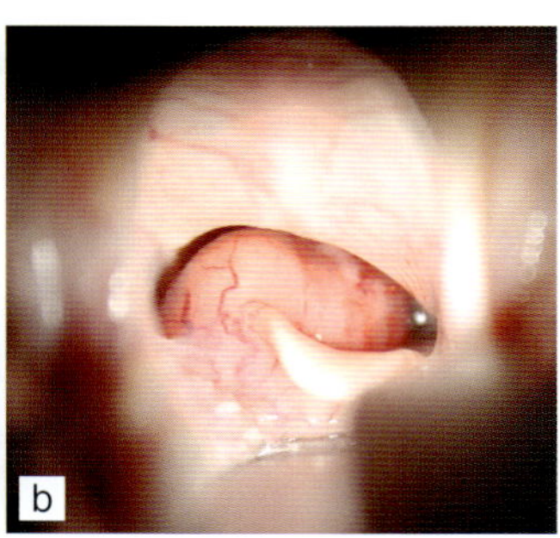

図 26 喉頭のリンパ腫の所見

a：X 線画像，b：肉眼像。矢印の領域に軟部組織陰影が確認され，肉眼的にも腫瘤がみられる。

表15　猫のリンパ腫ステージ分類

Stage	基準
Stage1	単一のリンパ節 or 単一臓器（骨髄を除く）に限局した病変（胸腔内病変を含む）
Stage2	●領域リンパ節浸潤を伴う単一臓器の病変 ●横隔膜を超えない複数の病変 ●切除可能な消化管病変±領域リンパ節浸潤
Stage3	●横隔膜を超える複数の病変 ●切除困難な消化管病変 ●硬膜外，傍脊髄病変
Stage4	肝臓 and/or 脾臓への浸潤（＋stage1～3）
Stage5	●血液中への腫瘍性リンパ球の出現 ●骨髄浸潤 or 脊髄浸潤（＋stage1～4）
Substage	
a	全身徴候なし
b	全身徴候あり

（文献28をもとに作成）

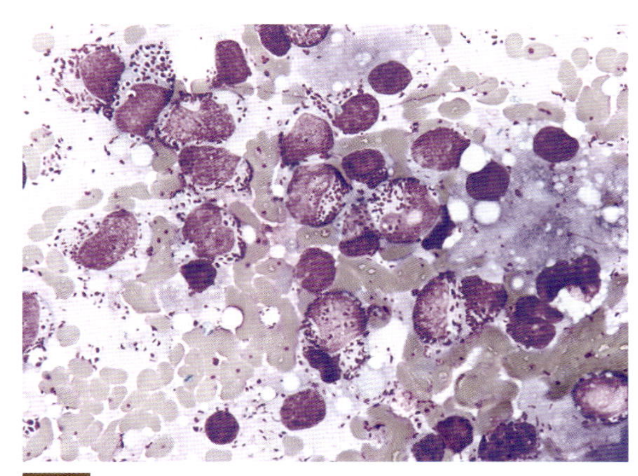

図27　肝臓のリンパ腫の細胞診像

図19と同症例。大型の顆粒を多数含有するリンパ芽球が採取され，大顆粒リンパ球性リンパ腫（LGLリンパ腫）と診断した。

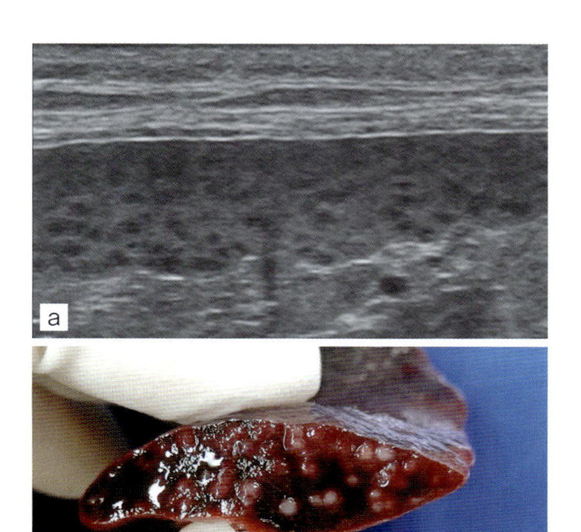

図28　消化器型リンパ腫症例にみられた所見

a：超音波検査画像，b：肉眼所見。超音波検査画像では蜂の巣状のエコーパターンを認める。病理組織学的検査において，濾胞過形成と診断された。

肝浸潤時，肝臓は腫大し超音波検査では低エコー源性となる場合が多い（図19b）。肝臓の細胞診で大型のリンパ芽球が散見される場合は，肝浸潤と判断できる（図27）。脾臓浸潤時は脾腫を認めるが，超音波検査において，犬で特徴的な低エコー源性の結節（蜂の巣状パターン）は，猫ではリンパ腫とは関連しないことが多い（図28）。末梢血液中への腫瘍性リンパ球の出現は血液塗抹や骨髄生検により確認し，大型のリンパ芽球が多数観察される場合はStage5と判断する。またFIV/FeLV感染の有無を確認する。

診断

血液検査

血液検査に特異的な変化は少ないが，軽度～中程度の貧血や白血球数増加，血小板減少，血清アミロイドA蛋白（SAA）の増加などがみられる。消化器型リンパ腫では，消化管出血や吸収不良によって低アルブミンがみられることがあり，そのほかに腎臓型では腎数値の上昇，肝浸潤では肝数値の上昇がみられる。

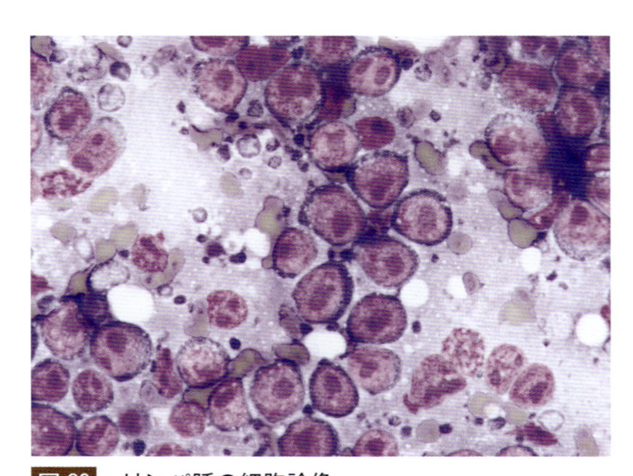

図29 リンパ腫の細胞診像
大型のリンパ芽球が多数採取される。

表16 各プロトコルによる治療効果

プロトコル	反応率	生存期間
CHOP	62～84%	97～210日
COP	47～88%	108～266日
ドキソルビシン	47～64%	84日
ロムスチン	38～50%	108日※
プレドニゾロン	70%	60日

※：消化器型リンパ腫での成績。
（文献29，30，32～36をもとに作成）

表17 CHOP療法（UW-25）

薬剤＼週	1	2	3	4	5	6	7	8	9	10	11	13	15	17	19	21	23	25
L-アスパラギナーゼ 400 IU/kg，SC or IM	○※1																	
ビンクリスチン 0.025 mg/kg，IV	○※1		○			○		○			○		○		○		○	
シクロホスファミド 10 mg/kg，IV		○					○					○				○		
ドキソルビシン 1 mg/kg，IV				○					○					○				○
プレドニゾロン※2	○	○	○	○	○	○	○	○	○	○	○	○	○	○	○	○	○	○

※1：同時投与は副作用増強のリスクがあるため避ける（別日に投与）。
※2：2 mg/kg（sid）から開始し，1 mg/kg（eod）まで漸減して継続する。
（文献30をもとに作成）

細胞診，組織生検

確定診断は細胞診もしくは組織検査にて行う。細胞診では犬と同様，中～大型のリンパ芽球が50%以上を占めることが診断基準となる（図29）。消化管，皮膚，肝臓，腎臓などの通常ではリンパ球がほとんどみられない臓器に大量のリンパ球浸潤がある場合も，診断は可能である。鼻腔型リンパ腫では鼻汁の細胞診で診断が得られることはほとんどなく，鼻炎や鼻腔腺癌との鑑別が重要であるため組織生検を実施する。

クローナリティ解析

クローナリティ解析は猫でも利用可能だが，犬と比較し正確性に欠けるため結果の解釈には注意が必要である。B細胞性リンパ腫の感度は50～70%，T細胞性リンパ腫の感度は90%，特異度はそれぞれ90%程度である[31]。

治療

第一選択は抗がん剤治療である。犬とは異なりドキソルビシンの有効性が低く，CHOP療法とCOP療法の成績に明確な差は見出されていない（表16）。各プロトコルを表17～19に示す。

レスキュー療法

前述の一次治療終了後の経過観察中に再燃した場合は，再度一次治療を実施する。一次治療実施中に再燃する場合や治療効果が得られない場合は，二次治療としてレスキュー療法を実施するが，犬と比較し選択肢は少ない。これまでDMAC療法（表20），ロムスチン-メトトレキサート-シトシンアラビノシド療法（表21），ロムスチン単剤，ニムスチン単剤（表22），ドキソルビシン単剤療法などが報告されているが，反応率は20～50%，反応期間は20～60日程度で

表18 COP療法

薬剤＼週	1	2	3	4	5	6	7	8	9	10	11	12	13※1
ビンクリスチン 0.5～0.7 mg/m^2，IV	○	○	○	○			○			○			○
シクロホスファミド 200～250 mg/m^2，IV or PO	○			○			○			○			○
プレドニゾロン※2	○	○	○	○	○	○	○	○	○	○	○	○	○

※1：3週おきで1年間継続する。
※2：2 mg/kg (sid)から開始し，1 mg/kg (eod)まで漸減して継続する。
(文献37をもとに作成)

表19 ロムスチン単剤療法

薬剤＼週	1	2	3	4	5	6	7	8	9※1
ロムスチン 50～60 mg/m^2 または10 mg/cat，PO	○				○				○
プレドニゾロン※2	○	○	○	○	○	○	○	○	○

※1：骨髄毒性の回復に応じて4～6週おきで継続する。
※2：2 mg/kg (sid)から開始し，1 mg/kg (eod)まで漸減して継続する。
(文献38をもとに作成)

表20 DMAC療法

薬剤＼週	1	2	3	4	5	6※1
アクチノマイシンD 0.5～0.7 mg/m^2，IV	○		○		○	
シトシンアラビノシド※2 300 mg/m^2，SC	○		○		○	
デキサメサゾン 1 mg/kg，SC	○	○	○	○	○	○
メルファラン 20 mg/m^2，PO		○		○		○

※1：効果がある限り継続する。
※2：2週目に投与してもよい。
(文献39をもとに作成)

表21 ロムスチン－メトトレキサート－シトシンアラビノシド療法

薬剤＼週	1	2	3	4	5	6	7	8	9	10※1
ロムスチン 10 mg/cat または45 mg/m^2，PO	○					○				
メトトレキサート 0.5～0.6 mg/m^2，IV			○					○		
シトシンアラビノシド 300 mg/m^2，SC					○					○
プレドニゾロン※2	○	○	○	○	○	○	○	○	○	○

※1：効果がある限り継続する。
※2：2 mg/kg (sid)から開始し，1 mg/kg (eod)まで漸減して継続する。
(文献40をもとに作成)

表22　ニムスチン単剤療法

薬剤＼週	1	2	3	4	5	6	7	8	9[※1]
ニムスチン 25～30 mg/m^2，IV	○				○				○
プレドニゾロン[※2]	○	○	○	○	○	○	○	○	○

※1：骨髄毒性の回復に応じて4～6週おきで継続する。
※2：2 mg/kg（sid）から開始し，1 mg/kg（eod）まで漸減して継続する。
（文献41をもとに作成）

表23　猫のリンパ腫における予後因子

因子	予後悪化	予後良好
ステージ	Stage4 or 5	Stage1～3
サブステージ	b（全身徴候あり）	a（全身徴候なし）
解剖学的分類	その他	鼻腔型，消化器型（低悪性度）
FeLV感染	あり	なし
治療への反応性	SD～PD	CR

FeLV：猫白血病ウイルス
（文献30，38をもとに作成）

あり，効果は限定的である。

消化器型リンパ腫の治療

COP，CHOP，ロムスチンの使用が報告されているが，いずれも抵抗性であり反応率は40～50％，生存期間は50～108日である[30, 36, 42]。孤立性の消化器型リンパ腫に対し，外科切除後にCHOP療法を行った報告では，生存期間は417日で，40％の症例が長期生存可能であったが，その後の報告では外科切除の併用効果は否定的である（生存期間96日）。ただし同報告では，完全切除が可能であった症例では予後の改善が得られている（生存期間：完全切除213日 vs 不完全切除72日）[43, 44]。

消化器型リンパ腫のうち，結直腸に限局するタイプは予後がよい可能性がある。外科切除±抗がん剤治療により，生存期間675日との報告がある[29]。

LGLリンパ腫については，通常の消化器型リンパ腫と同様，予後は悪い（生存期間：CHOP，COPで60～138日，ロムスチンで90日）[45～47]。

＋α：高分化型消化器型リンパ腫（小細胞性リンパ腫）

慢性の消化器徴候（下痢，嘔吐，体重減少，食欲不振）を呈し，消化管粘膜固有層への小型リンパ球集簇と粘膜上皮内への浸潤を特徴とするリンパ腫である。超音波検査では小腸の筋層肥厚や腹腔内リンパ節の腫大を認めることがあり，炎症性腸疾患との鑑別および診断には内視鏡生検が必要となる。治療は犬の低悪性度リンパ腫と同様，クロラムブシル＋プレドニゾロンで行い，予後は良好である（生存期間1～2年）[48]。

- クロラムブシル：2 mg/cat，PO，eod
- プレドニゾロン：1～2 mg/kg，または5 mg/cat，PO，sid～eod

治療抵抗性の場合は，シクロホスファミドやCOP療法が行われる。

- シクロホスファミド：200 mg/m^2，PO，2週おき＋プレドニゾロン

鼻腔型リンパ腫の治療

鼻腔に限局している場合，第一選択は放射線療法である。治療への反応性は良好であり，放射線療法単独での反応率は65～93％，生存期間は438～922日との報告がある[49～51]。抗がん剤への反応性は良好であるが（反応率67～93％），生存期間は140～320日とされる[29, 34, 52]。鼻腔外に病変がある場合は，抗がん剤治療を実施する。放射線療法と抗がん剤の併用効果は不明

である（生存期間 172～955 日）[51, 52]。

予後

猫のリンパ腫の予後因子は，犬と比較して少ない（表 23）。特に免疫表現型（T/B 分類）は，予後に影響しないとする報告が多い。

インフォームの注意点

リンパ腫の猫の平均的な生存期間は 3～6 カ月であり，犬と比較すると厳しいものであるが，実際は抗がん剤治療への反応性から大きく 3 つの予後に大別される。1/3 は早期に CR に達し長期生存が可能であり，1/3 で初期反応は得られるものの途中で再燃し死亡し，残りの 1/3 ではほとんど治療効果が得られず早期に死亡する。症例がどの群にあたるかを予測することは難しいのが現状であるが，諦めずに積極的な治療を提案すべきである。また，猫は抗がん剤の副作用や腫瘍進行により食欲不振に陥りやすく，食欲と体重の維持にも配慮する必要がある。

犬と猫の白血病

白血病は骨髄を原発とする悪性腫瘍であり，急性と慢性に大別される。急性白血病は芽球の増加を特徴とし，慢性白血病では成熟細胞の著増がみられる。いずれの病態も骨髄中の造血幹細胞の遺伝子異常が原因で発症すると考えられており，細胞起源により骨髄性白血病とリンパ性白血病に分けられる（表 24）。

発生

犬と猫の白血病はまれであるが，真の発生率は不明。発生頻度は，急性骨髄性白血病（AML）＞急性リンパ芽球性白血病（ALL）＞慢性リンパ性白血病（CLL）＞慢性骨髄性白血病（CML）と考えられている。猫では，猫白血病ウイルス（FeLV）との関連が指摘されている。

年齢，性別

急性白血病は若～中年齢（犬：8 歳齢前後，猫：5 歳齢前後），慢性白血病は高齢（犬：10 歳齢前後，猫：14 歳齢前後）で発生しやすいが，どの年齢でも発生する。性別と発症の関連は知られていない。

臨床徴候

急性白血病では，食欲不振，活動性の低下，下痢，嘔吐，呼吸促迫，発熱，リンパ節腫大，脾腫，肝腫，出血傾向など様々な徴候がみられる（図 30）。慢性白血病の臨床徴候は軽微であり，無徴候のこともある。CML では増加する血球により徴候は異なり，真性多血症では可視粘膜の紅潮（図 31），ふらつき，失神，痙攣，多飲多尿など，本態性血小板血症では血栓症，

表 24　白血病の分類と概要

分類	概要
急性骨髄性白血病（AML）	●未熟な芽球が骨髄で増加する。 ●末梢血では重度の貧血，血小板減少がみられる。白血球数は増加～低下し，様々な程度で芽球が出現する。 ●進行が早く，予後不良。
慢性骨髄性白血病（CML） （骨髄増殖性腫瘍：MPN）	●造血幹細胞の異常により白血球や赤血球，血小板の数が無制限に増える。 ●進行は緩やかだが AML に移行することがある。 ●慢性好中球性白血病，真性多血症，本態性血小板血症などが含まれる。
急性リンパ芽球性白血病（ALL）	●未熟なリンパ芽球が骨髄中で増殖し，全身の臓器に浸潤するため，リンパ腫 stage5 との鑑別が難しい場合がある。 ●リンパ腫に準じた治療を行うが，通常は予後不良。
慢性リンパ性白血病（CLL）	●成熟リンパ球の著しい増加（>30,000/μL）を特徴とし，徴候は軽微。 ●モノクローナルガンモパシーを伴うこともある。 ●治療を必要としない場合も多い。

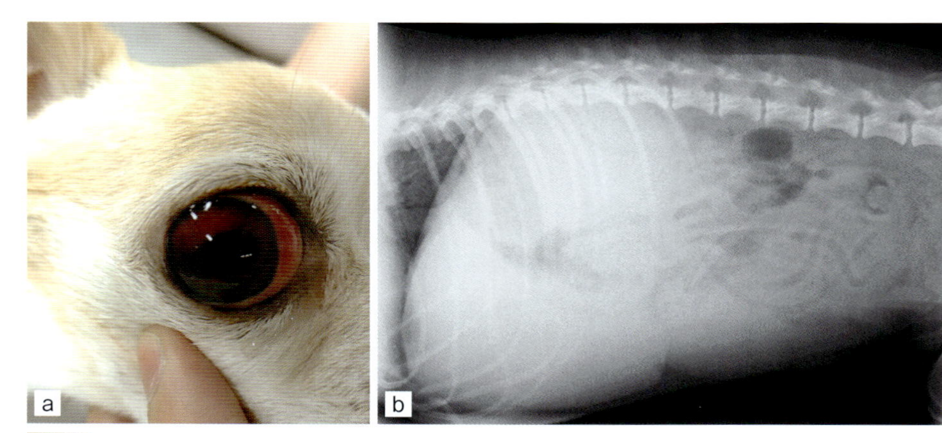

図 30　急性リンパ芽球性白血病の症例にみられた所見

a：眼内出血を認める。
b：腹部 X 線画像にて，著しい肝腫，脾腫が認められた。

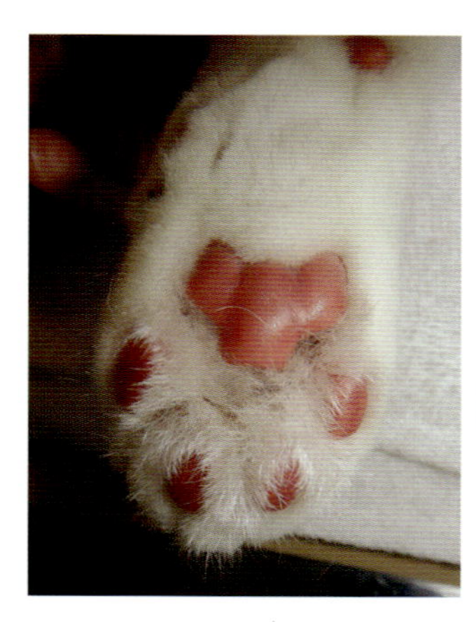

図 31　真性多血症の症例にみられた皮膚の紅潮

肉球が顕著に紅潮している。

出血傾向，脾腫など，慢性好中球性白血病では脾腫などを認める。

診断

急性白血病

血液検査では骨髄癆による中程度〜重度の貧血と血小板減少がみられ，多くの症例で芽球の出現がみられるが(図 32)，程度は様々で芽球が認められないこともある(芽球数：0〜>200,000/μL)。確定診断は骨髄検査により行い，骨髄有核細胞中の芽球比率が 30%

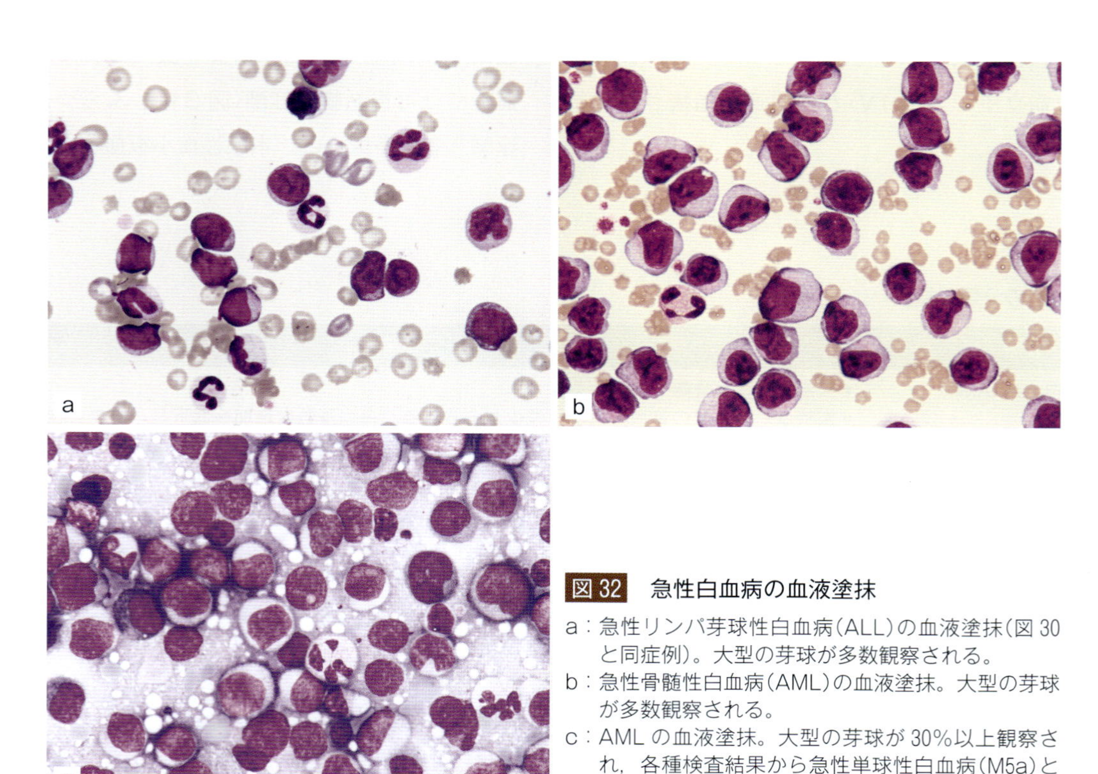

図 32　急性白血病の血液塗抹

a：急性リンパ芽球性白血病(ALL)の血液塗抹(図 30 と同症例)。大型の芽球が多数観察される。
b：急性骨髄性白血病(AML)の血液塗抹。大型の芽球が多数観察される。
c：AML の血液塗抹。大型の芽球が 30%以上観察され，各種検査結果から急性単球性白血病(M5a)と診断した。

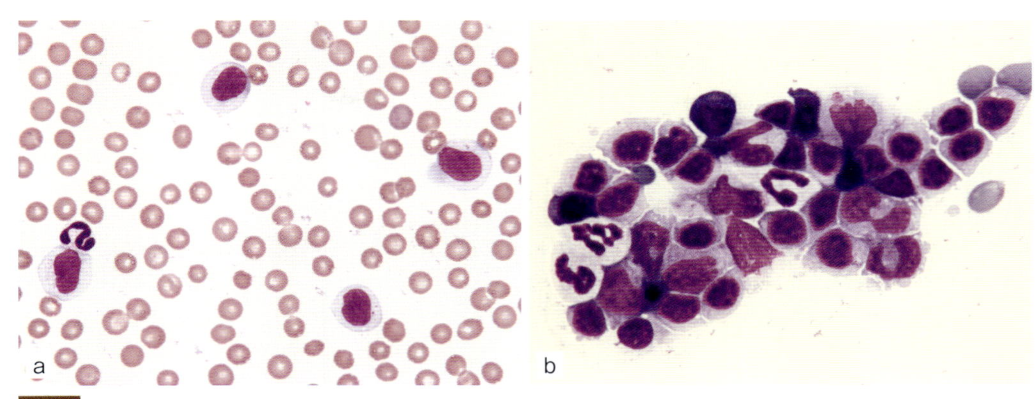

図 33　慢性リンパ性白血病の所見

a：慢性リンパ性白血病（CLL）の血液塗抹。やや細胞質の広い小型リンパ球が多数観察される。
b：CLL の骨髄像。小型リンパ球が増加しており，明らかな芽球の増加はみられない。

以上であった場合に急性白血病と診断する（図 32c）[53]。近年，医学領域では芽球比率が 20％以上であることを診断基準としており，獣医学領域でも利用されつつある[54]。

AML と ALL の鑑別は，芽球の形態，ペルオキシダーゼ染色，クローナリティ解析などによって行う。通常のロマノフスキー染色のみでの詳細な鑑別は困難な場合が多い。基本的には，芽球のペルオキシダーゼ染色陽性率が 3％以上のものを AML と診断する。クローナリティ解析は 64％で偽陽性が生じるため，AML と ALL の鑑別に用いるべきではない[55]。

慢性白血病

病態に応じた顕著な血球増加が持続性（人では 3 カ月以上）にみられるが，反応性の血球増加との鑑別が必要である。骨髄中の芽球比率は 30％未満とされているが，骨髄検査は必須ではない。基本的には他疾患の除外と，治療反応などによって診断する。

除外が必要な疾患・病態

- 真性多血症：腎臓腫瘍，慢性肺疾患，心疾患
- 本態性血小板血症：慢性炎症，出血，鉄欠乏など
- 慢性好中球性白血病：重度の炎症（類白血病反応）
- CLL：副腎皮質機能低下症（アジソン病），感染症など

慢性好中球性白血病では，未熟な骨髄球系細胞の出現を伴う好中球の顕著な増加（>100,000/μL）や，好酸球，好塩基球の増加がみられる。本態性血小板血症では巨大血小板を含む血小板数の著増（>1,000,000/μL），真性多血症では PCV の著増（>65％）が持続して観察される。

CLL では小型リンパ球の増加（>20,000/μL）が観察される（図 33a）。骨髄中でも小型リンパ球が観察されるが，程度は様々であり診断に必須ではない（図 33b）。クローナリティ解析も利用可能であるが，診断精度は不明である[56]。

＋α：白血病の FAB 分類

現在，犬猫の白血病は，2001 年に公表された FAB 分類に基づいて分類されている[53]。骨髄像を光学顕微鏡で観察し，形態的な特徴と特殊染色により細分類するものであるが，医学では遺伝子異常なども踏まえた WHO 分類が採用され数年おきに改訂されており，診断名や診断基準など獣医学との乖離が起きている。

FAB 分類では芽球比率と成熟段階，細胞由来によって分類され（図 34），AML はさらに 8 つに分類される（表 25）。これらの分類には特殊染色が重要であり，ペルオキシダーゼ染色，非特異的エステラーゼ染色＋フッ化ナトリウム阻害試験，PAS 染色などが利用されている（図 35）。

治療と予後

どの病態であっても抗がん剤治療が適応となる。CML と CLL に関しては，治療が必要と判断された場合にのみ治療介入を行う。

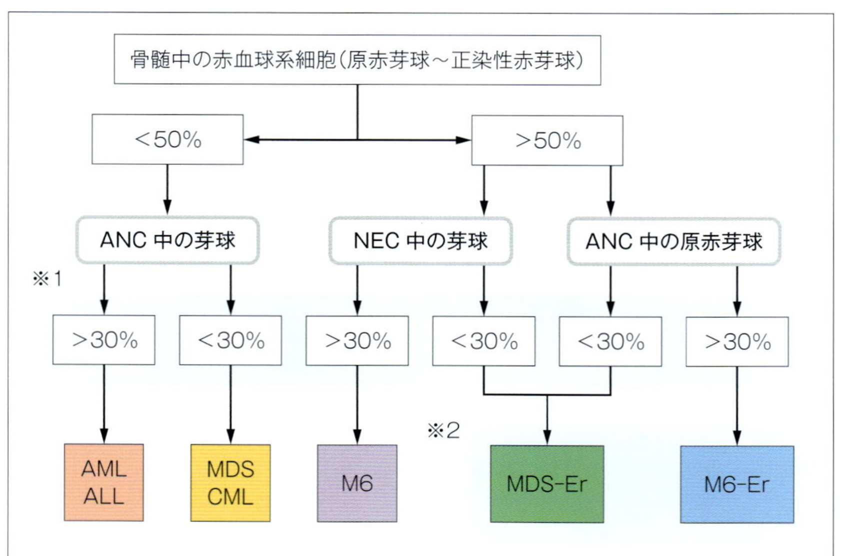

図 34　FAB 分類に基づいた骨髄疾患の診断フローチャート

ANC：全有核細胞，NEC：非赤芽球系細胞，AML：急性骨髄性白血病，ALL：急性リンパ芽球性白血病，MDS：骨髄異形成症候群，CML：慢性骨髄性白血病
※1：医学の WHO 分類をもとに 20％をカットオフとする報告が増えている。
※2：動物では赤芽球系細胞の腫瘍性増殖を主体とする疾患が含まれ，MDS-Er や M6-Er と診断される。
（文献 53 をもとに作成）

表 25　FAB 分類に基づく急性骨髄性白血病分類

分類		概要
AUL	急性未分化型白血病	●骨髄球系，リンパ球系いずれのマーカーも陰性である，最も未分化な白血病
M0	急性骨髄芽球性白血病 ＝最未分化型	●PO 陽性率＜3% ●電子顕微鏡で細胞内に PO 陽性顆粒
M1	急性骨髄芽球性白血病 ＝未分化型	●PO 陽性率＞3% ●NEC 中の芽球が＞90% ●分化した顆粒球，単球が NEC 中＜10%
M2	急性骨髄芽球性白血病 ＝分化型	●NEC 中の骨髄芽球が 30～90% ●分化した顆粒球＞10% ●単球系細胞＜20%，NSE 陽性細胞＜20%
M3	急性前骨髄球性白血病	●NEC 中の芽球が＞30% ●芽球は前骨髄球の特徴を有しアウエル小体を認める
M4	急性骨髄単球性白血病	●骨髄芽球と骨髄球系細胞が＞20% ●単球系細胞と NSE 陽性細胞が＞20% ●末梢血中の単球数が＞5,000/μL ●リゾチームの増加 ※異常顆粒を認める好酸球が＞5%の場合→ M4Eo
M5	急性単球性白血病 ―a：未分化型 ―b：分化型	●単球系細胞が NEC 中＞80%：NSE 強陽性（NaF 阻害試験：陽性） ●M5a：単芽球が＞80% ●M5b：単球に分化傾向のある単芽球が 30～80%
M6	急性赤白血病 ―a：赤白血病型 ―b：赤血病型	●赤血球系細胞が全体の＞50% ●骨髄芽球，単芽球が ANC の＜30% ●M6：骨髄芽球または単芽球が NEC の＞30% ●M6Er：原赤芽球が ANC の＞30%
M7	急性巨核球性白血病	●巨核芽球が ANC または NEC の＞30% ●骨髄の線維化を伴うことが多い

PO：ペルオキシダーゼ染色，NSE：非特異的エステラーゼ染色，NEC：非赤芽球系細胞，ANC：全有核細胞，NaF：フッ化ナトリウム
（文献 53 をもとに作成）

急性骨髄性白血病（AML）

これまでダウノルビシン，シトシンアラビノシド，エトポシド，ドキソルビシンなどの使用が報告されているが，確立した治療法はない。抗がん剤治療によって血球減少が改善しないことも多く，プレドニゾロンや輸血など緩和的な治療のみを実施する場合も多い。

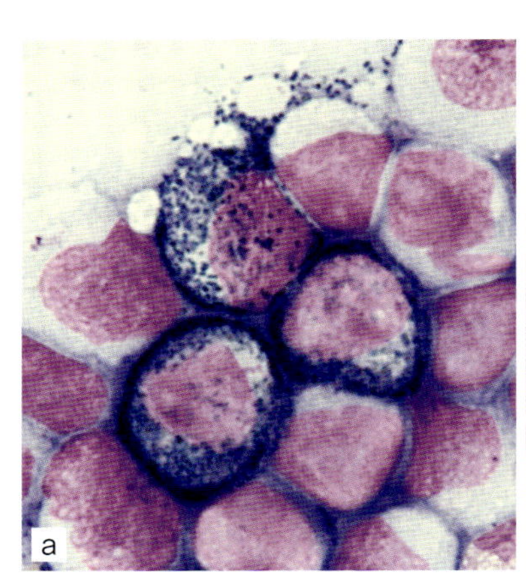

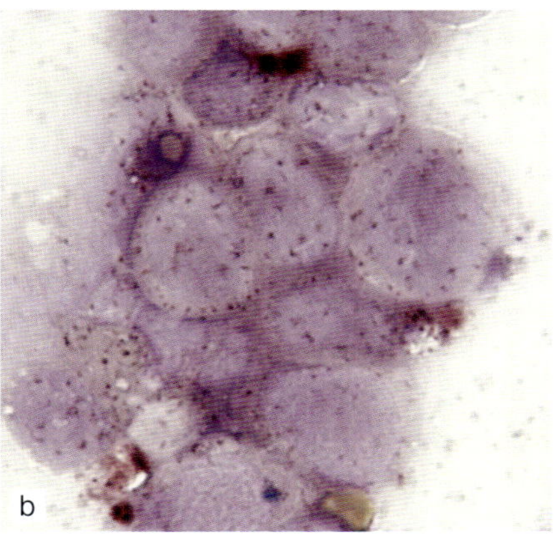

図35　FAB分類に用いられる特殊染色
a：ペルオキシダーゼ染色，b：非特異的エステラーゼ染色

一般的な予後は，緩和治療で数日〜1カ月，抗がん剤治療を実施したとしても2カ月程度である[54]。AMLの犬(骨髄異形性症候群〔MDS〕を含む)に，ドキソルビシン＋シトシンアラビノシドを2〜3週おきに投与した報告では，生存期間は369日とされている[57]。

急性リンパ芽球性白血病(ALL)

リンパ腫に準じCHOPやCOP療法を行うが，予後は不良な場合が多い。腫瘍量が多く，初期導入時には腫瘍崩壊症候群への対応が必要となる。犬猫ともに生存期間は2カ月未満と報告されている[58]。

慢性骨髄性白血病(CML)

一般状態の低下や，貧血および血小板減少など血球減少が顕著な場合，また著しい臓器腫大がある場合に治療を検討する。治療反応や予後については情報が限られており，不明である。

- 真性多血症：多血による徴候がみられる場合は，瀉血を行う(10〜20 mL/kg)。瀉血の間隔が短い(4週間以内)場合や瀉血が困難な場合は，ヒドロキシウレアの使用を検討する。
- 本態性血小板血症：血栓症の懸念がある場合は，アスピリンもしくはクロピドグレルの使用を検討する。もしくはヒドロキシウレアの使用を検討してもよい。
- 慢性好中球性白血病：治療が必要な場合は，ヒドロキシウレアの使用を検討する。経過中に急性転化しAMLに移行する場合があり，その際はAMLに準じた治療を検討する。

慢性リンパ性白血病(CLL)

治療基準は低悪性度リンパ腫と同様であり，臨床徴候を伴う場合や著しい臓器腫大がみられる場合，顕著なリンパ球増多症や貧血，血小板減少などが問題となる場合に治療介入を行う。また低悪性度リンパ腫と同様，高悪性度リンパ腫に移行することがあり(リヒター症候群)，その場合は高悪性度リンパ腫に対する通常の治療(CHOP療法など)を行う。

予後は細胞起源によって異なり，T細胞性が最も予後がよく生存期間は930日と報告されており，B細胞性の生存期間は480日，非定型CLLの生存期間は22日とされる[59]。

- クロラムブシル：2〜6 mg/m^2，PO，sid，または0.1〜0.2 mg/kg，PO，sid〜eod
- プレドニゾロン：1〜2 mg/kg，PO，sid〜eod

インフォームの注意点

AMLやALLは予後不良疾患であり，治療を行っても早期に亡くなる症例が多いのが現実である。抗がん剤により芽球の絶対数を減少させることができても，正常な造血が回復せず輸血依存になることもしばしばであり，抗がん剤治療を実施すべきかどうかは，飼い主の心情や症例の状態を加味した上で慎重に協議すべきである。また，CMLやCLLは特殊な病態であるため，飼い主の疾患への理解を促すこと，治療は対症療法であり急性転化を防ぐことは難しいことを説明する必要がある(犬のCLLでは5%程度がALLへ移行する[60])。

犬と猫の形質細胞腫瘍〜多発性骨髄腫・骨髄腫関連疾患〜

形質細胞はリンパ球のうちB細胞が分化した細胞であり，抗体産生能を有している。これが腫瘍化したものを犬では多発性骨髄腫，猫では骨髄腫関連疾患と呼び，細胞の特性から多彩な臨床徴候を呈する。

発生

犬の腫瘍の1%，血液腫瘍の8%を占める[61]。犬でみられる形質細胞由来の腫瘍は表26のとおりである。猫の形質細胞腫瘍は，犬と異なり骨髄外の内部臓器(肝臓，脾臓など)で増殖することが多く，骨髄腫関連疾患と呼ばれている(表27)。発生はまれであり，猫の悪性腫瘍のうち0.003〜0.1%である[62]。

年齢，性別

犬の好発年齢は9歳齢。性差は知られていないが，ジャーマン・シェパード・ドッグで好発する[61]。猫は高齢での発生が多く，好発年齢は12〜13歳齢。性差，好発品種は知られていない[62, 63]。

臨床徴候

犬の多発性骨髄腫では，元気消失，跛行，疼痛，出血傾向，視覚障害(網膜剥離，眼底出血などによる)，多飲多尿，神経徴候(嗜眠，失神など)などがみられる。

猫の骨髄腫関連疾患では，食欲不振，体重減少，元気消失，腹腔内臓器の腫大(肝腫，脾腫)，皮膚腫瘤，嘔吐などを認めるが，1割程度は無徴候である。

ステージ分類

犬および猫の形質細胞腫瘍に関して，ステージ分類は用いられていない。猫の骨髄腫関連疾患の報告では，肝臓，脾臓への浸潤は50%，骨髄浸潤は42%で認められ，皮膚腫瘤は30%の症例で確認されている(図36)。末梢血液中への形質細胞の出現は犬で10%，猫では4%程度と少ない[62]。

診断

血液検査

犬では軽度〜中程度の貧血，血小板減少，好中球減少，末梢血液中への形質細胞の出現，高グロブリン，低アルブミン，高カルシウム，BUN上昇，などがみられる。猫も貧血を認める場合が多く，高グロブリン，低アルブミン，高カルシウム，BUN上昇，肝酵素上昇，末梢血液中への形質細胞出現などがみられる(図37)。また血液塗沫では，高グロブリンによる赤血球の連銭形成がみられやすい。

多発性骨髄腫の診断基準

犬では古くから診断基準が利用されており，表28に示す項目の2つ以上が該当する場合，多発性骨髄腫と診断する。猫にも利用可能だが，病態が多様であり基準に当てはまらない症例も多い。

猫の骨髄腫関連疾患では骨髄内で腫瘍増殖がみられないことも多く，その場合は肝臓または脾臓のFNAにより評価できる場合も多い。血液検査でモノクローナルガンモパシーがみられた場合は，肝臓，脾臓のFNAを積極的に実施する(図38)。

＋α：診断基準項目

モノクローナルガンモパシー

腫瘍性の形質細胞が産生するIgG，IgAなどにより引き起こされる，単クローン性の高グロブリン血症

表26　主な犬の形質細胞由来腫瘍

疾患名	病態
多発性骨髄腫	IgG，IgAなどを産生し骨髄内で増殖する。
原発性マクログロブリン血症	IgMを産生する多発性骨髄腫。
免疫グロブリン産生性リンパ腫	B細胞を由来とし，抗体産生能を有しているリンパ腫。
形質細胞性白血病	末梢血液中に形質細胞が増加する(>20%または>2,000/μL)。予後は悪い。
骨孤立性形質細胞腫	単発の骨髄腫であり，多発性骨髄腫に移行すると考えられている。
髄外形質細胞腫	皮膚，口腔内，直腸などに発生する。口腔内のものは浸潤性があるが，挙動は良性。皮膚形質細胞腫はまれに多発することがあり，皮膚形質細胞症と呼ばれる。

表 27　猫の骨髄腫関連疾患に含まれる疾患

疾患名
● 多発性骨髄腫
● 原発性マクログロブリン血症
● 免疫グロブリン産生性リンパ腫
● 免疫グロブリン産生性白血病
● 形質細胞性白血病
● 骨孤立性形質細胞腫
● 皮膚の髄外形質細胞腫
● 皮膚以外の髄外形質細胞腫

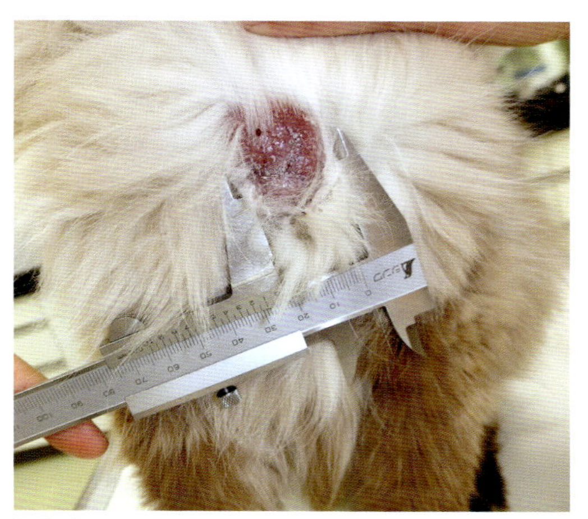

図 36　骨髄腫関連疾患の猫にみられた皮膚腫瘤

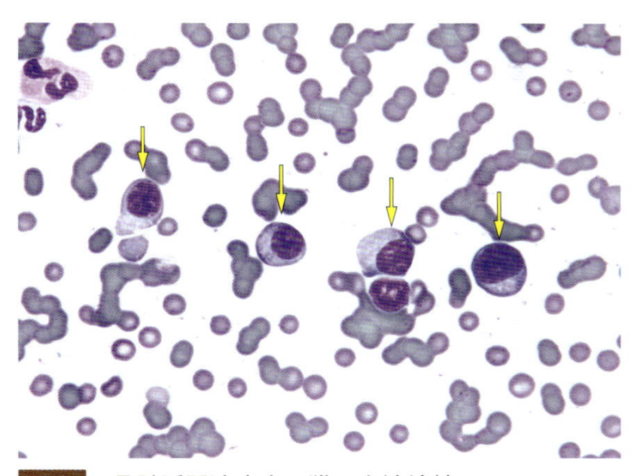

図 37　骨髄腫関連疾患の猫の血液塗抹

やや未分化な形質細胞（矢印）が散見され，赤血球は連銭を形成している。

表 28　犬の多発性骨髄腫の診断基準と形質細胞腫瘍症例（犬猫）の陽性率

項目	陽性率	
	犬	猫
モノクローナルガンモパシー	100%	78～93%
骨融解病変（パンチアウト）	42%	8～66%
ベンスジョーンズ尿蛋白	30～40%	56%
骨髄内での形質細胞の増加	93%	42～100%

（文献 61～65 をもとに作成）

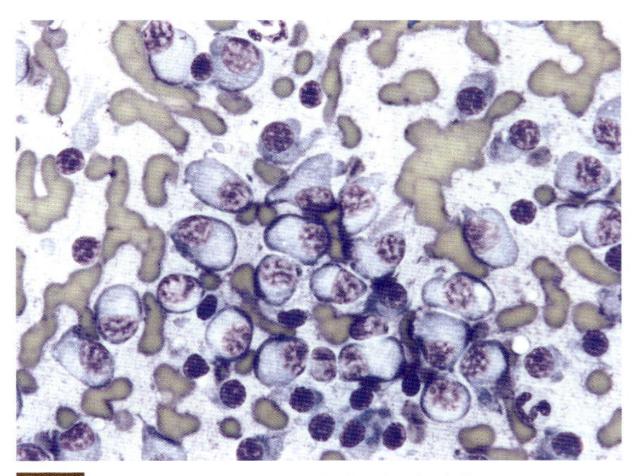

図 38　骨髄腫関連疾患の脾臓の細胞診像

形質細胞の増加が顕著であった。

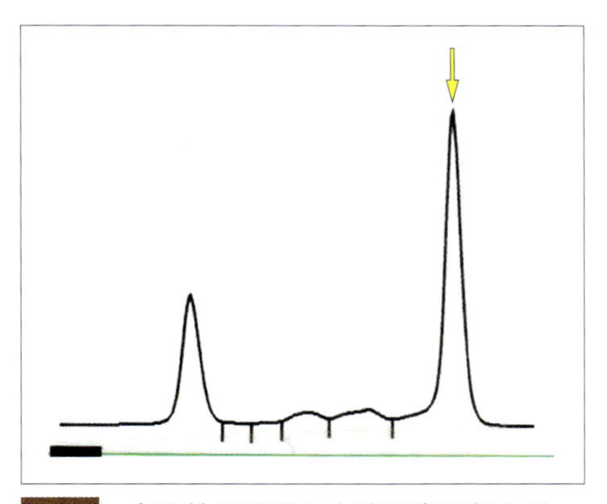

図 39　多発性骨髄腫の血清蛋白電気泳動

血液化学検査にて，TP：11.4 g/dL，Glob：9.0 g/dL であり，モノクローナルガンモパシー（矢印）が確認された。

（M 蛋白とも呼ぶ）。1～2 割の症例では 2 峰性（バイクローナル）での増加が認められる。血清蛋白の電気泳動により確認する（図 39）。IgM 産生性のものは原発性マクログロブリン血症（Walden-ström macroglobulinemia）と呼ばれている。

増加したグロブリンは過粘稠度症候群を引き起こし，神経徴候や出血傾向を来す。

骨融解病変（パンチアウト）

骨髄内で腫瘍細胞が増殖し，境界明瞭な骨融解病変を形成する（図 40）。椎体棘突起や扁平骨，長骨にみ

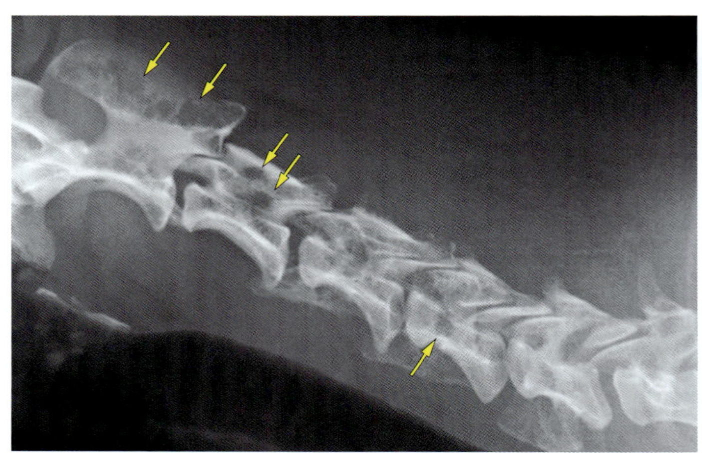

図 40　多発性骨髄腫の症例にみられたパンチアウト像

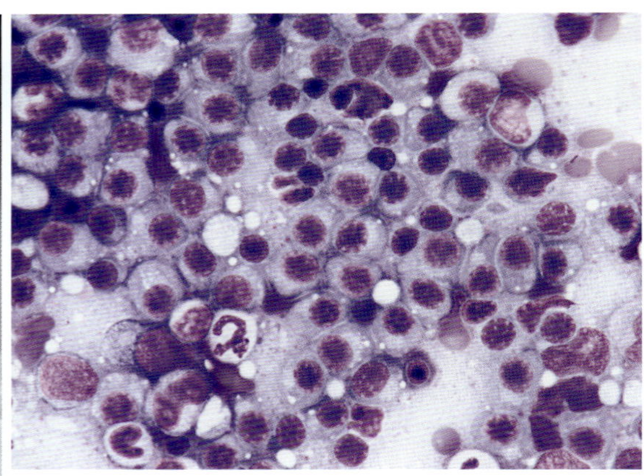

図 41　多発性骨髄腫の骨髄像

形質細胞が 80%近くを占めていた。

表 29　犬の多発性骨髄腫に対する MP 療法

投与法		反応率	生存期間	血小板減少	参考文献
連日投与法※1	メルファラン 0.1 mg/kg を 10 日間投与し (sid)，その後は 0.05 mg/kg を sid～eod で投与する。	79～92%	540 日～中央値に達せず	50%	61，66
パルス投与法※1	メルファラン 7 mg/m²/day を 21 日おきに 5 日間連続で投与する。	94%	863 日	61%	61
10 日間隔投与法※2	メルファラン 2 mg/m²，10 日間投与(sid)と 10 日間休薬を繰り返す。	76%	512 日	24%	67

※ 1：プレドニゾロンを 0.5 mg/kg で 10 日間投与し(PO，sid)，その後は eod で継続する。
※ 2：プレドニゾロンを 40 mg/m² で 10 日間投与し(PO，sid)，その後は eod で継続する。

られやすく，病的骨折を引き起こすことで疼痛や跛行，後肢麻痺の原因となる。

ベンスジョーンズ尿蛋白

免疫グロブリンの軽鎖が過剰産生され，尿中に排泄されたもの。尿試験紙では検出できないため，外注検査等により判定する。ベンスジョーンズ尿蛋白の出現は，予後悪化因子と考えられている[66]。

骨髄内での形質細胞の増加

通常，骨髄内に存在する正常形質細胞は 5%以下であり，10%以上で診断的と考えられている(図 41)。5～10%の範囲での出現の場合は，異型性の有無やほかの臨床所見ともあわせて診断を行う。なお，採材はパンチアウト病変部が理想であり，病変が限局している場合は形質細胞が検出できないこともある[61]。

治療

犬

犬の多発性骨髄腫の治療の基本は，メルファラン＋プレドニゾロン(MP)療法である。治療の目的は一般状態の改善であり，グロブリン濃度が治療前の 50%以下になることを目安に治療を行い，モノクローナルガンモパシーが消失した状態を CR と考える。これまで 3 種類の投与法が報告されており，治療効果はどの方法でも大きな違いはない(表 29)。プレドニゾロン単独での治療効果は低く，生存期間は 220 日とされている[66]。

MP 療法で効果が得られない場合は，シクロホスファミド(200～250 mg/m²，IV または PO，1 週おき)を使用する。さらなる治療抵抗性を示す場合や未分化な多発性骨髄腫では，リンパ腫と同様の対応を行う。

猫

皮膚や脾臓に限局したものであれば，外科切除で長期生存が得られる可能性がある。骨髄や腹腔内臓器など外科切除不適応の部位での発生に対しては，犬と同様，MP 療法が使用される。反応率は 63～71%，生

表30　猫の骨髄腫関連疾患に対する治療法の比較

	メルファラン+Pre	シクロホスファミド+Pre	クロラムブシル+Pre
反応率	71%	83%	一次治療でPR〜PDの3例に使用し，全例CR
生存期間	252日	394日	CR期間：48〜266日
好中球減少※	86%(86%)	67%(0%)	33%(0%)
血小板減少※	43%(29%)	17%(17%)	0%(0%)
貧血※	86%(29%)	83%(33%)	33%(17%)

※：(　)内の数値はgrade3〜4の割合を示す。
Pre：プレドニゾロン
(文献63をもとに作成)

存期間252日である[62, 63, 65]。シクロホスファミド+プレドニゾロンは，MP療法と同等の治療効果が得られており，骨髄抑制は軽減したことが報告されている[63]。また同報告では，一次治療に反応しない症例や，骨髄抑制によりメルファランが使用できない症例に対してクロラムブシルを使用しており，副作用が少なく効果も他治療と遜色ないようである(表30)。

- メルファラン：0.1 mg/kg，PO，sidで14日間，その後eodとし，寛解後は0.1 mg/kgを週に1回継続する。

猫では，メルファランの使用で著しい骨髄抑制が発現しやすいため注意する。2 mg/m^{2}を4日ごとに投与することで，骨髄抑制が軽減したとの記載がある[62]。

- シクロホスファミド：25 mg/cat，PO，週に2回，または3日に1回(150〜220 mg/m^2/週になるよう調整)
- クロラムブシル：2 mg/cat，PO，2〜4日に1回(10〜20 mg/m^2/週になるよう調整)

上記3種のいずれかの薬剤を使用する場合，プレドニゾロン5 mg/cat〜0.5 mg/kgを併用し(PO，sid)，状況に応じて減量する。なお，プレドニゾロン単独では治療効果が得られにくい(反応率50%〔全例PR〕，生存期間3〜86日)[63]。

前述の治療でも効果が得られない場合や未分化な形質細胞腫では，COP療法やロムスチンなどリンパ腫に準じた治療を行う。

近年，人の多発性骨髄腫治療薬のひとつで，プロテアソーム阻害薬であるボルテゾミブの使用が報告された[68]。MP療法に抵抗性の猫に対しボルテゾミブを使用したところ，一般状態の改善とモノクローナルガンモパシーの消失が得られている。

予後

犬

広範囲の骨融解，高カルシウム血症，ベンスジョーンズ尿蛋白の出現は予後不良因子である[64]。

- 腎機能低下[62]
  —あり：生存期間330日
  —なし：生存期間1198日
- NLR(好中球：リンパ球比)[61]
  —>4.28：生存期間330日
  —≦4.28：生存期間1198日

猫

全身徴候あり，腹腔内臓器浸潤，プレドニゾロン単独での治療，ベンスジョーンズ尿蛋白の出現は予後不良因子である[63]。

- 分化度[69]
  —未分化：生存期間14日
  —高分化：生存期間254日

インフォームの注意点

犬の多発性骨髄腫は，モノクローナルガンモパシーや骨での腫瘍増殖によって多彩な臨床徴候を呈する。ただ，血液検査でグロブリンの上昇に気付くことができれば，診断基準は定まっており難しいものではない。また猫の骨髄腫関連疾患についても，病態は多様であることを理解しておく必要がある。

犬も猫もメルファランが治療の中心となるが，長期投与に伴う骨髄抑制が問題となりやすい。投薬が困難となり病状をコントロールできなくなることが主な死因となる。投薬治療は根治を目指すものではなく，あくまで臨床徴候の改善と予後の延長を目的として行うことを，飼い主にインフォームすべきである。

参考文献

1. Rosenthal RC. Lymphoma in dogs: chemotherapy. Vet Clin North Am Small Anim Pract. 1996; 26(1): 63-71.
2. Zandvliet M. Canine lymphoma: a review. Vet Q. 2016; 36(2): 76-104.
3. Owen LN. TNM Classification of Tumours in Domestic Animals. World Health Organization, 1980.
4. Cowell RL, Tyler RD, Meinkoth JH, et al. リンパ節．犬と猫の細胞診と血球診 第3版．松原哲舟，松本薫 監訳．NEW LLL PUBLISHER，2011，p.175-188.
5. Waugh EM, Gallagher A, Haining H, et al. Optimisation and validation of a PCR for antigen receptor rearrangement (PARR) assay to detect clonality in canine lymphoid malignancies. Vet Immunol Immunopathol. 2016; 182: 115-124.
6. Al-Nadaf S, Rebhun RB, Curran KM, et al. Retrospective analysis of doxorubicin and prednisone as first-line therapy for canine B-cell lymphoma. BMC Vet Res. 2018; 14(1): 356.
7. Rassnick KM, Bailey DB, Kamstock DA, et al. Survival time for dogs with previously untreated, peripheral nodal, intermediate- or large-cell lymphoma treated with prednisone alone: the Canine Lymphoma Steroid Only trial. J Am Vet Med Assoc. 2021; 259(1): 62-71.
8. Garrett LD, Thamm DH, Chun R, et al. Evaluation of a 6-month chemotherapy protocol with no maintenance therapy for dogs with lymphoma. J Vet Intern Med. 2002; 16(6): 704-9.
9. Cotter SM. Treatment of lymphoma and leukemia with cyclophosphamide, vincristine, and prednisone: II treatment of dogs. J Am Anim Hosp Assoc. 1983; 19: 159-165.
10. Dobson JM, Blackwood LB, McInnes EF, et al. Prognostic variables in canine multicentric lymphosarcoma. J Small Anim Pract. 2001; 42(8): 377-184.
11. Catalucci C, Bianchi ML, Treggiari E, et al. Use of Lomustine and Prednisolone as First-Line Treatment in Canine Multicentric Lymphoma. Vet Comp Oncol. 2024; 22(3): 422-428.
12. Elliott J, Baines S. A retrospective study of multi-agent chemotherapy including either cyclophosphamide or lomustine as initial therapy for canine high-grade t-cell lymphoma (2011-2017). Aust Vet J. 2019; 97(9): 308-315.
13. Parsons-Doherty M, Poirier VJ, Monteith G. The efficacy and adverse event profile of dexamethasone, melphalan, actinomycin D, and cytosine arabinoside (DMAC) chemotherapy in relapsed canine lymphoma. Can Vet J. 2014; 55(2): 175-180.
14. Saba CF, Hafeman SD, Vail DM, et al. Combination chemotherapy with continuous L-asparaginase, lomustine, and prednisone for relapsed canine lymphoma. J Vet Intern Med. 2009; 23(5): 1058-1063.
15. Rassnick KM, Moore AS, Collister KE, et al. Efficacy of combination chemotherapy for treatment of gastrointestinal lymphoma in dogs. J Vet Intern Med. 2009; 23(2): 317-322.
16. Frank JD, Reimer SB, Kass PH, et al. Clinical outcomes of 30 cases (1997-2004) of canine gastrointestinal lymphoma. J Am Anim Hosp Assoc. 2007; 43(6): 313-321.
17. Nakagawa T, Kojima M, Ohno K, et al. Efficacy and adverse events of continuous l-asparaginase administration for canine large cell lymphoma of presumed gastrointestinal origin. Vet Comp Oncol. 2022; 20(1): 102-108.
18. Desmas I, Burton JH, Post G, et al. Clinical presentation, treatment and outcome in 31 dogs with presumed primary colorectal lymphoma (2001-2013). Vet Comp Oncol. 2017; 15(2): 504-517.
19. Ohmi A, Tanaka M, Rinno J, et al. Clinical characteristics and outcomes of Mott cell lymphoma in nine miniature dachshunds. Vet Med Sci. 2023; 9(2): 609-617.
20. Yale AD, Crawford AL, Gramer I, et al. Large granular lymphocyte lymphoma in 65 dogs (2005-2023). Vet Comp Oncol. 2024; 22(1): 115-124.
21. Chan CM, Frimberger AE, Moore AS. Clinical outcome and prognosis of dogs with histopathological features consistent with epitheliotropic lymphoma: a retrospective study of 148 cases (2003-2015). Vet Dermatol. 2018; 29(2): 154-e59.
22. Teske E, van Heerde P, Rutteman GR, et al. Prognostic factors for treatment of malignant lymphoma in dogs. J Am Vet Med Assoc. 1994; 205(12): 1722-1728.
23. Jagielski D, Lechowski R, Hoffmann-Jagielska M, et al. A retrospective study of the incidence and prognostic factors of multicentric lymphoma in dogs (1998-2000). J Vet Med A Physiol Pathol Clin Med. 2002; 49(8): 419-424.
24. Miller AG, Morley PS, Rao S, et al. Anemia is associated with decreased survival time in dogs with lymphoma. J Vet Intern Med. 2009; 23(1): 116-122.
25. Flood-Knapik KE, Durham AC, Gregor TP, et al. Clinical, histopathological and immunohistochemical characterization of canine indolent lymphoma. Vet Comp Oncol. 2013; 11(4): 272-286.
26. Mizutani N, Goto-Koshino Y, Takahashi M, et al. Clinical and histopathological evaluation of 16 dogs with T-zone lymphoma. J Vet Med Sci. 2016; 78(8): 1237-1244.
27. Frantz AM, Sarver AL, Ito D, et al. Molecular profiling reveals prognostically significant subtypes of canine lymphoma. Vet Pathol. 2013; 50(4): 693-703.
28. Ettinger SN. Principles of treatment for feline lymphoma. Clin Tech Small Anim Pract. 2003; 18(2): 98-102.
29. Taylor SS, Goodfellow MR, Browne WJ, et al. Feline extranodal lymphoma: response to chemotherapy and survival in 110 cats. J Small Anim Pract. 2009; 50(11): 584-592.
30. Collette SA, Allstadt SD, Chon EM, et al. Treatment of feline intermediate- to high-grade lymphoma with a modified university of Wisconsin-Madison protocol: 119 cases (2004-2012). Vet Comp Oncol. 2016; 14 Suppl 1(Suppl 1): 136-146.

31. Hammer SE, Groiss S, Fuchs-Baumgartinger A, et al. Characterization of a PCR-based lymphocyte clonality assay as a complementary tool for the diagnosis of feline lymphoma. Vet Comp Oncol. 2017; 15(4): 1354-1369.

32. Milner RJ, Peyton J, Cooke K, et al. Response rates and survival times for cats with lymphoma treated with the University of Wisconsin-Madison chemotherapy protocol: 38 cases (1996-2003). J Am Vet Med Assoc. 2005; 227(7): 1118-1122.

33. Waite AH, Jackson K, Gregor TP, et al. Lymphoma in cats treated with a weekly cyclophosphamide-, vincristine-, and prednisone-based protocol: 114 cases (1998-2008). J Am Vet Med Assoc. 2013; 242(8): 1104-1109.

34. Teske E, van Straten G, van Noort R, et al. Chemotherapy with cyclophosphamide, vincristine, and prednisolone (COP) in cats with malignant lymphoma: new results with an old protocol. J Vet Intern Med. 2002; 16(2): 179-186.

35. Kristal O, Lana SE, Ogilvie GK, et al. Single agent chemotherapy with doxorubicin for feline lymphoma: a retrospective study of 19 cases (1994-1997). J Vet Intern Med. 2001; 15(2): 125-130.

36. Rau SE, Burgess KE. A retrospective evaluation of lomustine (CeeNU) in 32 treatment naïve cats with intermediate to large cell gastrointestinal lymphoma (2006-2013). Vet Comp Oncol. 2017; 15(3): 1019-1028.

37. Moore AS, Cotter SM, Frimberger AE, et al. A comparison of doxorubicin and COP for maintenance of remission in cats with lymphoma. J Vet Intern Med. 1996; 10(6): 372-375.

38. Mooney SC, Hayes AA, MacEwen EG, et al. Treatment and prognostic factors in lymphoma in cats: 103 cases (1977-1981). J Am Vet Med Assoc. 1989; 194(5): 696-702.

39. Elliott J, Finotello R. A dexamethasone, melphalan, actinomycin-D and cytarabine chemotherapy protocol as a rescue treatment for feline lymphoma. Vet Comp Oncol. 2018; 16(1): E144-E151.

40. Smallwood K, Harper A, Blackwood L. Lomustine, methotrexate and cytarabine chemotherapy as a rescue treatment for feline lymphoma. J Feline Med Surg. 2021; 23(8): 722-729.

41. Sakai K, Hatoya S, Furuya M, et al. Retrospective evaluation of nimustine use in the treatment of feline lymphoma. Vet Med Sci. 2022; 8(1): 3-8.

42. Mahony OM, Moore AS, Cotter SM, et al. Alimentary lymphoma in cats: 28 cases (1988-1993). J Am Vet Med Assoc. 1995; 207(12): 1593-1598.

43. Gouldin ED, Mullin C, Morges M, et al. Feline discrete high-grade gastrointestinal lymphoma treated with surgical resection and adjuvant CHOP-based chemotherapy: retrospective study of 20 cases. Vet Comp Oncol. 2017; 15(2): 328-335.

44. Tidd KS, Durham AC, Brown DC, et al. Outcomes in 40 cats with discrete intermediate- or large-cell gastrointestinal lymphoma masses treated with surgical mass resection (2005-2015). Vet Surg. 2019; 48(7): 1218-1228.

45. Krick EL, Little L, Patel R, et al. Description of clinical and pathological findings, treatment and outcome of feline large granular lymphocyte lymphoma (1996-2004). Vet Comp Oncol. 2008; 6(2): 102-110.

46. Finotello R, Vasconi ME, Sabattini S, et al. Feline large granular lymphocyte lymphoma: an Italian society of veterinary oncology (SIONCOV) retrospective study. Vet Comp Oncol. 2018; 16(1): 159-166.

47. Bernardo Marques G, Ponce F, et al. Feline high-grade and large granular lymphocyte alimentary lymphomas treated with COP- or CHOP-based chemotherapy: a multi-centric retrospective study of 57 cases. Vet Comp Oncol. 2024; 22(2): 186-197.

48. Paulin MV, Couronné L, Beguin J, et al. Feline low-grade alimentary lymphoma: an emerging entity and a potential animal model for human disease. BMC Vet Res. 2018; 14(1): 306.

49. Reczynska AI, LaRue SM, Boss MK, et al. Outcome of stereotactic body radiation for treatment of nasal and nasopharyngeal lymphoma in 32 cats. J Vet Intern Med. 2022; 36(2): 733-742.

50. Meier VS, Beatrice L, Turek M, et al. Outcome and failure patterns of localized sinonasal lymphoma in cats treated with first-line single-modality radiation therapy: a retrospective study. Vet Comp Oncol. 2019; 17(4): 528-536.

51. Haney SM, Beaver L, Turrel J, et al. Survival analysis of 97 cats with nasal lymphoma: a multi-institutional retrospective study (1986-2006). J Vet Intern Med. 2009; 23(2): 287-294.

52. Sfiligoi G, Théon AP, Kent MS. Response of nineteen cats with nasal lymphoma to radiation therapy and chemotherapy. Vet Radiol Ultrasound. 2007; 48(4): 388-393.

53. Jain NC, Blue JT, Grindem CB, et al. Proposed criteria for classification of acute myeloid leukemia in dogs and cats. Vet Clin Pathol. 1991; 20(3): 63-82.

54. Davis LL, Hume KR, Stokol T. A retrospective review of acute myeloid leukaemia in 35 dogs diagnosed by a combination of morphologic findings, flow cytometric immunophenotyping and cytochemical staining results (2007-2015). Vet Comp Oncol. 2018; 16(2): 268-275.

55. Stokol T, Nickerson GA, Shuman M, et al. Dogs with acute myeloid leukemia have clonal rearrangements in T and B cell receptors. Front Vet Sci. 2017; 4: 76.

56. Workman HC, Vernau W. Chronic lymphocytic leukemia in dogs and cats: the veterinary perspective. Vet Clin North Am Small Anim Pract. 2003; 33(6): 1379-1399, viii.

57. Matsuyama A, Beeler-Marfisi J, Wood RD, et al. Treatment of myeloid neoplasia with doxorubicin and cytarabine in 11 dogs. Vet Comp Oncol. 2023; 21(1): 54-61.

58. Tomiyasu H, Doi A, Chambers JK, et al. Clinical and clinicopathological characteristics of acute lymphoblastic leukaemia in six cats. J Small Anim Pract. 2018; 59(12): 742-746.

59. Comazzi S, Gelain ME, Martini V, et al. Immunophenotype predicts survival time in dogs with chronic lymphocytic leukemia. J Vet Intern Med. 2011; 25(1): 100-106.

60. Comazzi S, Martini V, Riondato F, et al. Chronic lymphocytic leukemia transformation into high-grade lymphoma: a description of Richter's syndrome in eight dogs. Vet Comp Oncol. 2017; 15(2): 366-373.

61. Fernández R, Chon E. Comparison of two melphalan protocols and evaluation of outcome and prognostic factors in multiple myeloma in dogs. J Vet Intern Med. 2018; 32(3): 1060-1069.

62. Mellor PJ, Haugland S, Murphy S, et al. Myeloma-related disorders in cats commonly present as extramedullary neoplasms in contrast to myeloma in human patients: 24 cases with clinical follow-up. J Vet Intern Med. 2006; 20(6): 1376-1383.

63. Cannon CM, Knudson C, Borgatti A. Clinical signs, treatment, and outcome in cats with myeloma-related disorder receiving systemic therapy. J Am Anim Hosp Assoc. 2015; 51(4): 239-248.

64. Matus RE, Leifer CE. Immunoglobulin-producing tumors. Vet Clin North Am Small Anim Pract. 1985; 15(4): 741-753.

65. Hanna F. Multiple myelomas in cats. J Feline Med Surg. 2005; 7(5): 275-287.

66. Matus RE, Leifer CE, MacEwen EG, et al. Prognostic factors for multiple myeloma in the dog. J Am Vet Med Assoc. 1986; 188(11): 1288-1292.

67. Teddy L, Sylvester SR, O'Connor KS, et al. Cyclical 10-day dosing of melphalan for canine multiple myeloma. Vet Comp Oncol. 2023; 21(3): 533-540.

68. Tani H, Miyamoto R, Miyazaki T, et al. A feline case of multiple myeloma treated with bortezomib. BMC Vet Res. 2022; 18(1): 384.

69. Mellor PJ, Haugland S, Smith KC, et al. Histopathologic, immunohistochemical, and cytologic analysis of feline myeloma-related disorders: further evidence for primary extramedullary development in the cat. Vet Pathol. 200845(2): 159-173.

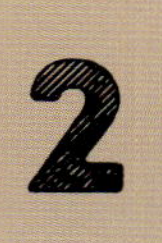

2 リンパ系腫瘍の診断の進め方・治療方針の決め方

フローチャート：犬のリンパ腫の場合

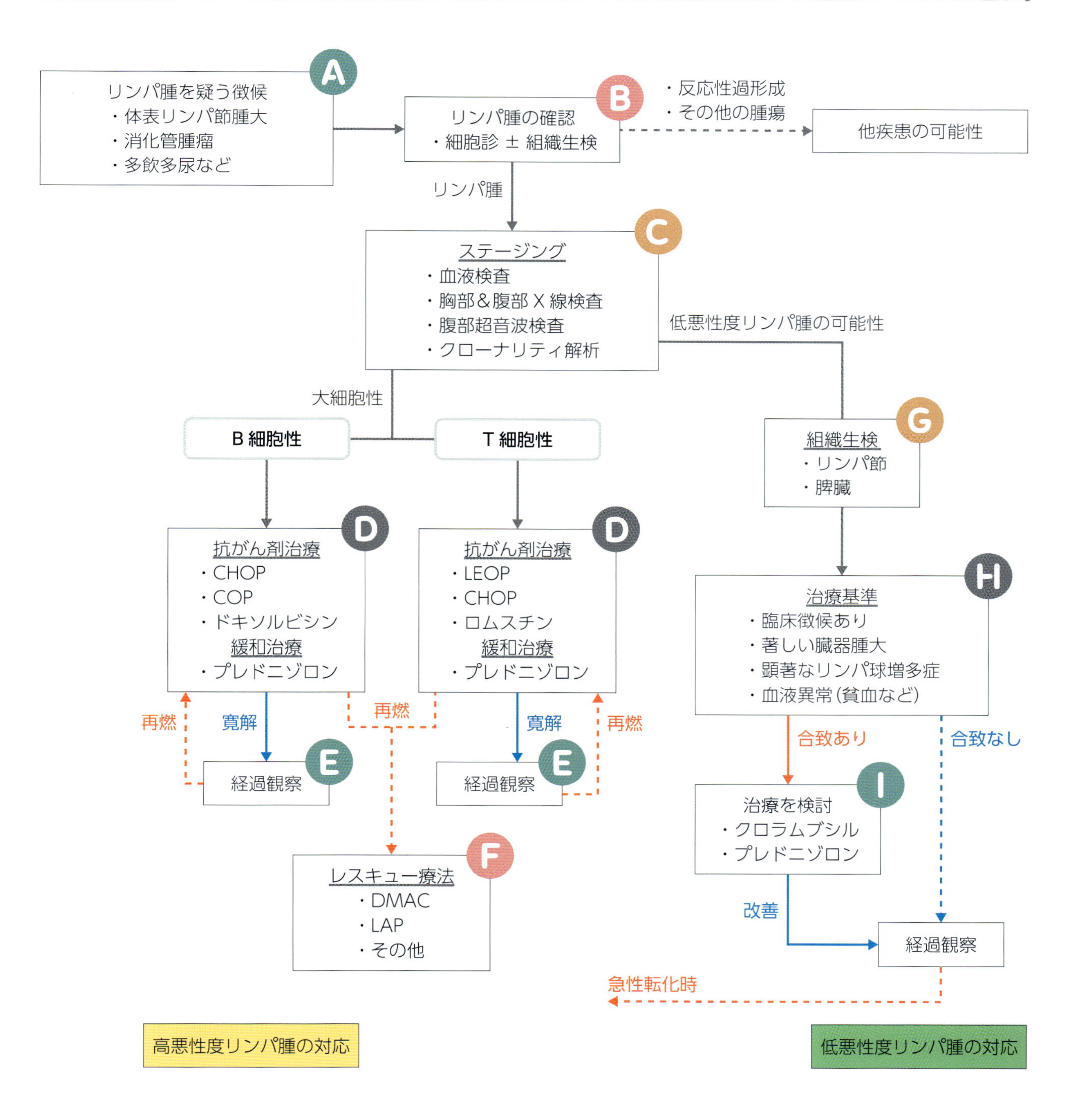

15 リンパ系腫瘍

進める上での注意点

リンパ腫を疑う徴候は発生部位により様々であり，多中心型では体表リンパ節腫大のみを認めることも多い。臨床徴候が発現するサブステージbは予後悪化因子であるため，リンパ節腫大を認めた場合は抗菌薬などで経過をみるべきではなく，早急に診断を進める。多飲多尿は高カルシウム血症に起因することが多いため，問診で確実に聴取する。また，免疫介在性溶血性貧血(IMHA)の基礎疾患としてリンパ腫が存在することもある。

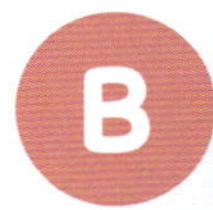

進める上での注意点

細胞診におけるリンパ腫の診断基準は，「リンパ芽球が50%以上を占める」である。リンパ節腫大の鑑別としては，反応性過形成やリンパ節炎，ほかの腫瘍の転移などがあり，高悪性度リンパ腫であれば診断に迷うことは少ない。また消化管病変や，前縦隔，皮膚，その他の病変も，基本的な考え方は同一である。リンパ節が複数腫大しているにもかかわらず，小型リンパ球が90%を超えて採取される場合は，低悪性度(小細胞性)リンパ腫を考慮する。

皮膚型リンパ腫を疑う場合は無顆粒性肥満細胞腫，組織球腫などの円形細胞腫瘍との鑑別も重要であり，皮膚生検など組織での診断を行った方が確実である。

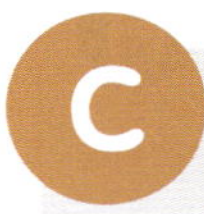

進める上での注意点

リンパ腫のステージングの際には，血液検査(CBC，血液塗抹，血液化学検査全般，凝固能検査)に加え，胸部と腹部の画像検査を行う。横隔膜を超えて病変が存在する場合はステージ3，肝臓，脾臓に浸潤がみられる場合はステージ4，血液塗抹に腫瘍細胞が観察される場合はステージ5となる。

肝臓，脾臓への浸潤の有無については，画像上の変化と血液検査である程度判断可能である。またステージ5の評価に骨髄検査は必須ではなく，血液塗抹で浸潤が明らかであれば行う必要性は低い。

クローナリティ解析は予後の評価に加え，治療方針にも影響するため，細胞診で診断ができていたとしても費用面で問題がなければ実施すべきである。

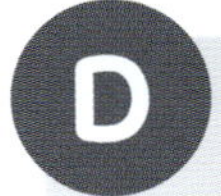

薬剤選択のポイント

B細胞性リンパ腫はドキソルビシンへの反応性が高く，ドキソルビシンを組みこんだプロトコルを選択するメリットが大きい。そのため治療に制約がなければCHOPを選択し，通院頻度や費用の面でCHOPを選択できない場合は，ドキソルビシン単剤療法がよい選択肢となる(あえてCOPを選択するメリットはない)。

T細胞性リンパ腫はドキソルビシンへの反応性が低く，理想はロムスチンなどの強力なアルキル化剤を組みこんだプロトコルである(LEOP療法など)。その選択が難しい場合は，CHOPまたはロムスチン単剤療法を選択する。T細胞性リンパ腫に対し両者は同等の治療成績であるため，使い慣れた治療法を選択すればよい。

抗がん剤治療を希望されない場合は，プレドニゾロンを使用する。短期的ではあるが，食欲の改善などが得られる場合が多い。

インフォームのポイント

犬のリンパ腫は基本的には予後不良であり，抗がん剤治療で根治に至る症例は1割に満たない。治療の目的はあくまで緩和であり，生存期間の延長は得られる場合が多いが，最終的にほとんどの症例は再燃し亡くなることを丁寧に説明する。また，抗がん剤の副作用(嘔吐，下痢，発熱など)や，費用を許容できるかも重要なポイントであり，飼い主の価値観に寄りそった提案を行うべきである。積極的な治療をしないことを選択されたとしても，決して批判的に捉えるのではなく，飼い主の決定した治療方針の中で最大限の獣医療を提供できるよう努めるべきである。

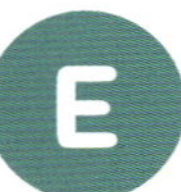

進める上での注意点

プロトコルが終了した時点で寛解が得られている場合は，経過観察に移行する。終了後1カ月，3カ月，6カ月，9カ月，12カ月を目安に，触診，胸部・腹部X線検査，腹部超音波検査を実施し，再燃の有無を評価する。多くの症例はプロトコル終了後半年程度で再燃を迎えるため，再燃の徴候(リンパ節の腫大など)が認められた際には，必ず細胞診を実施すべきである。

経過観察中に再燃がみられた場合は，一次治療と同様の治療を再度実施する。通常は，ある程度の治療効果が見込まれ，再度の寛解を得られることが多い。

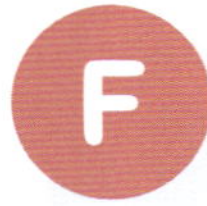

薬剤選択のポイント

プロトコルの途中で再燃がみられた場合や，一次治療に抵抗性を示す場合は，レスキュー療法へ移行する。B細胞性リンパ腫であればDMAC療法，T細胞性リンパ腫であればLAP療法が最適である。一次治療に使用した薬剤は反応性が低下している可能性があり，それらを使用していないプロトコルを選択する必要がある。

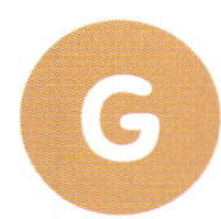

進める上での注意点

低悪性度(小細胞性)リンパ腫を疑う場合，確定には組織診断が必要となる。T-zone リンパ腫などのリンパ節病変の採材では，ツルーカットなどの部分的な生検は避け，リンパ節切除を行う。脾臓の低悪性度リンパ腫の診断には脾臓摘出が必要である。

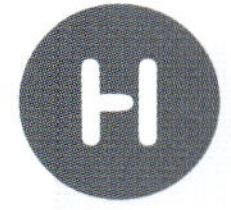

進める上での注意点

低悪性度(小細胞性)リンパ腫と診断され，治療基準に1つでも合致する場合は，治療介入を検討する。なお脾臓の低悪性度リンパ腫では，脾臓摘出のみでその後の追加治療は必要ないと考えられている。

薬剤選択のポイント

緊急性が低い場合はプレドニゾロンから開始し，治療反応に乏しい場合やプレドニゾロンの減量が難しい場合はクロラムブシルを併用する。リンパ節腫大による呼吸困難がみられるなど緊急性がある場合は，クロラムブシル＋プレドニゾロンで治療を開始する。L-アスパラギナーゼや CHOP などのプロトコルに対しては反応性が低い。

- クロラムブシル：2～6 mg/m^2，PO，sid または 0.1～0.2 mg/kg，PO，sid～eod
- プレドニゾロン：1～2 mg/kg，PO，sid～eod

フローチャート：猫のリンパ腫の場合

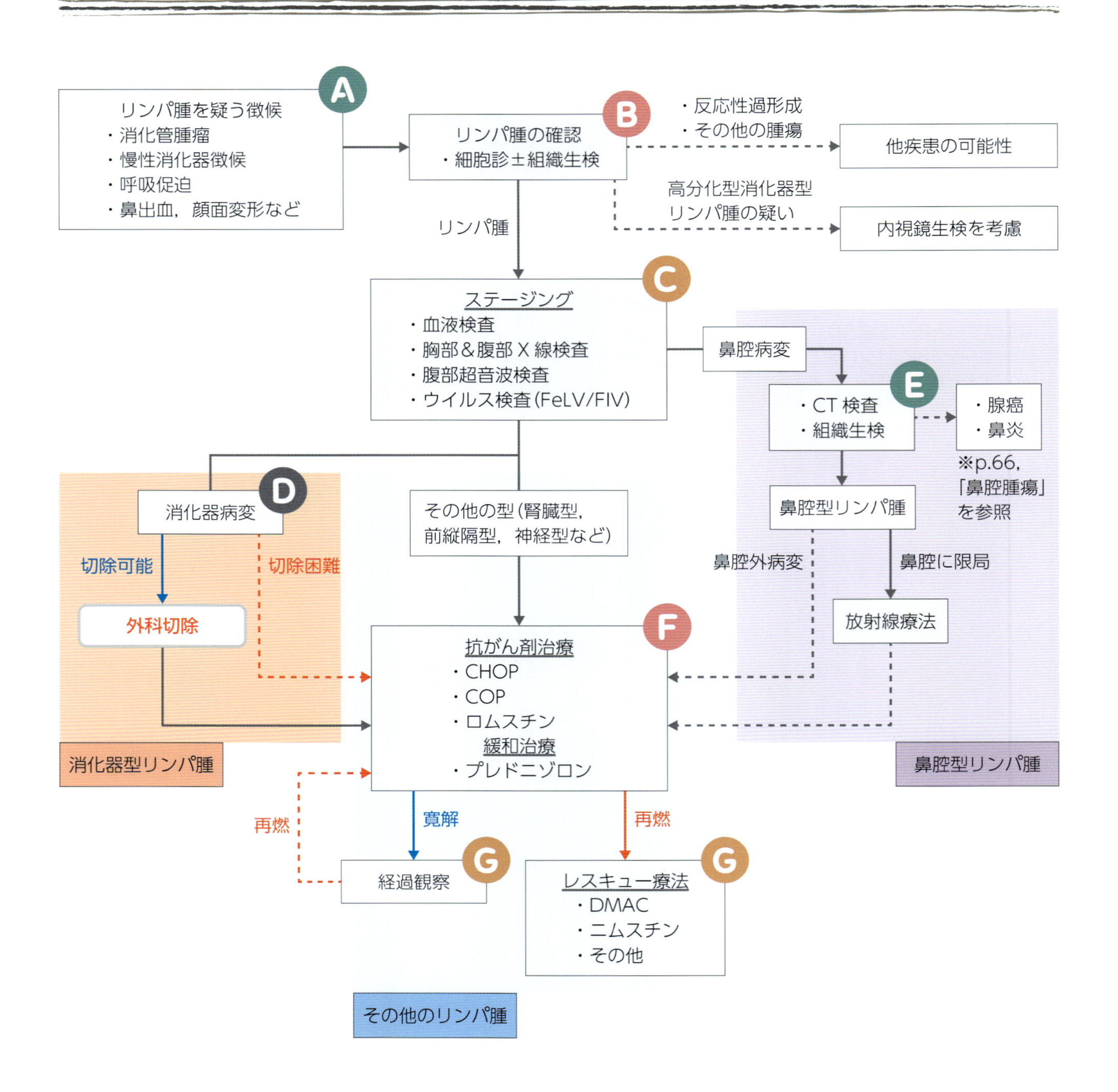

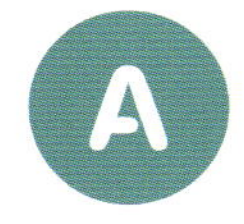

進める上での注意点

リンパ腫を疑う徴候は発生部位により様々であり，消化器型では下痢，嘔吐，食欲不振，縦隔型では呼吸促迫，鼻腔型では鼻出血や顔面変形など，ほとんどの症例で何らかの徴候を呈し，一般状態が悪いことも多い。リンパ腫はどの年齢でも発生するため，どのような徴候であっても鑑別診断にリンパ腫を考慮する必要がある。

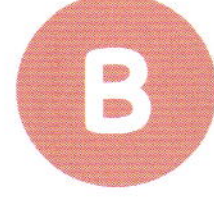

進める上での注意点

リンパ節や消化管腫瘤，前胸部腫瘤，腹腔内病変であれば穿刺は可能であり，鼻腔内病変も顔面変形がみられる場合は経皮的に穿刺が可能である。細胞診においては犬と同様の判断基準を用いるが，強い反応性過形成や鼻腔の未分化癌などでは，あたかもリンパ腫のように見えることがあるため，判断に迷う場合は外部の検査センターに診断を依頼するか，組織生検を考慮する。

慢性の消化器徴候を呈し，対症療法で改善に乏しい場合は腹部超音波検査を実施する。腸管に明らかな腫瘤形成を認めず筋層の肥厚がみられる場合は，高分化型（小細胞性）リンパ腫を考慮し，内視鏡生検の実施を検討する。

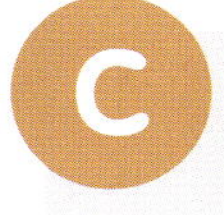

進める上での注意点

リンパ腫のステージングの際には，血液検査（CBC，血液塗抹，血液化学検査全般，凝固能検査）に加え，胸部と腹部の画像検査を行う。横隔膜を超えて病変が存在する場合はステージ 3，肝臓，脾臓に異常がみられる場合はステージ 4，血液塗抹に腫瘍細胞が観察される場合はステージ 5 と判断する。ウイルス検査は症例の予後の評価と診断の一助になるため，これまで未実施であれば検査を行う。

肝臓，脾臓への浸潤については，画像のみでの判断は困難な場合が多く，必要であれば肝臓，脾臓の FNA を実施する。特に脾臓の“蜂の巣状パターン”は，猫ではリンパ腫以外の病態でも観察されるため，過大評価にならないよう注意する必要がある。

クローナリティ解析は，猫では感度および特異度が低く，また T/B 分類により治療方針や予後に大きな影響はないため行うメリットは少ない。神経型など組織採取が困難な場合は，脳脊髄液を利用したクローナリティ解析を行うことが可能であり，診断の補助として利用できる可能性がある。

進める上での注意点

猫の消化器型リンパ腫は，可能であれば外科切除を併用する。病変を切除することで消化管穿孔など抗がん剤治療の際の合併症リスクを低減することができるが，他臓器に浸潤がある場合や症例の一般状態が悪い場合は，実施するかどうか慎重に判断する。外科切除後，および切除困難な症例では，抗がん剤治療を検討する。

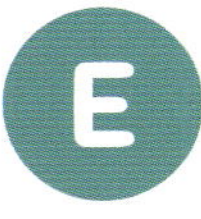

進める上での注意点

鼻腔腫瘍を疑う場合は，CT 検査と組織生検を実施する（詳細は，p.69，「猫の鼻腔腫瘍」を参照）。鼻腔型リンパ腫では 2〜3 割の症例が転移（特に腎臓）を伴うため，腹部超音波検査を必ず行い，腎臓を中心に異常の有無を確認する。腎臓に病変がある場合は病変部の細胞診で診断が可能であり，その場合に侵襲を伴う CT 検査や鼻腔の組織生検を行うメリットは少ない。

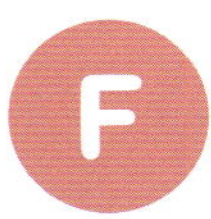

インフォームのポイント

猫のリンパ腫の予後は大きく 3 つに分かれ，1/3 は抗がん剤治療に対し良好に反応し長期生存が可能であり，1/3 は初期反応は得られるものの 1〜2 カ月で再燃し死亡し，残りの 1/3 は治療に反応せず早期に死亡する。残念ながら，治療前にどの結果となるかを把握することは難しく，また生存期間は平均 6 カ月程度であることを飼い主に説明し，治療するかどうかを判断していただく。猫は犬と異なり，CHOP でも COP でもほとんど予後は変わらないため使い慣れた方を選択すれば問題ない。ロムスチンやドキソルビシン単剤療法は，通院回数を減らせるものの長期予後が得られるかどうかは分からず，あまりお勧めできない。

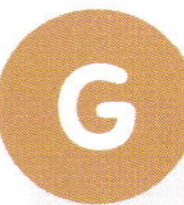

進める上での注意点

プロトコルが終了した時点で寛解が得られている場合は，経過観察に移行する。終了後 1 カ月，3 カ月，6 カ月，9 カ月，12 カ月を目安に，触診，胸部・腹部 X 線検査，腹部超音波検査を実施し，再燃の有無を評価する。寛解から数年後に再燃することもあるため，飼い主には必ず定期的な検診を行うように伝える。

経過観察中に再燃がみられた場合は，一次治療と同様の治療を再度実施する。レスキュー療法は犬よりも反応性が低く，反応期間も極めて短い。選択肢も犬より少なく，一次治療の反応性が乏しい場合に安易にレスキュー療法に移行するとすぐに打つ手がなくなってしまう。そのため，できるだけ一次治療を継続した方が予後を延長できる場合もある。

フローチャート：白血病の場合

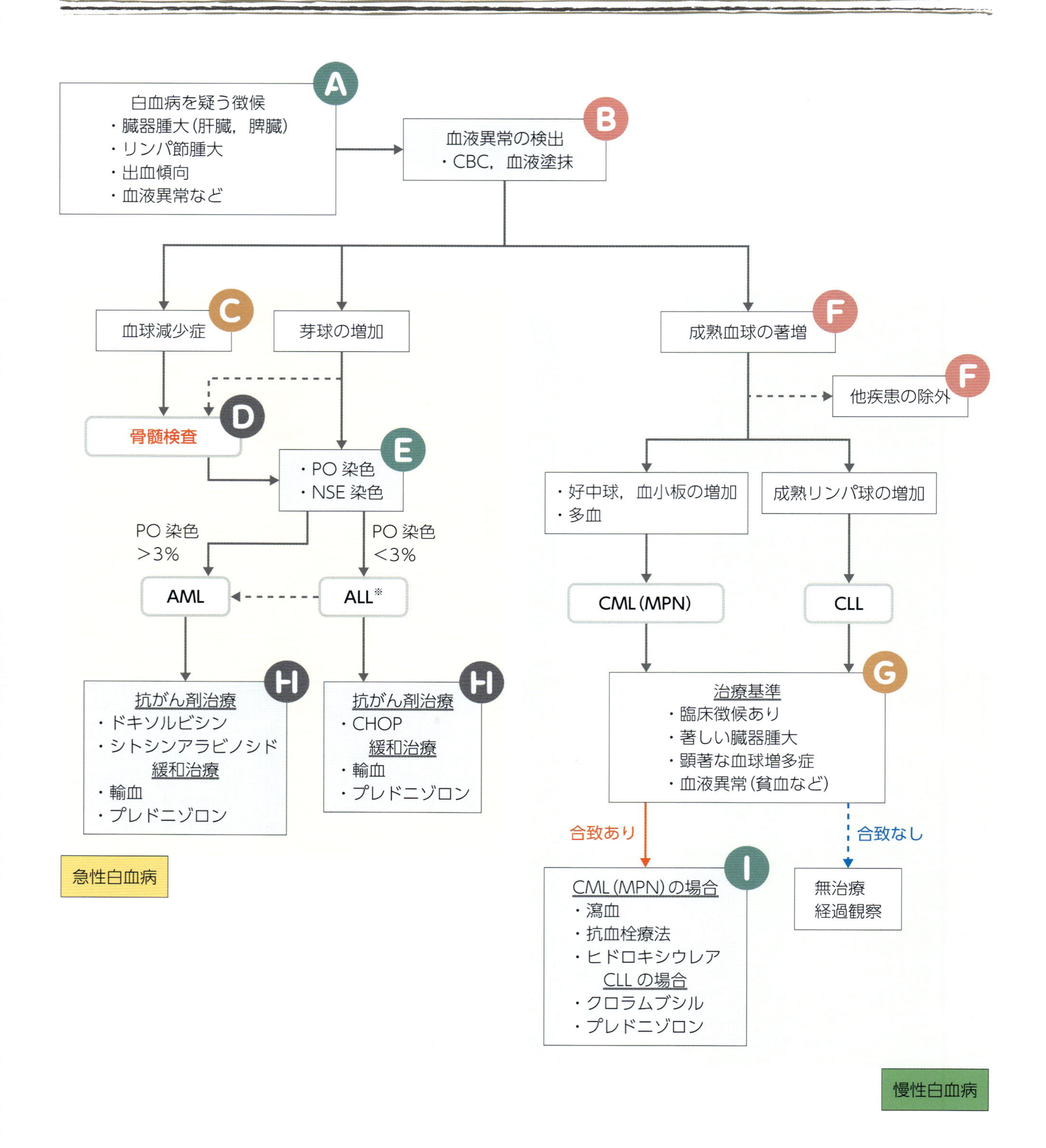

※ M0，M5a，M6b，M7 が含まれる可能性あり。
PO 染色：ペルオキシダーゼ染色，NSE 染色：非特異的エステラーゼ染色，AML：急性骨髄性白血病，ALL：急性リンパ芽球性白血病，CML（MPN）：慢性骨髄性白血病（骨髄増殖性腫瘍），CLL：慢性リンパ性白血病

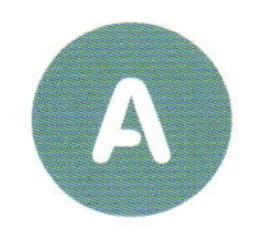

進める上での注意点

白血病を疑う徴候は，急性／慢性のほか，進行度や病態によって様々である。急性白血病では，著しい臓器腫大がみられやすく，体表リンパ節の腫大はリンパ腫と比較し軽度である（リンパ節腫大が顕著な場合はリンパ腫ステージ5の可能性を考慮する）。骨髄での腫瘍増殖に伴い，貧血や血小板減少，凝固異常がみられることも多く，免疫の異常により発熱がみられることもある。また慢性骨髄性白血病（CML，骨髄増殖性腫瘍：MPN）では，増加する血球に応じて多血や血栓症に伴う徴候がみられる。

B

進める上での注意点

白血病の診断は常にCBCから始まる。2〜3系統の著しい血球減少または増加，異常細胞の出現，異形成所見など，病態に応じ様々な異常所見が観察される。

C

進める上での注意点

急性白血病では多くの場合，血液塗抹中に様々な程度で異常な腫瘍細胞が観察される。全く腫瘍細胞が観察されない場合，通常は2〜3系統の血球減少や異形成所見が観察されるため，そのような場合は骨髄検査を検討する。

進める上での注意点

2〜3系統の血球減少や異形成所見が持続する場合，骨髄検査を行い白血病の有無を確認する。末梢血液で芽球の著しい増加がみられた場合は，血液塗抹を利用した特殊染色で血球の由来を同定できるため，骨髄検査を行うメリットは少ない。特に急性骨髄性白血病（AML）は予後不良疾患であり，骨髄検査を行う必要性があるのかよく検討してから実施すべきである。

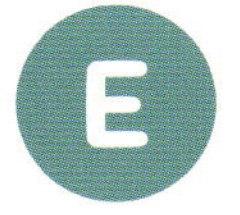

進める上での注意点

ペルオキシダーゼ染色（PO染色）で3%以上の芽球が染色された場合はAML，それ以下を急性リンパ芽球性白血病（ALL）と診断する（表25も参照されたい）。細分類のため，可能であれば非特異的エステラーゼ染色（NSE染色），フッ化ナトリウム（NaF）阻害試験，PAS染色などを行う。そのほかは形態や表面抗原の解析によって分類を行う。

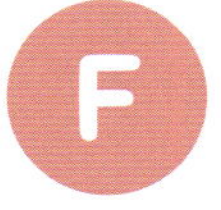

進める上での注意点

成熟血球の顕著な増加を認めた場合，まずは他疾患の除外を行う。真性多血症では腎臓腫瘍，慢性肺疾患，心疾患の除外，本態性血小板血症では慢性炎症，出血，鉄欠乏などの除外，慢性好中球性白血病では重度の炎症（類白血病反応）の除外，慢性リンパ性白血病（CLL）では副腎皮質機能低下症（アジソン病），や感染症などの除外を行う必要があるため，画像検査，血液検査，対症療法による治療反応などを確認する。他疾患が除外され，数カ月にわたって血球増加が続く場合はCMLと判断し，治療適応となるか検討を進める。

G

進める上での注意点

治療基準は犬の低悪性度リンパ腫と同様であり，顕著な臨床徴候がある，著しい臓器腫大がある，顕著な血球増多症がある，血液異常（貧血，血小板減少，モノクローナルガンモパシーなど）がある場合には治療介入を検討する。

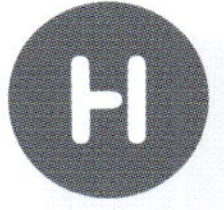

インフォームのポイント

AML，ALLともに予後は厳しく，特にAMLは治療法すら確立されていない。抗がん剤に対して一時的に反応がみられても，貧血や血小板減少は改善しないことが多く，輸血依存となってしまうことも多い。そのためAMLと明確に診断された場合は，どのような治療を行うべきか，飼い主の価値観や経済状況，通院の可否，輸血への対応能力（供血動物を確保可能か）などを加味しながら相談すべきである。根治に至る可能性が極めて低く，治療することが正解とはならない疾患であることをご理解いただく必要がある。

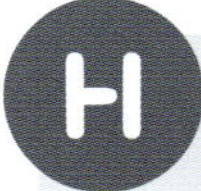

薬剤選択のポイント

AML の場合

- ドキソルビシン：25〜30 mg/m^2，または 1 mg/kg，IV，2〜3 週おき（心機能低下時はエピルビシンを選択）
- シトシンアラビノシド：300 mg/m^2，CRI（生理食塩水で適宜希釈し 4 時間で流しきる），2〜3 週おき（ドキソルビシンと同時投与も可）

ALL の場合

- CHOP 療法（犬：表 4，猫：表 17 を参照されたい）

緩和治療

- プレドニゾロン：1〜2 mg/kg，PO，sid

進める上での注意点

CML で治療基準に合致する場合，真性多血症の場合はまず瀉血を実施し，徴候を制御可能かどうか判断する。本態性血小板血症では抗血栓療法を行いながら徴候のコントロールを行い，制御が難しい場合はヒドロキシウレアの使用を検討する。ヒドロキシウレアを処方する際は，骨髄抑制がみられやすいため開始時は毎週血液検査を実施する。

CLL の場合は低悪性度リンパ腫と同様，クロラムブシルとプレドニゾロンの使用を開始する。

インフォームのポイント

CML，CLL ともに臨床徴候に乏しく，症例は比較的良好な状態である場合が多い。治療基準に合致する著しい異常がなければ経過観察とするが，経過中に急性転化（AML や ALL への移行）することがあり，その予防は困難であることを伝える（犬の CLL では 5% 程度が ALL へ移行する）。

ヒドロキシウレアについて，国内に流通しているものはカプセル製剤しかなく，獣医療従事者と飼い主の薬剤曝露を防ぐため，安全キャビネット等を利用したカプセル再充填やシロップ化などの処理が必要となる。飼い主に，投薬時にはグローブやマスク着用が必要であることを伝え，小児や妊娠中の方がいる場合は処方を控えるなど人体への影響に最大限配慮した対応が必要となる。また，ヒドロキシウレアを処方する際は，骨髄抑制がみられやすいため定期的な血液検査が必要であることを伝える。なお，薬剤の取り扱いについては，クロラムブシルの処方時も同様である。

薬剤選択のポイント

真性多血症

- 瀉血：10〜20 mL/kg の血液を採取し，同量の補液を行う

本態性血小板血症

- アスピリン：0.5 mg/kg，PO，sid
- クロピドグレル：1〜3 mg/kg，PO，sid

慢性好中球性白血病，または上記疾患のコントロール不良時

- ヒドロキシウレア：20〜50 mg/kg，PO，sid で開始し，血球異常の改善後は同量を eod，または 15 mg/kg，sid 程度まで減量し，可能であれば投薬を中止する

CLL

- クロラムブシル
  - —犬：2〜6 mg/m^2，PO，sid または 0.1〜0.2 mg/kg，PO，sid〜eod
  - —猫：2 mg/cat，PO，eod
- プレドニゾロン：1〜2 mg/kg，PO，sid〜eod

フローチャート：犬の多発性骨髄腫・猫の骨髄腫関連疾患の場合

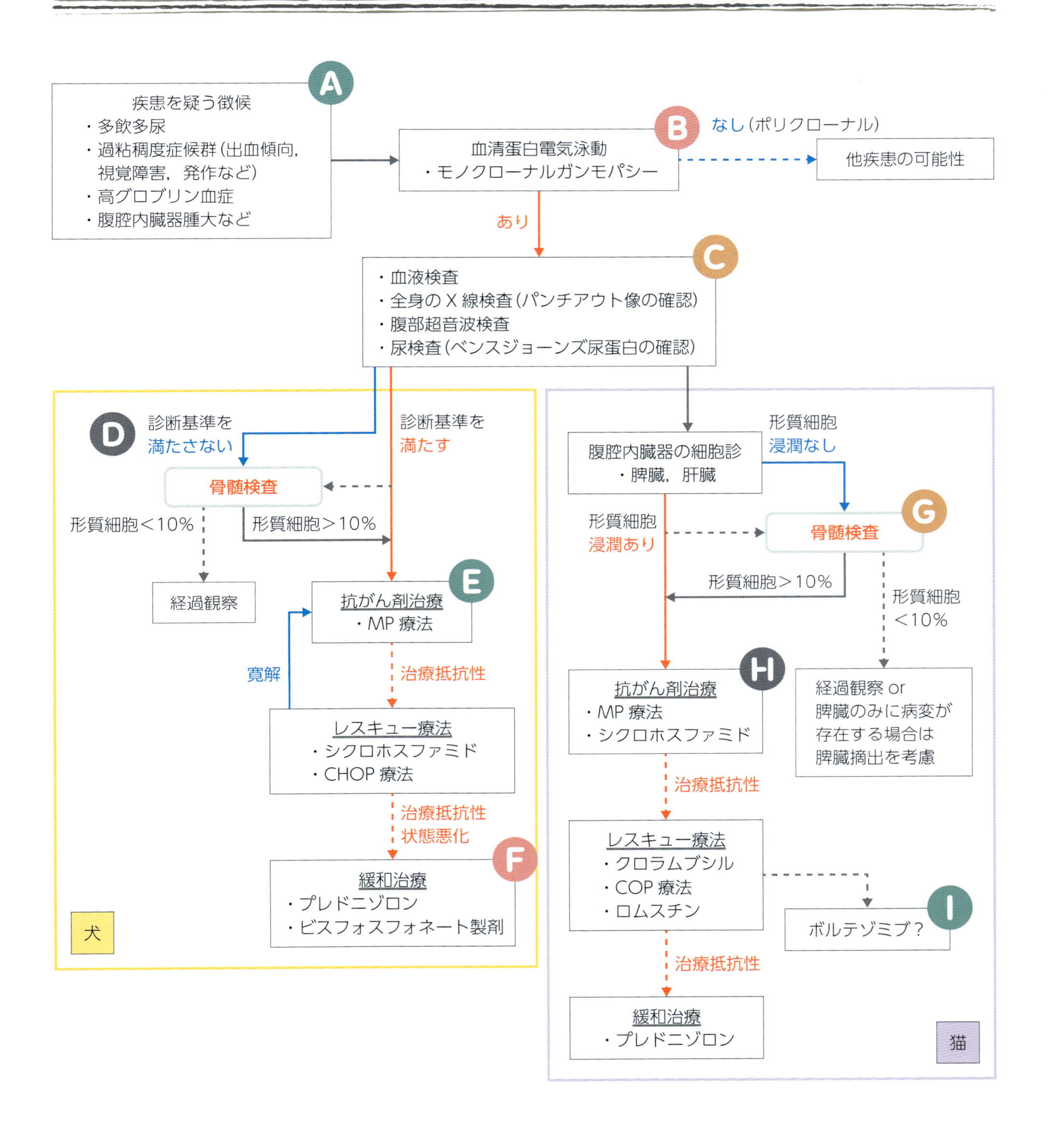

15 リンパ系腫瘍

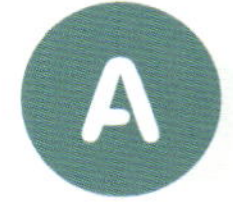

進める上での注意点

犬の多発性骨髄腫は多彩な臨床徴候を呈するが，多くは過粘稠度症候群に伴うものであり，高グロブリン血症に気付くことができればその後の診断は容易である。一方，猫の骨髄腫関連疾患は非特異的な徴候が多く，無徴候のこともある。また，感染症によって高グロブリンになりやすい動物種でもあるため見逃されやすい。健康診断などでグロブリンが高い症例に対しては蛋白電気泳動を積極的に行うべきである。

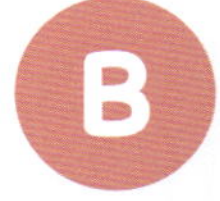

進める上での注意点

血清蛋白電気泳動でグロブリン分画に単一のピークが観察された場合，モノクローナルガンモパシーと判断する（図 39 も参照）。慢性炎症などでは幅の広い増加がみられ（ポリクローナル），鑑別は容易である。安価な検査であるため，形質細胞腫瘍を疑う場合は必ず検査依頼を行う。

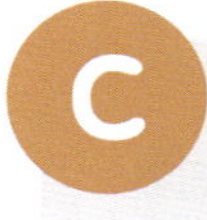

進める上での注意点

モノクローナルガンモパシーが認められた場合，通常は形質細胞もしくはB細胞の腫瘍性増殖が疑われる。全身のスクリーニングを行い，腫瘍の存在探索と全身への影響を評価する。なお，エーリキア症など一部の感染症ではモノクローナルガンモパシーがみられることがあるため注意する。

血液検査では貧血や血小板減少，腎数値の上昇や高カルシウム血症を認めることが多い。血液異常は治療方針にも影響するため，広く評価を行う。

パンチアウトは椎体や棘突起で認められることが多く，頚部～骨盤領域までを丁寧に観察する。またCT検査を行うことで，全身の骨病変の有無を簡単に精査することができる。

尿検査では蛋白尿を認めることが多いがこれは腎障害による蛋白尿であり，ベンスジョーンズ尿蛋白は尿試験紙では判定できないため，尿検体を外注し評価を行う必要がある。

また猫の骨髄腫関連疾患では，肝臓や脾臓に形質細胞浸潤を認めることが多い。画像上明らかな変化を伴わないことも多いため，モノクローナルガンモパシーがみられた場合はFNAを積極的に行う。

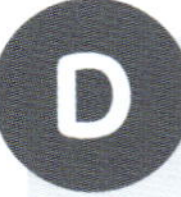

進める上での注意点

犬で骨髄検査を行うかどうかは，患者の一般状態や診断基準をいくつ満たしているかをもとに判断する必要がある。ただし，診断基準を2つ満たしていたとしても「形質細胞の増加」を確認すべきであり，基本的には，多発性骨髄腫を疑う場合はルーチンで骨髄検査を行うべきである。

モノクローナルガンモパシーがみられるものの，各種検査で形質細胞の増加が確認できない症例については経過観察を行う。人ではその状態を“意義不明の単クローン性免疫グロブリン血症（MGUS）”と呼び，多発性骨髄腫に発展する可能性のある状態と考えられている。

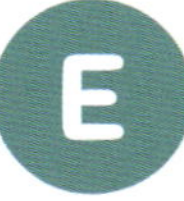

進める上での注意点

犬の多発性骨髄腫の治療は，メルファラン＋プレドニゾロン（MP）療法が第一選択であり，高い治療効果が報告されている（投与法は表 29 を参照）。治療の効果判定はグロブリン値を参考にモニタリングを行うが，基本的な目標は徴候の改善とグロブリン値の低下であり，完全寛解にこだわる必要はない。初期用量を長期で続けると著しい骨髄抑制が発現するため，可能な範囲で早期に減量し，定期的な血液検査を実施すべきである。

インフォームのポイント

多発性骨髄腫の治療目的は徴候の緩和であり，根治に至ることは基本的にない。治療は生涯にわたること，また多発性骨髄腫の死因の多くは，薬剤投与による骨髄抑制か薬剤を中止することによる腫瘍進行であることを十分ご理解いただいた上で治療を開始すべきであり，決して治療しやすい疾患ではない。

治療にあたっては，経口抗がん剤を自宅で保管していただく必要があるため，取り扱いと投薬時の注意点について説明を行う。

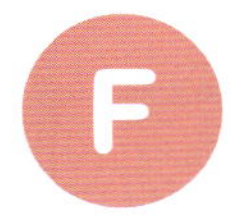

進める上での注意点

　メルファランによる治療を希望されない場合や，副作用によって投薬継続が困難となった場合，治療抵抗性となった場合はプレドニゾロンを単独で使用する。高カルシウム血症や骨破壊が問題となる場合はビスフォスフォネート製剤の使用を検討するが，効果は一時的である場合が多い。

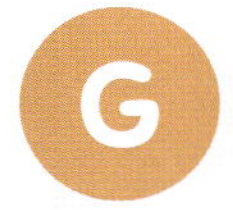

進める上での注意点

　猫の場合，腹腔内臓器（肝臓，脾臓）の細胞診で形質細胞の増加が確認できれば，骨髄検査を行う必要性は低い。ただし，脾臓にのみ形質細胞が確認される場合は脾臓摘出が選択肢となるため，飼い主が薬剤治療を希望しない場合は骨髄を確認し，脾臓摘出の可否を判断するという選択肢もある。

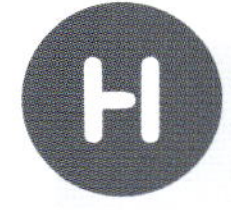

進める上での注意点

　猫に対するメルファランの使用は，容易に骨髄抑制を発現してしまうため難易度が高い。1～2 週間の使用で白血球数が 500/μL を切ることもあるため，使用開始時は特に注意し，毎週 CBC を行う。骨髄抑制の徴候がみられた場合は，即座に減量もしくは中止を検討する。
　シクロホスファミドやクロラムブシルは，メルファランと同等の効果で安全に治療できる可能性があるため，そちらを優先して使用する方法でもよいかもしれない。

インフォームのポイント

　猫の骨髄腫関連疾患の予後は細胞の分化度に依存しており，未分化な細胞である場合はリンパ腫同様の経過を辿る。一方で，分化度の高いものについては長期に生存し，グロブリンが高いことによる腎機能低下が問題になることも多い。そのため治療方針や予後の説明を行う際には，腫瘍の分化度に則したインフォームが必要となる。

薬剤選択のポイント

抗がん剤

- メルファラン：0.1 mg/kg，PO，sid で 14 日間，その後 eod とし，寛解後は 0.1 mg/kg を週に 1 回継続

※ 2 mg/m^2 を 4 日ごとに投与することで，骨髄抑制を軽減可能

- シクロホスファミド：25 mg/cat，PO，週に 2 回，または 3 日に 1 回（150～220 mg/m^2/ 週になるよう調整）
- クロラムブシル：2 mg/cat，PO，2～4 日に 1 回（10～20 mg/m^2/ 週になるよう調整）

プレドニゾロン

上記のいずれかを選択し，以下を併用する。

- プレドニゾロン：5 mg/cat～0.5 mg/kg，PO，sid（状況に応じて減量）

進める上での注意点

　近年，MP 療法で反応の乏しい猫の骨髄腫関連疾患に対し，人薬であるボルテゾミブの有効性が報告された[68]。一例の報告であり有効性や安全性が不明であること，また薬価が高価であること，シクロホスファミドやクロラムブシル，COP 療法などほかのレスキュー療法の選択肢もあることを踏まえると，安易な使用は控えるべきである。使用を検討する際は専門医などに相談し，慎重に判断する。

索　引

著者　田川道人（たがわ みちひと）

岡山理科大学獣医学部獣医学科 准教授（医獣連携獣医分野 臨床病理学講座）
獣医師，博士（獣医学），日本獣医がん学会 獣医腫瘍科認定医Ⅰ種
1984年，北海道札幌市生まれ。2009年に帯広畜産大学畜産学部獣医学科（現・帯広畜産大学畜産学部共同獣医学課程獣医学ユニット）を卒業後，一次診療に従事した後，岐阜大学大学院連合獣医学研究科（獣医学専攻）に進学し，2014年に大学院を修了。その後，北海道大学獣医学部先端獣医療学教室（博士研究員），帯広畜産大学動物医療センター（特任助教，助教）を経て，2022年に岡山理科大学に着任。2024年より現職。2019年より日本獣医がん学会獣医腫瘍科認定医認定委員，2021年より同学会の代議員を務めている。
専門科目は獣医内科学（腫瘍内科），臨床病理学。研究テーマは，産業動物および犬・猫の血液疾患と腫瘍性疾患の診断，病態解析。また現在は，愛玩動物看護師と連携した飼い主と動物の緩和ケア獣医療の確立を目指している。

治療方針がみえてくる犬と猫の腫瘍診療

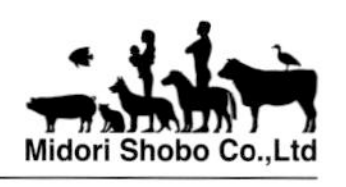

2024年10月20日　第1刷発行

著　者……………………田川道人
発行者……………………森田浩平
発行所……………………株式会社 緑書房
〒103-0004
東京都中央区東日本橋3丁目4番14号
TEL 03-6833-0560
https://www.midorishobo.co.jp
編　集……………………小島奈皇，片山真希
カバーデザイン………尾田直美
印刷所……………………アイワード

ISBN978-4-89531-997-3　Printed in Japan
落丁，乱丁本は弊社送料負担にてお取り替えいたします。